工业和信息化普通高等教育“十二五”规划教材立项项目

21世纪高等学校计算机规划教材

21st Century University Planned Textbooks of Computer Science

医药信息技术基础

（第2版）

Essential of Medical Informatics (2nd Edition)

晏峻峰 李曼 主编

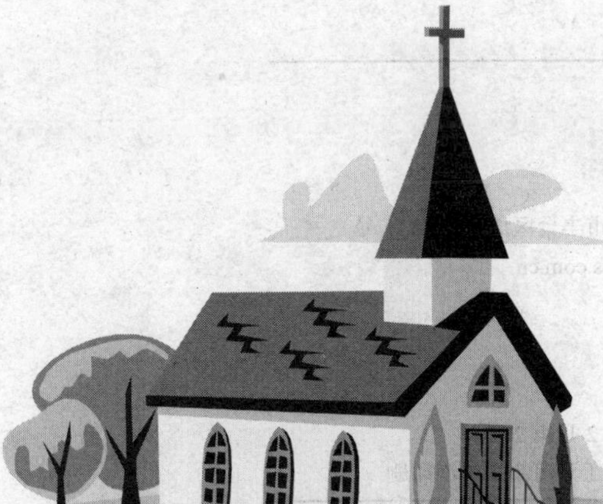

高校系列

人民邮电出版社

北京

图书在版编目（CIP）数据

医药信息技术基础 / 晏峻峰，李曼主编. -- 2版
. -- 北京 : 人民邮电出版社，2014.2（2019.1 重印）
21世纪高等学校计算机规划教材. 高校系列
ISBN 978-7-115-34400-7

Ⅰ. ①医… Ⅱ. ①晏… ②李… Ⅲ. ①计算机应用－医药学－高等学校－教材 Ⅳ. ①R319

中国版本图书馆CIP数据核字(2014)第009374号

内 容 提 要

本书是面向高等医药院校开展计算机基础教学活动设计的教材，旨在解决医疗卫生领域对从业人员信息素养及信息技能要求日益强化，而现有大学计算机基础教学内容不能满足本行业人员需求的问题。本书可以使计算机基础课程教师能够在课时不足、对医疗卫生领域了解不足，以及学生操作计算机能力差异大的情形下，伸缩自如地开展教学活动。

本书立足培养学生自主学习计算机技术的能力，通过教授计算机基础知识与操作技能，引导学生逐步了解计算机在医药卫生领域中的应用与发展趋势，并将技能的训练与学生思维的启迪相结合，为学生进一步学习计算机技术在方法与内容的选择上提供指导。全书共分 9 章，内容包括：计算机与医药信息学、计算机硬件、计算机软件、操作系统、计算机网络、Office 办公软件、数据库概论、医疗卫生信息系统、中医药信息处理。

本书配套的实践指导教程适合教师开展立体化的教学活动，多角度引导读者开展学习活动。

本书可作为高等医药院校本科、专科学生的计算机基础教材，也可作为医药卫生领域科技人员开展信息技术基础培训的教材。

◆ 主　　编　晏峻峰　李　曼
　责任编辑　邹文波
　责任印制　彭志环　杨林杰

◆ 人民邮电出版社出版发行　　北京市丰台区成寿寺路 11 号
　邮编　100164　　电子邮件　315@ptpress.com.cn
　网址　http://www.ptpress.com.cn
　大厂聚鑫印刷有限责任公司印刷

◆ 开本：787×1092　1/16
　印张：19　　　　　　2014 年 2 月第 2 版
　字数：496 千字　　　2019 年 1 月河北第 7 次印刷

定价：42.00 元

读者服务热线：(010) 81055256　印装质量热线：(010) 81055316
反盗版热线：(010) 81055315
广告经营许可证：京东工商广登字 20170147 号

本书编委会

主　编：晏峻峰　李　曼

副主编：占　艳　刘青萍　刘东波

编　委：

王志辉　占　艳　刘东波　任学刚　刘青萍　李　曼

陈志鹏　周燃犀　晏峻峰　彭荧荧　瞿昊宇

前 言

计算机基础课程是医药院校学生获取信息技术知识和培养信息素养的主要课程，也是学生在信息时代创新思考和创新质疑能力、发现问题和提出问题能力、分析问题和解决问题能力培养的重要环节。高等医药院校计算机基础课程教学质量的高低，直接关系到是否能够培养造就信息社会中的合格医药卫生人才。按照教育部高等学校大学计算机课程教学指导委员会的最新要求，结合医药院校计算机基础教学工作开展的具体条件，我们按照简化课程门类、丰富课程内容、强化学生自主学习能力的思路，对高等医药院校计算机基础教学内容体系及多维度开展教学活动方法，做了一些探索，期望能够通过以下教学环节有序地开展教学活动。

- 激发兴趣：通过介绍计算机发展历史、对医药领域的影响及相互关系，激发学生将学习计算机知识和技能与自己的专业方向联系起来，以鼓励学生的创新意识。
- 坚实基础：通过介绍计算机软、硬件系统的基础知识，强化学生对计算机科学的认知能力，以方便学生进一步理解计算机的相关技术。
- 强化技能：通过介绍 Office 办公软件的使用，使学生具备较强的文档处理能力与基本的数据分析能力；通过介绍网络技术与相关的网络医学资源及管理软件，使学生具备较强的信息获取能力与信息管理能力。
- 引导思维：通过介绍医疗卫生信息系统与中医药信息处理的相关内容，使学生能够有意识地跟踪计算机技术发展对医学发展的影响，并为以后的学习与工作能够提出基于医疗卫生领域，特别是自己专业方向的数字化项目构架、设计等打下基础。

本书就是基于以上教学思路而设计的。全书可以较好地解决高等医药院校计算机基础教学存在的如下问题。

- 课程内容时变性与多样性问题。计算机与信息技术的发展速度与应用广度是有目共睹的，要适应信息时代的要求，就必须时刻保持掌握与时代同步的计算机知识与操作技能。本书适合开展立体化的教学活动，其优点是在教学内容相对稳定的条件下，让学生能够通过开展研究性的学习活动，接受最新的知识。
- 师资知识结构不够合理的问题。高等医药院校计算机基础教学老师绝大部分接受的都是工科院校计算机或信息技术类学科教育，对医药学领域的信息技术需求了解不够。本套教材阐述了计算机在医药学中的应用，医药信息学与计算机科学的关系，循证医学与医药信息学的关系以及医疗卫生信息系统，中医药信息处理发展的现状、方向、存在问题，方便教师带领学生开展教学研究活动。
- 学生在高中学习阶段接受计算机基础教育水平差异大的问题。由于目前各生源地区计算机教育水平相差很大，致使大学计算机基础教学内容按照一个模式进行教学很难开展与实施。本书可以让老师针对不同类型的学生设计出形式多样的教学活动与评价体系，最大程度地降低因生源地计算机基础教育水平悬殊，而导致学生学习能力评价的不公正性。
- 学生学习目标不明确的问题。许多医药院校使用的计算机基础教材，在知识与技能强化方面做得很好，但对学生学习这些知识与技能的目的阐述不够，致使学生学习目标不明确。本书紧密结合医药院校学生的特点，便于开展有的放矢的教学活动，能够促使学生在学习计算机技术的同时，了解计算机技术对医药学发展的重要作用，为深入开展各自的专业学习打下坚实的基础。

- 学生课余学习盲目的问题。在医药院校，许多学生对计算机技术很感兴趣，课余希望能够通过网络或参加培训班进一步学习计算机与信息技术，但面对名目繁多的课程名称、课程内容非常茫然，更不知道学哪些内容能够对自己的专业学习与进一步深造有帮助。本书特别对医疗卫生领域从业人员所必须拥有的信息技术知识结构进行了阐述，对学生今后合理开展自主学习活动做了一些引导。

本书的知识内容体系由晏峻峰老师构架。全书共9章，其中，第1章、第8章及第9章的9.1、9.2、9.4、9.6节由晏峻峰老师编写，第9章的9.3、9.5、9.7节由陈志鹏老师编写，第2章及第6章的6.1、6.3节由李曼老师编写，2013年改版中任学刚老师改编了6.3节，第6章的6.2节由刘东波老师编写，第3章、第4章由刘青萍老师编写，第5章、第7章（原第1版第7章为：《网络医学资源的利用与管理》）由占艳老师编写，2013年改版中王志辉老师编写了第7章《数据库概论》。由于编者水平有限，加之时间比较仓促，书中错误与不足之处在所难免，敬请读者批评指正。

编者 2014年1月于长沙

联系方式：medinfo_tcm@yahoo.com.cn

目 录

第 9 章 中医药信息处理……262

第1章 计算机与医药信息学

引言

随着以计算机技术为代表的信息技术在医疗卫生领域的深入应用，计算机在医学数据的获取、分析、管理与传输中，在医疗质量的评估、辅助决策过程中，在管理规划和科学研究中扮演着越来越重要的角色。医疗领域的许多方面（如电子病历、生物信号分析、医学图像处理、临床支持系统、医学决策系统、医院信息管理系统、卫生信息资源等），均是计算机与医药信息交叉发展的集中表现。了解计算机与医药信息相关的知识，掌握自主学习计算机技术的方法，是科学、高效开展医药技术学习与医药服务工作最基本的环节。

内容结构图

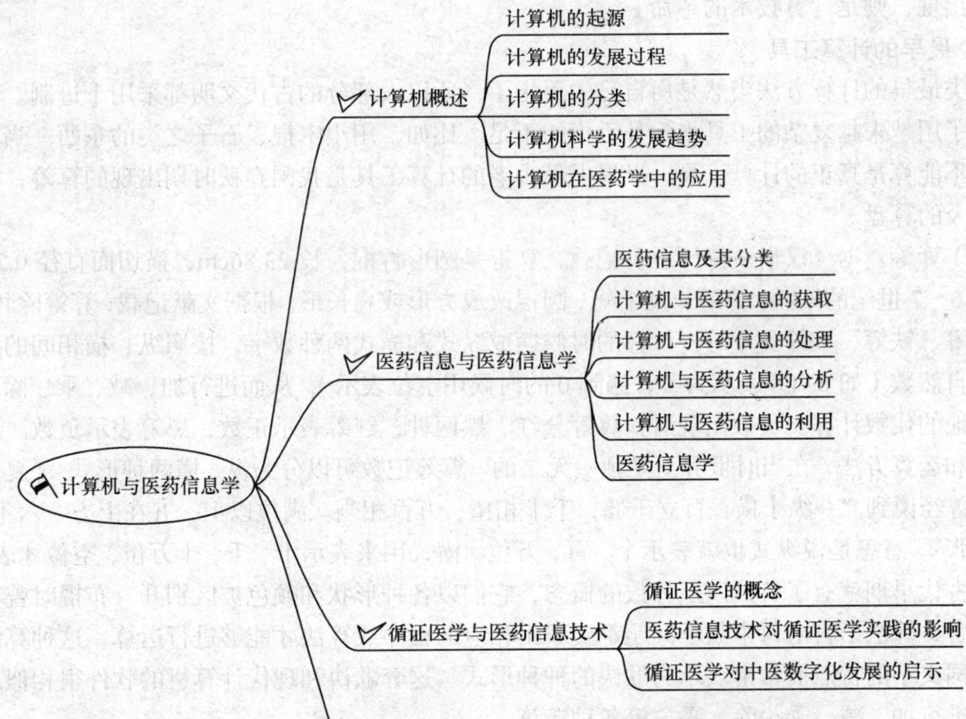

学习目标

通过对本章内容的学习，学生应该能够做到以下几点。

✓ 了解：计算机的起源与发展历程；计算机在医疗卫生领域中的应用。

✓ 理解：计算机与医药信息的关系。

✓ 应用：通过学习本章提供的关于计算机在医学中的应用案例，学会分析与把握基于计算机及其网络技术的医学发展方向。

1.1 计算机概述

计算机科学与技术是第二次世界大战以来发展最快、影响最为深远的新兴学科之一。它是推动社会向现代化迈进的活跃因素。现代计算机是一种按程序自动进行信息处理的通用工具，它的处理对象是信息，处理结果也是信息。随着电子计算机技术的迅速发展，特别是微型计算机的普及，计算机技术已逐步深入渗透到医药卫生领域的各个角落，应用计算机可以获取、存储、传输、处理和利用医药卫生领域中的各种信息，对医药学的发展起着重要的作用。

1.1.1 计算机的起源

科学技术的发展及社会的进步，促进了计算工具的创新，计算工具从简单到复杂、从初级到高级相继出现，从最初的珠算算盘发展到计算尺，到机械计算机，再到电动计算机等。而电子计算机的出现，则是计算技术的革命。

1. 最早的计算工具

人类最早的计算方法当然是掰自己的手指了，所以大部分的古代文明都采用十进制。之后人类学会了用越来越复杂的工具来弥补手指的不足。比如，用小木棍、石子之类的东西。当然，这些都还不能算是真正的计算工具。世界上最古老的计算工具是我国春秋时期出现的算筹，其后是沿用至今的算盘。

（1）算筹。据《汉书·律历志》记载，算筹是圆形竹棍，长 23.86cm，横切面直径 0.23cm。到公元 6～7 世纪的隋朝，算筹长度缩短，圆棍改成方形或扁长形。根据文献记载，算筹除竹筹外，还有木筹、铁筹、玉筹和牙筹。计算的时候摆成纵式和横式两种数字，按照纵、横相间的原则表示任何自然数（如 6 708 表示为⊥，遇到 0 的时候用空位表示），从而进行加、减、乘、除、开方以及其他的代数计算。负数出现后，算筹分红、黑两种，红筹表示正数，黑筹表示负数。这种运算工具和运算方法，在当时世界上是独一无二的。算筹记数可以分为纵、横两种形式：《夏侯阳算经》中曾经说到“一纵十横，百立千僵，千十相望，万百相当。满位以上，五在上方，六不积算，五不单张”。意思是说纵式也就表示个、百、万位，横式用来表示十、千、十万位，空位才表示零。在我国古代早期就有了负数以及分数的概念，它们以各种形状和颜色被区别开。布棍时曾有一套算法语言，算法语言对每个数学问题都要编出相应的程序或算法才能够进行运算，这种算法后来因为我国文字的特点而常常表示为歌诀的种种形式。这套歌诀和现代计算机的软件很相似。用算筹可以进行加、减、乘、除、平方等各种运算。

（2）算盘。算盘是我国人民在长期使用算筹的基础上发明的，迄今已 2 600 多年的历史了。我国算盘以其制作简单、价格低廉、运算方便，配以易学易记的珠算口诀等优点，长盛不衰。15

世纪中期，在《鲁班木经》中已有制造算盘的详细介绍。关于珠算术，明代吴敬《九章算法比类大全》记载最早。1573 年我国徐心鲁写了第一本系统介绍珠算算法的书，1592 年程大位又写了《直指算法统宗》等，这都加速了算盘的推广，使珠算流传到了很多国家。国际上曾多次进行过计算速度的比赛，在和手摇计算机脱离电子计算机的对抗赛中，每次加、减的速度冠军都是算盘。因此，在有了电子计算机的今天，人们仍广泛地使用算盘。算盘和珠算除了其计算功能外，还有锻炼思维能力的作用。

2. 计算器的发明

计算机的原来意义是计算器，人类发明计算机最初的目的是帮助处理复杂的数字运算。而这种人工计算器的概念，最早可以追溯到 17 世纪的法国大思想家帕斯卡。帕斯卡的父亲曾担任税务局长，当时的币制不是十进制，在计算上非常麻烦。帕斯卡为了协助父亲，利用齿轮原理发明了第一台可以执行加减运算的计算器。后来，德国数学家莱布尼兹加以改良，发明了可以做乘除运算的计算器。之后，虽然在计算器的功能上有改良与精进，但是，真正的电子计算器却直到公元 1944 年才制造出来。

3. 电子计算机的问世

1946 年 2 月 15 日，世界上第一台通用电子数字计算机埃尼阿克（ENIAC）在美国研制成功。它当时由 1.8 万个电子管组成，是一台又大又笨重的机器，重量达 30 多吨，占地有两三间教室般大。它当时的运算速度为每秒 5 000 次加法运算。这在当时是相当了不起的成就。

在以机械方式运行的计算器诞生百年之后，随着电子技术的突飞猛进，计算机开始了真正意义上的由机械向电子时代的过渡，电子器件逐渐演变成为计算机的主体，而机械部件则渐渐处于从属位置。当二者地位发生转化的时候，计算机也正式开始了由量到质的转变，由此导致电子计算机正式问世。下面就是这一过渡时期的主要事件。

1906 年，美国人 Lee De Forest 发明电子管，为电子计算机的发展奠定了基础。

1924 年 2 月，IBM 公司成立，从此一个具有划时代意义的公司诞生。

1935 年，IBM 推出 IBM 601 机。这是一台能在 秒钟内算出乘法的穿孔卡片计算机。这台机器无论在自然科学还是在商业应用上都占有重要的地位，大约制造了 1 500 台。

1937 年，英国剑桥大学的 Alan M.Turing（1912～1954 年）出版了他的论文，并提出了被后人称为“图灵机”的数学模型。

1937 年，Bell 试验室的 George Stibitz 展示了用继电器表示二进制的装置。尽管仅仅是个展示品，但却是第一台二进制电子计算机。

1940 年 1 月，Bell 实验室的 Samuel Williams 和 Stibitz 成功制造了一台能进行复杂运算的计算机。该机器大量使用了继电器，并借鉴了一些电话技术，采用了先进的编码技术。

1941 年夏季，Atanasoff 和学生 Berry 完成了能解线性代数方程的计算机，取名叫“ABC”，即“Atanasoff-Berry Computer”。这台计算机用电容作存储器，用穿孔卡片作辅助存储器（那些孔实际上是“烧”上去的），时钟频率是 60Hz，完成一次加法运算用时一秒钟。

1943 年 1 月，Mark I 自动顺序控制计算机在美国研制成功。整台机器有 51 英尺长、5 吨重、75 万个零部件。该机使用了 3 304 个继电器，60 个开关作为机械只读存储器。程序存储在纸带上，数据可以来自纸带或卡片阅读器。Mark I 被用来为美国海军计算弹道火力表。

1943 年 9 月，Williams 和 Stibitz 完成了“Relay Interpolator”，后来命名为“Model Ⅱ Re-lay Calculator”的计算机。这是一台可编程计算机，同样使用纸带输入程序和数据。它运行更可靠，每个数用 7 个继电器表示，可进行浮点运算。

1.1.2 计算机的发展过程

自 1946 年第一台计算机诞生起，至今不过短短 60 多年的历史。然而，它的发展之迅速、普及之广泛、对整个社会和科学技术影响之深远，是任何学科所不及的。首先，在推动计算机发展的很多因素中，电子器件的发展起着决定性的作用；其次，计算机系统结构和计算机软件的发展也起着重大作用。从计算机应用的角度来看，计算机的发展可以分为以下几个阶段。

（1）大型主机阶段：20 世纪 40～50 年代。此时的计算机是第一代电子管计算机。这一代计算机先后经历了电子管数字计算机、晶体管数字计算机、集成电路数字计算机和大规模集成电路数字计算机的发展历程，计算机技术逐渐走向成熟。

（2）小型计算机阶段：20 世纪 60～70 年代。此时的计算机是对大型主机进行的第一次“缩小化”，可以满足中小企业、事业单位的信息处理要求，成本较低，价格可被接受。

（3）微型计算机阶段：20 世纪 70～80 年代。此时的计算机是对大型主机进行的第二次“缩小化”。1976 年美国苹果公司成立，1977 年就推出了 Apple Ⅱ计算机，并大获成功。1981 年 IBM 推出 IBM-PC，此后它经历了若干代的演进，占领了个人计算机市场，使得个人计算机得到了极大的普及。

（4）客户机/服务器阶段：即 C/S 阶段。随着 1964 年 IBM 与美国航空公司建立了第一个全球联机订票系统，把美国当时 2 000 多个订票的终端用电话线连接在了一起，标志着计算机进入了客户机/服务器阶段，这种模式至今仍在大量使用。在客户机/服务器网络中，服务器是网络的核心，而客户机是网络的基础，客户机依靠服务器获得所需要的网络资源，而服务器为客户机提供网络必需的资源。C/S 结构的优点是能充分发挥客户端计算机的处理能力，很多工作可以在客户端处理后再提交给服务器，大大减轻了服务器的压力。

（5）Internet 阶段：也称互联网、因特网、网际网阶段。互联网即广域网、局域网及单机按照一定的通信协议组成的国际计算机网络。Sun 的首席科学家 John Gage 曾经说过一句很有名的话“The network is computer（网络即是计算机）”。将来，当带宽瓶颈被进一步“撬开”时，所有的应用、网络服务，甚至操作系统都不需要被安装到 PC 上，PC 的计算能力变得越来越不重要，重要的是连接所有计算资源的纽带——网络。

（6）云计算时代：“云”就是计算机群，每一群包括了几十万台，甚至上百万台计算机。从 2008 年起，云计算概念逐渐流行起来，它正在成为一个通俗和大众化的词语。云计算被视为“革命性的计算模型”，因为它使得超级计算能力通过互联网自由流通成为了可能。企业与个人用户无须再投入昂贵的硬件购置成本，只需要通过互联网来购买租赁计算力，用户只用为自己需要的功能付钱，同时消除传统软件在硬件、软件、专业技能方面的花费。云计算让用户脱离技术与部署上的复杂性而获得应用。云计算囊括了开发、架构、负载平衡和商业模式等，是软件业的未来模式。它基于 Web 的服务，以互联网为中心。

1.1.3 计算机的分类

计算机分类的方法有很多种，如从计算机的数据表达方式、运行方式、硬件构成、用途、性能指标等划分。从数据表示分类，有数字计算机、模拟计算机和混合计算机 3 类；从硬件构成的角度分类，有机械计算机、机电计算机、电子计算机，以及正在研究的光计算机、量子计算机、生物计算机、神经计算机等；按其性能及规模的大小划分，有巨型、大型、中型、小型、微型计算机和单片机；按照用途分类，有专用机和通用机。下面从实际应用的角度，以硬件为标志对计算机进行分类，以方便读者对计算机知识的理解。

（1）服务器。服务器的英文名为 Server，专指某些高性能计算机，能通过网络对外提供服务，其高性能主要表现在高速度的运算能力，长时间的可靠运行，强大的外部数据吞吐能力等方面。服务器是网络的节点，存储、处理网络上 80%的信息，在网络中起着举足轻重的作用。它的构成与普通微机类似，也有处理器、硬盘、内存、系统总线等，但因为是针对具体的网络应用特别制定的，它与微机在处理能力、稳定性、可靠性、安全性、可扩展性、可管理性等方面存在很大差异。

（2）工作站。工作站的英文名为 Workstation，是一种以个人计算机和分布式网络计算为基础，主要面向专业应用领域，具备强大的数据运算与图形、图像处理能力，为满足工程设计、动画制作、科学研究、软件开发、金融管理、信息服务、模拟仿真等专业领域而设计开发的高性能计算机。它属于一种高档的微机，一般拥有较大屏幕的显示器和大容量的内存与硬盘，也拥有较强的信息处理功能和高性能的图形、图像处理功能以及联网功能。

（3）台式机。台式机的英文名为 Desktop，也叫桌面机，就是非常流行的微型计算机，多数人家里和公司用的机器都是台式机。相同价位台式机的性能相对比笔记本电脑要强。

（4）笔记本电脑。笔记本电脑的英文名为 Notebook Computer（简称 NB）或 Laptop，也称手提电脑或膝上型电脑（港台地区则称之为笔记型电脑），是一种小型、可携带的个人计算机，通常重 1～3kg。它和台式机架构类似，但是提供了更好的便携性，包括较小的液晶显示器、较轻的重量。笔记本电脑除了键盘外，还提供了触控板（TouchPad）或触控点（Pointing Stick），提供了更好的定位和输入功能。笔记本电脑大体上可以分为 4 类：商务型、时尚型、多媒体应用、特殊用途。商务型笔记本电脑移动性强、电池续航时间长、商务软件多；时尚型笔记本电脑主要针对时尚女性；多媒体应用型笔记本电脑则有较强的图形、图像处理能力和多媒体能力，尤其是播放能力，拥有较为强劲的独立显卡和声卡（均支持高清），并有较大的屏幕，为享受型产品；特殊用途的笔记本电脑是服务于专业人士，可以在酷暑、严寒、低气压、战争等恶劣环境下使用的机型，有的较笨重，如奥运会前期在"华硕珠峰大本营 IT 服务区"使用的华硕笔记本电脑。

（5）手持设备。手持设备的英文名为 Handheld，种类较多，如 PDA、SmartPhone、智能手机、3G 手机、Netbook、EeePC 等，它们的特点是体积小。随着 3G 时代的到来，手持设备将会获得更大的发展，其功能也会越来越强。

在计算机诞生后相当漫长的一段历史进程中，始终是供养在特殊的机房中，实现数值计算的大型昂贵设备。直到 20 世纪 70 年代微处理器的出现，计算机才出现了历史性的变化。以微处理器为核心的微型计算机以其小型、价廉、高可靠性等特点，迅速走出机房。基于高速数值计算能力的微型机，表现出的智能化水平引起了控制专业人士的兴趣，要求将微型机嵌入一个对象体系中，实现对象体系的智能化控制。例如，将微型计算机经电气加固、机械加固，并配置各种外围接口电路，安装到大型舰船中构成自动驾驶仪或轮机状态监测系统。这样一来，计算机便失去了原来的形态与通用的计算机功能。为了区别于原有的通用计算机系统，把嵌入对象体系中实现对象体系智能化控制的计算机，称作嵌入式计算机系统。由于嵌入式计算机系统要嵌入对象体系中，实现的是对象的智能化控制，因此它有着与通用计算机系统完全不同的技术要求与技术发展方向。通用计算机系统的技术要求是高速、海量的数值计算；技术发展方向是总线速度的无限提升，存储容量的无限扩大。而嵌入式计算机系统的技术要求则是对象的智能化控制能力；技术发展方向是与对象系统密切相关的嵌入性能、控制能力与控制的可靠性。

通用计算机系统与嵌入式计算机系统的专业化分工发展，导致20世纪末21世纪初计算机技术的飞速发展。计算机专业领域集中精力发展通用计算机系统的软硬件技术，不必兼顾嵌入式应用要求，通用微处理器迅速从Intel 286、Intel 386、Intel 486发展到Intel奔腾系列；操作系统则迅速扩张计算机基于高速海量的数据文件处理能力，使通用计算机系统进入尽善尽美的阶段。嵌入式计算机系统则走上了一条完全不同的道路，这条独立发展的道路就是单芯片化道路。它动员了原有的传统电子系统领域的厂家与专业人士，接过起源于计算机领域的嵌入式系统，承担起发展与普及嵌入式系统的历史任务，迅速地将传统的电子系统发展到智能化的现代电子系统时代。因此，现代计算机技术发展不仅形成了计算机发展的专业化分工，而且将发展计算机技术的任务扩展到传统的电子系统领域，使计算机成为进入人类社会全面智能化时代的有力工具。

1.1.4 计算机科学的发展趋势

计算机科学的发展趋势可以从3方面来预测。

1. 从计算机的性能变化方向来预测

计算机的性能越来越高，速度越来越快，主要表现在计算机的主频越来越高，计算机整体性能越来越好。提高计算机的性能有两个途径：一是提高器件速度，二是并行处理。器件速度通过发明新器件（如量子器件等），采用纳米工艺、片上系统等技术还可以提高几个数量级。以大规模并行处理为标志的体系结构的创新与进步，是提高计算机系统性能的另一重要途径。目前，世界上性能最高的通用计算机已采用上万台计算机并行处理。

（1）量子计算机。量子计算机是一类遵循量子力学规律进行高速数学和逻辑运算，存储及处理量子信息的物理装置。当某个装置处理和计算的是量子信息，运行的是量子算法时，它就是量子计算机。量子计算机的概念源于对可逆计算机的研究。研究可逆计算机的目的是解决计算机中的能耗问题。量子计算机是基于量子效应基础上开发的，它利用一种链状分子聚合物的特性表示开与关的状态，利用激光脉冲改变分子的状态，使信息沿着聚合物移动，从而进行运算。

量子计算机中数据用量子位存储。由于量子叠加效应，一个量子位可以是0或1，也可以既存储0，又存储1。因此一个量子位可以存储两个数据，同样数量的存储位，量子计算机的存储量比通常计算机大许多。同时量子计算机能够实行量子并行计算，其运算速度可能比目前个人计算机的Pentium Ⅲ芯片快10亿倍。目前正在开发中的量子计算机有3种类型：核磁共振NMR量子计算机、硅基半导体量子计算机、离子阱量子计算机。预计2030年将普及量子计算机。

（2）光子计算机。光子计算机即全光数字计算机，以光子代替电子，光互连代替导线互连，光硬件代替计算机中的电子硬件，光运算代替电运算。与电子计算机相比，光子计算机的“无导线计算机”信息传递平行通道密度极大。一枚直径5分硬币大小的棱镜，它的通过能力超过全世界现有电话电缆的许多倍。光的并行、高速特性决定了光子计算机的并行处理能力很强，具有超高速运算速度。超高速电子计算机只能在低温下工作，而光子计算机在室温下即可开展工作。光子计算机还具有与人脑相似的容错性。系统中某一元件损坏或出错时，并不影响最终的计算结果。

目前，世界上第一台光子计算机已由欧共体的英国、法国、比利时、德国、意大利的70多名科学家研制成功，其运算速度比电子计算机快1 000倍。科学家们预计，光子计算机的进一步研制将成为 21 世纪高科技课题之一。

（3）分子计算机。分子计算机又称生物计算机。20 世纪 70 年代，人们发现脱氧核糖核酸（DNA）处于不同状态时可以代表信息的有或无。DNA 分子中的遗传密码相当于存储的数据，DNA 分子间通过生化反应，从一种基因代码转变为另一种基因代码。反应前的基因代码相当于输入数据，反应后的基因代码相当于输出数据。如果能控制这一反应过程，就可以成功制作 DNA 计算机了。

遗传物质 DNA 分子是一条双螺长链，链上布满了“珍珠”，即核苷酸。DNA 分子计算机就是用这些“珍珠”的排列来表示各种信息。DNA 计算机的工作原理是以瞬间发生的化学反应为基础，通过和酶的相互作用，将反应过程进行分子编码，对问题以新的 DNA 编码形式加以解答。当计算机计算时，几种生物酶则充当加、减、乘、除。DNA 计算机通过生物化学反应得出计算的结果。DNA 分子计算机最大的优点在于其惊人的存储容量和运算速度。$1m^3$ 的 DNA 溶液，可存储 1 万亿亿的二进制数据。十几个小时的 DNA 计算，相当于所有计算机问世以来的总运算量。未来计算机的芯片和磁盘都用 DNA 溶液来代替，其强大的功能将令人惊讶。

和普通的计算机相比，DNA 计算机的优点是体积小，但存储的信息量却超过目前任何计算机。它用于存储信息的空间仅为普通计算机的几兆分之一。其信息可存储在数以兆计的 DNA 链中。DNA 计算机只需几天时间就能完成迄今为止所有计算机曾进行过的任何运算。另外，它所耗费的能量仅为普通计算机的十亿分之一。DNA 计算机的功能之所以强大，在于每个链本身就是一个微型处理器。

（4）纳米计算机。目前计算机使用的硅芯片已经到达其物理极限，体积无法再小，通电和断电的频率无法再提高，耗电量也无法再减少。解决这个问题的途径是研制“纳米晶体管”，并用这种纳米晶体管来制作纳米计算机。据估计，纳米计算机的运算速度将是现在的硅芯片计算机的 1.5 万倍，而且耗费的能量也要减少很多。纳米是一个计量单位，一个纳米等于 10^{-9} 米，大约是氢原子直径的 10 倍。现在纳米技术正从 MEMS（微电子机械系统）起步，把传感器、电动机和各种处理器都放在一个硅芯片上而构成一个系统。应用纳米技术研制的计算机内存芯片，其体积不过数百个原子大小，相当于人的头发丝直径的千分之一。

2. 从计算机应用的广度来预测

计算机发展的趋势就是无处不在。近年来更明显的趋势是，网络化与向各个领域的渗透，即在广度上的发展开拓。国外称这种趋势为普适计算（Pervasive Computing）或无处不在的计算。随着 RFID 电子标签技术的应用以及物联网概念的提出，计算机应用的广度无疑宽大得难以想象。物联网就是物物相连的互联网，它是通过射频识别（RFID）、红外感应器、全球定位系统、激光扫描器等信息传感设备，按约定的协议把任何物品与互联网连接起来，进行信息交换和通信，以实现智能化识别、定位、跟踪、监控和管理的一种网络。物联网的核心和基础仍然是互联网，是在互联网基础上的延伸和扩展的网络；其用户端延伸和扩展到了任何物品之间的信息交换和通信。

3. 从计算机应用的深度来预测

计算机从应用的深度方向发展，也就是向信息的智能化发展。当面临大量信息时，怎样把这些浩如烟海的东西变成想要的知识，是计算科学的重要课题。自从 1956 年提出“人工智能”以来，计算机在智能化方向迈进的步伐不尽人意。科学家多次关于人工智能的预期目标都没有实现，这说明探索人类智能的本质是一项十分艰巨的任务。目前，计算机“思维”方式与人类思维方式有很大区别，人机之间的间隔还不小。人类还很难以自然的方式（如语言、手势、表情等）与计算机打交道。

1.1.5 计算机在医药学中的应用

21 世纪是信息的时代，计算机的应用已渗透到各个领域，医学界也不例外。从基础教学到临床诊断，从远程医疗到虚拟手术，计算机已经开始向医药卫生领域的各个角落进行渗透，其主要应用如下。

（1）医院信息系统。医院信息系统（Hospital Information System，HIS）是采集、管理医院各类信息，实现信息共享的计算机网络系统，包括医院信息管理系统、临床信息系统、办公自动化系统、医院网站等。我国的医院信息系统建设始于 20 世纪 80 年代，大体上经历了单机单任务、基于文件服务器的医院内部信息系统、客户/服务器体系结构的医院信息系统 3 个阶段。“金卫工程”的启动促进了各地区的医院信息系统建设，国内具有代表性的建设项目有卫生部医院管理研究所主持开发的“中国医院信息系统”和解放军总后勤部卫生部主持开发的军队 HIS。

（2）远程医疗。远程医疗是指利用计算网络进行远程医疗监护、远程协同会诊、远程协同手术和治疗等。远程医疗涉及的技术有电子病历、远程测试、检测和防御功能。远程医疗可以使用一些便携式或家用诊断器件，测量血压、心率以及其他生命体征，以便进行跟踪。虽然当今的远程医疗已经取得很大的进步，但仍有很多事情要做。远程医疗的一个发展方向是利用人工智能技术通过自动远程医疗实现先进的治疗，如在自动远程治疗过程中，通过比较病人的实时数据和历史数据，可在合理范围内自动调节关键药物剂量。机器人手术是远程医疗发展的另一个方向。目前，通过使用可消除人手正常抖动的操纵杆，医生能够进行本地机器人手术，从而帮助外科医生更精确地进行精密手术。未来网络延迟和视频等问题的解决，将促进远程机器人手术的实施，届时，医疗专家资源将有望在全球范围内按需分配。

（3）医学决策支持系统。医学决策支持系统是将医学知识应用到某一患者的特定问题上，在管理学、运筹学、控制论和行为科学的指导下，以计算机技术、仿真技术和信息技术为手段，建立的具有决策智能的人机交互系统。医学专家系统就是一种典型的医学决策支持系统，它是人工智能和专家系统理论与技术在医学领域的重要应用，也是国内计算机医学应用最活跃的领域之一。与医学相关的专家系统可以依其功能分别作为诊断、治疗或监测（Monitor）之用。最早的医学诊断专家系统可追溯至 20 世纪 70 年代急性腹痛鉴别诊断系统及 MYCIN 传染性疾病的鉴别诊断系统。前者被设计于急诊处做急性腹痛的诊断。MYCIN 则可经由一连串的交谈式数据输入来协助诊断感染性疾病，并建议用以治疗此病的抗生素种类及剂量。继 MYCIN 之后，仍有许多诊断专家系统陆续在各研究机构被开发，如针对青光眼的诊断及治疗而设计的 CASNET 及麻省理工学院的 PIP 等。然而这些知名的诊断专家系统虽多半已被证明为在某方面相当或优于人类专家，但由于其知识范围均限于狭小的医学领域（如青光眼的诊断），且多为研究阶段的程序，许多硬件及使用者接口的限制使得其广泛应用的可能性大大降低。在 20 世纪 80 年代末期，出现了几个具有庞大知识库与人机交互界面友好的，并可在 PC 或 Macintosh 等个人计算机上运行的医学诊断专家系统，它们分别是犹他大学的 Iliad（Warner，1985 年）、匹兹堡大学的 QMR（Quick Medical Reference）（Miller，1986 年）及麻省综合医院和哈佛大学合作的 DxPlan（Barnett，1987 年）。其中，QMR 及 DxPlan 是由原本在大型计算机上累积了十多年经验的诊断专家系统而来，Iliad 则是以大型医院信息系统中的决策模块为雏形发展出来的。据估计，仅仅为了搜集及转化医学知识，研究人员在 Iliad 上已花费了约 10 000 工时，至今每天仍有 4～6 位各科的主管医生在犹他大学的知识工程室中不断地改进及扩张其知识库。Iliad、QMR 及 DxPlan 所涵盖的知识领域包括了内科各次专科的多数疾病及临床表征。在使用者输入已知的临床表征（如病史、实验室检验及放射科或病理检查）之后，系统会根据这些数据再反问使用者相关的问题，以期得到完整而精确的信息。经过这样一段交谈式的数据输入过程后，计算机会根据这些数据用知识库中的医学知识加以分析推论，并将推理结果反馈给使用者。使用者还可依此结果而输入或修改数据以得到更精确的诊断，或在病情尚未明朗的情况下，询问计算机下一步应进行何种检验或测试，才能以最少的费用得到最多的临床信息。

（4）计算机辅助药物研究。计算机辅助药物设计是一门新兴的边缘学科，它以计算机为工具，充分利用有关药物及其生物大分子靶标的知识，通过理论模拟、计算和预测来指导和辅助新型药物分子的设计和发现，以缩短药物的开发周期。如虚拟高通量筛选是通过计算机构建或利用现有生物大分子三维模型，通过超级计算机的高速运算，对结构化合库中的上百万个甚至更多的化合物进行筛选，计算分析其与生物大分子的结合程度等相互作用信息并打分，选取打分较高的一定量化合物作为备选先导化合物，进行生物筛选等深入开发。虚拟筛选极大地减少了药物筛选的工作量、时间与投入，并提高了筛选的效率和准确性。虚拟筛选能完成的某些操作，如多条件、限制筛选更是传统方法无法进行的。通过计算机设计并虚拟筛选得到的化合物结构，可采用常规的化学合成方法合成，或通过组合化学方法自动合成。再如，美国千年药物公司模建了 ACE-2（血管紧张素转换酶 2）的三维结构，据此设计了 ACE-2 抑制剂，仅用不到两年的时间就发现了一个药物，进入 I 期临床研究，而用传统方法发现这样的药物一般要花费 10 年或更多的时间。在这些药物开发研究过程中，计算机辅助药物设计起了关键的作用。目前，计算机辅助药物设计的理论和方法已经从原来的基础理论研究发展成为一门综合实用的学科，成为国际上十分活跃的研究领域，且随着计算机辅助药物设计技术应用的深入，计算机辅助药物设计技术已应用于中药及其复方的研究。

（5）智能化医疗仪器的研制。目前已有各类智能化医疗仪器获得应用，如电子温度计、电子血压计、心电功能监护仪、生化分析仪、电子计算机断层扫描仪（CT）、核磁共振仪（NMR）、正电子发射成像（PET）、单光子发射成像（SPECT）和γ刀等。尤其是 CT、NMR 等大型医疗仪器的研制和应用，使医学影像诊断和参与治疗的手段前进了一大步，而计算机在三维超声诊断、各种射线治疗设备（如γ刀等）等计算机辅助治疗方面的应用，大大提高了医疗水平。智能化医疗仪器的研制已开始迈向移动、便携、网络化、系统化模式，各种面向特殊人群的智能化医疗系统、健康照护系统陆续研制成功。如研究人员正在试验使用医疗人工智能和传感器网络，开发一个系统，帮助老年痴呆患者过上更幸福、健康和安全的生活。老年痴呆病人的一些常见症状是健忘和精神混乱，这些有时会使他们处于极大的危险之中。为了解决这个问题，研究人员正在试图研制一个系统，该系统能够从家庭传感器网络中自动收集病人数据，并使用人工智能技术分析数据。这个系统的正常运转条件是：把病人的家庭转变为一个智能家庭，将传感器与日常物体集成，以此来确定病人所处环境的状态（如是否打开了炉子，是否打开了冰箱、橱柜或大门等）；热力和压力传感器将确定病人是坐在椅子上、躺在床上还是在房子里散步；生物传感器将测量心率和体温等生命体征；来自这些传感器的实时数据，共同提供一幅病人在室内的位置及其精神状态的非常清晰的信息图；当人工智能系统检测到一个异常情况时，它会自动触发应急响应，提醒病人。如果在一定时间内室内没有记录任何活动，可自动拨叫急救电话。

（6）医学图像分析。医学图像分析是用计算机对医学图像进行自动处理、特征抽取和分类的技术。分析的主要对象是人体细胞涂片图像、人体各部位的 X 射线照片和超声图像。医学图像处理的研究开始于 20 世纪 70 年代后期，当时 CT、MR 等现代化计算机辅助诊断设备的出现，给影像医学带来了空前的活力。近年来，由于计算机技术以及 CT（Computerized Tomography）、PET（Positron Emission Tomography）、MRI（Magnetic Resonance Imaging）等技术的发展，在这一领域又掀起了新的研究热潮，主要研究方向有图像分割、图像校准（Registration）、结构分析、运动分析及近年来出现的图像引导手术（Image Guided Surgery）等。其中医学图像分割的研究更具有重要意义，图像校准、结构分析、运动分析及图像引导手术等方面很多方法的研究都是假设已对图像做了准确分割的，或者说都是以图像分割为基础的，这与计算机视觉中出现的情况类似。由于医学图像处理与实际应用紧密结合的特点，使得世界上不少国家在这一领域投入了大量的人力和财力，进行研究开发，并且取得了一定的成功。目前，三维生物医学图像重建与显示已经开始在临床工作中得到普遍应用。三维医学图像重建技术可以从二维图像中获取三维的结构信息，能够弥补影像成像设备在成像上的不足，为用户提供具有真实感的三维图形，便于用户从多角度、多层次进行观察和分析，它在辅助医生临床诊断等方面发挥着越来越重要的作用。

（7）医学数据处理。人工处理医学数据是相当繁琐的。医学统计软件包的诞生把广大医学科技工作者从繁琐的数据计算中解脱出来，同时提高了数据处理结果的准确性、可靠性和科研管理水平。计算机应用技术发展之前，传统的数据处理模式使大批量原始资料的储存、整理、汇总、分析颇为困难，极大地阻碍了医学科研工作的进展。近十余年来，随着计算机技术的飞速发展，大信息量资料的储存、检索、整理，以及抽样模拟已成为可能。同时，随着卫生统计学的充实与完善，在处理方法上，用计算机处理，解决了过去人工难以解决的许多统计问题，如多因素分析中的矩阵运算、求特征根等的复杂计算；在信息利用率上，用计算机处理，大大地扩大了分析容量，甚至还从过去只作参考保存的资料中提取到有用信息，完成了新的研究，如人口的死因分析、恶性肿瘤发病与死亡登记资料的分析等。因此，计算机技术的引入，除改变了传统的数据处理模式外，更为重要的是促进了卫生统计学的发展，进而推动了医学科研的进步。目前常用的医学数据处理软件有 Sas、Spss、Excel 等。由于 Microsoft Office 的 Excel 软件应用广泛，使用方便，已经成为医学数据处理中最基本的应用软件。

（8）基于网络的医药信息检索。Internet 上有丰富的医药信息，如可以查阅病例、就医指导、医疗保健指导等。早期的医药信息检索一般使用主从结构的国际联机检索系统，用户获得的信息有限，要求用户有较强的检索技能，并且检索费用高，令人望而却步。随着 Internet 的飞速发展和信息高速公路计划的提出与实施，用户通过网络可以访问多台信息服务器，检索手段方便灵活。

1.2 医药信息与医药信息学

1.2.1 医药信息及其分类

医药信息大致可分为 3 大类：医药公用信息、医药临床信息和医药管理信息。医药公用信息一般是指不涉及病人隐私权的医药信息和不属于内部管理机构的医药管理信息，包括医药学情报、书籍、期刊、医疗卫生档案，以及医学决策支持信息、医药卫生年鉴、政府公布的医药卫生统计信息等各种文字、图像、音频、视频。医药临床信息是以病人临床数据为核心的系列临床诊疗信息，包括临床信息（病人信息、医嘱信息、护理信息等）、临床检验信息、临床检查信息、医学影像信息，以及与治疗有关的信息（如药品剂量、药物性质、各种治疗方法有关的数据、营养饮食配餐信息、药物监测信息、临床监测与监护信息等）。医药管理信息包括医药卫生机构组织信息、医药技术管理信息、物资与设备管理信息（包括医学设备与仪器管理信息、消耗性物资与卫生材料管理信息、药品管理信息等）、医药卫生机构经济管理信息、教学科研管理信息、人事人才管理信息、后勤保障服务管理信息等。

医药信息涉及的学科包括基础医药学、临床医学、预防医学、临床专科与辅助学、生物医学等。

（1）基础医药学。解剖学、组织胚胎学、生物化学、遗传学、细胞及分子生物学、免疫学、微生物学、病理生理学、药理学、药剂学、寄生虫学和神经生物学等。

（2）临床医学。

内科：肾脏病学、心血管病学、感染与传染病学、老年病学、呼吸病学、内分泌病学、免疫与风湿病学、血液病学、神经病学、消化病学和儿科学等。

外科：普通外科学、整形外科学、烧伤外科学、胃肠外科学、胸外科学、心脏外科学、创伤及骨科学、麻醉学。

其他：妇产科学、眼科学、耳鼻喉科学和移植学等。

（3）预防医学。营养食品卫生学、毒理学和劳动与环境保护学等。

（4）临床专科与辅助学。放射诊断学、超声诊断学、急诊医学、肿瘤学、口腔医学、护理学等学科中医学、皮肤病学。

（5）生物医学。遗传学、发育生物学、细胞生物学等。

每个学科的信息表达与传输处理都离不开计算机技术、数字化技术、网络技术和通信技术。这些信息与其他信息一样，经过计算机对信息加工处理、分类汇总和存储传送等操作过程，变成了有用的信息资源。

1.2.2　计算机与医药信息的获取

信息是由数据推演而来的。数据是通过不同方式的观察采集而来的。数据采集方式不科学，获取的数据质量就不高，低质量的数据会产生不可靠甚至是错误的信息。计算机可以对数据进行处理并从数据中提取信息，但它无法从无效或错误的数据中获得有价值的信息。例如，诊疗过程的第一环是数据采集，数据可以采用手工输入，也可以由自动测量设备输入计算机，显然手工输入发生错误的概率更大。因此，医药数据的采集不断朝着自动化方向迈进。如临床实验室中使用的各种自动分析仪器，心电图记录设备或无需人工干预的自动电子监视设备、CT、B 超等。

以临床为例，临床观察阶段的任务就是获取数据。更确切地说，是获取能提供相关决策信息的数据，以减少关于病人疾病的不确定性。可用的方法有：参考病人的既往病史、体格检查、血样分析或生物学信号的记录等。在收集数据时，经常会遇到不完整的数据或掺有杂质的数据，如由于病人的回答不全面或不正确产生的数据，加入了生物学信号噪声的数据，或者生化分析产生了错误的数据等。因此，临床上需要用完全不同的方式得到的病人数据以相互佐证与补充，从而获得更加可靠的诊断与决策（如通过病史、运动心电图、冠状动脉血管造影和超声心动图等对心肌缺血性心脏病的诊断）。在临床的绝大多数情况下，通过使用不同方式与方法得到的数据，就能获得关于病人状况的全貌。医药信息的自动获取是计算机在医学中应用的一个大课题，如何保证所获信息的正确性，是医药科技工作者与计算机科学工作者深入合作的动力。只有通过科学、合理、有效的计算机技术与方法，帮助临床医务人员获得必需的数据，提供决策支持，才能更好地保证医疗服务质量。

1.2.3 计算机与医药信息的处理

医药信息处理的任务是通过对表示信息的数据进行解释加工，确定数据的含义和形式，从中得到有用信息。其方法通常是信息用数字组合表示，用数学和逻辑规律建立算法并将它们转变为数字运算操作。在医学临床与科学研究过程中，会得到大量的原始数据，其中包括大批图片资料以及多媒体信息。信息处理就是对已收集医药数据集进行存储、检索、统计、分类、传输等操作。医药科技人员最常做的医药信息处理工作就是医药数据分析，医药数据分析的核心环节是数据检索、数据统计、数据挖掘及数据的可视化表达等。

将信息正确地显示给用户是理解信息的基本条件。通常专用的医药信息处理软件能让用户以最方便和明确的方式提取相关医药信息。对医药决策人员而言，只有那些与决策相关的信息才应显示出来。医药信息处理的一个重要目的是为医药数据分析做准备。例如，在临床过程中收集了一批高血压病人的血压数据，这些数据是连续几个月每日 4 次测量血压得到的，通过这些数据来判断一种抗高血压药物是否有效。在对这些数据进行分析之前，通常会要求对病人治疗前及治疗后一个月及每两个月的数据进行计算，如给出血压平均值。这些计算后的数据表达方式非常重要，通常为方便分析起见，医药信息表达中会大量地应用图表，并且要求以不同的方式从不同的角度制作图表。利用计算机，用户就能很方便地计算与选择数据从多方位进行考察，有助于后续的分析工作。现代计算机技术并不只限于用表格和图形的方式来显示数据，也可以用多媒体的方式来表示数据，如利用声音和影片方式。比如，电子病历的病人心脏数据不只包括病史记录和物理检查中的字符数字数据，也可以包括实验室检查的数值数据、X 线检查的图像数据和动态血管视频数据，以及心音和心电图信号，因此用计算机对医药信息处理涉及广泛的计算机科学知识与技能。

1.2.4 计算机与医药信息的分析

医药信息分析是指从混沌的医药信息中萃取出有用的信息，从表层医药信息中发现相关的隐蔽信息，从过去和现在的医药信息中推演出未来的医药信息；从部分医药信息中推知总体的医药信息，以揭示相关医药信息的结构和发展规律。因此，医药信息分析是对各种相关信息的深加工，是深层次或高层次的医药信息处理，是一项具有研究性质的智能活动，它具有信息整理、信息评价、信息预测和信息反馈 4 项基本功能。信息整理可以在医药科学管理中发挥参谋和智囊作用；信息评价的结果可以辅助医药学的研究活动；信息预测可以保障医药服务领域的有序运转；信息反馈则能在医药信息的动态跟踪中起到耳目和预警作用。

医药信息分析的目的是为医药科学决策服务的。决策就是人们为实现特定目标，经过缜密的推断分析，在众多实现目标的备选方案中选出最优方案的活动。医药信息分析方法包含对医药信息研究过程中所采用的一切方法和技巧。常规的医药信息分析方法是在收集、加工、存储和传递信息的基础上，采用定性和定量的方法对其进行处理，从中提取出更直观的知识，以便制定或选择决策方案。常规的医药信息分析方法大都是从卫生统计学中获得。但是，随着信息技术在医疗卫生领域的深入应用，获取的医学数据是呈几何级数增长的，面对海量的信息和数据，用常规的医药信息分析方法来处理会有很多问题，必须找到有效方法，对信息进行合理组织、压缩提炼和知识提取；对数据进行科学分类，精确分析和汇总。由此产生了集统计学、数据库、机器学习等技术为一体的数据挖掘分析技术，数据挖掘和知识发现的科研活动在医药卫生领域已得到逐步开展。医药科技工作者在掌握了医药信息技术的基础知识后，应该有意识地学习与了解计算机的人工智能、模式识别、机器学习的理论知识与相关技术工具，为从事医药信息的数据挖掘科研活动打下基础。

1.2.5　计算机与医药信息的利用

医药信息利用是指如何有效地利用所获得的医药信息来解决临床与科研中的各种问题，不断地自我更新知识，并能用新信息提出解决问题的新方案。在信息时代的今天，信息量之大、增长速度之快是有目共睹的事实。从海量数据中获取信息，进而变为自己的知识，是许多医药学科技工作者的愿望。要充分利用已有的信息资源，就必须注重方法学。科学而有效地利用医药信息的一种重要技术就是医药信息检索。现代的医药信息检索也是基于计算机及其网络开展工作的技术，它能更好地指导临床实践与医学研究，也是医生终身学习提高的重要途径。

医学领域的资源丰富，存储量大，大量的在线数据库作为一种重要的信息资源，目前已普遍得到人们的重视，应用也越来越广泛。这些数据库有医学文献数据库、生物医学文献数据库、期刊全文数据库、电子刊物数据库等。国内数据库有学术会论文、科技成果、公司及产品、论文文摘等数据库，还有知识产权、各种医药标准数据库；通过数据库可以找到所需的医药信息。除此之外，还有医学电子刊物信息资源、数字化医学图书馆信息资源、医学网站信息资源等。

1.2.6　医药信息学

从某种意义上来说，计算机科学可以分为理论计算机科学与应用计算机科学两部分。应用计算机科学可以无所不包，计算机医学应用则是其中之一，它是医药信息学成为独立学科前的初级发展阶段。医药信息学主要是属于医学领域的一门学科，其任务是使医疗卫生领域中信息处理计算机化、智能化。它可以是医药信息人员开发与研究的题目；也可以是对在职医务人员继续教育的内容。学习医学信息学的相关知识，能够促使自己成为既懂医学，又擅长计算机医学系统应用与开发的专业人员。医药信息学既是医药科技人员，也是医疗卫生领域计算机科学工作者必须了解的知识体系，它的普及将直接推动医药学、计算机科学与技术的同步发展。美国斯坦福大学计算机科学系开设的相关课程至少有 7 门：计算机在医学中的应用、计算机辅助医学决策生成、医药信息学项目课程、分子生物学中的表达与算法、神经动力学程序设计和增强性学习、医学决策分析、基因算法和基因程序设计。显然，医药信息学与计算机密不可分。

医药信息学是应用系统分析工具来研究医药学的管理、过程控制、决策和对医药知识科学分析的科学，是计算机科学、信息科学与医学的交叉学科，应用性强又不乏自身基础理论的研究。医药信息学研究对象的特点在于：不确定性、难以度量以及复杂成分之间复杂的相互作用。在西方发达国家，医药信息学已经作为一门独立的学科在医学教育、医疗实践以及医学研究中扮演着越来越重要的角色。

医药信息学致力于研究与医学、医疗服务和公共卫生相关数据、信息及知识的处理和利用，其精髓是数据、信息和知识以及它们贯穿并应用于医学、医疗服务及公共卫生这 3 个领域。数据是对能被人或机器用来交流、解析和运作处理的所观察到的资料或概念的表述；信息是指从数据中提炼出来的有价值且可被利用的事实；知识是可被用来获得见识或解决问题所必备的事实及其内在联系。医药信息学应用的关键是信息技术在医药卫生领域广泛而深入的推进，信息技术是注重应用的计算机信息系统的研究、设计、开发、实施、保障维护及管理的技术，信息系统是在一个特定的组织机构中由人、数据记录及运作处理数据和信息的活动所构成的体系。它包括对数据和信息进行运作处理的人工过程和自动化过程。一个信息系统的要素是所涉及的人、需要记录的数据和运作处理数据及信息的过程与活动。图 1-1 所示为医药信息学与计算机技术关联的示意图。

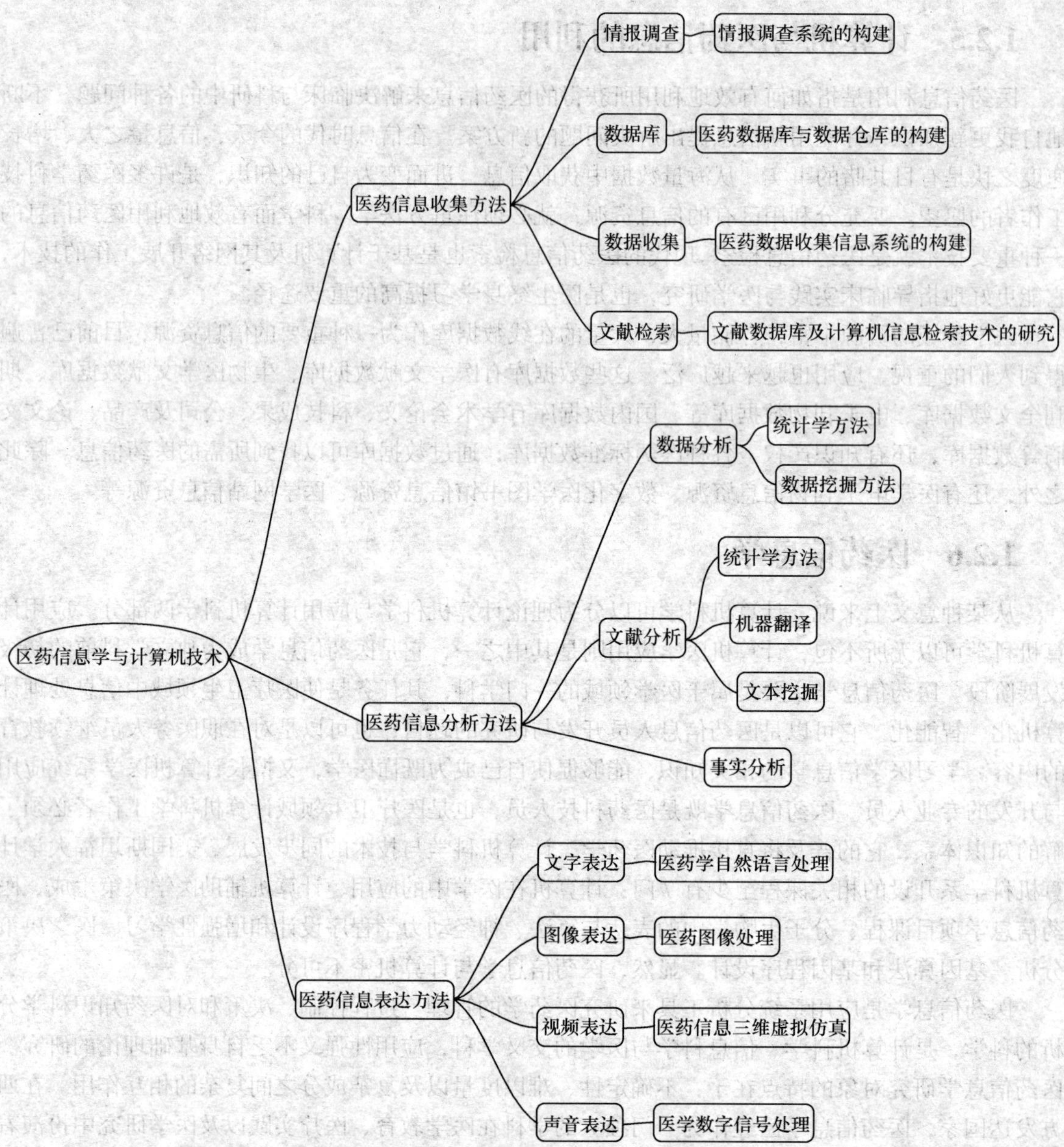

图 1-1　医药信息学与计算机技术关联的示意图

1.3　循证医学与医药信息技术

1.3.1　循证医学的概念

循证医学（Evidence Based Medicine，EBM）是 20 世纪 80 年代萌发，20 世纪 90 年代发展形成起来的一门新兴医学学科，也是近年来国际临床医学界倡导的学科发展方向之一。传统医学主要是以个人经验和理论知识为指导，而循证医学的理论和方法借助于现代科学技术，是临床流行病学、计算机科学、信息科学和临床医学相结合的典范，其为临床医学的实践开辟了崭新的发展空间，目前发展十分迅速。

循证医学是一种临床医学模式，是研究如何合理、正确地利用最新的相关信息（证据）进行临床决策的一门医学学科。简单地说，就是"遵循证据的医学"。著名临床流行病学专家、EBM 的创始人之一 Sackett DL 教授将 EBM 定义为"谨慎、准确、明智地应用所能获得的最好的研究证据来确定患者的治疗措施"。其核心思想是：任何医疗决策（如医生开处方、专家制定治疗方案或医疗指南、政府机构制定医疗卫生政策等）都应基于客观的临床科学依据，根据现有的最可靠的研究证据（结果）进行，证据及其质量是循证医学的核心。循证医学认为，权威意见并不是临床实践中唯一的或主要的依据，最佳的证据常来自大样本随机对照试验（Randomized Controlled Trials，RCT）和对 RCT 进行的系统评价（Systematic Review，SR）。但同时循证医学并不否定专家与权威，认为他们长期积累的实践经验和敏锐的洞察力，对患者的准确观察和正确的判断是循证医学的前提和基础。在循证医学模式下，每个临床医师所面临的亟待解决的问题就是：如何充分利用专家的宝贵经验，结合循证医学的客观医疗证据，并让患者积极参与到医疗决策中来，从而对患者做出最有效的治疗方案，达到最佳的临床效果。

循证医学是以科学研究所获得的最新证据为基础，开展的临床医学实践活动。其临床工作的特点是：①在有可能的情况下，临床医生从那些系统、可靠、无偏的研究中获取信息（证据）来提高临床诊治的水平；②现代医学检验结果是临床实践的基础，但不是充分的基础条件；③正确评价和利用医学文献所提供的证据是指导临床实践的重要基础；④循证医学模式下衡量临床医生专业技能的标准是其能否将个人的经验与所获取的最新证据有机地结合起来。

1.3.2　医药信息技术对循证医学实践的影响

循证医学实践的过程离不开数字化医疗，医院的数字化医疗系统对整个循证医学的实践过程有极大的帮助。如医师采用计算机技术在病房、门诊等采集病人各种信息，并用计算机检索与该病人相关的各种系统评价研究文献及各种指南、临床研究文献或其他当前能查到的各种最好的证据，再通过相应的软件结合临床经验判断这些证据的有效性和适用性，最后利用采集到的数字化、个体化医疗信息，综合考虑病人自身对诊疗措施的价值取向后做出医疗决策。在这一过程中，循证医学的理念贯穿于整个医疗决策程序，数字化信息的获取和传送在该决策过程中起着极为重要的作用。显然，计算机技术、网络通信技术，尤其是因特网技术的迅速发展，为循证医学的研究和实践提供了重要的支撑条件，各种与循证医学相关的数据库为医学信息的获取提供了重要的系统资源。由于循证医学在医学中的地位和作用越来越突出，当前有很多数据库管理系统都增加了与循证医学有关的数据库或在原有数据库的基础上增加与循证医学有关的检索功能，有的还建立专门的循证医学网站或在原有的网站上创建与循证医学有关的主页。

数字化医疗系统要在循证医学的实践方面发挥应有的作用，必须在医药信息的提取方面做到方便、迅速，如医院信息系统的中英文医药信息词汇的对应转换问题的解决，就是借鉴美国国立医学图书馆研究与开发的一体化医学语言系统（Unified Medical Language System，UMLS）建立起来的中文一体化医学语言系统。通过英汉对译和检索国际上丰富的循证医学资源并与所诊治的病人的信息进行比较，帮助循证医学的临床实践和医学信息的共享和交流。

1.3.3　循证医学对中医数字化发展的启示

传统医学是一种经验医学，它是以医师个人经验为主，根据自己的临床经验、前辈医师的指导以及医学书籍、医学期刊中的公开文献报道而开展的医疗实践活动。其临床工作的一个重要特点是将医生的临床经验作为临床诊治的重要依据；在制定临床决策方案时过分依赖于传统的中医基础理论，临床医生的诊疗水平取决于其阅读古典医学著作、个人从医经验等。由此，造成的后果往往是一些真正有效的疗法因不为临床医生所了解而未被采用；而另一些实际无效甚至错误的方法因从理论上推断可能有效而长期被推广使用。它使临床医生过多地迷信专家所谓的经验和权威，而忽略了知识的更新和最新临床研究证据的收集。加之中医学的临床研究很多缺乏严谨的科研设计和科研方法，其结论常带有较大的片面性，可重复性差，缺乏说服力。

循证医学的出现对传统中医药学有着很大的启示。显然，传统的中医药学方法已不能适应医学临床和科研的需要，在医学实践中不能再仅凭过去的、不够完善的中医学理论或临床经验，而必须遵循科学的原则和依据，以此提高医疗质量和医学科研水平。中医药领域中有大量行之有效的临床实践经验有待挖掘，名老中医个性化的诊治经验亟须继承与总结，如何使其与严格的临床随机对照实验所获得的直接证据有机结合？如何将中医症状、体征等“软指标”与现代医学理化检查所得的“硬指标”相结合？如何从现有的大量中医药的临床研究资料中获取循证医学所需的最佳证据？如何在充分发挥中医药的整体观和辨证论治的前提下，借用循证医学方法，使中医药的疗效评价体系更加客观化、标准化，从而得到世界医学界的认同？这些都是值得中医药科学工作者思考的问题，而这些问题获得解决的技术关键是中医药信息化事业的大力推进，医学信息资源的数量、质量及基础设施和使用条件将直接影响中医药学的发展。大力发展基于网络技术、现代计算技术和知识工程的数字化中医药系统，合理运用医学信息来科学、系统、周密、高效地主导医学工作，为社会提供优质的医疗服务，是现代中医药学工作者努力的目标。

1.4 医药信息素养

1.4.1 医药信息素养的内涵

信息素养是指在信息社会中，人们所具备的信息处理所需的实际技能和对信息进行筛选、鉴别和使用的能力。信息素养大体包括信息意识、信息知识、信息能力和信息道德 4 个方面。

1. 信息意识

信息意识是作为信息社会的医药工作者所必须具有的观念和意识，包括尊重知识、全新的时空观、未来意识、创新意识等，主要体现为对信息价值的自觉认识及敏锐的判断力和分析力；自觉树立信息是资源、商品、财富的信息价值观，自觉培养和不断提高自己的信息意识；深刻认识信息的系统性、即时性与正确性是医疗临床及科研决策的基础，对最前沿的医学情报信息、相关技术动态具有敏锐感受力与持久关注力。

2. 信息知识

信息知识是指一切与信息活动有关的基本理论、知识和方法，包括信息的本质、特性和运动规律，信息系统的构成及其规则，各种信息技术和信息方法等。医药工作者必须掌握医药学专业知识、重要的医药信息资源以及基本的信息技术和信息方法，才能对医药信息进行有效的收集与利用。

3. 信息能力

信息能力是指医务人员收集信息、分析信息、处理信息、呈现信息以及利用信息解决实际问题的能力。信息能力主要包括 3 个方面。

（1）利用主要信息工具的能力。了解和掌握主要的医药信息资源，包括国内外多种网络及电子信息资源，尤其重要的是外文医学数据库等。

（2）基本信息能力。是指收集信息、分析信息、处理信息和呈现信息的能力。主要包括熟悉现代文献检索技术，能从网络中根据自身需要选择和获取信息的能力，能从特定目的出发对信息进行整理、辨别、筛选和重组的能力，以及根据目标选择合适的信息发布工具的能力。

（3）利用信息处理问题的能力。主要是指对信息的综合运用、创新信息、解决实际问题的能力，核心是形成终身学习能力和知识创新能力。

4. 信息道德

信息道德是指在信息活动中，医药工作者应自觉遵守的道德准则和信息法律法规。主要包括遵循信息生产加工者、传递者及使用者之间的行为规范，遵守相关的法律法规，自觉抵制违法的信息行为，尊重他人的知识产权，正确处理好信息开发、传播、使用三者之间的关系，并成为自觉的行为。

以上医药工作者信息素养的4个要素共同构成一个不可分割的统一整体。信息意识是先导，信息知识是基础，信息能力是核心，信息道德是保证。

1.4.2 医药信息技能培养的内容与方式

医药信息素养的培养是医学生保持毕生学习的基础。信息素养与运用信息技术的技能有关，信息技能的拥有将使个人能够通过对计算机硬件、软件及其网络的运用，实现各种各样学术性的、工作上的或个人的目标。医学生的信息技能是医药信息素养体现的关键，主要包括如下几个方面。

（1）医药信息的收集、归纳、整理与展示能力，基本的应用技术有信息检索系统、文字处理软件、报告演示软件的使用（如Google、百度，微软公司办公软件中的Word、PowerPoint等）。

（2）资源管理能力，涉及数据库管理技术及相关资源管理软件的使用（如各类文献管理软件）。

（3）基本的医学数据分析能力，涉及的技术有各种统计软件的使用（如 Excel、Spss、Sas、Matlab等）。

（4）高级数据分析能力，涉及医学智能信息处理技术、医学数据挖掘、医学图像处理技术等。

（5）业务知识的数字化表达能力（数据建模技术）及团队合作能力，能够提出基于医疗卫生领域的数字化项目构架、设计等。

在医药信息技能培养的过程中，要注意把握好学习的方式方法，主要包括如下几点。

（1）逐步深入。在学习计算机技术时，总会遇到一些难以理解的概念或难以掌握的操作过程，不必强求立即学会，也不必强求把遇到的所有问题全部解决，可以在学习一个阶段后再回过来温习理解，或者通过与他人讨论获得一些认知。

（2）注重实践。计算机这个学科实践性很强，读书和实际使用计算机的实践活动要互相配合，在理解了基本概念和操作方法之后，就要尽快实践，以掌握要领并加深对基本概念的理解。对于以后要从事医药卫生领域工作的学生而言，一定要将所学的知识与即将从事的专业结合起来，做到有的放矢去学习与实践。

（3）勇于探索。用计算机解决领域问题时，通常不止一种途径。因此初学计算机者，面对不同规模的任务，应该尝试用不同的方法来解决问题，并比较不同方法之间的差异，找出最优方法。对于医药学工作者，在掌握了一般的计算机办公技术之后，应该着重跟踪计算机技术发展对自己所从事专业工作的影响，思考技术引入医药领域解决问题的可能性，以培养自己的创新能力。

（4）黑箱模型。实际的计算机系统及相关技术是很复杂的，在学习计算机技术时，要想对所有涉及的知识做到知其然须知其所以然并不容易。因此，作为医药领域的计算机用户，应该能够定位自己的角色，先把要学的看成一个黑箱，它的内部结构是什么可以先不去管，而是弄清楚它的输入输出是什么。即它涉及哪些知识？学了它能解决什么样的问题？把这些问题基本搞清楚以后再尝试打开这个黑箱。打开黑箱也不是一步完成的，而是一种灰色的、反复迭代的认识过程。

（5）着重方法。计算机学科的教学，不同于其他有相对稳定教学内容的学科。计算机作为一种智能化的工具，其硬件发展速度难以预料，软件也不断推陈出新。当前很流行的软件，随着时间的推移，总会被功能更新的软件所替代。因而在学习本课程时，应该强调研究性学习、协作性学习和自主性学习等多种学习方法的整合，以培养自我的信息技能。

小　结

人的认识过程总是由浅入深。医药学工作者借助计算机科学技术来解决本学科领域内的问题，往往是从使用计算机系统产品开始的（如 Office 办公软件、统计软件、图像分析软件等），随后，就会有开发特殊医学计算机系统的需求，这样必定会从使用产品过渡到使用计算机技术。由于生命过程本身也是一个信息过程，可以用计算机来模拟和辅助，因而在使用计算机技术之后，也必定会有对信息科学原理进一步理解的需求。因此，学习医药信息技术是一个长期的、循序渐进的过程。本章阐述了计算机的历史进程、未来发展以及对医疗健康领域各学科发展的影响，提出了医学生科学构建医药信息能力的方式与重要性，为医学院校学生的学习提供参考。

习　题　1

1. 查阅资料，了解计算机发展的最新动态。
2. 根据自己的专业，综述计算机在本领域中的主要应用。

本章参考文献

[1] 李宗荣等. 论医药信息学的基础与结构，North-Holland 出版社，1998，8:1265-1269

[2] 李国杰院士谈未来计算机发展趋势
http://hi.baidu.com/yixuekf/blog/item/d028e438fb9e9dc4d56225b8.html

[3] 与时俱进计算机分类标准之重新定义 http://news.pconline.com.cn/hy/0902/1555286.html

[4] 彭曼华. 新世纪医学科研人员的信息素养培养探讨. 中华医学科研管理杂志，2002 年第 15 卷第 1 期

[5] “医芯”会务组编. 第一届低功耗生物医学系统芯片国际研讨会论文集. 苏州，2008.9

[6] Freescale 北美 FTF 大会写真
http://www.eepw.com.cn/event/topic/Freescale

第 2 章 计算机硬件

引言

在每年计算机业界各种最新发布会上，前瞻性的技术展望、最新的研究成果、引人入胜的科技化产品，都展现着人类发展进步的步伐。尽管计算机及其相关行业日新月异的发展令其他任何行业都望尘莫及，但是紧跟科技步伐，学习掌握好计算机的应用，快速领悟最新计算机技术均离不开对计算机的基础概念、计算机系统最基本的原理及结构的理解。

计算机是一种能够按照事先存储的程序，自动、高速地进行大量数值计算和各种信息处理的现代化智能电子设备。这种设备高速处理的各种形式的数据，在内部都只能由转换为 0、1 代码的电子脉冲来表示。这种 0、1 代码在计数进位制中属于二进制计数体制。正确理解计算机中数据的表示及编码，对于更好地理解计算机硬件系统及微型计算机主要性能指标，都是必要的。而原理决定结构，认识计算机的硬件系统组成之前，又必然要先理解计算机的工作原理。

内容结构图

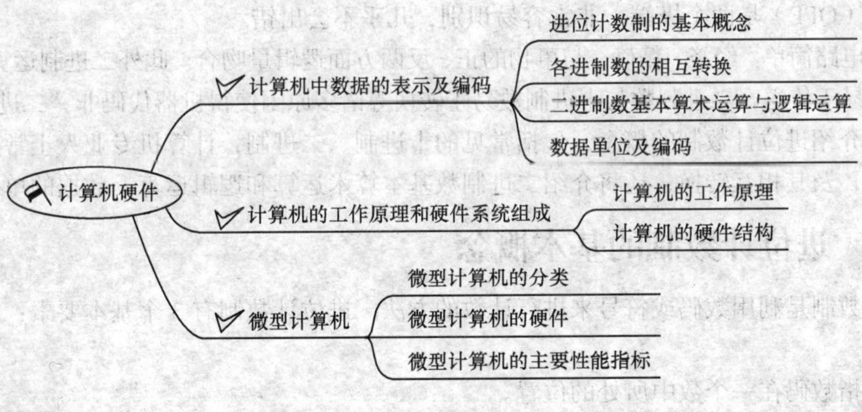

学习目标

通过本章内容的学习，学生应该能够做到以下几点。

✓ 了解：计算机中常用的数制，掌握各数制代码之间互换的方法；数据的单位及不同方式的编码；微型计算机的分类。

✓ 理解：计算机“存储程序”、“程序控制”的工作原理及由原理决定的硬件结构。

✓ 应用：通过对微型计算机主要性能指标的理解，掌握在实践中基于不同需求配置不同型号的计算机，懂得分析对比不同计算机的性能特点。

2.1 计算机中数据的表示及编码

古语有云“屈指可数”、“上古结绳而治”，说明了人类自远古时代开始就利用手指或身边的石块、贝壳、绳结等进行计数。计算机实质上是利用电子技术来实现计算的工具，其用途是处理各种数据，那么这些数据要用什么方式来表示呢？

生活中人们最熟悉的一种数学计数方式是十进制数，十进制有 10 个基本数码 0、1、2、…、9，进位原则是逢十进一。计算机也是采用进位计数制，所不同的是，计算机唯一能够识别的是由“0”或“1”组成的二进制代码。因此，数据和信息在计算机内部必须编制成二进制代码。

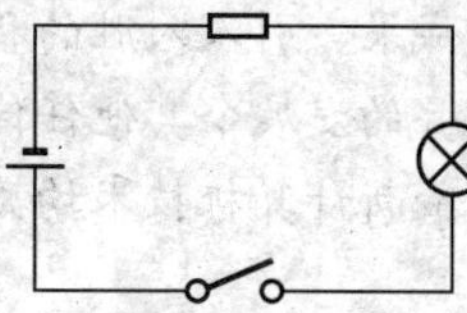

图 2-1　开关电路

为什么只能是二进制代码呢？这是由计算机内部组成计算机的基本逻辑电路的特性决定的：因为基本逻辑电路通常有两个不同的稳定状态，低电平和高电平。举个简单的例子：在如图 2-1 所示的电路中，闭合开关，电灯两端产生的高电压（电位）相当于高电平，可以用“1”来表示，电灯亮；断开开关，电灯两端电压（电位），相当于低电平，可以用“0”来表示，电灯熄灭。在计算机中就用这两种状态“开（ON）”和“关（OFF）”来表示数码 1 和 0。

在上文提到的几个术语中，电压或电位与电平是有区别的：电压或电位指具体的数值大小，电平则是指电位的取值范围。例如，当约定 5V 电压为高电平 1，0V 电压为低电平 0，抗干扰的范围是 ± 1V，那么电位在 4～6V 之间都将视为高电平 1，电位在-1～1V 之间都将视为低电平。

在计算机中，如果依然采用熟悉的十进制，则意味着电路要产生 10 个不同的电压来代表这 10 个不同的数码，电路不仅复杂，而且抗干扰性差，导致精确性不高。而二进制中的两种状态开（ON）和关（OFF）是两个极端，非常容易识别，几乎不会出错。

二状态电路简单、经济、精确，与事物的正、反两方面逻辑量吻合。此外二进制运算规则简单，二进制数据易于传送，二进制数与十进制数易于转换等诸多原因使得机器代码非“二进制”莫属。

本节将介绍进位计数制的概念，包括常见的十进制、二进制，计算机专业人士常用的八进制和十六进制，及其相互转换；还将介绍二进制数基本算术运算和逻辑运算，数据的单位及编码。

2.1.1 进位计数制的基本概念

进位计数制是利用数码或符号来进行计数的方法。进位计数制有 3 个基本要素：数位、基数和位权。

数位是指数码在一个数中所处的位置。

基数是指该计数制所用数码（数符）的个数。

位权表明不同位置上数的大小，即不同位置上的权值。

在看完下面各进制的介绍后将更容易理解这 3 个要素的含义。

1. 十进制（Decimal）

公元 400 年，印度数学家最先发明了十进制计数和项目记录系统。还记得之前提到的“屈指可数”吗？因为这种计数系统要用到手指，所以有 10 个数字就成了很自然的事情。到公元 800

年，这种计数系统传遍了所有阿拉伯国家，在那里被称为阿拉伯计数系统。到了公元 1200 年，这种系统又从阿拉伯国家传到几乎所有欧洲国家，在欧洲被称为**十进制计数系统**。

十进制基数是 10：其采用数码（数符）分别为 0、1、2、3、4、5、6、7、8、9，共 10 个。进位原则是逢十进一。

十进制位权值是 10^i，其中 $i \in Z$，是指数位，约定小数点左边整数位个位的数位 $i=0$，往左为正整数依次递增，往右为负整数依次递减。

例 2-1 十进制数 6 019.45 具体的数值大小是怎么得来呢？

十进制数 6 019.45 的权重结构如表 2-1 所示。从表 2-1 中可以看出，该数总的大小取决于每个数位上数符的大小和位权，将它们相加即可。事实上其他各进制数值的大小也都可以通过：数符 × 位权→再相加的方法来得到。在二进制、八进制与十六进制的学习中很快可以见到。

表 2-1 十进制数 6 019.45 的权重结构

数位 i	3	2	1	0	小数点	−1	−2
位权	10^3	10^2	10^1	10^0		10^{-1}	10^{-2}
	千	百	十	个		十分之一	百分之一
数符	**6**	**0**	**1**	**9**	**.**	**4**	**5**
数值	$(6\times10^3)+(0\times10^2)+(1\times10^1)+(9\times10^0)+(4\times10^{-1})+(5\times10^{-2})$ $=6\,000+0+10+9+0.4+0.05$ $=6\,019.45$						

虽然十进制计数系统众所周知，但是很多人并没有完全理解它的权重结构。在理解了上述 3 个要素之后，接下来其他各进制的概念将变得简单易懂。

2. 二进制（Binary）

二进制基数是 2：其采用的数码（数符）有两个，分别为 0 和 1。进位原则是逢二进一。

二进制位权值是基数 2 的数位 i 次幂，即 2^i。

例 2-2 二进制数$(1101.11)_2$的数值大小是多少呢？

二进制数 1101.11 的权重结构如表 2-2 所示。由表 2-2 可以看出，二进制数低四位的位权值为"8421"。牢记二进制数的位权值或者熟悉 2 的 i 次幂的值，可以有效地帮助我们快速解决即将在下一节中提到的各进制之间的转换问题。

表 2-2 二进制数$(1101.11)_2$的权重结构

数位 i	3	2	1	0	小数点	−1	−2
位权	2^3	2^2	2^1	2^0		2^{-1}	2^{-2}
	八	四	二	一		二分之一	四分之一
数符	**1**	**1**	**0**	**1**	**.**	**1**	**1**
数值	$(1\times2^3)+(1\times2^2)+(0\times2^1)+(1\times2^0)+(1\times2^{-1})+(1\times2^{-2})$ $=8+4+0+1+0.5+0.25$ $=(13.75)_{10}$						

此外，为了区别十进制数与二进制数，通常可以将这个数用圆括号括起来，用下标来表示这是几进制的数。如$(1101.11)_2$与$(1101.11)_{10}$看起来位数一样数符也相同，但它们是大小完全不同的两个数，前者是二进制，其数值大小等价于十进制的 13.75；而后者是一个十进制的数，大小为"一千一百零一点一一"。这种下标表示法也适用于其他各进制数的表示。

除了下标表示法，还可以用字母表示法来表达各进制的数。方法是在该数后面加上其对应进制的字母，各种进制的后缀字母分别为：B—二进制，D—十进制，O—八进制，H—十六进制。例如，二进制$(1101.11)_2$也可以表示为 1101.11B，而十进制的$(1101.11)_{10}$则可以表示为 1101.11D。由于十进制是最常用的计数制，因而很多情况下也可以省略下标或字母，直接用数字来表示。

3. 八进制（Octal）与十六进制（Hexadecimal）

举一反三可知，八进制和十六进制的基数以及位权分别是 8 和 16。

八进制的基数是 8：其采用的数码分别是 0、1、2、3、4、5、6、7。进位原则是逢八进一。

八进制的位权是基数 8 的 i 次幂，即 8^i。

十六进制的基数是 16：其采用的数码分别是 0、1、2、3、4、5、6、7、8、9、A、B、C、D、E、F。进位原则是逢十六进一。

十六进制的位权是基数 16 的 i 次幂，即 16^i。

例 2-3　$(54)_8 = 5 \times 8^1 + 4 \times 8^0 = (44)_{10}$

$$(4E)_{16} = 4 \times 16^1 + 14 \times 16^0 = (78)_{10}$$

既然生活中常用的是十进制，而计算机中数据的编码采用二进制，为什么还要八进制和十六进制呢？原因是这两种进制用作长串二进制数的速记法，为计算机专业人士编程（如用汇编语言书写程序时）提供了极大的方便。在接下来的这一节，各进制数的相互转换中将会说明这一点。

2.1.2　各进制数的相互转换

1. 其他各进制数转换为十进制数

将各进制数转换为十进制数方法很简单：按位权展开，再相加。用字母表示法来表达各进制数据，再举例如下：

例 2-4　$1010.011B = 2^3+2^1+2^{-2}+2^{-3} = 10.375D$

注意　事实上如果对二进制低四位权值 8421 非常熟悉，便可快速看出整数部分为 8+2 = 10；同时倘若也熟悉 2 的 i 次幂，那么小数部分也可以快速得出 0.25 + 0.125 = 0.375。

$$37.10 = 3 \times 8^1 + 7 \times 8^0 + 1 \times 8^{-1} = 24 + 7 + 0.125 = 31.125D$$

$$A5DH = 10 \times 16^2+5 \times 16^1 + 13 \times 16^0 = 160 + 80 + 13 = 253D$$

2. 十进制数转换为其他各进制数

将十进制数转换为其他各进制数要分两个部分进行：整数部分采用“除基取余，由下往上取”的方法；小数部分则采用“乘基取整，由上往下取”的方法。下面通过十进制数转换为二进制数的实例来介绍整数和小数两部分转换的原则。

（1）十进制数转换为二进制数。

① 整数部分的转换——除 2 取余，由下往上取。

二进制的基数是 2，因此用 2 多次除被转换的十进制数，直至商为 0，每次相除所得余数，按照第一次除 2 所得余数是二进制数的最低位、最后一次相除所得余数是最高位排列起来，便是对应的二进制数。

例 2-5　将十进制数$(13)_{10}$转换成二进制数。

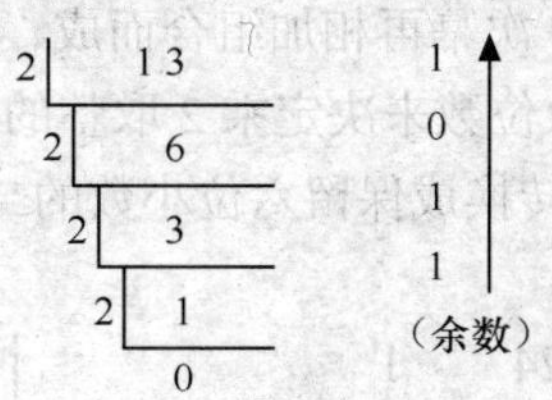

解：用“除 2 取余，由下往上取”的方法可将 13 转换成二进制形式：

$$(13)_{10} = (1101)_2$$

如果感觉这种方法不易理解和记忆，还有一种简单的减幂转换法，不过仍要求我们熟悉 2 的各次幂。该方法转换过程描述如下。

不断将十进制数减去 2 的最大可能次幂，直到十进制数减小到 0，在用到的位中填入二进制 1，而没有用到的位中填入 0。为了说明转换过程的简单性，请参考例 2-6。

例 2-6　将十进制数$(53)_{10}$转换成二进制数。

解：

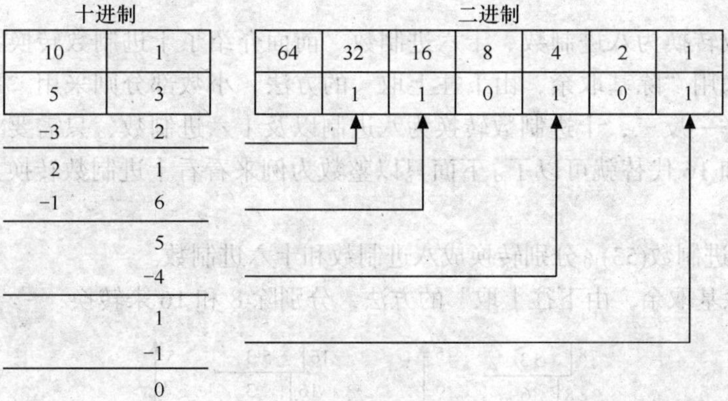

从该例可看出，53 可减去的第一个 2 的最大次幂是 32，因此在权值 32 位填入 1，这时剩下 21；差数 21 可以减去的 2 的最大次幂是 16，因此在权值 16 位填入 1，这时剩下 5；差数 5 可以减去的 2 的最大次幂是 4，因此在权值 4 位填入 1，最后剩下 1；最后的 1 填入权值 1 位。因此十进制数 53 可以表示为二进制数 110101，这也表明 53 等于 1 × 32，1 × 16，1 × 4 和 1 × 1 的总和。

② 小数部分的转换——乘 2 取整，由上往下取。

由于二进制基数为 2，用 2 多次乘以被转换的十进制数的小数部分，每次相乘后，所得乘积的整数取出来变为对应的二进制数。第一次乘积所取得整数就是二进制数小数部分的最高位，其次为次高位，最后一次是最低位。

例 2-7　将十进制纯小数 0.625 转换成二进制小数。

解：用“乘 2 取整，由上往下取”的方法将进制数 0.625 转换成相应的二进制小数，其中 i 为数位：

$0.625 \times 2 = 1.25$　　1　　（i-1）

$0.25 \times 2 = 0.5$　　0　　（i-2）

$0.5 \times 2 = 1.0$　　1　　（i-3）

此时小数部分为 0，无须再乘，故转换结果为$(0.625)_{10} = (0.101)_2$。

值得注意的是，并不是所有的小数都可以通过乘以 2 使得得到的整数部分最终结果为 0，因为二进制数是由各数位上数符×2 的 i 次幂再相加组合而成，而有些小数很难恰好可以由它们组合得到。在这种情况下，由所需的小数位数来决定乘 2 取整的次数。

例 2-8 将十进制纯小数 0.562 转换成保留六位小数的二进制小数。

解：取整（其中 i 是指数位）

$0.562\times2=1.124$	1	$(i\text{-}1)$
$0.124\times2=0.248$	0	$(i\text{-}2)$
$0.248\times2=0.496$	0	$(i\text{-}3)$
$0.496\times2=0.992$	0	$(i\text{-}4)$
$0.992\times2=1.984$	1	$(i\text{-}5)$

↓

由于最后所余小数 0.984>0.5，则根据“四舍五入”的原则，可得$(i\text{-}6)=1$。

所以：$(0.562)_{10}\approx(0.100011)_2$。

任何十进制数都可以将其整数部分和纯小数部分分开，分别用“除 2 取余法”和“乘 2 取整法”转换成二进制数的形式，然后将二进制形式的整数和纯小数合并，即成十进制数所对应的二进制数。

（2）十进制数转换为八进制数、十六进制数。前面介绍了十进制数转换为其他进制数的方法——整数部分采用“除基取余，由下往上取”的方法，小数部分则采用“乘基取整，由上往下取”的方法。举一反三，十进制数转换为八进制以及十六进制数，只需要将法则中的“基”用它们的基数 8 和 16 代替就可以了。下面只以整数为例来看看十进制数转换为八进制和十六进制数的过程。

例 2-9 将十进制数$(53)_{10}$分别转换成八进制数和十六进制数。

解：采用“除基取余，由下往上取”的方法，分别除 8 和 16 来转换：

```
8 | 53     5 ↑        16 | 53     5 ↑
8 | 6      6 |        16 | 3      3 |
    0    （余数）           0    （余数）
```

故$(53)_2=(65)_8$，$(53)_2=(35)_{16}$

也可以用减幂转换将其转换为对应的八进制数和十六进制数。

（3）二进制数与八进制数之间相互转换。因为 $2^3=8$，因此 3 位二进制数相当于 1 位八进制数，所以一个二进制数要转换成八进制数时，以小数点为界分别向左向右开始，每三位分为一组，一组一组地转换成对应的八进制数字。若最后不足三位时，整数部分在最高位前面加 0、小数部分在最低位之后加 0 补足三位再转换。然后按原来的顺序排列就得到八进制数。八进制数与二进制数转换的对照关系如表 2-3 所示。

表 2-3 八进制数与二进制数对照表

八进制	0	1	2	3	4	5	6	7
二进制	000	001	010	011	100	101	110	111

例 2-10 将二进制数$(1111010010.01101)_2$转换为八进制数。

解：

```
001，111，010，010. 011，010
 ↓    ↓    ↓    ↓    ↓    ↓
 1    7    2    2  . 3    2
```

所以：$(1111010010.01101)_2=(1722.32)_8$

相反，如果由八进制数转换成二进制数时，只要将每位八进制数字写成对应的三位二进制数，再按原来的顺序排列起来就可以了。

例 2-11　将八进制数$(473.52)_8$转换成对应的二进制数。

解：

```
4    7    3  .  5    2
↓    ↓    ↓     ↓    ↓
100  111  011 . 101  010
```

即：$(473.52)_8=(100111011.10101)_2$

（4）二进制数与十六进制数之间相互转换。因为 $2^4=16$，因此 4 位二进制数相当于 1 位十六进制数，所以一个二进制数要转换成十六进制数时，以小数点为界分别向左向右开始，每四位分为一组，一组一组地转换成对应的十六进制数。若最后不足四位时，整数部分在最高位前面加 0、小数部分在最低位之后加 0 补足四位再转换。然后按原来的顺序排列就得到十六进制数。十六进制数与二进制数转换的对照关系如表 2-4 所示。

表 2-4　十六进制数与二进制数对照表

十六进制	0	1	2	3	4	5	6	7
二进制	0000	0001	0010	0011	0100	0101	0110	0111
十六进制	8	9	A	B	C	D	E	F
二进制	1000	1001	1010	1011	1100	1101	1110	1111

例 2-12　将$(1101111001.0101101101)_2$转换成十六进制数。

解：

```
0011，0111，1001. 0101，1011，0100
 ↓     ↓     ↓     ↓     ↓     ↓
 3     7     9  .  5     B     4
```

所以：$(1101111001.0101101101)_2=(379.5B4)_{16}$

相反，如果由十六进制数转换成二进制数时，只要将每位十六进制数字写成对应的四位二进制数，再按原来的顺序排列起来就可以了。

例 2-13　将$(3ED.72)_{16}$转换成二进制数。

解：

```
 3    E    D .  7    2
 ↓    ↓    ↓    ↓    ↓
0011 1110 1101. 0111 0010
```

所以：$(3ED.72)_{16}=(1111101101.0111001)_2$

从上述的例题中可以看出当一个较大的十进制数用二进制数表示时，其位数会很长，而用八进制数或十六进制数来表达它们则可以大大缩短长度，这在程序员编程时提供了便于书写、不易出错，同时程序又容易将其快速转换为计算机语言的便利。因此，也称八进制或十六进制为二进制的速记法。

八进制与十六进制之间的转换，都可借助于二进制数相互转换。十进制数转换成八进制或十六进制，也可借助于二进制数相互转换。

2.1.3　二进制数基本算术运算与逻辑运算

前面有提到二进制运算规则简单，有利于简化计算机内部结构，提高运算速度，也是二进制成为机器代码的原因之一。下面将介绍二进制数基本的算术运算与逻辑运算。

1. 二进制数的基本算术运算

可以验证，两个 1 位十进制数的和、积运算组合有 55 种之多，而两个 1 位二进制数的和、积运算组合仅有 3 种。两个 1 位二进制数的加、减、乘法运算规则如表 2-5 所示。

表 2-5　　两个 1 位二进制数的加、减、乘法运算规则

加 法 规 则	减 法 规 则	乘 法 规 则
0 + 0 = 0	0 - 0 = 0	0 × 0 = 0
0 + 1 = 1+0 = 1	0 - 1 = 1（向高位借位 1）	0 × 1 = 1 × 0 = 0
	1 - 0 = 1	
1 + 1 = 0（向高位进位 1）	1 - 1 = 0	1 × 1 = 1

多位二进制数的加、减运算，只要掌握"逢二进一"及"借一作二"，并利用 1 位二进制数的加、减规则便可实现。

例 2-14　求 11000011B + 100101B = ？

解：

```
   11000011B
+    100101B
-----------
   11101000B
```

故 11000011B + 100101B=11101000B

例 2-15　求 11000011B - 100101B= ？

解：

```
   11000011B
-    100101B
-----------
   10011110B
```

故 11000011B - 100101B=10011110B

例 2-16　求 1001B × 101B= ？

解：

```
      1001B
×      101B
-----------
      1001
+   1001
-----------
    101101B
```

故 1001B × 101B = 101101B。如果熟悉二进制位权值，这道题我们可以进行快速验算：1001B= 9，101B = 5，9 × 5 = 45 = 101101B。

2. 二进制数的基本逻辑运算

当二进制数进行逻辑运算时，此时的二进制数不再是一个数字，而是一个逻辑数据。换句话说，此时的二进制数据不再具有数量的大小，而是表示逻辑量，即事物正反两方面中可能取的一种状态，如"真"与"假"、"是"与"否"、"有"与"无"、电位的"高"与"低"、开关的"通"与"断"等。计算机中"1"表示"真"、"是"、"有"、"高"和"通"，"0"表示"假"、"否"、"无"、"低"和"断"。

逻辑运算是对逻辑数据进行的运算，用来表示事物的逻辑关系。其运算规则的特点为运算是按位进行的，每位之间相互独立，没有算术运算的进位和借位。"与"、"或"、"非"是 3 种最基本的逻辑运算。

（1）“与”运算（AND）。“与”运算又称为“逻辑乘”，可以用·、∧、∩和 AND 等运算符号表示。对两数进行逻辑乘，就是按位求它们的“与”。

“与”的运算规则是：0·0＝0，0·1＝1·0＝0，1·1＝1。

例 2-17　X＝10111001，Y＝11110011，求 X∧Y＝？

解：

$$\begin{array}{r} 10111001 \\ \wedge\ 11110011 \\ \hline 10110001 \end{array}$$

所以：X∧Y＝10110001。

请对比例 2-16，自行总结逻辑与和算术乘运算的区别。

（2）“或”运算（OR）。“或”运算又称为“逻辑加”运算，可以用＋、∪和 OR 等运算符号表示。对两个数进行逻辑加，就是按位求它们的“或”。

“或”的运算规则是：0∪0＝0，0∪1＝1∪0＝1，1∪1＝1。

例 2-18　X＝10100001，Y＝10011011，求 X∪Y＝？

解：

$$\begin{array}{r} 10100001 \\ \cup\ \ 10011011 \\ \hline 10111011 \end{array}$$

所以：X∪Y＝10111011。

（3）“非”运算（NOT）。“非”运算又称为“求反”运算，常用数据上面加一横线表示。对某数进行逻辑非运算，就是对它的各位按位求反，即 0 变为 1，1 变为 0。

“非”的运算规则是：$\overline{1}=0$，$\overline{0}=1$。

例 2-19　X＝01001011，则 $\overline{X}=\overline{01001011}=10110100$

2.1.4　数据单位及编码

大千世界包含着各式各样的信息，而计算机只认识 0 和 1 两个数字。要使计算机能处理这些信息，首先必须将各类信息转换成机器语言，即用 0、1 表示的二进制代码，这一过程称作编码。经编码以后产生的 0、1 代码，便称该对应信息的数据。数据除了数值数据以外，更多的还有字母、符号、图像、声音等非数值型数据。

1．数据单位

（1）比特（Bit）。Bit 是 Binary Digit（二进制数位）的缩写，简称为 b。1 位二进制数码叫一个比特。比特是计算机中数据编码的最小单位。1 个比特具有两种可能的编码状态（即 0、1），因此其信息容量小。在实际使用中，常将多个比特组成一个更大的单位来对各种信息进行有效的编码。

（2）字节（Byte）。Byte 是 Binary Term（二进制序列）的缩写，简称为 B。字节这个术语最早由 IBM 公司提出并使用，它表示作为一个完整单位处理的一组连续的二进制数字。字节是计算机信息技术用于存储容量和传输容量的一种计量单位，1 个字节由 8 位比特组成。此类单位的换算如表 2-6 所示。

表 2-6　存储容量单位换算

单位名称	英文名称	单位换算
字节	Byte	1 B＝8 b
千字节	KB，Kilobyte	1 KB＝1024 B＝2^{10} B

续表

单位名称	英文名称	单位换算
兆字节	MB，Megabyte	1 MB = 1024 KB = 2^{20} B
吉字节	GB，Gigabyte	1 GB = 1024 MB = 2^{30} B
太字节	TB，Terabyte	1 TB = 1024 GB = 2^{40} B
拍字节	PB，Petabyte	1 PB = 1024 TB = 2^{50} B
艾字节	EB，Exabyte	1 EB = 1024 PB = 2^{60} B

据 2009 年 7 月的数据统计，市场上台式计算机硬盘的最大容量是 2TB。2009 年 7 月 27 日，西部数据推出两款大容量笔记本电脑硬盘：Scorpio Blue 1TB 和 Scorpio Blue 750GB。2013 年 11 月 5 日，华为宣布其存储产品率先支持业界最大容量的 6TB 氦气硬盘。可见 TB 是现在计算机硬盘最大的存储量单位。10TB 大约等于一个人脑的存储量。

比表 2-6 中显示的更大的单位，还有 ZB(Zettabyte，1ZB=1024EB)、YB(Yottabyte，1YB=1024ZB)等。我们至少应该熟悉 TB 以下各字节单位间的换算。

（3）字长。字长是计算机一次能处理的二进制位数。在其他指标相同时，字长越大计算机处理数据的速度就越快。字长由微处理器对外数据通路的数据总线条数决定，一般都为 8 的整数倍。早期的微机字长一般是 8 位和 16 位，386 以及更高的处理器大多是 32 位。目前，市面上计算机的处理器大部分已达到 64 位。

请注意区分字长与字节的不同点：字长反映的是特定结构计算机的处理能力；而字节则用作计算机的基本存储单位和数据表示单位。

2. 数据编码

由于计算机只能直接接受、存储和处理二进制数，对于数值信息可以采用二进制数码表示，对于非数值信息则可以采用二进制代码编码表示。下面介绍西文字符和汉字字符常用编码标准，以及图形、图像、声音编码的概念。

（1）ASCII。

ASCII（读作“askey”）是由美国国家标准委员会制定的一种包括数字、字母、通用符号、控制符号在内的字符编码集，全称为美国国家信息交换标准代码（American Standard Code for Information Interchange）。目前，已被国际标准化组织 ISO 和国际电信联盟（IUT）采纳而为一种国际通用的信息交换标准代码。

ASCII 是一种 7 位二进制编码，能表示 2^7=128 种国际上最通用的西文字符，但它存放时必须占全一个字节，即占用 8 位，最高位一般恒置为 0，其余 7 位便是 ASCII 值。基本 ASCII 字符表如表 2-7 所示。

表 2-7　　基本 ASCII 字符表

L \ H	0000	0001	0010	0011	0100	0101	0110	0111
0000	NUL	DLE	SP	0	@	P	`	p
0001	SOH	DC1	!	1	A	Q	a	q
0010	STX	DC2	“	2	B	R	b	r
0011	ETX	DC3	#	3	C	S	c	s

续表

H / L	0000	0001	0010	0011	0100	0101	0110	0111
0100	EOT	DC4	$	4	D	T	d	t
0101	ENQ	NAK	%	5	E	U	e	u
0110	ACK	SYN	&	6	F	V	f	v
0111	BEL	ETB	‘	7	G	W	g	w
1000	BS	CAN	(	8	H	X	h	x
1001	HT	EM	)	9	I	Y	i	y
1010	LF	SUB	*	:	J	Z	j	z
1011	VT	ESC	+	;	K	[	k	{
1100	FF	FS	,	<	L	\	l	|
1101	CR	GS	–	=	M	]	m	}
1110	SO	RS	.	>	N	^	n	~
1111	SI	US	/	?	O	_	o	DEL

① 数字“0”～“9”。注意，这里的“0”～“9”是 10 个数字字符。从表中可查出，它们对应的 ASCII 值分别为 0011 0000B～0011 1001B，为书写简便，可表示成 30H～39H。

② 字母。包括 26 个大写英文字母和 26 个小写英文字母。字母“A”～“Z”的 ASCII 值为 41H～5AH，即 65～90。字母“a”～“z”的 ASCII 值为 61H～7AH，即 97～122。

③ 通用符号。如“+”、“-”、“=”、“*”、“/”等共 32 个。

④ 控制符号。包括空格 SP(20H)、回车 CR(0DH)、换行 LF(0AH)等，共 34 个。

虽然字符本身不具有数值概念，但其 ASCII 是有具体值大小的，因此从表中可看出字符 ASCII 大小的规律 般是：小写字母>大写字母>数字>空格>所有控制符。在数字代码中，“0”代码最小，“9”代码最大。在字母中，代码的大小按字母顺序递增，即“A”代码最小，“z”代码最大；大写字母的代码比小写字母小。

（2）汉字编码。

汉字是世界上使用人口最多的文字，是联合国的工作语言之一。解决计算机的汉字处理技术，对推广我国计算机应用及加强国际交流有着十分重要的现实意义。

对于英文，大小写字母总计只有 52 个，加上数字、标点符号和其他常用符号，128 个编码基本够用，所以 ASCII 基本上可满足英语信息处理的需要。我国使用的汉字不是拼音文字，而是象形文字，由于常用的汉字有 6 000 多个，因此使用 7 位二进制编码是不够的，必须使用更多的二进制位。

1981 年我国国家标准局颁布的《信息交换用汉字编码字符集 · 基本集》，收录了 6 763 个汉字和 619 个图形符号。在 GB2312-1980 中规定用两个连续字节，即 16 位二进制代码表示一个汉字。在 GB2312-1980 中，根据汉字使用频率分为两级，第一级有 3 755 个，按汉语拼音字母的顺序排列；第二级有 3 008 个，按部首排列。另外，还定义了拉丁字母、俄文字母、日语假名、希腊字母、汉字拼音字母、数字、常用符号等 682 个。

国标码规定每个汉字用两个字节的二进制编码，每个字节的最高位为 0，其余 7 位用于表示汉字信息。例如，汉字“啊”的国标码为两个字节的二进制编码为 0011 0000B、0010 0001B（即

30H、21H）。可以看出，这样的编码与国际通用的 ASCII 形式上保持一致，只不过是用两个 ASCII 来表示 1 个汉字国标码而已。

但是当计算机直接处理汉字国标码时，就遇到麻烦了：怎样让计算机知道这两个字节的代码是表示 1 个汉字“啊”，而不是表示两个独立的 ASCII 字符“0”（30H）和“!”（21H）呢？看来，必须另外设计一种计算机内部使用的汉字码（简称机内码或内码），要求这种机内码既能表示众多的汉字，又能明确地与原来的西文 ASCII 字符相区别。一种使用最普遍的方案是，将汉字国标码的两个字节的二进制代码最高位置 1，从而得到对应的汉字机内码。如汉字“啊”的机内码为 1011 0000B、1010 0001B（即 B0H、A1H）。当计算机处理字符数据时，若遇到最高位为 1 的字节，便可将该字节连同其后续最高位为 1 的另一个字节看作 1 个汉字机内码；而当遇到最高位为 0 的字节，则可将其看作 1 个 ASCII 西文字符。这样，就圆满地实现了汉字、西文字的共存和区分。由于每个字节的高位规定为 1，这样就可以表示 128 × 128 = 16 384 个汉字。

和西文字符的输入一样，汉字的输入也是依靠键盘来实现的。不过，标准的计算机键盘不具备直接输入汉字的功能，只能依靠另行设计的汉字输入码来实现。最后要将汉字从显示器或打印机输出，还必须配置相应的汉字字形码。汉字输入码、汉字交换码、汉字机内码及汉字字形码之间的关系如图 2-2 所示。

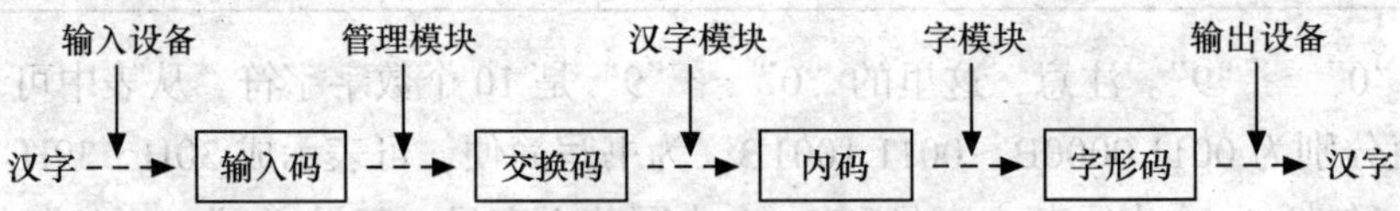

图 2-2　计算机汉字系统的编码

① 汉字输入码（外码）。

汉字输入码方案众多，常用编码方法主要有：拼音输入、数字输入、字形输入、音形输入等。

② 汉字交换码。

汉字交换码是指不同的具有汉字处理功能的计算机系统之间在交换汉字信息时所使用的代码标准。自国家标准 GB2312-1980 公布以来，20 世纪 90 年代前我国一直延用该标准所规定的国标码作为统一的汉字信息交换码。1993 年颁布了 GB13000-1993（即 GBK）。2000 年 3 月我国国家标准局颁布 GB18030-2000《信息技术和信息交换用汉字编码字符集·基本集的扩充》，收录了 2.7 万多个汉字。它彻底解决了邮政、户政、金融、地理信息系统等迫切需要人名、地名所用的汉字，也为汉字研究、古籍整理等领域提供了统一的信息平台基础。

③ 汉字机内码（内码）。

汉字机内码是汉字在设备和信息处理系统内部最基本的表达形式，是在设备和信息处理系统内部存储、处理和传输汉字用的代码。目前，世界各大计算机公司一般均以 ASCII 为机内码来设计计算机系统。英文字符的机内代码是 7 位 ASCII，最高位为“0”；汉字用两个字节的机内代码来表示，两个字节的最高位均为“1”。不同的计算机系统所采用的汉字内部码有可能不同。

④ 汉字字形码（输出码）。

汉字字形码是汉字字库中存储的汉字字形的数字化信息，用于汉字的显示和打印。字形码也称字模码，是用点阵表示的汉字字形代码。它是汉字的输出形式，根据输出汉字的要求不同，点阵的多少也不同。简易型汉字为 16 × 16 点阵，提高型汉字为 24 × 24 点阵、32 × 32 点阵、48 × 48 点阵等。

字模点阵的信息量是很大的，所占存储空间也很大。以 16 × 16 点阵为例，每个汉字就要占用 32 个字节，两级汉字大约占用 256KB。

（3）图形、图像、声音编码的概念。

文字可以使用二进制代码编码，图形、图像和声音也可以使用二进制代码编码。例如，一幅图像是由像素阵列构成的。每个像素点的颜色值可以用二进制代码表示：二进制的 1 位可以表示黑白 2 种颜色，2 位可以表示 4 种颜色，24 位可以表示真色彩（即 $2^{24}\approx1600$ 万种颜色）。

声音信号是一种连续变化的波形，可以将它分割成离散的数字信号。将其幅值划分为 $2^8 = 256$ 个等级值或 $2^{16} = 65\,536$ 个等级值加以表示。

这样得到的代码数量非常大。例如，一幅具有中等分辨率（640 × 480）彩色（24bit/像素）数字视频图像的数据量约 737 万 bit/帧，一个 1 亿 Byte 的硬盘只能存放约 100 帧静止图像画面。如果是运动图像，以每秒 30 帧或 25 帧的速度播放，且存放在 6 亿 Byte 光盘中，只能播放 20 秒。对于音频信号，采样频率 44.1kHz，每个采样点量化为 16bit，二通道立体声，1 亿 Byte 的硬盘也只能存储 10 分钟的录音。因此图像和声音编码总是同数据压缩技术密切地联系在一起。目前，公认的压缩编码的国际标准有 JPEG、MPEG、CCITT H.261 等。

拓展资源　数据压缩是指在不丢失信息的前提下，缩减数据量或按照一定的算法对数据进行重新组织，减少数据的冗余和存储空间，提高其传输、存储和处理效率的一种技术方法。图像数据和声音数据的压缩包括有损压缩和无损压缩。无损压缩是利用信息相关性进行的数据压缩，并不损失原信息的内容，是一种可逆压缩，即经过文件压缩后原有的信息可以完整保留的一种数据压缩方式；有损压缩是指经压缩后不能将原来的文件信息完整保留的压缩，是不可逆压缩，如静态图像的 JPEG 压缩和动态图像的 MPEG 压缩等。

JPEG 是 Joint Photographic Experts Group（联合图像专家小组）的缩写，是第一个国际图像压缩标准，它是用于连续色调（包括灰度和彩色）静止图像的压缩编码标准。JPEG 标准的压缩编码算法是"多灰度静止图像的数字压缩编码"，该算法能够在提供良好压缩性能的同时，具有比较好的重建质量，被广泛应用于图像、视频处理领域。

多媒体信息常同时包含音频和视频信息，因此同时对音频、视频数据进行压缩是多媒体技术的重要任务。主要的音频、视频数据压缩标准是动态图像专家组（Moving Picture Experts Group，MPEG）制定的 MPEG 标准。MPEG 标准的全称是"用于数字存储媒体运动图像及其伴音速率为 1.5Mbit/s 的压缩编码"，被广泛应用于运动影视信号的音频、视频数据压缩编码。

2.2　计算机的工作原理和硬件系统组成

完整的计算机系统由硬件系统和软件系统两大部分组成，其基本结构如图 2-3 所示。

计算机硬件系统是指计算机系统中由电子、机械、磁性和光电元件组成的各种计算机部件和设备。由于它们都是看得见、摸得着，而且实实在在存在的"硬"设备，故称之为硬件（Hardware）。计算机软件系统是相对于硬件而言的。软件是指为方便运行、维护、管理和使用计算机并使计算机更为有效地执行各种操作而编写的所有程序的总称。本节主要介绍硬件系统。

2.2.1　计算机的工作原理

计算机的硬件结构是由其工作原理决定的。为了理解计算机的基本工作原理，先举一个简单的例子来加以说明。例如，要计算 1 + 2 = 3 这一算式，可以给计算机发一串命令，计算机的执行过程如表 2-8 所示。

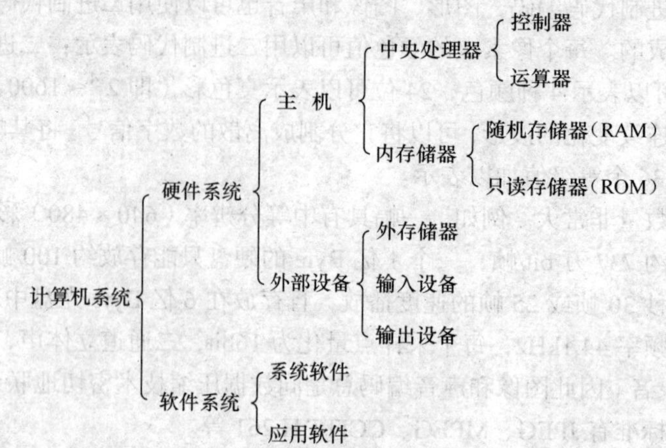

图 2-3 计算机系统示意图

表 2-8 计算机执行 1 + 2 = 3

步 骤	指 令	动 作
X ← 1	X = 1	将数据 1 送到地址 X 的地方
Y ← 2	Y = 2	将数据 2 送到地址 Y 的地方
Z ← X+Y	Z = X+Y	完成 X 与 Y 存储的数据相加
Z ← 3	?Z	将结果送到地址 Z 的地方，并输出

通过该例的执行过程可见，让计算机运算 1 + 2 = 3 这样一个简单的算式，也需事先编制一个工作顺序表。顺序表中的每一个步骤都需明确地告诉计算机做什么，从哪儿取数，送到什么地方，然后执行什么操作等。只要计算机能够理解并能执行这些步骤，那么在运行前只要将顺序表编写成计算机能够执行的形式，送到计算机中保存起来，然后启动计算机按这个顺序表进行操作，即可得到预期结果。

上述命令计算机工作的顺序表就称为程序，编写这个顺序表的过程就称为程序设计或编写程序。程序中的每一个步骤都是指示计算机做什么和如何做的命令，称为计算机的指令。只要这些指令能被计算机理解，则将程序装入计算机，这一过程称为存储程序；启动该程序后，计算机便能自动按编写的程序一步步取出指令，根据指令的要求控制机器各个部分运行，这一过程称为程序控制。这就是计算机最基本的工作原理，这一原理最初由美籍匈牙利数学家冯・诺依曼（Von・Neuman）提出，故也称为冯・诺依曼原理。这种基于“存储程序”和“程序控制”原理的计算机，称为冯・诺依曼型计算机。

2.2.2 计算机的硬件结构

由冯・诺依曼对计算机的描述可以看出，计算机应具有如下功能。

（1）能够把需要执行的程序和所需的数据送至计算机中。

（2）需要具有长期记忆输入的程序、数据、中间结果及最终处理结果的能力。

（3）能够完成程序中指定的各种算术、逻辑运算和数据传送等数据加工处理的能力。

（4）能够根据运算的结果和程序的需要控制程序的走向，并能根据指令的规定控制计算机各部分协调操作。

（5）能按人们的要求将处理的结果输出给用户。

要完成上述 5 大功能，计算机就需要有输入程序和数据的**输入设备**、记忆程序和数据的**存储器**、完成数据加工处理的**运算器**、控制程序执行的**控制器**和输出处理结果的**输出设备**。这就是通常所说的计算机 5 大基本组成部件。加上连接这些基本部件的总线，还有提供动力的电源，就构成了计算机的硬件系统。它们之间的关系如图 2-4 所示。其中，细线箭头表示由控制器发出的控制信息流向，粗线箭头表示数据信息流向。

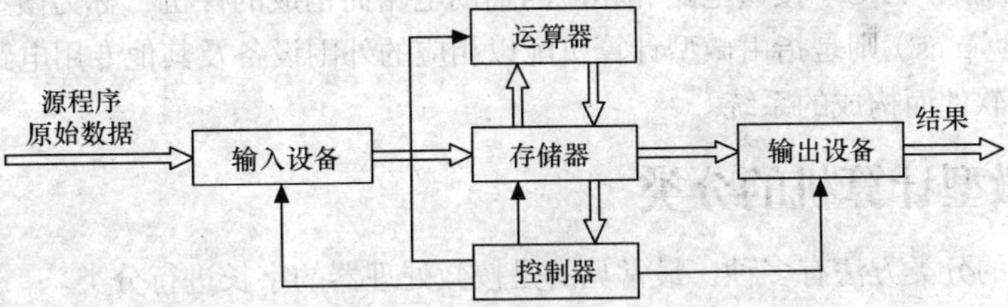

图 2-4　计算机硬件组成及关系

计算机 5 大硬件部件的基本功能如下。

1. 运算器（Arithmetic Unit）

运算器是执行算术运算和逻辑运算的功能部件，算术运算包括加、减、乘、除四则运算，逻辑运算包括与、或、非等逻辑运算以及数据的传送、移位等操作。

2. 控制器（Control Unit）

控制器是整个计算机系统的控制中心，它指挥计算机各部分协调地工作，保证计算机按照预先规定的目标和步骤有条不紊地进行操作及处理。

控制器从内存中逐条取出指令，分析每条指令规定的是什么操作（操作码），以及进行该操作的数据在存储器中的位置（地址码）。然后根据分析结果，向计算机其他部分发出控制信号。控制过程为：根据地址码从存储器中取出数据，对这些数据进行操作码规定的操作。根据操作的结果，运算器及其他部件向控制器回报信息，以便控制器决定下一步的工作。

3. 存储器（Memory）

存储器的主要功能是存储程序和各种数据信息，并能在计算机运行中高速自动完成指令和数据的存取。根据功能不同，可以将其分为内存储器和外存储器两类。

内存储器又称主存储器，简称内存或主存。它用于存放正在运行的程序和所需的数据。外存储器又称辅助存储器，简称外存或辅存。它用于存放需要长期保存的程序和数据。

4. 输入设备（Input Device）

输入设备用于输入计算程序和原始数据，它是把程序、数据等转换成计算机能够接受的二进制代码，并存放于内存中的部件。常见的输入设备有键盘、图形扫描仪、鼠标器、摄像头以及模/数转换器等。

5. 输出设备（Output Device）

输出设备用来输出计算结果，它是把计算机处理的结果从内存中输出，并转换成人们能够识别的形式的部件。常见的输出设备有显示器、打印机、激光印字机、数字绘图仪等。

2.3 微型计算机

微型计算机又称PC（Personal Computer，个人计算机）、微机等，它是大规模集成电路技术与计算机技术相结合的产物。在计算机的发展历程中，微型机的出现开辟了计算机的新纪元。微型机因其体积小、结构紧凑而得名。它的一个重要特点是将运算器和控制器集成制作在一块电路芯片上，这种芯片习惯上称作微处理器（μp）或中央处理器（CPU）。以微处理器为基础，配以内存储器、输入/输出（I/O）接口电路和相应的辅助电路而构成的裸机，称为微型计算机（μc）；微型计算机系统（μcs）则是指由微型计算机配以相应的外围设备及其他专用电路、电源、面板、机架以及足够的软件而构成的系统。

2.3.1 微型计算机的分类

微型计算机的分类方法有多种，最常见的是按微处理器的字长进行分类。

微机按CPU的字长可分为：8位、16位、32位、64位机等。表2-9以Intel公司的CPU为主，辅以其他公司几款较著名的CPU芯片介绍，展示了微机的发展及按字长进行的分类。

表2-9 微机的发展及按字长分类

字长(位)	推出时间（年）	CPU芯片	集成度（晶体管/片）	主频（Hz）	说明
4	1971	Intel 4004	2 300	740K	全球第一款微处理器
8	1972	Intel 8008	—	1M	
	1973～1974	Intel 8008、M 6800、Rockwell 6502	5 000	2～4M	中、低档8位微处理器
	1975～1976	Intel 8085、Z－80	1万	2～4M	高、中档8位微处理器
16	1978	Intel 8086、Z 8000、M 68000	3万	4～8M	可直接访问1MB内存单元
	1979	Intel 8088	2～6万	4～10M	—
	1982	Intel 80286	13.4万	6～25M	可访问16MB内存
32	1985	Intel 80386	27.5万	12.5～50M	—
	1989	Intel 80486	50～120万	25～100M	可访问4G内存，集成度达到上百万管/片，首次被称超级微型机
	1993	Pentium（奔腾）	310万	66～100M	“Pentium”是希腊文“五(Penta)”加拉丁文中代表名词的接尾语“ium”的造词
	1995	Pentium Pro	—	133～200M	高能奔腾
	1997	Pentium MMX	550万	166M以上	Multi Media eXtended，多能奔腾
	1997	Pentium Ⅱ	—	266～450M	奔腾二代
	1999	Pentium Ⅲ	750万	500M～1G	奔腾三代，第一个基于提升因特网应用性能设计的处理器
	2000	Pentium Ⅳ	4 200万	1.4～3.06G	奔腾四代

续表

字长（位）	推出时间（年）	CPU 芯片	集成度（晶体管/片）	主频（Hz）	说　明
64	1992	Alpha 21064	1.5M	—	DEC（Digital Equipment Corporation）公司面向全球发布业界第一个 64 位处理器。21 表示面向 21 世纪，中间的数字表示第几代产品，64 表示 64 位处理器
	1995	Alpha 21164	9.3M	200M	
	1998	Alpha 21264	15M	600M～1G	
	2003	Alpha 21364	100M	—	
	2001	Itanium（安腾，代号 Merced）	—	733M～800M	Intel 第一款 64 位产品，为顶级、企业级服务器及工作站设计
	2002	ItaniumⅡ（代号 McKinley）	—	1～1.6G	有 6.4GB/sec 的系统总线带宽、高达 3MB 的 L3 缓存，130nm
	2006	双核 Itanium Ⅱ（代号 Montecito）、Core（酷睿）、Core2Duo（酷睿 2）	Core2Duo（酷睿 2）：2.91 亿	1 066M	Intel 结束使用长达 12 年之久的“奔腾”处理器转而推出的新品牌，系列产品有双核、四核、八核
	2007	Penryn	—	—	世界第一个 45nm 处理器
	2008	Atom（凌动）	—	800M～1.86G	当时史上最小最低功耗处理器，凌动系列是基于酷睿 2 双核结构的新型双核低功耗微型处理器
	2009	Nehalem-EP	崭新的处理器架构，一个成功的服务器处理器，里程碑式的作品		
	2013	IntelCore 7-3940XM	—	3000～3900M	2013 年 7 月鲁大师系统工具网公布数据：笔记本电脑 CPU 性能排行榜第 1 名

此外，微型计算机按结构和组装方式可分为单片机、单板机和多板机。

（1）单片机（Single Chip Computer）是最简单的微型机。它仅由一块超大规模集成电路组成，CPU、存储器、I/O 接口电路和总线制作在一块很小的芯片上。使用简单的开发装置可以对它进行在线开发。单片机在智能化仪器仪表、家用电器和其他各种嵌入式系统中获得了广泛的应用。

（2）单板机（Single Board Computer）规模比单片机大。它的 CPU 是一块单独的大规模集成电路芯片，存储器和 I/O 接口电路也各是一块或几块大规模集成电路芯片。这些芯片加上若干附加的逻辑电路和简单的键盘/数码显示器一起装配在一块印刷电路板上，便构成一个单板机。单板机结构简单，价格低廉，性能较好，常用作过程控制和各种仪器、仪表、装置的控制部件。因其各组成部分对用户来说看得见摸得着，易于使用，便于学习，所以普遍用作学习微机原理的实验机型。此外，还广泛应用于工业控制或作为计算机控制网络的前端执行机。

（3）多板机即通常所说的台式微机。是指由 CPU 芯片、存储器芯片、I/O 接口电路、I/O 适配器和必要的外部设备（键盘、CRT 显示器、磁盘和光盘驱动器等）组成的整机系统。

按外形和使用特点，微型计算机可分为台式微机和便携式微机等。

台式微机就是上面介绍的多板机，这里不再介绍。便携式微机（Tablet PC）为商务旅行或从家庭到办公室之间携带而设计。它可以用电池直接供电，具备便携性、灵活性。便携式微机大体上可分为笔记本计算机、袖珍型笔记本计算机、手提式计算机和个人数字助理（PDA）等。图 2-5 展示了几款 Tablet PC。

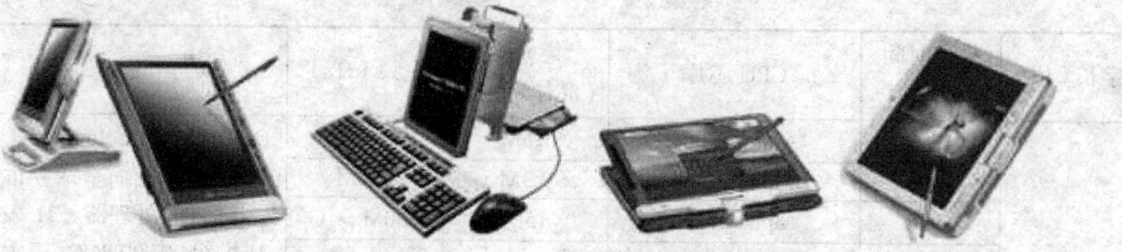

图 2-5　几款 Tablet PC

2.3.2　微型计算机的硬件

微型计算机属于冯・诺依曼型计算机，因而 5 大基本组成部分必不可少。此外由于它是大规模集成电路技术与计算机技术相结合的产物，因而在结构上又有其自己的特点。在微机中，运算器和控制器不是两个独立的部件，而是集成到一块微处理器芯片上，称为 CPU 芯片（中央处理器）。中央处理器 CPU 和主存储器构成计算机的主体，称为主机。主机以外的大部分硬件设备都称为外围设备或外部设备，简称外设。它包括输入/输出设备、外存储器（辅助存储器）等。

1. CPU

CPU 是微型机的核心之一，包括寄存器、累加器、算术逻辑部件、控制部件、时钟发生器、内部总线等。它由极其复杂的电子线路组成，是信息加工处理的中心部件。

Intel 的创始人之一 Gordon Earle Moore（戈登・厄尔・摩尔）在 1965 年发现出一个对后来计算机行业作用极为重大的定律，被发表在当年第 35 期《电子》杂志上。在文章里，摩尔天才地预言道，集成电路上能被集成的晶体管数目将会以每 18 个月翻一番的速度稳定增长，并在今后数十年内保持着这种势头。摩尔所做的这个预言，因后来集成电路的发展而得以证明，并在较长时期保持了它的有效性，被誉为"摩尔定律"，它成为新兴电子计算机产业的"第一定律"。

从表 2-9 微机的发展及按字长分类中可以看到微机中微处理器日新月异的变化发展。2009 年 9 月，在美国旧金山的马士孔尼会展中心（Moscone Center West）举行的秋季 IDF（Intel Developer Forum，英特尔开发者论坛/英特尔信息技术峰会）上英特尔公司发布了最新的英特尔酷睿 i7 移动与酷睿 i7 至尊版处理器，以及凌动 CE4100 处理器。代号为"Clarksfield"的英特尔酷睿移动处理器具备英特尔睿频加速技术，能够基于工作负载情况，将处理器时钟速度提高最高达 75%。而英特尔超线程技术也可以为多线程应用程序带来更高的性能。2013 年 4 月，在北京国家会议中心举办的 IDF 峰会上，联想展出的 ThinkPad Helix 平板电脑搭载了第三代酷睿 i7 处理器，可选配 256GB SSD 固态硬盘，ThinkPad 电磁笔，自动识别笔尖力度，最小识别 0.01 毫米，长达 10 小时电池续航时间，Windows 8 全新多点触控技术等。

2012 年基于英特尔架构的智能手机一经推出便引发了市场的广泛关注，而与之相关的应用开发也同样受到重视。2013 年 4 月北京的春季 IDF 峰会上，在《大学面临的机遇：基于英特尔架构的智能手机平台应用开发课程》讲座中主讲人针对英特尔凌动处理器、技术演进、软件开发工具及其在大学中的应用进行了详尽介绍。英特尔已与上海交通大学及清华大学进行了深入合作，并成功进行了"基于智能手机和计算机视觉的大学导航系统"及"基于智能手机及脑机接口的盲人导航仪"项目。

拓展资源　英特尔开发者论坛（Intel Developer Forum，IDF）是由英特尔公司主办的技术讲座，在美国、英国、日本、中国等 7 个国家和地区举办，每年分春秋举办两次。IDF 主要由主题演讲、技术专题讲座以及技术展示组成，主题演讲的演讲者均是英特尔的高层人士，演讲的题目都具有相当的前瞻性。作为一家在处理器、网络处理器等领域处于领先地位的公司，IDF 是让业界获悉英特尔最新动向的最佳场合。

此外，一年一度的全球第一大消费电子展 CES（美国国际消费电子展）不失为一场更丰富的顶级科技盛宴。其展出的产品包括 AUDIO（音频技术）、Digital（数码影像）、Emerging technology（新兴技术：如机器人、生物识别技术、语音识别装置等）、Gaming（游戏）、High-Perf. Audio & Home Theater（高清家庭娱乐技术）、Home Networking（家庭网络）、Home Theater & Video（家庭影院与录像）、In-Vehicle Technology（汽车内部技术）、Wireless（无线）共 9 大方面的产品。

对 IDF、CES 以及其他一些相关技术峰会或产品展示会、发布会的关注能很好地帮助我们及时获悉微型计算机技术、通信技术、因特网技术等发展的最新动态。

2. 总线

总线是微型计算机的第二大核心。总线是传送信息的公共通道，它将各个功能部件连接在一起，分为内部总线和外部总线。内部总线是指在 CPU 内部传输数据的通路；外部总线是指 CPU 与内存和输入/输出设备接口之间进行通信的通路。通常所述的总线一般指外部总线，它分为地址总线（Address Bus）、数据总线（Data Bus）和控制总线（Control Bus）3 种。地址总线用于传送 CPU 所要访问的存储单元地址或输入/输出接口地址，数据总线用于传送数据和指令代码，控制总线用于传送 CPU 对其他部件的控制信号等，如图 2-6 所示。

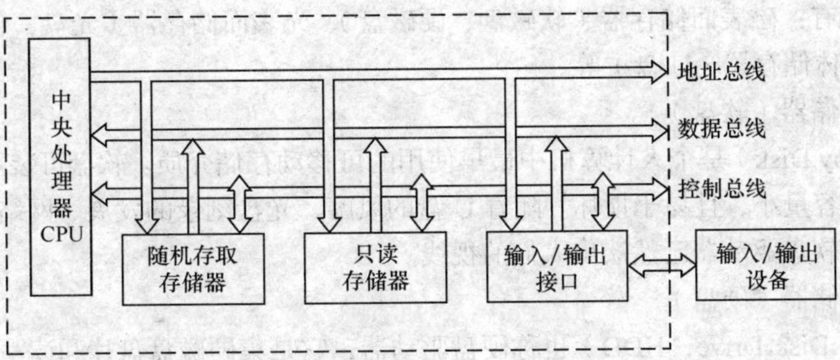

图 2-6　微型计算机的两大核心：微处理器及总线

3. 内存储器

中央处理器能直接访问的存储器称为内存储器（Internal Memory，内存），它包括高速缓冲存储器（Cache，快存）和主存储器（Main Memory，主存）。

中央处理器不能直接访问外部存储器，由于外部存储设置在主机外部，故又称为外存储器（External Memory，外存）。外存储器的信息必须调入内存储器后才能被中央处理器处理。所以相对于外存而言，内存存取速度要快，但内存容量较小，且价格较高。外存的特点是存储容量大，价格低，但存取速度较慢。

高速缓冲存储器称快存，是为了解决 CPU 与主存之间速度匹配问题而设置的，如图 2-7 所示。它是介于 CPU 与主存之间的小容量存储器，但存取速度比主存快。有了快存，就能高速地向 CPU 提供指令和数据，从而加快程序执行的速度。由于能够提供廉价的半导体存储器，所以快存不仅在大型计算机中使用，而且也进入微型计算机的存储系统。快存可以看作主存的缓冲存储器，它通常由高速的双极型半导体存储器或 SRAM 组成。

主存可分为两类：一类是随机存取存储器（Random Access Memory，RAM），其特点是存储器中的信息能读能写，RAM 中的信息在断电后即消失。因此，用户在执行计算机程序如用 Word

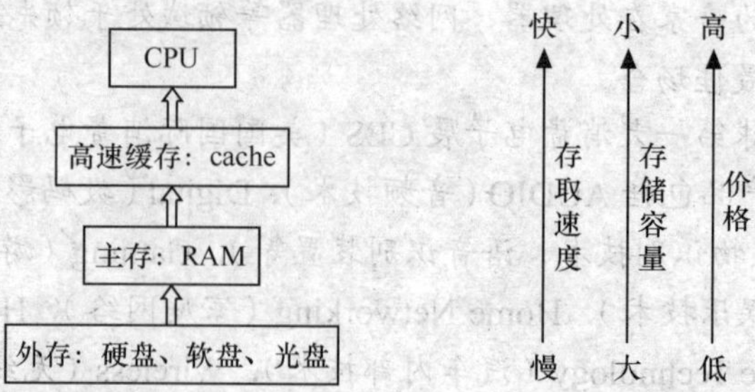

图 2-7　CPU 与存储器系统的关系

编写文档，或用 VC 编写 C 语言程序时，应养成良好的存盘习惯，以便及时把当前内存中产生的有用数据转存到可永久性保存数据的外存中去，确保数据安全有效。另一类是只读存储器（Read Only Memory，ROM），其特点是用户在使用时只能进行读操作，不能进行写操作，存储单元中的信息由 ROM 制造厂在生产时或用户根据需要一次性写入，ROM 中的信息断电后不会消失。

4. 外存储器

外存储器即外存，也称辅存，是内存的延伸，其主要作用是存放需要永久保存或相对来说暂时不用的各种程序和数据。当 CPU 需要执行某部分程序和数据时，由外存调入内存以供 CPU 访问，可见外存的作用是扩大存储系统容量的。通常外存容量比主存大、读取速度较慢。

常见的外存有：磁表面储存器（软磁盘、硬磁盘）、光表面储存器（光盘，包括 CD-ROM、DVD 等）、半导体储存器（U 盘）等。

（1）软盘存储器（软盘）。

软盘（Floppy Disk）是个人计算机中最早使用的可移动存储介质。软盘可装可卸，携带方便，但存取速度慢，容量小，且易于损坏。随着 U 盘的风靡、光盘刻录的发展、网络应用的普及，曾经应用最广泛的软盘驱动器已然淡出人们的视线。

（2）硬盘存储器（硬盘）。

硬盘（Hard Disc Drive，HDD）也称硬盘驱动器，它是集硬磁盘盘片和读写磁头于一体的装置，从外观上看是一个密封的金属盒子，如图 2-8（a）所示。磁盘内部有若干片固定在同一个轴上、同样大小、同时高速旋转的金属圆盘片。每个盘片的两个面都涂附了一层很薄的磁性材料作为存储信息的介质，因而称为磁盘盘片。靠近每个盘片的两面各有一个读写磁头。这些磁头全部固定在一起，可同时移到磁盘的某个磁道位置进行读写操作。磁盘内部结构如图 2-8（b）所示。

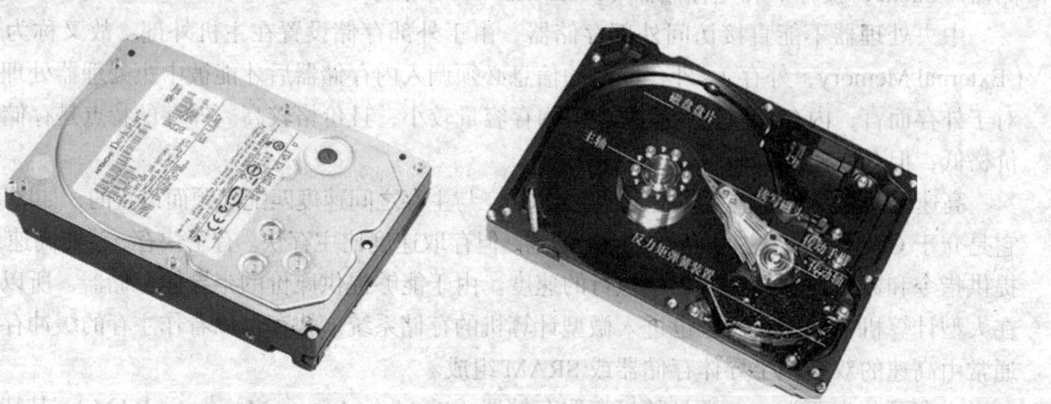

（a）硬盘外观　　（b）磁盘内部结构

图 2-8　磁盘存储器

硬盘首要性能指标是容量。硬盘首次使用时要对盘片格式化，划分成若干磁道，不同盘片对应磁道形成的同心圆柱面称为柱面，每个磁道再划分为若干扇区。数据在硬盘上以扇区为单位进行存取，每个单位的地址由柱面号、磁头号和扇区号唯一确定。每一扇区的容量一般为 512B。

硬盘容量的计算公式为：硬盘容量 = 512 × 磁头数 × 柱面数 × 每磁道扇区数。

例如，一个硬盘由 4 个盘片组成，一个盘片有 306 个磁道，每磁道 17 扇区，则此硬盘的容量为：512 × 8 × 306 × 17 = 21 307 192 = 20(MB)。

硬盘的另一个重要性能指标是存取速度。影响存取速度的因素有：平均寻道时间、数据传输率、盘片旋转速度以及缓冲存储器容量等。随着磁盘记录技术的迅速发展，硬磁盘的存储容量、平均寻道时间和数据传输率等主要技术性能指标均得到了大幅度提高。

拓展资源 硬盘记录密度与单碟容量成为目前另外两个重要的硬盘技术性能指标。2006 年 9 月在为庆祝硬盘诞生 50 周年而举行的 IDEMA DISKCON 展览上，希捷公司公布的磁记录技术演示结果，每平方英寸密度创造了当时的世界纪录，达到 421Gb（421Gb/平方英寸）。2009 年 TB 级容量的硬盘问世。2.5TB 容量级别的硬盘将能够存储 41 650 小时的音乐，80 万张数码照片，4 000 小时的数字录像或 1 250 个视频游戏。

由于记录密度的提升，使得磁头一次读取的数据增加，从而提升了硬盘的内部传输速度，也可以提升单碟容量。单碟容量是目前硬盘发展的重点。提升单碟容量可以减少使用的盘片、磁头以降低制造成本。2009 年很多硬盘厂商都推出了采用垂直记录技术的硬盘产品，相对于传统的水平记录方式，垂直记录大大提升了硬盘的记录密度。2013 年叠瓦式磁记录技术（简称 SMR）使介质的结构发生了质的变化，通过重叠磁道——类似于屋顶的层叠瓦片，重新调整了数据存储的方式，单碟容量将突破 1.25TB。除了考虑容量的增加，从机械硬盘衍生出来的混合硬盘则提升了硬盘的工作效率，能更快速响应操作系统、游戏、软件，还能起到加速作用。

（3）光盘存储器（光盘）。

光盘存储器系统由光盘和光盘驱动器组成。光盘的最大特点是存储量大，并且具有价格低、寿命长、可靠性高的特点。特别适合需要存储大量信息时使用，如电影视频、百科全书、需大容量的软件安装资料信息等。光盘的存储原理与磁表面存储器不同，它是将激光聚焦成很细的激光束照射在记录媒体上，使介质发生微小的物理或化学变化，从而将信息记录下来；同样根据这些变化，再利用激光将光盘上记录的信息读出。

用于计算机的光盘主要有 3 类：只能读信息而不能写信息的只读性光盘（CD-ROM）、一次写入光盘和可抹性光盘。目前，随着多媒体计算机的发展，在微机系统中使用的主要是 CD-ROM，它已成为微型计算机的基本配置之一。

（4）闪存盘。

闪存盘（Flash Memory）是一种采用 USB 接口无须物理驱动器的微型高容量移动存储产品，它使用浮动栅晶体管作为基本存储单元实现非易失存储，不需要额外的驱动器，插入计算机的 USB 接口即可实现实时擦写。闪存盘体积很小，仅大拇指般大小，重量极轻，约为 20 克，特别适合随身携带。闪存盘中无任何机械式装置，抗震性能极强。另外，闪存盘还具有防潮防磁、耐高低温（−40℃～+70℃）等特性，安全可靠性很好。

近几年各种形式基于闪存的存储设备如雨后春笋般诞生，它们的外形结构丰富多彩，尺寸越来越小，容量越来越大，接口方式越来越灵活。目前较新的第四代闪存卡主要有 SanDisk 的 MultiMedia 卡、NexcomTechnology 的 SerialFlash 卡和 Sony 的 MemoryStick 记忆棒，如图 2-9 所示。

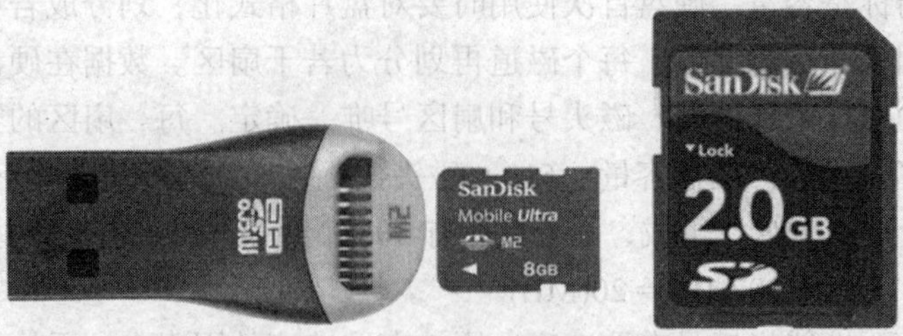

（a）SanDisk 的 MultiMedia 卡

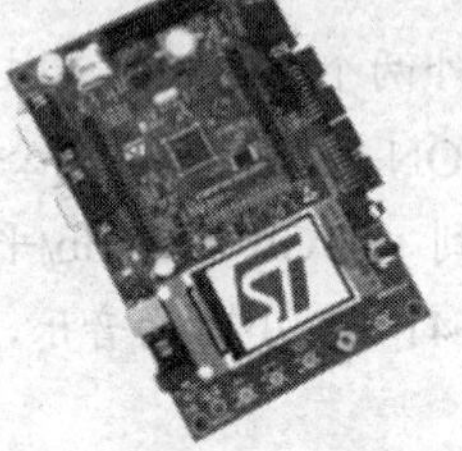

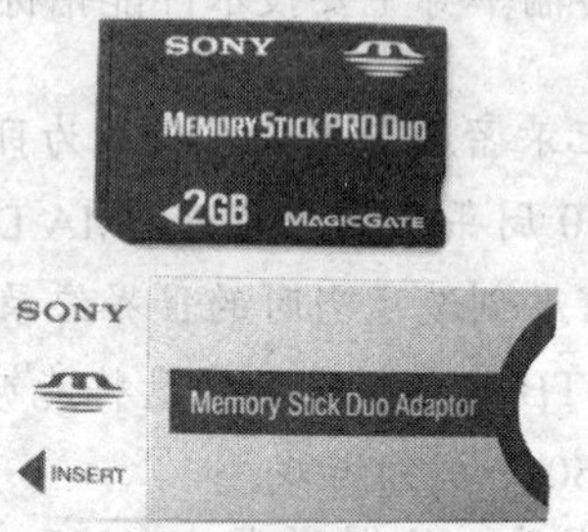

（b）SerialFlash 卡　　（c）Sony 的 MemoryStick 记忆棒

图 2-9　闪存盘

U 盘（全称“USB 闪存盘”，USB Flash Disk）也是半导体存储器 EPROM（电可擦除程序存储器）的一种。事实上，U 盘与闪存盘被业界视为相同的概念，只是提到 U 盘，我们更多的会想到随身携带的那个外形多样、小巧轻便、存储容量大的移动存储设备（图 2-10（a）所示为朗科的一款带写保护的 U 盘，而图 2-10（b）所示则为外形结构丰富多彩的 U 盘）；而提到闪存盘，人们则更多的会想到插入数码相机里的 SD 卡（如图 2-9 所示）。U 盘与闪存盘实质上都是基于闪存技术的移动存储设备。

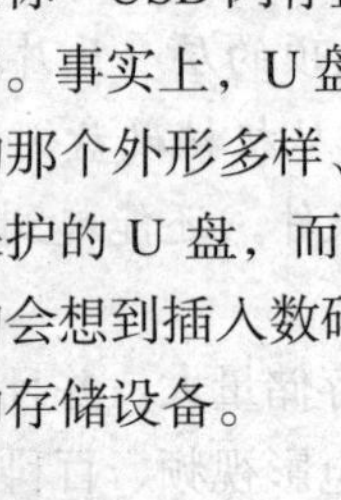

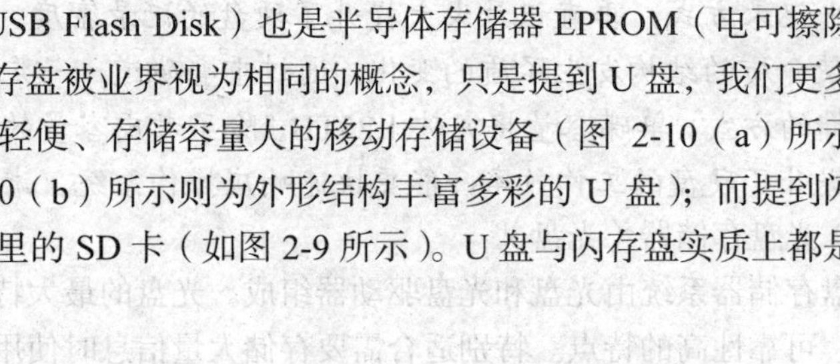

（a）带写保护功能的 U 盘　　（b）外形充满创意感的 U 盘

图 2-10　U 盘

拓展资源　U 盘的称呼最早来源于朗科公司生产的一种新型存储设备，名曰“优盘”，使用 USB 接口进行连接，计算机中的资料可以在 U 盘中方便地存取。而之后生产的类似技术的设备由于朗科已进行专利注册，不能再称之为“优盘”，所以改称谐音的“U 盘”。

2002 年 7 月，朗科公司“用于数据处理系统的快闪电子式外存储方法及其装置”（专利号：ZL 99 1 17225.6）获得国家知识产权局正式授权。该专利填补了中国计算机存储领域 20 年来发明专利的空白。该专利权的获得引起了整个存储界的极大震动，包括以色列 M-Systems 公司立即向中国国家知识产权局提出了无效复审，一度成为全球闪存领域震惊中外的专利权之争。但是 2004 年 12 月 7 日，朗科获得美国国家专利局正式授权的闪存盘基础发明专利，美国专利号 US6829672。这一专利权的获得，最终结束了这场争夺。中国朗科公司才是 U 盘的全球第一个发明者。美国时间 2006 年 2 月 10 日，朗科委托美国摩根路易斯律师向美国得克萨斯州东区联邦法院递交诉状，控告美国 PNY 公司侵犯了朗科的美国专利（美国专利号 US6829672）。2008 年 2 月，朗科与 PNY 达成庭外和解。朗科向 PNY 签订专利许可协议，PNY 向朗科公司缴纳专利许可费用 1 000 万美元。这是中国企业第一次在美国本土收到巨额专利许可费用，也进一步证明中国的朗科是 U 盘的全球发明者。

5. 显示器

显示器是一种最重要的输出设备，它可以显示键盘输入的命令和数据，也可以将计算结果以字符、图形或图像的形式显示出来。目前主流显示器有 CRT 显示器（Cathode Ray Tube 阴极射线管），LED（Light Emitting Diode，发光二极管）显示屏（LED Panel），LCD 显示器（Liquid Crystal Display，液晶显示屏），以及 PDP 显示器（Plasma Display Panel 等离子显示屏）。

显示器分辨率表示屏幕垂直方向和水平方向扫描点数。通常称显示屏上的每一个亮点为一个像素，像素光点的大小直接影响显示效果。一般来说，每屏的列 × 行像素数越多就越清晰。每屏的列 × 行像素数就称为分辨率。分辨率是显示器的一个主要指标。标准 VGA 显示器(Video Graphic Array，显示绘图阵列）支持 16 种颜色，能显示 640 × 480 个像素。目前流行的显示器包括了 VGA 的全部功能，分辨率可达 1 024 × 768、1 280 × 1 024、1 600 × 1 200，支持颜色最高达到真彩 32 位（即 2^{32} 约等于 42 亿多种颜色）。

医学数字影像诊断时所用的“显示器”称为影像视窗，它的分辨率可高达 2K(2 048 × 2 048)、3K(3 072 × 3 072)、4K(4 096 × 4 096)，甚至有 5K 以上的超高分辨率。

6. 键盘

键盘是一种输入设备，它与显示器一起成为人机对话的主要工具。键盘的键位基本与英文打字机键盘相同，操作也基本相同。键盘通过其连线插入主板上的键盘接口与主机相连接。目前较流行的键盘有如图 2-11 所示几种。

（1）手写键盘。没有右边的数字小键盘，取而代之的是手写板，或直接在小键盘多加一个手写板。一般适合打字速度不快或者是从事美术创作的人使用。

（2）笔记本键盘。比一般键盘小巧，由于键盘面积的减小，键位也不得不减少了很多，最明显的改变就是没有了标准键盘右边的数字小键盘。

（3）人体工程学键盘。这种键盘是在标准键盘上将指法规定的左手键区和右手键区这两大板块左右分开，并形成一定角度，使操作者不必有意识地夹紧双臂，保持一种比较自然的形态，这种设计的键盘被微软公司命名为自然键盘（Natural Keyboard）。有的人体工程学键盘还有意加大常用键如空格键和回车键的面积，在键盘的下部增加护手托板，给以前悬空手腕以支持点，减少由于手腕长期悬空导致的疲劳。这些人性化的设计，为长期使用电脑的人带来福音。

（4）多媒体键盘。所谓多媒体键盘，就是通过自带的驱动程序，使用键盘上的快捷键来实现诸如 CD 播放、音量调整、键盘软开关电脑、休眠启动、上网浏览等功能。由于这些附加功能目前还没有统一的标准，所以不同品牌的键盘提供的快捷键数量和功能也不尽相同。

（5）无线键盘。无线键盘就是在键盘和电脑之间没有物理连线，它是由和电脑相连的接收器以及通过电池提供能源的键盘两部分组成的。无线键盘从传播方式来讲又分为两种，一是红外线型，就是通过红外线来传播信号。这类键盘的方向性要求比较严格，尤其是对水平位置比较敏感。二是无线电型，因为无线电是以辐射状来转播的，所以相对于红外线型使用起来更加灵活。这种键盘的缺点是：无线电的抗干扰能力比较差。

（6）集成鼠标键盘。这类键盘和笔记本电脑的键盘很类似，一般在键盘上集成的鼠标多以轨

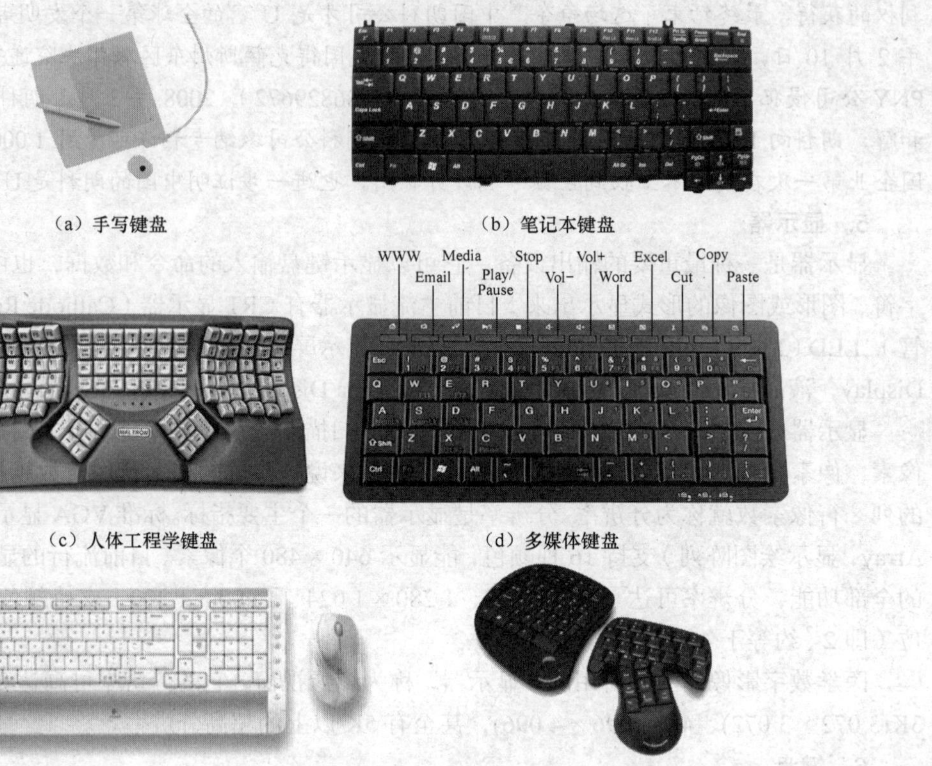

（a）手写键盘　（b）笔记本键盘　（c）人体工程学键盘　（d）多媒体键盘　（e）无线键盘　（f）集成鼠标键盘

图 2-11　各类键盘

迹球和压力感应板的形式出现，这样可以节省桌面空间。

7. 鼠标

（1）按键数分类，鼠标可以分为传统双键鼠标、三键鼠标和新型的多键鼠标。

根据最早微软公司的要求定义的鼠标只需要左右两个键，三键鼠标是 IBM 公司在两键鼠标的基础上进一步定义而成的，又被称为 PC Mouse。与两键鼠标相比，三键鼠标上多了个中键，使用中键在某些特殊程序中往往能起到事半功倍的作用。多键鼠标是在微软公司发布 Microsoft 智能鼠标（Intelli Mouse）之后，鼠标发展的新领域——“多功能应用”而产生的新一代多功能鼠标。智能鼠标带有滚轮，使得上下翻页变得极为方便，在 Office 软件中可实现多种特殊功能。此后还增加了拇指键等快捷按键，进一步简化了操作程序。多键多功能鼠标将是鼠标未来发展的目标与方向。

（2）按内部构造分类，鼠标可以分为机械式、光机式和光电式 3 大类。

机械式鼠标结构最简单，由鼠标底部的胶质小球带动 X 方向滚轴和 Y 方向滚轴，通过摩擦滚动产生脉冲信号来定位鼠标。该类鼠标精度差，磨损厉害导致鼠标寿命短，已基本淘汰。光机式鼠标是一种光电和机械相结合的鼠标，原理是非接触式的 LED 对射光路元件（主要由一个发光二极管和一个光栅轮组成），在转动时可以间隔地通过光束来产生脉冲信号。这种元件可以使磨损率减少，大大延长了鼠标的寿命。光电式鼠标是通过发光二极管（LED）和光敏管协作来测量鼠标的位移，一般需要一块专用的光电板将 LED 发出的光束部分反射到光敏接收管，形成高低电平交错的脉冲信号，这种结构可使分辨率提高。

（3）按接口分类，鼠标可以分为 COM、PS/2、USB 和无线接口 4 类。目前，使用最多的是 PS/2 及 USB 接口的鼠标。

随着计算机的普及与科技的发展，鼠标的外形也越来越时尚个性，如图 2-12 所示。

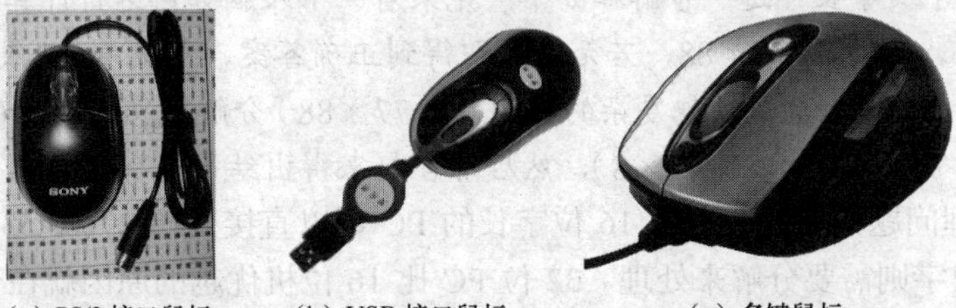

（a）PS/2 接口鼠标　（b）USB 接口鼠标　（c）多键鼠标

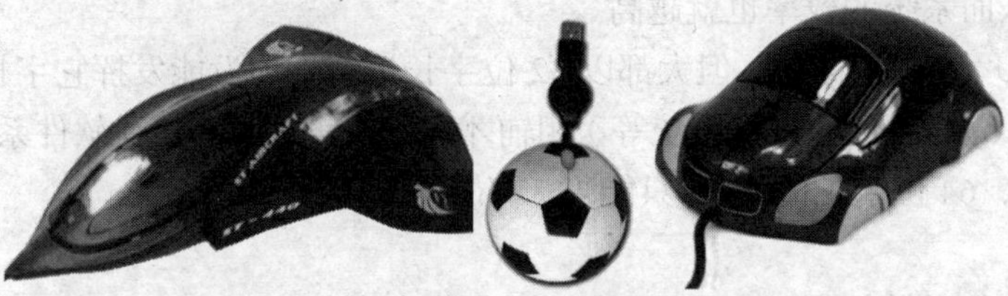

（d）时尚个性外观的鼠标

图 2-12　各类鼠标

8. 打印机

打印机常见的有针式打印机、喷墨打印机、激光打印机等。按打印的工作原理可以分为击打式和非击打式两种。打印机与主机之间通过打印适配器连接。打印机的技术指标主要有打印速度、打印质量、打印噪声等。

针式打印机是击打式打印机，它由打印机械装置和控制驱动电路两部分组成。针式打印头由若干排成一列或两列的打印针组成。击打时打印针通过色带打印到打印纸上，于是在打印纸上印出一个点。打印头从左到右移动，每次打印一列。每列击哪些针不击哪些针是由计算机发出的电信号控制的。

喷墨打印机是靠墨水通过精细的喷头喷到纸面上产生图像。它是一种非击打式打印机，优点有价格低廉、体小量轻、精度较高（打印分辨率达 360DPI 以上）、速度较快、噪声小等；缺点有消耗品价格较高，墨水、喷墨头需要经常更换。

激光打印机是一种高速度、高精度、低噪声的非击打式打印机。它由激光扫描系统、电子照相系统和控制系统 3 部分组成。它的工作原理类似于静电复印，不同的是静电复印采用全色可见光曝光，而激光打印机则是用经过计算机输出的信息调制后的激光曝光。常见的有 HP 激光打印机和 CANON 激光打印机等。激光打印机的优点有速度快、分辨率高、噪声小，缺点是价格相应较高。

关键术语　DPI（Dots Per Inch，每英寸所打印的点数或线数）用来表示打印机打印分辨率。这是衡量打印机打印精度的主要参数之一。一般来说，DPI 值越大，表明打印机的打印精度越高。

2.3.3　微型计算机系统的主要性能指标

1. 字长

字长是 CPU 的主要技术指标之一，指的是 CPU 一次能并行处理的二进制位数，字长总是 8 的整数倍，通常 PC 机的字长为 16 位（早期）、32 位、64 位。

字长越长，计算机的运算范围越大、精度越高、速度越快。PC 机在一次操作中能处理的最大数字是由 PC 机的字长确定的。

关键术语 关于“字长”进一步解释如下：先来看一下人脑如何进行计算，例如 7×8 立即可以得到答案是 56，但对于 77×88，若无法立即得到正确答案，意味着 77 或 88 已走出了人脑的“字长”。为了得出结果，就必须把复杂的问题（如 77×88）分解成易于处理的问题（如 77×88 可分解为 70×80、70×8、7×80、7×8），然后综合起来得出结果。

PC 按字长处理问题亦如此，一台 16 位字长的 PC 可以直接处理 2^{16}(65 536)之内的数字，对于超过 65 536 的数字则需要分解来处理。32 位 PC 比 16 位机优越的原因就在于它在一次操作中能处理的数字大，32 位字长的 PC 能直接处理的数字高达 40 亿（2^{32}）。能处理的数字越大，则操作的次数就越少，从而系统的效率也就越高。

诚然，目前 CPU 大多是 64 位，但大都以 32 位字长运行，均没能发挥它字长的优越性，因为它必须与 64 位软件（如 64 位的操作系统等）相辅才成。换言之，字长受软件系统的制约。例如，在 32 位软件系统中，64 位字长的 CPU 只能当 32 位用。

2. 主频

主频是指计算机的时钟频率，它是指 CPU 在单位时间（秒）平均要“执行动作”的次数。主频的单位是兆赫（MHz）。主频越高，计算机运算速度越快。

3. 外频

外频是指 CPU 与存储器/其他设备的数据交换频率（外频实际大小要根据 CPU 及主板所支持的数据为主，CPU 及主板都可以适当地增加外频）。外频不仅是 CPU 的性能参数，同时可以说是计算机整体性能的重要指标，因为它基本上涉及计算机主机内所有的板卡及存储设备。通常 CPU 的主频＝CPU 的外频×倍频。提升主频仅仅是提高了 CPU 的运行速度，但提升外频却是提升所有内部设备的工作频率。

4. 运算速度

运算速度是指计算机每秒钟能执行的指令数。一般用百万次/秒（Million Instructions Per Second，MIPS）来描述。每台计算机由于执行不同的指令所需的时间不同，因此运算速度也有不同的计算方法。目前，微机已达每秒 2～5 亿条指令。

5. 存储周期

存储器完成一次信息的存或取操作所需要的时间称作存储器的存取时间。连续两次存（或取）操作的最短时间间隔称作存取周期。存储器的存取周期反映了存储器的存取速度，存取周期越短，则存取速度越快。半导体存储器的存储周期为几十到几百毫微秒之间。

6. 内存容量

内存容量是指微机内存储器能够存储信息的总字节数。微机中的内存储器可以直接与 CPU 交换数据。内存容量越大，计算机处理数据的范围就越大，运算速度也越快。内存容量一般以字节为单位，各单位的换算见“2.1.4 数据的单位及编码”中所述。目前，微机的内存容量一般配置为 512MB～1024MB。

7. 可靠性

可靠性是指在给定时间内计算机系统能正常运转的概率，通常用平均无故障时间表示，无故障时间越长表明系统的可靠性越高。

8. 可用性

可用性是指计算机的使用效率，它以计算机系统在执行任务的任意时刻所能正常工作的概率来表示。

9. **可维护性**

可维护性是指计算机的维修效率，通常用平均修复时间来表示。

在以上提到的概念中，主频、运算速度、存储周期是衡量计算机速度的不同性能指标。此外，还有一些评价计算机的综合指标，如性能价格比、兼容性、系统完整性、安全性等。

小 结

本章在介绍完计算机用二进制代码进行数据的表示及编码的基础上，结合实例阐述计算机之父 Von · Neuman（冯 · 诺依曼）提出的计算机"存储程序"和"程序控制"的工作原理，继而结合最前沿的计算机业界信息，从微型计算机的分类、硬件及主要性能指标 3 个方面对微型计算机做了进一步介绍，希望能使读者对计算机硬件系统有更全面的了解。

习 题 2

一、单项选择题

1. 十进制数 66 转换成二进制数为________。
   （A）111101　（B）1000001　（C）110　（D）1000010
2. 二进制数 1111011.11 转换成十进制数为________。
   （A）125.375　（B）123.75　（C）125.75　（D）123.375
3. 二进制数 1111011111 转换成十六进制数为________。
   （A）2DF　（B）F7C　（C）F73　（D）3DF
4. 八进制数 765 转换成二进制数为________。
   （A）111111101　（B）111110101　（C）10111101　（D）11001101
5. 已知字符"B"ASCII 的二进制数是 1000010，字符"F"对应的 ASCII 码的十六进制为________。
   （A）70　（B）46　（C）65　（D）37
6. 迄今电子计算机都属于冯 · 诺依曼式的，这是由于它们都建立在冯 · 诺依曼提出的________核心思想基础上。
   （A）二进制　（B）程序顺序存储与执行
   （C）采用大规模集成电路　（D）计算机分为 5 大部分
7. 计算机中最小的数据单位是________。
   （A）位　（B）字节　（C）字长　（D）汉字
8. 计算机存储器中的一个字节可以存放________。
   （A）一个汉字　（B）一个分数　（C）一个英文字母　（D）一个小数
9. 计算机存储由________组成。
   （A）主存储器和辅助存储器　（B）磁盘和磁带
   （C）硬盘和光盘　（D）内存储器和磁盘

10. 在微型计算机中，Cache 是________。
（A）顺序读写存储器　（B）随机读写存储器
（C）只读存储器　（D）高速缓冲存储器

11. 下列存储器中，属易失性存储器的是________。
（A）ROM　（B）PROM　（C）EPROM　（D）RAM

12. 内存中的每个单元都被赋予唯一的序号，此序号称为________。
（A）地址　（B）字节　（C）编号　（D）容量

13. CPU 能直接访问的存储器是________。
（A）软磁盘存储器　（B）硬磁盘存储器
（C）光盘存储器　（D）内存储器

14. 微型计算机采用总线结构连接 CPU、内存储器和外部设备，总线由________3 部分组成。
（A）数据总线、传输总线和通信总线　（B）地址总线、逻辑总线和信号总线
（C）控制总线、地址总线和运算总线　（D）数据总线、地址总线和控制总线

15. 下列设备中，既可作为输入设备又可作为输出设备的是________。
（A）鼠标器　（B）打印机　（C）键盘　（D）磁盘驱动器

二、简答题

1. 请说明计算机中的数据以二进制形式编码的原因。
2. 请列出最小数据的单位、常用数据的单位及它们之间的换算关系。
3. 请描述冯・诺依曼提出的决定计算机结构的原理及计算机的 5 大组成部分。
4. 请简要叙述微型计算机按不同方式的分类。

本章参考文献

[1] 杨明福. 微型计算机应用基础. 北京：机械工业出版社，1996

[2]（美）Nigel P.Cook.实用数字电子技术. 施惠琼，李黎明译. 北京：清华大学出版社，2006

[3] 2009 秋季英特尔技术峰会
http://tech.163.com/digi/special/00163OQI/IDF2009.html

[4] 骄人的成绩展示了硬盘存储的强劲发展和光明未来，PCHOME 新闻报道组
http://article.pchome.net

[5] U 盘-百度百科
http://baike.baidu.com/view/10248.htm?fr=ala0#5

[6] 键盘分类详细介绍
http://www.oa365.com/website/info/knowledge/Kno_Det.asp?PKID=312&AcceptsCookies=1

[7] 顶级科技盛宴 2013CES 观展详细攻略，CBSi 中国・ZOL
http://ces.zol.com.cn/3456605.html

[8] 2013 年尾找彩蛋，内存硬盘还有啥惊喜？郑兆远，中关村在线
http://memory.zol.com.cn/400/4007495.html

第3章 计算机软件

引言

现代计算机系统由硬件和软件两部分构成。如果把硬件看作计算机运行的物质基础，那么软件则是发挥硬件功能的方法和手段。前者性能的提高为后者提供了良好的开发环境，而后者的发展又向前者提出了新的要求。作为灵魂的计算机软件，它是支持计算机运行或解决某些特定问题而需要的程序、数据以及相关文档，是计算机应用的关键。

内容结构图

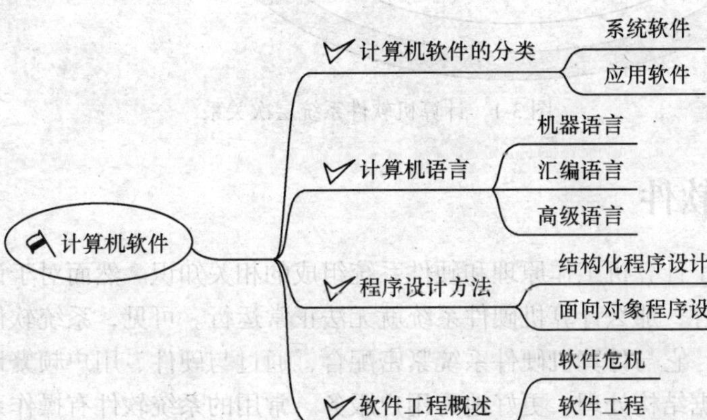

学习目标

通过本章内容的学习，学生应该能够做到以下几点。

✓ 了解：计算机软件的分类，机器语言、汇编语言和高级语言的特点以及软件工程的相关概念。

✓ 理解：结构化程序设计和面向对象程序设计的原理以及具有代表性的设计语言。

✓ 应用：掌握本章所介绍的几种常用的系统软件和应用软件，并能够在实践中灵活运用。

3.1　计算机软件的分类

计算机软件是指在硬件设备上运行的各种程序、数据以及有关资料。当计算机安装了硬件设备之后，由计算机软件来高速自动地完成各种运算。计算机软件可分为系统软件和应用软件两类，如图 3-1 所示。系统软件是指管理、监控和维护计算机资源的软件，用来支持软件的开发和运行，包括操作系统、实用程序、语言处理程序以及各种工具软件等；应用软件是除了系统软件外的所有软件，它是用户利用计算机所提供的系统软件为解决各种实际问题而编写的计算机程序，用来解决某个应用领域中的具体问题。常用的应用软件包括信息管理软件、办公自动化系统软件、文字处理软件以及辅助设计和教学软件等。

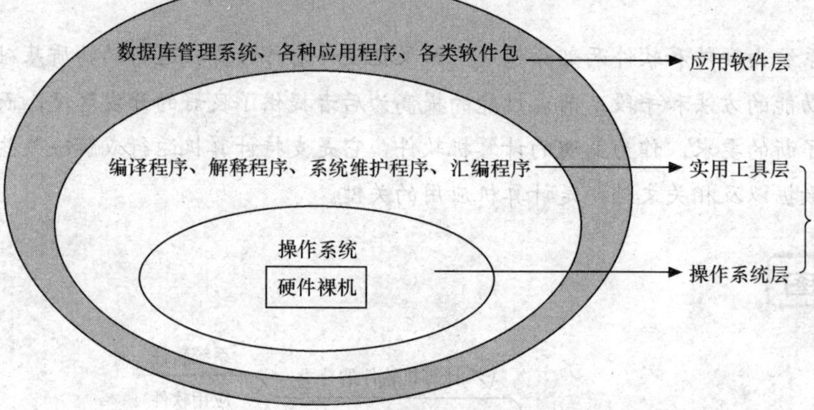

图 3-1　计算机软件系统层次关系

3.1.1　系统软件

第 2 章详细讲述了计算机工作原理和硬件系统组成的相关知识。然而对于计算机系统来说，如果没有安装系统软件，那么计算机硬件系统就无法正常运行。可见，系统软件是计算机系统中必不可少的组成部分，它与计算机硬件系统紧密配合，通过与硬件、用户频繁地接触以实现资源共享、进程管理、数据结构处理，更好地为用户服务。常用的系统软件有操作系统、语言处理程序、数据库管理系统和各种服务性程序。

1. 操作系统

操作系统位于硬件之上，是用来管理计算机软硬件资源的平台。它不仅是管理系统资源、控制程序执行、改善人机界面、提供各项服务的一种系统软件，而且能合理组织计算机的工作流程，为用户使用计算机提供良好的运行环境。常用的操作系统包括 CP/M、DOS、Windows、Unix、Linux、Palm OS、Mac OS 等。

（1）CP/M 操作系统。

控制程序或监控程序（Control Program/Monitor，CP/M），是 1975 年 Digital Research 公司开发的 8 位微机操作系统。这个系统允许用户通过控制台的键盘对系统进行控制和管理，其主要功能是对文件信息进行管理，实现硬盘文件或其他设备文件的自动存取。它主要配置在以 Intel 8080、

8085、Z80 芯片等为 CPU 的微机上。CP/M 是第一个微机操作系统，广泛应用于微型计算机。它不但能指挥主机、内存、磁鼓、磁带、磁盘、打印机等硬设备工作，而且能通过控制总线上的程序和数据有条不紊地执行指令。

（2）DOS 操作系统。

在 1985 年～1995 年的 10 年间，DOS 占据操作系统的统治地位。DOS 是美国微软公司为 IBM PC 系列微机研制的单用户单任务操作系统。其全名是 Disk Operating System，即磁盘操作系统。DOS 管理和控制了微机的输入/输出、存取文件、存取分配、外设资源的使用等功能。

DOS 系统结合了模块化和层次化的软件技术，一个完整的 DOS 系统包括核心程序和外部命令。其中，核心程序是启动 DOS 必不可少的，它由文件管理模块、输入/输出管理模块、命令处理程序模块等 3 个层次模块和 1 个引导程序组成。每次开机时，引导程序都会检查 A 和 C 驱动器内是否装载 MS-DOS. SYS 和 IO. SYS 两个系统文件，以此判断是否引导 DOS 进入内存；外部命令可由用户根据自身需求进行配置。

DOS 提供了键盘命令和系统调用两种用户界面。当用户通过键盘提交命令后，由操作系统的命令处理程序解释和执行。在实际应用中，DOS 的批处理文件功能可以解决用户批量输入键盘命令的问题。

（3）Windows 操作系统。

Windows 是美国微软公司推出的基于图形界面的操作系统。在此之前，用户都是通过键盘来完成对计算机的所有操作。Windows 的出现给用户提供了菜单、窗口等图形化的友好界面，用户能通过菜单和对话框来完成命令操作，摆脱记忆和理解命令行的困扰。微软公司自从 1985 年推出了 Windows 1.0 以后，相继推出了 Windows 2.0、Windows 3.0、Windows 95、Windows NT、Windows 98、Windows Me、Windows 2000、Windows Xp、Windows 2003、Windows Vista 和 Windows 7。Windows 系列是为个人计算机和服务器用户共同设计的操作系统，一直深受用户青睐。

Windows 操作系统能通过硬件机制实现核心态（管态）以及用户态（目态）两种特权状态。处于核心态时，能执行任何指令，并改变状态；处于用户态时，只能执行非特权指令。通常，用户程序都运行在用户态，操作系统中的重要代码运行在核心态，以免遭受错误应用程序的破坏。

- 实践建议：对比 Windows 系列的操作系统，了解 Windows 7 的特性。

（4）Unix 操作系统。

Unix 自 1969 年在贝尔实验室研制成功以来，一直广泛应用于微型机、小型机、大型机、工作站等各类计算机中。Unix 是一个通用的、多用户分时的、交互型操作系统，它不仅可支持若干用户同时使用一台计算机，而且能使每个用户同时执行若干进程。该系统用 C 语言编写，易读、易懂、便于修改和移植，被认为是目前移植性最好的操作系统。

Unix 操作系统可分为核心程序和核外程序两大部分。核心程序由存储管理、进程管理、设备管理和文件管理等几部分组成，如图 3-2 所示；核外程序由用户程序和系统提供的服务构成。通常，Unix 系统主要用于电信、银行、证券以及大企业客户。

（5）Linux 操作系统。

Linux 是芬兰籍科学家 Linux Torvalds 于 1991 年编写完成的一个操作系统内核。它是一个开放源代码的 Unix 类操作系统，是目前全球最大的自由软件。按照层次结构的观点，在同一种硬件平台上，Linux 可以提供和 Unix 相同的服务。当然，Linux 并不是 Unix 的简化版，它在继承 Unix 特征的同时也扩充了 Unix 的功能。

Linux 是符合 POSIX 标准的多用户、多任务操作系统。该系统包含内核的编程接口、图形用

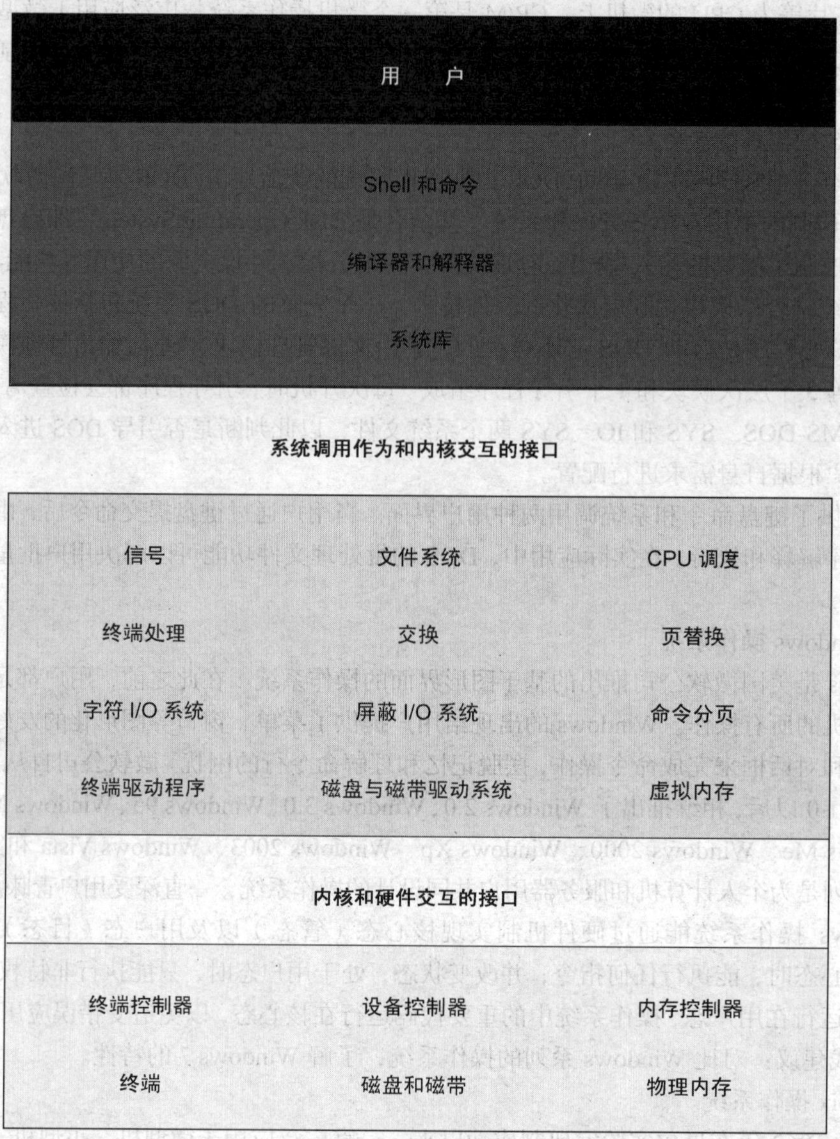

图 3-2　UNIX 系统结构

户接口、面向屏幕的编辑软件，提供了具有内置安全措施的分层文件系统、shell 命令解释程序和编程语言、强大的管理功能和远程管理功能，是一个具有稳定性、灵活性和易用性的免费操作系统软件。

（6）Palm OS。

Palm OS 是由 US Robotics 研制的专门用于掌上电脑产品 Palm 的操作系统，是一种 32 位嵌入式操作系统。该系统采用触控式操作界面，将所有的控制选项都排列在屏幕上，只需用触控笔就能轻松执行各项操作。作为一套开放性的系统，开发商向用户免费提供 Palm 操作系统的开发工具，并允许用户使用该工具在 Palm 操作系统的基础上编写、修改相关软件。

Palm 操作系统所占内存非常小，它所编写的应用程序占有的空间也相对较小，通常只有几十 KB。该操作系统不具有录音、MP3 播放功能等，可以通过第 3 方软件或硬件设备扩充实现。对于中国用户而言，Palm 操作系统起初在中国销售的产品仍需要中文外挂平台，界面以英文为主，具有代表性的产品有 Palmm 505、Palmm 500、Palm Ⅲ等。

此操作系统推出时超过苹果公司的 Newton 而获得了极大成功。后来 IBM、Sony 等厂商取得授权后在旗下产品中使用。在硬件不发达的时期，反应快速的 Palm 操作系统几乎成为掌上电脑的唯一选择。与常用的 Windows 操作系统不同的是，Palm 是利用一个简单的程序总管（Application Launcher）呈现 Palm 上的所有资源。它会显示 Palm 上所有的安装程序，但并不会显示数据库档案，用户可以轻松地找到需要的程序并执行。

（7）Mac OS 操作系统。

Mac OS 是运行在苹果 Macintosh 系列电脑上的操作系统，是首个在商用领域成功的图形用户界面。它采用面向对象技术、虚拟存储管理技术，使用图形化用户界面、强大的多媒体开发工具和操作简便的网络结构。Macintosh 计算机主要应用于桌面彩色印刷、科学和工程可视化计算、广告和市场经营、教育、财会和营销等领域。

2. 语言处理程序

语言处理程序由汇编程序、编译程序、解释程序和相应的操作程序等组成。它是为用户设计的编程服务软件，其作用是将高级语言源程序翻译成计算机能识别的目标程序。

3. 数据库管理系统

数据是描述事物的符号记录，它可以用文字、图像、图形、声音、语言等形式表示。计算机系统中的数据数不胜数，为了便于对海量数据的集中管理，系统将数据存储在数据库中，供各用户使用。数据库是长期存储在计算机内、有组织、可共享的数据集合。数据库中的数据按规定的数学模型组织、描述和存储，具有较小的冗余度、较高的数据独立性和易扩展性，可为各种用户共享。

数据库管理系统（Database Management System，DBMS）作为数据库系统的核心软件，能操纵和管理数据库。用户通过 DBMS 访问数据库中的数据，数据库管理员通过 DBMS 对数据库进行维护。DBMS 能对数据库进行统一的管理和控制，以保证数据库的安全性和完整性。它可以使多个应用程序和用户并发地建立、修改和访问数据库，方便用户操纵数据、维护数据以及恢复数据等。

目前，数据库产品层出不穷，其中包括 Oracle、Sybase、Informix、Microsoft SQL Server、Microsoft Access、Visual FoxPro 等产品。每个产品都有自己独特的功能，在数据库市场上占有一席之地。

4. 服务性程序

服务性程序是开发和研制各种软件的工具，它包括编辑程序、设备驱动程序、连接程序、动态调试程序和诊断程序等。这种软件为用户维护和使用计算机以及软件开发提供了方便。

（1）编辑程序。编辑程序是计算机系统中不可缺少的一种工具软件，它主要用于输入、修改、编辑程序或数据。

（2）调试程序。调试程序是程序开发者用来调试程序的重要工具，特别是大型程序。例如，DEBUG 是一般计算机系统中常见的一种调试程序。

（3）诊断程序。诊断程序也称为差错程序，它主要用来判断计算机各部件是否能正常工作，可以将它看作面向计算机维护的一款软件。

3.1.2 应用软件

应用软件是用户为解决实际应用问题所编写的软件，它是在特定领域内开发、为特定目的服务的一类软件。这种软件涉及计算机应用的所有领域，包括应用于科学和工程计算机的软件及软件包、管理软件、辅助设计软件和过程控制软件。

1. 压缩软件

（1）WinRAR。

WinRAR 是 32 位 Windows 版本的 RAR 压缩文件管理器，它能创建、管理和控制压缩文件。这款压缩解压软件能在 Windows、Linux、FreeBSD、DOS、OS/2、Mac OS 等多个操作系统中使用，不仅提供了 RAR 和 ZIP 文件的完整支持，还可以解压 ARJ、CAB、LZH、ACE、TAR、GZ、UUE、BZ2、JAR、ISO 等格式的文件。WinRAR 高达 50%的压缩率，成为压缩/解压 RAR 格式的首选软件。它既可以解开 ZIP 格式的压缩文件，又可以生成 ZIP 压缩格式的文件。RAR 格式一般要比 WinZIP 的 ZIP 格式高出 10%～30%的压缩率。针对 Wav、Bmp 声音及图像文件，WinRAR 采用独特的多媒体压缩算法大大提高了压缩率。

WinRAR 的功能包括强力压缩、分卷、加密、自解压模块、备份简易。压缩文件中添加的文件数量，取决于可用内存和文件名的长度。RAR 压缩文件添加一个文件需占用 128 个字节的内存。假如需压缩的文件超过百万，则最好具备 128MB 的内存。WinRAR 已经通过测试，能管理百万以上文件。另外，RAR 压缩文件及其中的任意文件，大小均限制为 8 589 934 591GB（9 223 372 036 854 775 807 字节），如果创建的压缩文件大于 4GB，用户必须使用 NTFS 磁盘格式；ZIP 压缩文件及其中的任意文件，大小限制为 2GB。通常，RAR 压缩文件格式适用于涉及数 GB 磁盘空间的繁重工作任务。

（2）WinZip。

WinZip 是一款支持多种文件压缩方法的压缩/解压缩工具。它能识别 Windows 系统中的鼠标拖放操作，用户通过鼠标将压缩文件拖曳到 WinZip 程序窗口，即可快速打开该压缩文件。同样，只需将要压缩的文件拖曳至 WinZip 窗口，便可对此文件进行压缩。

WinZip 是 Windows 系统中最受欢迎的档案压缩工具，也是一个强大而易用的工具。它可以迅速压缩和解压档案，节省磁盘空间，缩短电子邮件传输时间，并且支持 128 位和 256 位 AES 加密功能，使用户能确保数据传递的安全性。此外，WinZip 还能支持目前最新版操作系统 Windows Vista（tm）的 Aero（tm）界面。

为了迎合数码相片的广泛使用，WinZip 设置了缩略图浏览方式。如果压缩文件内包含图像，用户不需要解压缩图像就可以通过缩略图方式直接浏览。在一定程度上，这方便了图像压缩文件的使用。

（3）7-Zip。

7-Zip 号称压缩比最高的软件，它是在 GNU/LPGL 协议下分发的免费软件，最有希望成为 Zip、RAR 之后下一个主流压缩格式。7-Zip 的压缩率极具竞争优势，即使选择普通压缩率也可以轻松超越 WinRAR 的最高压缩率。当然 7-Zip 也不完美，它的界面不够优秀，在分卷压缩上也有些缺陷。

7-Zip 不仅支持独有的 7Z 文件格式，而且还支持其他各种压缩文件格式，包括 ZIP、RAR、CAB、GZIP、BZIP2 和 TAR 等。此软件的压缩比高出普通 Zip 文件的 30%～50%，它可以在 Zip 格式文件的基础上再压缩 2%～10%。

2. 系统工具

（1）360 安全卫士。

360 安全卫士是国内最受欢迎的免费安全软件，它不仅具有能查杀流行木马、清理恶评及系统插件、管理应用软件和系统实时保护、修复系统漏洞等强大功能，而且还具有能为系统提供全面诊断、弹出插件免疫、清理使用痕迹以及系统还原等辅助功能，为每位用户的计算机提供全方位系统保护。

360安全卫士使用了新的木马评估技术，能更精确地识别和打击木马、病毒。360安全专家潜心研制的木马特征识别技术，大幅提升了侦测未知木马的能力；特有的威胁感知技术，有效解决了木马绕过传统扫描引擎侵害系统的问题。另外，它还优化了Vista、Windows 7补丁检测速度，进一步提升了补丁升级的成功率。

360安全卫士之所以深受广大用户喜爱，主要是它具备以下优点：快速的扫描，无论是快速扫描还是全盘扫描，第一次之后的扫描所需时间成倍减少；更少的系统资源，360安全卫士在扫描状态下，CPU只占用46%，物理内存只有29MB；易懂的木马说明，360安全卫士提供了完整的木马中文名称，并配备了详细的木马说明，可让用户更简单地了解木马，查杀木马。

（2）一键还原精灵。

一键还原精灵是一款傻瓜式的系统备份和还原工具。它具有安全、快速、保密性强、压缩率高、兼容性好等特点，适用于电脑新手。

该软件简约明了，实现了一键安装、傻瓜化操作，没有软驱或光驱的用户同样可以安装；操作简单，不需任何启动盘，只需开机时按F11键即可还原系统，还能设置二级密码保护；安全快速，性能稳定，以GHOST 8.3为基础开发，具有安全、稳定、快速的特点，绝不破坏硬盘数据；节约空间，维护方便，提供手动选择备份分区大小和自动根据C盘数据大小划分备份分区容量两种安装方式，同时可将要备份的分区进行高压缩备份，最大程度地节省了硬盘空间；独立高效，兼容性好；能独立运行在DOS系统下，不占用系统资源及影响操作系统的使用，兼容所有分区工具，支持FAT、FAT32及NTFS分区格式，支持WIN 98/ME及WIN2000/XP/2003/SERVER系统。独具GHOST与PQDI双内核功能，能自动或手动选择不同的内核，支持多硬盘多分区的备份和还原；快速还原，昨日重现，电脑若被木马病毒感染或系统崩溃导致C盘被格式化，启动电脑后按下F11键，操作系统即可快速恢复到健康状态。另外，备份文件位于隐藏分区内，不受病毒感染。

（3）一键GHOST软件。

一键GHOST是“DOS之家”首创的4种版本（硬盘版/光盘版/优盘版/软盘版）同步发布的启动盘，适用于各种用户，既能独立使用，又能相互配合。其主要功能包括：一键备份C盘、一键恢复C盘和GHOST等。高智能的GHOST，只需按一下“K”键，就能实现全自动操作。

（4）Windows优化大师。

Windows优化大师是一款功能强大的系统辅助软件，它提供了全面有效且简便安全的系统检测、系统优化、系统清理、系统维护4大功能模块。使用Windows优化大师，能够帮助用户了解自己计算机的软硬件相关信息；简化操作系统设置步骤；提升计算机运行效率；清理系统运行时产生的垃圾；修复系统故障及安全漏洞；维护系统的正常运转。

（5）超级兔子。

超级兔子是一款拥有超过10年历史的老牌计算机功能辅助软件，它能帮助用户轻松辨别硬件真伪、安装硬件驱动、维护系统安全、安装系统补丁及软件升级、优化清理系统、清除系统垃圾、提升电脑速度、保护IE安全、监测危险程序、屏蔽广告弹窗、清理流氓软件等，为用户打造属于自己的安全系统。

超级兔子系统检测可以诊断电脑系统的CPU、显卡、硬盘的速度，检测电脑的稳定性及速度，实现磁盘修复及键盘检测功能。超级兔子进程管理器具有网络、进程、窗口查看方式，相关网站还为用户提供了大多数进程的详细信息，是国内最大的进程库。超级兔子安全助手可以隐藏磁盘、加密文件，完整备份Windows XP/2003/Vista注册表的软件，彻底解决系统上的问题。

3. 下载工具

因特网上的信息与日俱增，许多用户在查询和浏览网页信息的同时，常想以最快的速度把自己所需的信息下载到硬盘上，以便脱机浏览或进一步编辑。随着软件业的快速发展，专用下载软件的种类越来越多，功能更齐全、操作更简单的下载软件为网络用户提供了极大方便。因此，掌握常用下载方法，对提高个人工作效率和网络信息资源开发利用率都具有重要的意义。

如果下载的文件比较大，必须借助专用软件提高下载速度。回顾因特网的传输历史可知，从 HTTP 的单源单线程（第一代）到 FlashGet 的单源多线程、迅雷的多源多线程（通称第二代）、电驴（eMule）和 BT 的多源多线程加上多用户 P2P 传输（第三代），再到目前的电驴和 BT 基础上，加上一个多协议智能协同调整的传输方法（第四代），下载工具经历了一个漫长的发展过程。迄今为止，无论是传统的下载工具 FlashGet 和迅雷，还是新兴的电驴、BT、脱兔等，都在不断地更新换代、自我完善，为实现相互兼容和资源共享共同努力。

从支持 P2S、P2P、P2SP 到 P4S，下载工具在探索中发展，在发展中壮大。目前 FlashGet、迅雷、脱兔的最新版本几乎支持所有传输协议，从 HTTP、FTP 到 P2P 时代的电驴（eMule）、BT 以及 P2SP，这些下载软件最新版的基本特点是：第一，多源多线程下载——可以把要下载的文件分成几部分同时下载；第二，断点续传——能自动记录下载文件的 URL，在从支持断点续传的服务器上下载文件时任何时候出现了下载中断，用户都可以随时启动这类工具，继续将上次没有下载完的文件从断点处开始下载，即一个文件可被分为几次下载；第三，定时自动地连接网络下载，用户通过设定下载时间实现自动下载，以此避开网络使用高峰，缩短下载时间。当然，使用专门的下载工具还可以对下载任务进行编辑、管理、调整和重新排队等。对于较大的文件来说，使用专用下载软件是最理想的选择。

（1）网际快车。

网际快车（FlashGet）是为解决下载速度和下载后的管理这两个问题而产生的，把一个文件分成多个部分，通过同时下载来成倍地提高速度。下载速度可以提高 100%～500%。网际快车可以创建不限数目的类别，每个类别指定单独的文件目录，不同的类别保存到不同的目录中，强大的管理功能包括支持拖曳、更名、添加描述、查找、文件名重复时可自动重命名等，而且下载前后均可轻松管理文件。最新版本支持 MMS 协议和 RTSP 协议。经过不断更新，现在的网际快车已经成为国产下载工具中的佼佼者。它除了具有断点续传、批量下载的功能外，还具有自动修复残缺 Zip 文件和管理下载文件的功能。近日亮相的网际快车最新版中，创新性地提出了 P4S 功能的概念，在 P2S 基础之上全面支持 HTTP、FTP、BT、eMule 4 种下载协议，大幅度提升了网络下载的稳定性和高效性。

（2）迅雷。

迅雷（Thunder）是一款新型 P2P 下载软件。它在多线程下载的同时，摆脱了传统 P2P 软件只能在客户端进行点对点内容传递的局限性，即在没有其他（种子）用户分享资源的时候，迅雷同样能对有网络镜像的流行游戏和电影实现多服务器超速下载，并且能在下载的过程中动态地实现因特网上的智能路由和下载源的实时筛选，从而保证下载效率最大的优化、更快的速度、更高的下载成功率和更大的可扩展性。

（3）BT。

BT（Bit Torrent）是一种内容分发协议。它采用高效的软件分发系统和点对点技术共享大体积文件，并使每个用户像网络重新分配节点那样提供上传服务。一般的下载服务器是为每一个发出下载请求的用户提供下载服务，而 Bit Torrent 的工作方式与之不同，分配器或文件的持有者将文件发送给其中一名用户，再由这名用户转发给其他用户。用户之间相互转发各自所拥有的文件部分，直到每个用户都完成下载。这种方法可以使下载服务器同时处理多个大体积文件的下载请求，无须占用大量带宽。BT 支持多任务下载，可以设置磁盘缓存，减小对硬盘的损伤。只需一个监听端口，就能方便地对防火墙和 NAT/Router 进行配置。

（4）脱兔。

脱兔（Tuotu）是首款同时支持 BT、eMule、FTP、MMS、RTSP 协议的高性能绿色 P2SP 下载软件。脱兔内核经过严格测试与细致优化，CPU 与内存资源消耗极少，程序兼容性与稳定性在同类软件中也是首屈一指的。脱兔下载性能优异，使用多种国际上先进的动态智能优化技术，包括 P2SP 超线程下载技术，能够大幅提高下载速度 5～10 倍。DHT 网络技术让 BT Tracker 服务器在无法连接时也照样能下载；UPnP 内网智能分配技术，突破内网限制，大幅提高内网下载速度；智能多镜像下载功能，自动寻找因特网不同服务器中的相同数据下载，极大地提高了下载速度；智能动态缓存可以按照不同使用状况自动优化系统缓存，有效保护硬盘系统；智能磁盘预分配可以动态估算所需磁盘空间，有效避免磁盘碎片产生。脱兔简洁的界面，齐全的下载协议支持，简便的设置与智能优化，即使是新手也能迅速掌握。

（5）电骡。

电骡（eMule）继承了第 2 代 P2P 无中心、纯分布式系统的特点，不再是简单的点到点通信，而是更高效、更复杂的网络通信。再加上 eMule 引入的强制共享机制和上传积分奖励机制，在一定程度上避免了前几代 P2P 纯个人服务器管理带来的随意性和低效率。

（6）影音传送带。

影音传送带（Net Transport）是我国第一个实现 MMS（多线程）、RTSP（PNA）、HTTP 和 FTP 的下载利器。流下载是它的主要特点，同时下载普通文件的速度也堪称一流。影音传送带是一个快速稳定、功能强大的下载工具。它的 CPU 占用率极低，在宽带上尤其明显；易于使用的文件管理器，能轻松实现按类存放下载文件。影音传送带现在支持 HTTP、FTP、MMS（Microsoft Media Service）和 RTSP（Real-Time Streaming Protocol），而且这些协议（RTSP 不包括）均实现多线程断点续传。MMS 协议流每秒的字节数几乎是固定的，使得其不能充分利用用户所有的带宽，所以多线程技术在缩短 MMS 流下载时间方面的效果立竿见影。同类软件中少有支持 MMS 多线程下载技术的，而影音传送带正好弥补了这个空白。

（7）CuteFTP。

CuteFTP 是小巧强大的 FTP 工具之一，它拥有友好的用户界面和稳定的传输速度。与 LeapFTP 和 FlashFXP 共同被称为 FTP 三剑客。FlashFXP 传输速度比较快，但有时无法连接某些教育网 FTP 站点；LeapFTP 传输速度稳定，能够连接绝大多数 FTP 站点（包括一些教育网站点）；CuteFTP 虽然相对来说比较庞大，但其自带了许多免费的 FTP 站点，资源丰富。

CuteFTP 最新 Pro 版是最好的 FTP 客户程序之一，它在原有功能的基础上增添了一些新特色，如目录比较、宏、目录上传和下载、远端文件编辑以及 IE 风格的工具条，可让用户一次性下载或上传同一站台中不同目录下的文件。

4. 视频软件

（1）视频播放软件。

① 本地视频播放软件。

本地视频播放软件就是不必上网，直接可以播放本地多媒体文件的视频播放器。这也是最传统的视频播放软件，因而也是最多的一类。例如，Windows Media Player、RealPlayer、WinDVD、暴风影音（早期版本）、QQ 影音等。目前较主流的当属暴风影音和 QQ 影音，这两款视频播放软件各有优势，暴风影音支持大量格式，但占用硬盘空间较大、广告较多；QQ 影音支持的视频格式不如暴风影音多，但占用空间较小，且无广告和插件的干扰。

② 在线视频播放软件。

目前流行的在线视频播放软件主要有 PPLive 和 QQ 直播。PPLive 是一款用于因特网上大规模视频直播的免费共享软件，有别于其他同类软件。PPLive 内核采用了独特的 ALM 多播和内聚算法技术，有效地降低了视频传输对运营商主干网的冲击，减少了出口带宽流量，并能够实现用户越多播放越流畅的特性，有效解决了当前网络视频点播服务的带宽和负载有限问题，使得整体服务质量大大提高。此软件在百度软件风云榜的排名居高不下。与传统的网络电视相比，PPLive 拥有巨大的技术优势。在网民心目中，以往想在网络上看电视，只能登录提供网络电视服务的网站，然后通过 Real player 等播放器来播放在线视频。随着用户不断递增，画面和声音都会受到很大影响。而 PPLive 采用的 P2P 技术，用户越多，速度越快，彻底解决了用户量和网络带宽之间的难题。在同类网络电视软件中，PPLive 自主研发技术也是名列前茅，不但能有效解决内网穿透问题，开发出目前最领先的“穿透内网自动打开 UPnP 功能”技术，而且能解除 Windows Xp 对 TCP 的连接数限制，使得 PPLive 能够方便有效地穿透防火墙。以上种种优势都为局域网及各种内网用户提供了最大程度上的便利。

QQLive 是由腾讯开发的一款通过因特网能够进行大规模视频直播的软件。它采用了先进的 P2P 流媒体播放技术，可以确保在大量用户同时观看节目的情况下，节目依然流畅清晰。同时还具有很强的防火墙穿透能力，使得用户在任何网络环境下都可以流畅地收看视频节目；并且所有流媒体数据均存放在内存中，避免了频繁直接访问硬盘数据而损坏硬盘。QQLive 提供两种观看模式：社区模式和播放器模式。社区模式集成了聊天室和论坛的内容，用户可以和广大 Q 友一起讨论所观看的节目；播放器模式较为简单，只提供视频观看功能。

（2）视频编辑工具。

目前比较流行的视频编辑软件系统有很多种，如苹果公司的 Final Cut Pro 6、Adobe 公司的 Premiere Pro 系列、友立公司的会声会影（Ulead Video Studio）、品尼高公司的 Pinnacle Studio version 系列、Sony 公司的 Vegas 系列以及微软公司的 Movie Maker 等。

苹果公司的 Final Cut Pro 是运行在 Mac 操作系统上的一款具有广泛适用性的非线性编辑系统。基于和分辨率无关的结构，它适用于各种影片格式、帧速率和分辨率。Final Cut Pro 具有丰富的编辑工具，完整的多轨道实时结构 RT Extreme，支持各种视频流。稳定的图像质量使 Final Cut Pro 成为适合于 SD 和 HD 编辑的广播级软件。

Adobe 公司的 Premiere pro 是基于非线性编辑设备的视音频编辑软件，它适用于专业设计人员。Premiere Pro 能够以帧的方式编辑视频，以波形图的方式显示和编辑声音。其强大的关键帧编辑功能是制作二维动画的绝佳工具，内置的字母模块可以非常容易地制作各种字母效果。该软件的工具包括专业级的音频混合器和 Automate to Timeline，它们可以同时从故事版或项目窗口传送剪辑序列到时间线。Premiere Pro 支持实时软件效果，在 Premiere 中所做的一切都可以实时预览，包括字幕、色调，甚至第三方效果。

友立公司的会声会影 Ulead Media Studio Pro 包括一个编辑程序包，它具有强大的文本和视频着色功能，提供支持 PC 的纯 MPEG-2 和 DV，允许从录像机、电视、光盘或摄录一体机采集、观看原始视频。它的视频编辑器集合了所有的视频成分——视频、声音、动画和字幕，而且增加了特技和切换。

品尼高公司的 Pinnacle Studio 提供了专业家庭视频工作室所需要的一切功能，包括一体化的音频/视频同步采集，实时数字视频编辑和 CD、VCD、DVD 制作解决方案。Pinnacle Studio 11 家族包括 Studio、Studio Plus 和 Studio Ultimate3 款产品，可以满足不同级别用户的需求。其中，Studio 专为入门级用户设计，提供了最基本、最常用的编辑工具，可以让用户方便快捷地编辑、制作自己的电影；Studio Plus 包含了 Studio 的所有功能，增加了诸多高级编辑工具、音频滤镜以及制作选项；Studio Ultimate 集合了 Studio Plus 的所有功能和精选的专业制作工具，专为视频发烧友和高级用户而设计，以满足各种制作需求，全方位控制创作质量和视觉效果。

Sony Vegas 是 PC 平台上用于视频编辑、音频制作、合成、字幕和编码的专业影像编辑软件。它具有漂亮直观的界面和功能强大的音频制作工具。其中，无限制的视轨与音轨更是其他影音软件所没有的特性。结合高效率的操作界面与多功能的特性，即使不是专业人士也可轻松上手，创造丰富的影像。

从视频采集功能上来看，会声会影、Pinnacle Studio 和 Premiere Pro 要稍高一筹，它不仅支持 MPEG-1 和 MPEG-2 文件格式的捕捉，而且能够进行自动场景检测，按照录制日期和时间的变化自动将检测的每个场景分割成单独的素材，提高编辑效率，并支持批量采集。这 3 款软件都能满足视频编辑的基本需求，提供故事板和时间轴的编辑模式，为影片提供精确的控制。其中，Premiere Pro 和 Final Cut Pro 功能相对突出，不但拥有无限制的视、音频轨道，能充分保证大型视频编辑项目对编辑轨道的需要，而且还能轻易对视频片段进行移动、旋转、缩放以及变形等操作。通过调整相应的参数，产生极其丰富的运动效果。从字幕标题制作功能上来说，Premiere Pro 要强于其他软件，它拥有功能更强的标题编辑器，可以制作出广播级的标题和字幕，并且拥有非常丰富的文字风格库，能对字体进行各种修饰；从视频文件格式的兼容性来讲，Premiere Pro、Vegas 和 Pinnacle Studio 能兼容 Avi、Mpeg、Mpeg2、Rm、Wmv 以及 Quick Time 等目前常见的视频文件格式，而 Final Cut Pro 不能编辑最常见 avi 格式的视频文件，且在未安装插件的情况下，不能输出 Avi、Mpeg、Wmv 和 Rm 等格式的视频文件。

5. 文字处理和阅读

（1）文字处理软件。

文字处理软件一般用于文字的格式化和排版。文字处理软件的发展和文字处理的电子化是信息社会发展的重要标志。现有的中文文字处理软件主要有微软公司的 Word 和金山公司的 WPS。Word 是微软公司（Microsoft）的一个文字处理应用程序。它始于 1983 年，由 Richard Brodie 编写。随着版本的升级，它可在 Apple Macintosh（1984 年）、SCO UNIX 和 Microsoft Windows（1989 年）上运行，并成为 Microsoft Office 的一部分；文字编辑系统（Word Processing System，WPS），是由金山软件公司 1989 年研发的一款办公软件。在微软 Windows 系统出现以前，WPS 曾是我国最流行的文字处理软件。

（2）文字阅读软件。

① PDF。

PDF（Portable Document Format）文件格式是 Adobe 公司开发的电子软件格式，它由美国著名排版公司和图像处理软件公司 Adobe 于 1993 年首次发布。PDF 文件具有软硬件平台独立性。Adobe 公司设计 PDF 文件格式的目的是支持系统平台、多媒体集成和信息出版和发布，尤其是对网络发布的支持。PDF 文件格式可以将文字、字型、格式、颜色及独立设备和分辨率的图形图像等封装在一个文件中。该格式文件还可以包含超文本链接、声音和动态影像等电子信息，支持特长文件。

PDF 文件使用了工业标准的压缩算法，文件小，易于传输和存储。PDF 文件包含一个或多个页，可以单独处理。它的文件安全性高，可以通过设置密码禁止打印文件、修改文件内容、选取复制文件中的文体和图形及增加注释，也可以通过设置密码限制浏览者。有了如此强大的保护功能，就能有效地限定读者的行为，更有利地保护知识产权。PDF 成为世界印刷、制作和发布电子图书的新宠，并成为中外电子书刊的国际标准。中国学术期刊和万方数据资源通常都采用这种阅读器。

② CAJ 文件浏览器。

CAJ（CAJ Viewer）文件浏览器创始于 1996 年，是中国学术期刊光盘版全文数据库的专用浏览器，由清华同方有限公司和中国学术期刊两家联合推出。它的出版标志着我国期刊信息步入数字化的先河，为我国期刊与国际化标准接轨创造了条件。1999 年 6 月 18 日以中国学术期刊光盘版为基地的中国学术期刊网的开通，是我国期刊信息化发展的里程碑。

CAJ 文件阅览器功能齐全，除了类似纸质资源可以上下翻页和跳转到指定的页面外，还可以实现放大、缩小、改变字体（支持简、繁体中文）、设置背景颜色和问题摘录等功能。

③ 超星阅读器。

超星图书阅读器 SSReader 是北京世纪超星信息技术发展有限责任公司拥有自主知识产权的图书阅读器。它是针对 PDG 数字图书的阅读打印和版权保护而研究开发的，是国内外用户使用数量最多的图书阅读器。超星数字图书馆收藏中国图书数量最多约 20 万种，每年新增 6 万种。超星数字图书馆以收藏历史地理、经济管理、文学艺术、医药卫生、政治、语言文学和哲学宗教等类型的书为主。

超星图书系统平台提供的功能可以满足用户对电子图书进行管理和查询的需求，提供了作者、书名、出版社和出版日期等字段检索功能和部分图书全文检索功能。超星图书阅读器符合纸质图书的阅读习惯，可以对页面随意放大、缩小和移动。它不仅采用了自动滚屏显示和多线程浏览等技术来保证阅读速度，而且还嵌入了汉王识别系统，使得用户可以将图像格式的图书转换成文本文件加以利用。该阅读器利用双层检索技术，首家实现了图像图书的全文检索，并提供 MARC 数据，通过编程与 OPAC 系统进行对接，实现单项查询。

超星中的电子图书是利用图像扫描技术将已出版的纸质图书转换成电子信息，再通过图像压缩和数据转换等信息加工技术将数据转换成电子图书。可见，超星电子图书的发行比纸质图书滞后。

④ 书生阅读器。

书生之家阅读器是北京书生科技有限公司开发的具有自主知识产权并支持SEP格式的电子图书阅览器。书生之家数字图书馆将所有文献根据中国图书分类法进行组合，将图书、报纸、期刊论文等不同种类有机融合，便于读者检索利用。在检索功能上，书生之家优于超星图书，提供了充分的检索字段，包括图书名称、出版机构、作者、丛书名称、ISBN 和提要。其中 40%的图书通过 OCR 技术实现了文本内核，可以进行二级检索库内全文检索，文本摘录和四级导航，使复杂的检索功能很容易实现。另外，还提供了图书使用情况统计数据，对电子图书的订购和使用情况进行了分析。书生之家收集以教材教参及考试、经济管理、文学艺术、农业教育、工业技术、计算机语言文字和建筑等为主，目前已收录图书 10 万余种，每年新增书约 7 万种，图书规模仅次于超星图书。

书生之家同时取得出版单位和作者的授权，通过为出版单位提供有关服务来换取授权。目前已有 300 多家出版社给予授权，有巨大的市场潜力。但是，这种电子阅读器仅支持 SEP 格式，图像数据处理途径与超星类似，比方正 Apabi 发行速度较慢，放大后效果不佳，所占用存储空间比超星图书要小得多。

⑤ 方正。

无论是从阅读功能、阅读质量，还是从阅读器界面设计的个性化来看，方正 Apabi 都是最好的，它代表了我国电子图书的发展和趋势。方正 Apabi 为直接进行电子出版的大量电子图书省去了将纸本转换成电子书的复杂过程，使得其收录的图书更新最快，几乎与纸本发行同步，有些甚至先于纸本发行。该阅读器在阅读时无论怎么放大，图像和文字都不会变虚或产生毛边现象，阅读效果非常好。方正 Apabi 图书的核心是文本格式，它提供了强大的字段检索、二次检索、库内文全检索等其他全面检索功能，提供了图书使用情况的详细统计数据，比书生之家的统计更加细分。方正 Apabi 阅读器可以支持 CEB、PDF、HIML、TXT 等多种格式的电子图书，最突出的特点是可在下载之后离线阅读，并且支持金山词霸等电子词典，实现了屏幕取词翻译等功能。

6. 翻译软件

（1）词典翻译软件。

这类翻译软件类似于电子词典，可用于了解字词含义或查询相关资料，它拥有庞大的词库和详尽的字词解释。《金山词霸》是这类软件的主要代表，它拥有 2.6 亿个字、700 万个词条和 32 个专业词库。在解释窗口内，每个单词都有音标、词源、解释、词组、例句、词性变化、动词短语、相关词汇等属性。

（2）全文翻译软件。

这类软件用于了解网页或文章大概含义的全文汉化翻译软件。《金山快译》、《东方快车》就是集网页翻译、软件汉化、字词翻译、内码转换、日文翻译等多功能于一体的智能翻译软件，其强大的翻译功能可以满足用户在全文翻译领域的需求。

（3）各行业专业翻译软件。

这类软件适用于各行业和信息中心的大型翻译需要，因价格昂贵不适宜个人用户使用。其国产代表有《雅信 CAT》和《译星》，国外代表有《塔多思》。它们具备翻译记忆技术，能够大幅度提高参考译文的质量，减少用户工作量。

3.2　计算机语言

计算机语言是指用于人与计算机之间沟通的语言，是人与计算机之间传递信息的媒介。它的发展经历了机器语言、汇编语言和高级语言 3 个阶段。

3.2.1　机器语言

计算机语言是人与计算机交流的工具。人们通过编程将需要完成的工作传达给计算机，计算机逐条地执行程序指令按要求完成任务。机器语言是用二进制代码表示的低级语言，它能被计算机直接识别和执行。用机器语言编写的程序不仅效率低、易出错，而且耗时间、可移植性差。下面以 Intel 8086 的机器语言为例，实现加法运算。

例 3-1　用 Intel 8086 的机器语言实现“8 + 5”的加法运算。

```
10110000    00001000
10110011    00000101
00000000    11011000
```

其中，10110000 是操作码，表示将操作数取至累加寄存器 AL 中，00001000 是操作数 08H 的二进制形式；10110011 也是操作码，表示将操作数取至累加寄存器 BL 中，00000101 是操作数 05H 的二进制形式；而 00000000　11011000 代表将 AL 和 BL 中的内容相加。

3.2.2　汇编语言

为了提高机器的使用效率，人们利用计算机本身的分析处理能力，有效地使用汇编语言来编写程序。汇编语言是一种为特定的计算机或计算机系统设计的面向机器的符号语言。它用一些约定的文字、符号和数字按规定的格式表示不同的指令。下面以汇编语言为例，实现加法运算。

例 3-2　用汇编语言实现“8 + 5”的加法运算。

```
MOV   AL，08H      将数 08 取至低 8 位累加寄存器 AL 中
MOV   BL，05H      将数 05 取至低 8 位累加寄存器 BL 中
ADD   AL，BL       将 AL 和 BL 中的内容相加
```

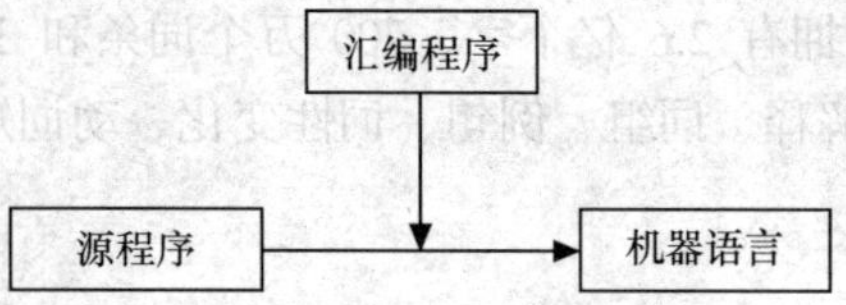

图 3-3　汇编过程

相对于机器语言，汇编语言简单直观、方便记忆。不过，汇编语言编写的源程序不能直接被计算机执行，必须先通过汇编程序将其翻译成机器语言后执行。汇编程序是把用户编写的汇编语言程序翻译成机器语言程序的一种系统程序。借助汇编程序，计算机可以将汇编语言所编写的源程序翻译成由机器指令等组成的目标程序，实现人机交互，汇编过程如图 3-3 所示。例如，汇编语言中的源程序 MOV AX，1234H 翻译成机器语言是 B83412。

关键术语　指令一般由操作码和操作数构成，操作数用来描述该指令的操作对象，操作码给出该指令应完成何种操作。

3.2.3　高级语言

机器语言和汇编语言都是面向机器的低级语言，对机器的依赖性很大，给计算机用户的程序开发工作带来了许多不便。随着计算机技术的发展以及计算机应用领域的不断扩大，高级语言逐步发展起来。

高级语言能清晰地描述求解问题的算法和计算过程，可称为算法语言或面向过程的语言。这是一种比较接近自然语言和数学表达式的计算机程序设计语言。例如，c = a + b，表示将 a 和 b 相加，然后将结果赋值给 c。它独立于计算机硬件，表达方式易为人们接受和掌握。与低级语言相比，用高级语言编程简化了程序的编写和调试，大幅度地提高了编程效率，通用性和可移植性都非常好。

当然，高级语言编写的源程序不能直接被计算机识别，必须将编写的程序翻译成机器语言程序后，计算机才能执行。其通常有编译和解释两种方式。编译方式是将高级语言源程序全部编译成目标程序，然后通过链接程序将目标程序链接成可执行文件，编译执行过程如图 3-4 所示。这种方法执行速度快，但占内存空间大，如 Fortran、Pascal、C 语言等就属于编译工作方式。解释方式是将源程序逐句解释，一边翻译一边执行，不产生目标程序，由计算机执行解释程序自动完成，解释执行过程如图 3-5 所示。这种方式占内存空间小，执行速度慢，如 Basic、Lisp 语言等。

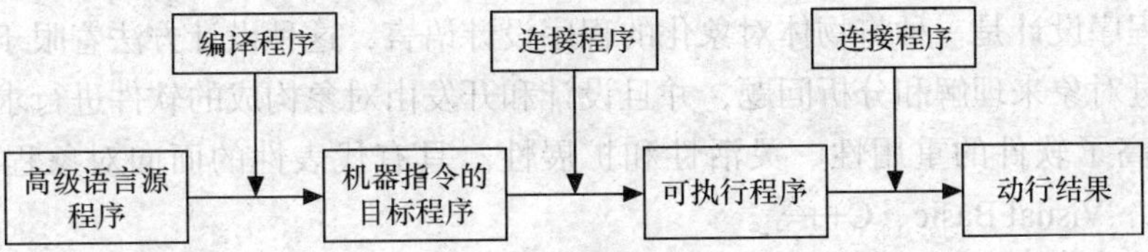

图 3-4　编译执行过程

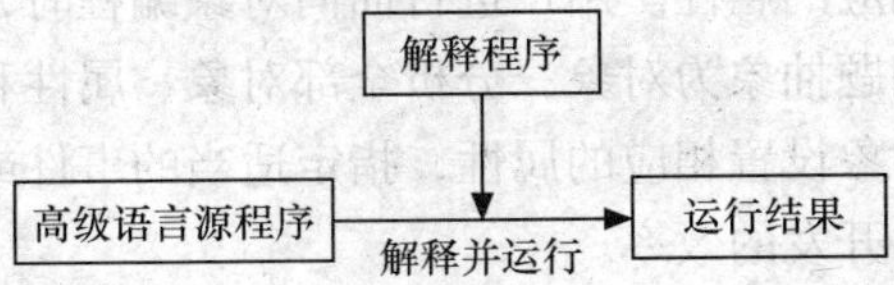

图 3-5　解释执行过程

3.3　程序设计方法

随着计算机技术的发展，计算模式在不断地发展，程序设计方法也在不断地发展。程序设计方法具体可分为：结构化程序设计、面向对象程序设计等。程序设计方法并不是一个取代另一个的关系，而是包含与被包含的关系，在进行面向对象程序设计的时候，需要用到结构化程序设计方法。

3.3.1　结构化程序设计

针对在程序中无节制地使用 GOTO 语句而导致结构程序混乱的现象，E.W.Dijkstra 于 1965 年提出在程序语言中取消 GOTO 语句。该言论迅速引起了大家的争议，并且一直持续到 20 世纪 70 年代初期。在 GOTO 语句争论的过程中，人们逐渐意识到提高程序的质量更重要的是找到一种好的指导方法。最早提出的方法是结构化程序设计方法，其核心是模块化。

结构化程序设计（Structured Programming，SP）采用自顶向下、逐步求精的设计方法和单入口、单出口的控制结构，其程序结构按功能划分成若干个基本模块。这些模块形成一个树状结构，模块间功能相对独立，每个模块内部均由顺序、选择、重复 3 种基本控制结构组成。

与非结构化程序相比，结构化程序有较好的可靠性、易验证性和可修改性。该方法可看作面向过程/数据的程序设计方法，不仅设计思想清晰，符合人们处理问题的习惯，易学易用，模块层次分明，便于分工开发和调试，而且程序可读性强。结构化程序设计语言以 C 语言为代表。在结构化程序设计中，采用模块分解的方法有效实现了分而治之。这种方法着眼于系统要实现的功能，从系统的输入和输出出发，分析系统实现该功能需要哪些步骤，按步骤将问题依次分解成一系列易于控制和处理的子任务，用户按照一定的语法规则组织相关数据，并根据待处理的子程序写出相应的函数（或过程）来处理数据。不难发现，结构化程序设计是以过程为中心，强调功能和模块化。程序从开始至结束顺序地执行。当程序的某些功能需要修改时，常常涉及多个模型甚至全部模块的变更。

3.3.2　面向对象程序设计

面向对象程序设计（Object-oriented Programming，OOP）是软件系统设计与实现的新方法，它从现实世界中客观存在的事物出发，以接近人类思维的方式建立模型，对客观事物进行结构模拟和行为模拟。

面向对象程序设计是一种将物体对象化的程序设计语言，这种设计方法着眼于应用问题中涉及的对象，通过对象来理解和分析问题，并且设计和开发由对象构成的软件进行求解。此方法从一定程度上提高了软件的重用性、灵活性和扩展性。具有代表性的面向对象程序设计语言有 Smalltalk、Ada、Visual Basic、C++等。

与结构化程序设计相比，面向对象程序设计是以对象为基础，将程序和数据封装起来作为一个对象，并给每个对象赋予相应的属性。用户进行面向对象编程时，不是单纯地从头到尾按顺序编写代码，而是把待解决的问题抽象为对象，分析全部对象、属性和对象之间的联系，考虑在软件环境中如何创建对象，给对象设置相应的属性，指定适当的事件或处理方法达到解决问题的目的，从一定程度上提高了软件开发的效率。

3.4 软件工程概述

软件工程是指导计算机软件开发和维护的一门工程学科。它应用计算机科学、数学及管理学等原理，借鉴工程的概念、原理、技术和方法来开发与维护软件，把经过时间考验而证明正确的管理技术和当前能够得到的最好的技术方法结合起来，经济地开发出高质量的软件并有效地维护它。作为一类求解软件的工程，它主要研究如何以系统、规范、可度量的方法来开发、运行和维护软件，以此提高软件的质量与生产率，最终实现软件的工业化生产。软件工程是 20 世纪 60 年代末期以来人们为克服“软件危机”逐渐形成的系统软件开发理论、技术和方法，它们在软件开发实践中发挥着重要作用。

3.4.1 软件危机

软件是计算机系统中的重要组成部分，它包括程序、数据及相关文档的完整集合。其中，程序是软件开发人员根据用户需求开发的指令序列；数据是使程序能正常操纵信息的数据结构；文档是与程序开发、维护和使用有关的图文资料。作为一种将知识和技术转化为信息的产品，可把软件看作一种逻辑实体，具有抽象性，虽然无法看到它的形态但是能把它记录在纸上或存储介质上，通过观察、分析、思考和判断了解它的功能和特性。软件没有明显的制造过程，一旦开发成功，很容易出现复制和盗版现象。因此必须对软件进行严格的质量控制，加大对软件产品的保护力度。如果脱离硬件环境，软件无法独立存在。尽管软件在运行、使用期间不存在磨损和老化现象，但为了适应硬件、软件环境的变化以及用户的需求，要不断修改来维护软件的正常运行。每次升级不可避免会出现新的错误，导致软件失效率升高，逐渐退化。

伴随着计算机硬件性能的大幅度提高和计算机体系结构的不断变化，计算机软件系统更加成熟。在计算机发展的早期阶段，计算机主要用来实现快速计算，进行简单的软件编程，没有系统化的方法，这时的软件是为具体应用而专门编写的规模较小的程序，编写者和使用者往往是同一个（或同一组）人。这种个体化的软件环境，使得软件设计成为人们头脑中一个隐含的过程，除了程序清单之外，没有其他文档资料保存下来。20 世纪 60 年代中期到 20 世纪 70 年代中期，多用户系统引入了人机交互的新概念。在这个时期，出现了软件产品和“软件作坊”的概念，设计人员开发程序不再只是满足自己研究工作的需要，而是为了用户更好地使用计算机。不过，“软件作坊”基本上仍然沿用早期形成的个体化软件开发方法。软件数量急剧膨胀，程序运行过程中经常会出现错误需要修改，特别是当用户有新需求或遇到硬件或操作系统更新时，必须相应地修改程序以适应新的环境。上述种种软件维护工作，资源耗费量特别大。更严重的是，许多程序的个体化特性使其无法维护。久而久之，软件成为限制计算机系统发展的瓶颈，“软件危机”油然而生。

“软件危机”是指在计算机软件的开发和维护过程中所遇到的一系列严重问题。概括地说，问题主要分为两个方面：如何开发软件，以满足对软件日益增长的需求；如何维护数量不断膨胀的已有软件。

3.4.2 软件工程

软件已经成为科学和技术各个领域、工业和社会各个部门不可缺少的重要部分。可是，软件技术的发展远远落后于硬件技术，软件开发依然面临着过分依赖人工、软件无法重用和生产率低下等问题。随着软件危机的出现，人们对软件的看法发生了根本性的变化：从个性化的程序变为工程化的产品；从“软件 = 程序”发展为“软件 = 程序 + 数据 + 文档”。软件的需求渐渐成为软件发展的动力，软件开发从自给自足模式逐步发展为市场流通模式（以满足广大用户的需要为前提），软件工作的考虑范围也发生了巨大变化，所顾及的不仅仅是程序的编写，还包括软件的整个生命周期。人们开始努力探索软件开发的新思想、新方法和新技术，软件工程学应运而生。

软件工程是一种层次化的技术，包括过程、方法和工具 3 个要素。其中，过程是为了获得高质量软件所需要完成的一系列任务的框架，它规定了完成各项任务的工作步骤；方法为软件开发提供“怎样做”的技术，它是完成软件开发各项任务的技术方法，涵盖了项目计划、需求分析、系统设计、程序实现、测试与维护等一系列任务；工具为过程和方法提供了自动或半自动的支持。所有软件工具集合在一起能建立一个支持软件开发的系统，计算机辅助软件工程（Computer Aided Software Engineering，CASE）。该系统集成了软件、硬件和存放开发过程信息的软件工程数据库，可以形成一个软件工程环境。

3.4.3 软件生命周期

软件从定义、开发、使用和维护直到最终被废弃，需要经过一个漫长的时期，这如同人的一生要经历胎儿、儿童、青年、中年和老年，直到最终死亡一样。通常把软件经历的这个漫长时期称为软件生命周期。软件生命周期中的各阶段相互独立，便于开发人员分工协作，而且每个阶段结束之前都会进行严格的审查，合格之后才开始下一阶段的工作，很大程度上保证了软件的质量，提高了软件的可维护性。

概括地说，软件生命周期由软件定义、软件开发和软件维护 3 个时期组成，每个时期又可继续划分为若干阶段。在软件定义时期，主要任务是确定软件开发工程的可行性和必须完成的总目标，导出实现该工程目标应采用的策略及系统须完成的功能，估算所需的资源和成本，并且制定工程进度表。这个时期的工作通常又称为系统分析，由系统分析员负责完成。软件定义时期通常可进一步划分成 3 个阶段，即问题定义、可行性研究和需求分析。在软件开发时期，主要任务是设计和实现在前一个时期定义的软件，它通常分为总体设计、详细设计、编码及单元测试、综合测试。前两个阶段称为系统设计，后两个阶段称为系统实现。在软件维护时期，主要任务是使软件持久地满足用户需求。一般情况下，维护时期不做进一步划分。接下来，简要介绍软件生命周期每个阶段的基本任务。

1. 问题定义

问题定义阶段主要回答“解决的问题是什么”。假如不知道问题就试图去解决，只会白白浪费时间和金钱，并且得出毫无意义的结果。可见，确切地定义问题是十分必要的，可通过对客户的访问调查，系统分析员扼要地写出关于问题性质、工程目标和工程规模的书面报告，经过讨论和必要的修改之后这份报告应该得到客户的确认。

2. 可行性研究

这个阶段主要回答“上一个阶段所确定的问题是否存在可行的解决办法”。为了回答这个问题，系统分析员需要压缩和简化系统分析和设计过程。可行性研究应该比较简短，这个阶段的任务不是具体解决问题，而是研究问题的范围，探索这个问题是否值得解决以及是否有可行的解决办法。可行性研究的结果可作为该项工程是否继续进行的重要依据。一般来说，只有投资可能取得较大效益的那些工程项目才值得继续进行。及时终止不值得投资的工程项目，可以节省人力物力，避免更大的浪费。

3. 需求分析

这个阶段的任务仍然不是具体地解决问题，而是确定“为了解决这个问题，目标系统必须做什么”，具备哪些功能。用户了解各自所面对的问题，知道必须做什么，但通常不能完整准确地表达出自己的需求，更不知道如何利用计算机解决问题；软件开发人员知道怎样用软件实现用户的需求，但不完全清楚特定用户的具体需求。因此，系统分析员在需求分析阶段必须和用户密切配合，充分交流信息，并得出用户确认的系统逻辑模型。通常逻辑模型用数据流图、数据字典和简要的算法表示。需求分析阶段确定的系统逻辑模型是以后设计和实现目标系统的基础，必须准确完整地体现用户的需求。这个阶段的一项重要任务，是用正式文档（常称为规格说明书）准确地记录对目标系统的需求。

4. 总体设计

这个阶段必须回答“应该怎样实现目标系统”，总体设计又称为概要设计。首先，应该设计若干实现目标系统的方案，至少应该设计低成本、中等成本和高成本 3 种方案。软件工程师可适当地描述每种方案，分析各种方案的优缺点，在充分权衡各种方案利弊的基础上，推荐一个最佳方案，并制定实现最佳方案的详细计划。上述设计工作确定了解决问题的策略及目标系统中应包含的程序。如何设计这些程序呢？软件设计的一条基本原理是将程序模块化。也就是说，一个程序应该由若干个规模适中的模块按合理的层次结构组织而成。因此，总体设计的另一项主要任务就是设计程序的体系结构，也就是确定程序由哪些模块组成以及模块间的关系。

5. 详细设计

总体设计阶段以抽象概括的方式提出了解决问题的办法。详细设计阶段的任务就是把解法具体化，解决“如何具体实现这个系统”的问题。这个阶段的任务不是编写程序，而是设计出程序的详细规格说明。这种规格说明的作用很类似于其他工程领域中工程师经常使用的工程蓝图，其中应该包含必要的细节，使得程序员可以根据它们写出实际的程序代码。详细设计也称为模块设计，在这个阶段可以详细地设计每个模块，确定实现模块功能所需要的算法和数据结构。

6. 编码和单元测试

这个阶段的关键任务是写出正确、易理解、易维护的程序模块。程序员应该根据目标系统的性质和实际环境，选取一种适当的高级程序设计语言，把详细设计的结果翻译成指定语言书写的程序，并且仔细测试编写出的每一个模块。

7. 综合测试

这个阶段的关键任务是通过各种类型的测试（及相应的调试）使软件达到预定的要求。其中，最基本的测试有两种：集成测试，根据设计的软件结构，把经过单元测试检验的模块按某种选定的策略装配起来，在装配过程中对程序进行必要的测试；验收测试，用户按照规格说明书对目标系统进行验收，必要时还可以再通过现场测试或平行运行等方法对目标系统进一步测试检验。为了用户能够积极参加验收测试，并且在系统投入生产以后能够正确有效地使用，通常需要以正式的或非正式的方式对用户进行培训。一般情况下，软件测试结果的分析可以预测软件的可靠性，根据对软件可靠性的要求，也可以决定测试和调试过程何时结束。此外，应该用正式的文档资料把测试计划、详细测试方案以及实际测试结果保存下来，作为软件配置的一个组成部分。

8. 软件维护

维护阶段的关键任务是通过各种必要的维护活动使系统持久地满足用户的需要。通常有 4 类维护活动：改正性维护，诊断和改正在使用过程中发现的软件错误；适应性维护，修改软件以适应环境的变化；完善性维护，根据用户的要求改进或扩充软件使它更完善；预防性维护，修改软件提前为将来的维护活动做准备。虽然没有把维护阶段进一步划分成更小的阶段，但实际上每一项维护活动都应该经过提出维护要求（或报告问题）、分析维护要求、提出维护方案、审批维护方案、确定维护计划、修改软件设计、修改程序、测试程序、复查验收等一系列步骤。每一项维护活动都要准确地进行记录，并作为正式的文档资料加以保存。

小　结

本章主要讲述了计算机软件的相关知识；简要介绍了机器语言、汇编语言、高级语言、结构化程序、面向对象程序设计和软件工程的概念。在此基础上，系统地阐述了目前常用软件的功能和特点，为学习下一章操作系统奠定了坚实的基础。

习题 3

一、单项选择题

1. 计算机的软件系统包括________。

（A）程序与数据　　（B）系统软件和应用软件

（C）操作系统与语言设计程序　　（D）程序、数据与文档

2. 计算机能直接识别的语言是________。

（A）汇编语言　　（B）自然语言

（C）机器语言　　（D）高级语言

3. 可移植性最好的语言是________。

（A）汇编语言　　（B）自然语言

（C）机器语言　　（D）高级语言

4. 对计算机软件正确的认识应该是________。

（A）计算机软件不需要维护

（B）计算机软件只要能复制得到就不必购买

（C）受法律保护的计算机软件不能随便复制

（D）计算机软件不必有备份

5. 应用软件是指________。

（A）所有能够使用的软件　　（B）能被各应用单位共同使用的某种软件

（C）所有微机上都应使用的基本软件　　（D）专门为某一应用目的而编制的软件

6. 能将源程序转换成目标程序的是________。

（A）调试程序　　（B）解释程序

（C）编译程序　　（D）编辑程序

7. 软件与程序的区别是________。

（A）程序价格便宜，软件价格昂贵

（B）程序是用户自己编写的，而软件是由厂家提供的

（C）程序是用高级语言编写的，而软件是由机器语言编写的

（D）软件是程序以及开发、使用和维护所需要的所有文档的总称，而程序只是软件的一部分

8. 计算机的软件系统一般分为________。

（A）系统软件、应用软件与各种字处理软件

（B）操作系统、用户软件与管理软件

（C）系统软件与应用软件

（D）操作系统、实时系统与分时系统

9. 计算机中软件与硬件的关系是________。

（A）相互独立　　（B）软件离不开硬件

（C）硬件离不开软件　　（D）互相支持

10. 一般把软件分为两大类，分别是系统软件和应用软件，比如________。

（A）系统软件 AutoAD、应用软件 Word

（B）系统软件 DOS、应用软件 Word

（C）系统软件 FoxPro、应用软件 Windows

（D）系统软件 Word、应用软件 KV300

11. 关于解释程序和编译程序的 4 条叙述，其中正确的一条是________。

（A）解释程序产生目标程序而编译程序不产生目标程序

（B）编译程序产生目标程序而解释程序不产生目标程序

（C）解释程序和编译程序都产生目标程序

（D）解释程序和编译程序都不产生目标程序

12. 解释程序的功能是________。

（A）将高级语言程序转换为目标程序　　（B）将汇编语言程序转换为目标程序

（C）解释执行高级语言程序　　（D）解释执行汇编语言程序

13. 语言编译软件按分类来看是属于________。

（A）操作系统　　（B）系统软件

（C）应用软件　　（D）数据库管理系统

14. 由高级语言编写的源程序要转换成计算机能直接执行的目标程序，必须经________。

（A）编辑　　（B）编译　　（C）汇编　　（D）解释

二、简答题

1. 程序和软件有什么区别？

2. 简述常用的操作系统。

本章参考文献

[1] 杜凌志．全国计算机等级考试用书三级数据库技术．北京：国防工业出版社，2003
[2] 沈美明，温冬婵．IBM-PC 汇编语言程序设计．北京：清华大学出版社，2001
[3] 白中英．计算机组成原理．北京：科学出版社，2000
[4] 张海藩．软件工程导论．北京：清华大学出版社，2003
[5] 王世伟．医学计算机与信息技术应用基础．北京：中国铁道出版社，2006
[6] 郑人杰，殷人昆，陶永雷．实用软件工程．北京：清华大学出版社，1997
[7] 高怡新，张玮．大学计算机基础．北京：人民邮电出版社，2005
[8] 谢柏青．大学计算机应用基础．北京：北京大学出版社，2007
[9] 李秀．计算机文化基础．北京：清华大学出版社，2005
[10] 吕新平，张强华，冯祖洪．大学计算机基础．北京：人民邮电出版社，2009
[11] 黄求根，卢强华．大学计算机应用基础．北京：科学出版社，2008
[12] 李敏，刘欣亮，李刚健．大学计算机基础．上海：上海交通大学出版社，2008

第4章 操作系统

引言

操作系统是现代计算机必不可少的系统软件，也是计算机的灵魂所在。作为建立在硬件之上的一个服务体系，它是用户和计算机硬件系统之间的联系纽带，主要负责计算机全部软、硬件资源的分配、调度工作，控制协调多任务活动，实现信息的存取保护，以便为用户提供一个功能强大、使用方便和可扩展的工作环境。

内容结构图

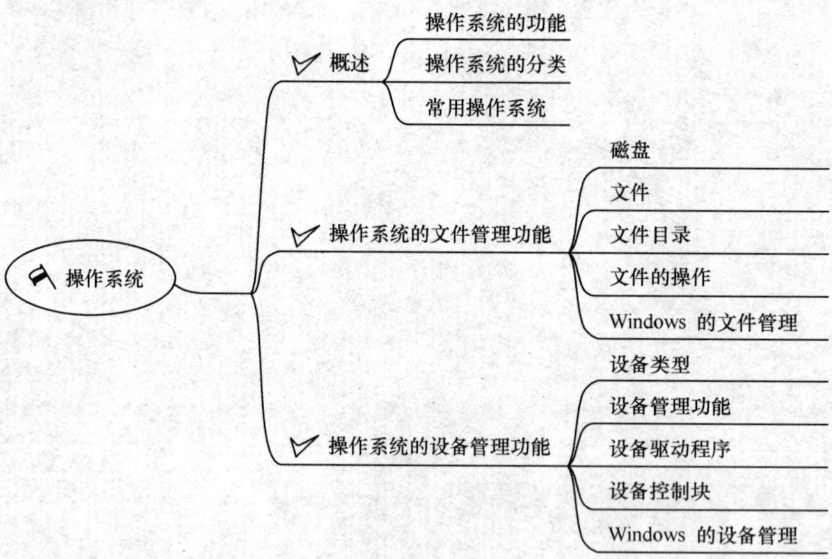

学习目标

通过本章内容的学习，学生应该能够做到以下几点。

✓ 了解：计算机操作系统的基本功能和分类。

✓ 理解：操作系统的文件管理功能和设备管理功能在计算机系统中的作用。

✓ 应用：掌握本章所介绍的几种常用的计算机操作系统，并能够在实践中灵活运用。

4.1 概　述

操作系统是计算机系统的重要组成部分，是管理计算机硬件的一款软件。作为计算机用户和计算机硬件系统之间的接口，用户通过操作系统能方便、快捷、安全、可靠地操纵计算机硬件以及运行程序。

计算机系统包含硬件系统、软件系统和数据，它主要执行用户程序以及更方便地解决用户需求。配置有硬件设备而未安装任何软件的计算机称为裸机，用户直接操作裸机既困难又不方便。操作系统是建立在硬件之上的一个服务体系，当计算机系统运行时，操作系统负责计算机的全部软、硬件资源的分配、调度工作，控制协调多任务活动，实现信息的存取保护，以便为用户提供一个功能强大、使用方便和可扩展的工作环境。

总而言之，操作系统是建立在裸机之上的第一层软件，也可以称为硬件系统功能的首次扩充，它在计算机系统中占有举足轻重的地位。汇编程序、编译程序、数据库管理系统等系统软件以及各种应用软件都是建立在操作系统的基础上运行的。操作系统不仅能为程序的执行提供有效环境，而且能为程序和用户提供相应的服务，使程序使用更方便、用户操作更灵活。

4.1.1 操作系统的功能

操作系统是管理计算机硬件资源与软件资源的程序，同时也是计算机系统的内核与基石。计算机系统的硬件资源有处理器、存储器、外存储器、输入/输出（I/O）设备，软件和信息资源通常以文件形式存储在外存储器。

操作系统的功能可以分别从两个角度进行考虑：从用户使用的角度来看，操作系统给用户提供了访问计算机资源的接口；从资源管理角度来看，操作系统具备处理器管理、存储管理、文件管理和设备管理功能，操作系统的功能如图 4-1 所示。接下来，从用户使用和资源管理两个角度的 5 大方面来探讨操作系统的基本功能。

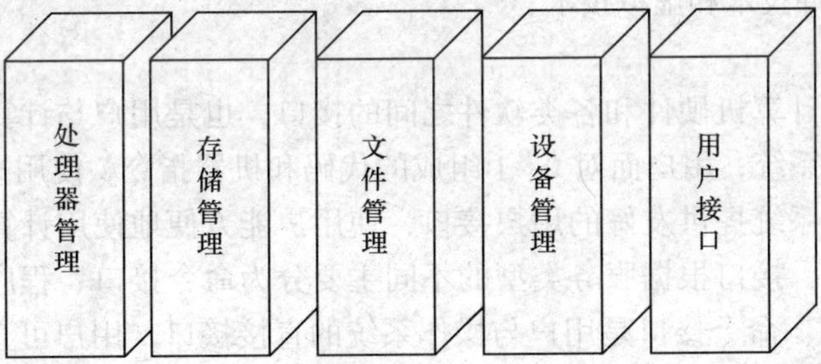

图 4-1　操作系统功能结构图

1. 处理器管理

处理器管理是操作系统的基本功能之一，它主要负责计算机核心资源 CPU 的分配工作。处理器是计算机系统的心脏，任何时刻只有一个任务能得到它的控制权。在单用户系统和单道系统中，处理机只为一个用户和一个作业而服务，管理相对简单。为了提高系统资源利用率而引入多道程序技术之后，经常出现多个程序（作业）同时运行争用处理器的情况。因此，处理器分配调度策略、分配实施和资源回收等问题成为处理器管理的关键。

处理器管理的主要目的是分配处理器。在操作系统中，每个用户提交的任务都可看作系统的一个处理单位，称为作业。获得处理器控制权的作业可看作是进程，即正在执行的程序。也就是说，进程是运行中的程序，是程序的一次运行活动，如个人计算机上某个用户正在运行的文字处理程序。进程在处理器上是交替运行的，它完成任务需要一定的资源，包括 CPU 时间、内存、文件和 I/O 设备。当某进程因某事件而无法继续执行时，将引起处理器重新分配。在操作系统中，进程是进行资源分配、调度和管理的最小单位，操作系统会根据一定的策略将处理器交替地分配给系统内等待运行的程序。基于操作系统对处理器管理策略的不同，其提供的作业处理方式也不同，如批处理方式、分时处理方式和实时处理方式等。

2. 存储管理

存储器是计算机系统中用来存放程序和数据的记忆设备。通常，操作系统、实用程序和用户程序等多个程序间会出现共享存储器的状况，为了使得程序彼此间互不干扰，必须对主存储器进行合理的分配、保护和扩充。

存储管理的任务是为多道程序提供存储环境，方便用户使用存储器，提高存储器的利用率，达到从逻辑上扩充内存的目的。可见，存储器管理应具有内存分配、内存保护、地址映射和内存扩充等功能。

3. 文件管理

计算机系统中，程序和数据是用文件的形式存储在外部存储器上，以此实现将一个共享设备变换成以文件名作为标识的多个共享设备。当保存的文件不断累积时，会给外部存储器的管理造成压力。操作系统的文件管理功能解决了这个难题。它的主要任务是对用户文件和系统文件进行管理，方便用户的使用，并保证文件的安全性。

4. 设备管理

现代计算机常常配置各种类型的输入/输出设备，这些设备的操作性能各不相同。特别是在信息传输和处理速度上，差别非常明显。设备管理的任务就是根据分配策略，把通道、控制器和设备分配给请求输入/输出操作的程序，并启动相应设备完成所需操作。为了让设备和处理器能并行工作，通常会采用缓冲技术和虚拟技术。

5. 用户接口

操作系统不仅是计算机硬件和各类软件之间的接口，也是用户与计算机之间的接口。假设计算机没有安装操作系统，用户面对 0、1 组成的代码和机器指令，使用按钮控制计算机，既耗时又费力。通过操作系统提供友好的用户接口，使用户能方便地使用计算机，改善用户界面的同时提高了工作效率。接口根据服务类型的不同主要分为命令接口、程序接口、图形用户接口和网络用户接口 4 类。命令接口是用户与操作系统的直接接口，用户可直接从键盘等终端设备输入命令来获取操作系统的服务；程序接口是应用程序与操作系统的接口，用户可通过在程序中进行系统调用来获得操作系统的服务；图形用户接口将操作系统的功能和各种应用程序用图标的形式表示，使操作更加简单直观；网络用户接口为用户提供基于 Web 的界面，便于用户上网进行各种操作。

4.1.2 操作系统的分类

计算机系统性能的改善和资源利用率的不断提高促进了操作系统的发展。从人工操作阶段（无操作系统）到早期的批处理、执行系统、多道程序系统、分时系统、实时系统、通用操作系统，操作系统的基本概念、功能、基本结构和组成逐步形成并趋于完善。20 世纪 80 年代后，大规模集成电路工艺技术的飞速发展，不但掀起了计算机发展和普及的浪潮，而且朝着计算机网络、分布式处理、巨型计算机和智能化方向继续迈进；与此同时，网络操作系统、分布式操作系统等相继诞生。伴随着计算机技术和软件技术的发展，形成了各种类型的操作系统以满足不同的应用需求。根据使用环境及处理方式的不同，操作系统可以分为以下几类。

1. 批处理操作系统

批处理操作系统能同时容纳多个用户作业，它将作业存放在外存中组成一个后备作业序列。系统按某种调度策略从后备作业中选取一个或多个作业放入内存中运行。这种操作系统采用避免人机交互的方式来提高 CPU 的运行效率，以达到提高系统资源利用率、大作业吞吐量和作业流程自动化的目的。常用的系统有 MVX 等。

2. 分时操作系统

随着主机速度的不断提高和分时操作系统的出现，一台计算机可同时为多个终端用户服务，每个用户在自己的终端设备上联机使用计算机。分时操作系统采用时间片轮转的方式处理每个用户的服务请求。假如某作业用完分配的时间片后仍未完成，则会暂时中断，等待下一轮运行，并把处理器的控制权让给另一个作业使用。这样可以在较短时间内让每个用户的作业都能够得到响应，实现人机交互。与批处理操作系统相比，分时操作系统最重要的特征是用户可以与系统及自己的作业进行交互，以方便用户对程序的开发与调试。它具有多路性、交互性、独立性和交互作用性等特点。常用的系统有 UNIX、XENIX、LINUX 等。

3. 实时操作系统

实时操作系统能及时响应随机发生的外部事件，并在规定的时间范围内完成对该事件的处理，它具有及时响应和高可靠性的特点。实时系统分为实时控制系统和实时信息处理系统。实时控制系统主要用于生产过程的自动控制、实验数据自动采集、武器的控制（包括火炮自动化、飞机自动驾驶、导弹的制导系统等领域）；实时信息处理系统主要用于实时信息处理，该系统由一台或多台主机通过通信线路连接成多个远程终端。计算机接收来自远程终端的服务请求，根据用户请求，对信息进行检索和处理，并在短时间内为用户做出正确的回答。如飞机订票系统、情报检索系统等。常用的系统有 RDOS、VRTX 等。

4. 个人计算机操作系统

个人计算机操作系统是一种联机交互的单用户操作系统，它提供了联机交互功能。支持单任务运行时，称为单任务操作系统，如 DOS 系统等；支持多任务并行运行时，称为多任务操作系统，如 Windows 系统等。这种操作系统是针对个人专用，功能会相对简单些，不过它提供了方便友好的用户接口和功能丰富的文件系统。

5. 网络操作系统

网络操作系统是网络的心脏和灵魂，是向网络计算机提供服务的特殊操作系统。它能在各主机操作系统的协助下，管理网络通信和资源共享，协调各主机上任务的运行。常用的网络操作系统有 Novell NetWare、Windows NT、Windows Server。

6. 分布式操作系统

分布式操作系统也是将物理上分散的具有自治功能的若干计算机系统用通信设备和线路互相连接起来，实现信息交换、资源共享。系统中各计算机无主次之分，它可以把一个程序分布在多台计算机上并行运行，协同完成任务。分布式操作系统把系统的处理和控制功能都分散在系统的各个处理单元，它能直接对系统中各类资源进行动态分配和调度、信息传输、控制协调工作，并为用户提供统一的界面和标准的接口。这是一个逻辑上紧密耦合的系统，更强调分布式计算和处理。常用的分布式操作系统有 Amoeba 系统等。

7. 嵌入式操作系统

嵌入式操作系统在嵌入式智能芯片环境中运行，对整个智能芯片以及被它操控的各种部件装置等资源进行统一协调、处理、指挥和控制。它不仅广泛应用于各种工业系统、计算机外设、洗衣机、微波炉、冰箱等低端设备，而且也常在信息化家电、机顶盒、掌上电脑、WAP 手机、路由器等高端设备中使用。嵌入式操作系统具有占用空间小、执行效率高等特点。目前较成熟的嵌入式操作系统有 VxWorks、QNX、Palm OS、Windows CE 等。

4.2 操作系统的文件管理功能

文件管理是操作系统的基本功能。在现代计算机系统中，常用到大量的程序和数据。为了解决内存空间有限和保存时间较短等问题，系统将数据信息以文件的形式存放在外存，需要时再调入内存。如果用户直接管理外存上的文件，不仅要熟悉外存特性、文件属性以及文件在外存上的存放位置，而且面对多用户环境，还必须保证数据的安全性和一致性。可见，完成该任务相当困难。操作系统的文件管理功能解决了这个难题，它负责管理外存上的文件，为用户提供存取文件、共享文件和保护文件等功能。该功能既方便了用户，又保证了文件的安全性，有效地提高了系统资源的利用率。

4.2.1 磁盘

1. 磁盘的概述

磁盘是计算机外部存储器中一种类似于磁带的装置，它是文件存储的主要介质。磁盘是实现虚拟存储的物理基础，也是随机存取的共享设备。常见的磁盘有硬盘、光盘、U 盘、MP3、MP4 和移动硬盘等。

磁盘问世以来，用户不但可以把数据处理结果存放在磁盘，而且还可以把若干输入计算机中的数据存储至磁盘，促使数据反复使用，避免重复劳动。

2. 磁盘的结构

磁盘包括两个重要的移动部件：磁盘组合和磁头组合，如图 4-2 所示。

磁盘组合由一个或多个围绕着中心主轴旋转的圆形盘片组成，圆盘上、下表面都涂覆了一层用来存储二进制位的磁性材料，把 0 和 1 分别用两个不同方向上的定向磁化小区域表示。盘片直径一般是 3.5 英寸。二进制位的存储单元被组织成磁道，磁道是单个盘片上的同心圆，由若干个点组成，每个点代表由磁化方向决定的二进制位。磁道中大约有百分之十的间隙，用来标识扇区的起始位置，将磁道分割成扇区。假如某部分磁化层被损坏，不能存储信息，那么包含这个部分磁化层的整个扇区都无法再使用，磁盘俯视图如图 4-3 所示。

磁头组合承载着磁头。每个盘面都有一个磁头悬浮在上方，极其贴近却不能相互接触，否则将出现“头损毁”，破坏盘片和它存储的相关数据。每个磁头都被固定在一个磁头臂上，所有盘面的磁头与磁头臂同时移动。

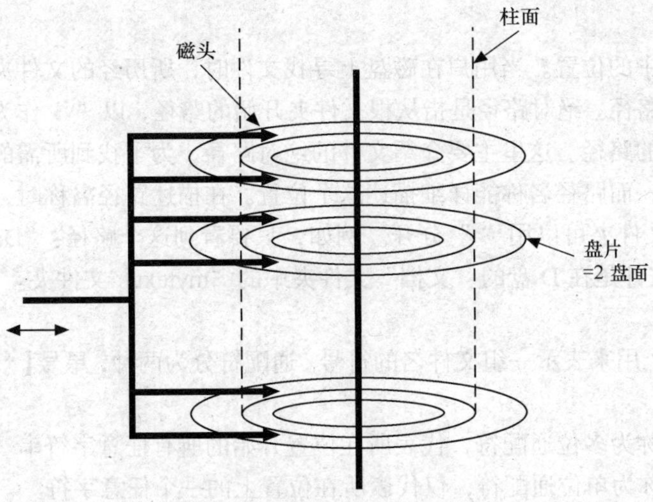

图 4-2　磁盘结构图

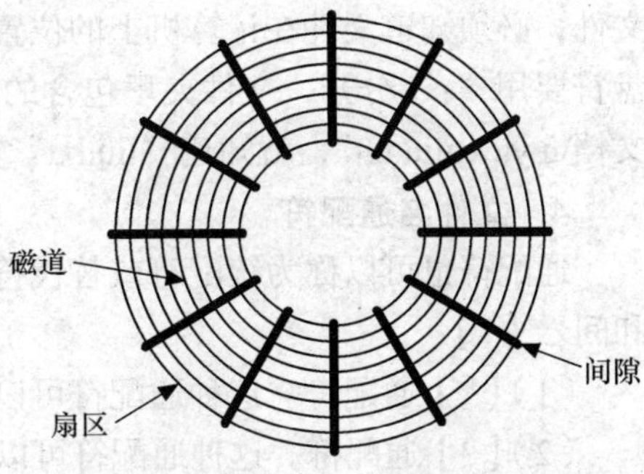

图 4-3　磁盘俯视图

小知识

扇区与块的比较：扇区是磁盘的物理单元，而块通常由一个或多个扇区组成，它是使用磁盘的软件系统，如操作系统或者 DBMS 所建立的逻辑单元。

4.2.2　文件

1. 文件的概念

文件是在逻辑上具有完整意义的一组相关信息项的有序序列，它是具有标识符（文件名）的一组信息的集合。标识符用来区分文件，不同的系统对标识符的规定存在差异。文件可以表示的范围很广，包括程序、文字、数据、图形、图像、动画或声音等，它是操作系统管理信息和独立存取的最小单位。计算机中的所有数据都以文件的形式保存于存储介质上。

2. 文件的命名

文件是一种抽象机制，为方便读取保存在磁盘上的信息，必须在进程创建文件时命名，以便于操作系统对文件进行控制和管理。

操作系统的命名规则各不相同。通常是由字母或汉字组成的数字串，它的格式和长度因系统而异。文件名由主文件名和扩展名组成，主文件名和扩展名之间用句点（"."）分隔；扩展名由 1～4 个合法字符组成，用来表示文件的类型。例如，文件名"abc.jpg"，由扩展名".jpg"可知该文件属于图像文件，其主文件名为"abc"。常用的文件类型包括以下 6 种，如表 4-1 所示。

表 4-1　常用文件类型

类型名称	扩展名
程序文件	.com、.exe、.bat
文档文件	.txt、.doc、.log、.html、.rtf、.wps
图像文件	.bmp、.jpg、.gif、.tif
字体文件	.font、.tif
多媒体文件	.wav、.mid、.avi、.mp3、.wma
其他文件	.ovl、.sys、. ini、.vxd、. dll

3. 文件的路径名称

文件的路径是指文件存储在计算机中的位置。当用户在磁盘上寻找文件时，所历经的文件夹线路叫路径。路径分为绝对路径和相对路径。绝对路径是指从根文件夹开始的路径，以“\”作为开始；相对路径是指从当前文件夹开始的路径。这里主要介绍文件的绝对路径，为了找到所需的文件，必须知道文件在计算机上的位置，而路径名称能详细描述这个位置。在描述路径名称时，盘符要用“:”分开，文件夹里包含的文件夹可以用“\”分开。例如，只要看到这个路径：“D:\文档\mytext\liu.txt”，就知道“liu.txt”文件是在 D 盘的“文档”文件夹中的“mytext”文件夹。

4. 文件名通配符

通配符也可以称为统配符或替代符，用来表示一组文件名的符号。通配符分为两种，星号【*】和问号【?】。

（1）【*】通配符。这种通配符可以称为多位通配符，代表所在位置开始的所有任意字符串。

（2）【?】通配符。这种通配符可以称为单位通配符，仅代表所在位置上的一个任意字符。

5. 文件的分类

为了方便管理和控制文件，可将文件进行分类。常用的分类方式有以下几种，如表 4-2 所示。

表 4-2　　常用分类方式

分类方式	文件类型	文件描述
用途	系统文件	由系统软件构成的文件，不能直接对用户开放，可允许用户调用
	用户文件	用户委托系统保存的文件，如源代码、目标文件等
	库文件	由标准子程序和常用的应用程序组成的文件，只允许用户调用，不允许用户修改
文件中数据形式	源文件	由源程序和数据构成的文件，从终端输入或输出。通常由 ASCⅡ或汉字组成
	目标文件	相应的编译程序编译成的文件，由二进制码组成，扩展名为.obj
	可执行文件	由目标文件链接而成的文件，扩展名为.exe
操作保护方式	只读文件	仅允许文件主和被核准用户进行读操作的文件
	读/写文件	允许文件主和被核准用户进行读操作或写操作的文件
	执行文件	不允许读和写，只允许被核准用户调用执行的文件
	不保护文件	所有用户都可访问
文件保留方式	临时文件	用户暂时使用的文件，无副本
	永久文件	用户经常用到的文件，有副本
	档案文件	用于备份保存的文件，以备查证和恢复

6. 文件夹

文件夹是一个存储文件的有组织实体，计算机通过文件夹组织、管理和存放文件。通常，可将文件夹看作存放文件的容器。与文件相比，文件夹没有扩展名，主要用来存放相同类别的文件，其中还可以包含若干文件和文件夹，层层嵌套，有效地实现文件的分类管理。当然，文件夹的名称也具有唯一性，同一目录下任意两个文件夹的名称都不能完全相同。

7. 文件系统

文件系统即文件管理系统，它是操作系统中负责存取和管理信息的模块，能用统一的方式管理用户和系统信息的存储、检索、更新、共享和保护，并为用户提供一整套方便有效的文件使用和操作方法。在多用户操作系统中，它可以保证用户存放的文件位置不冲突，防止用户占有空间却不使用，避免各用户文件被窃取和破坏等。

文件系统是实现文件统一管理的一组软件和相关数据的集合，负责管理和存取文件信息的软件机构。它包括管理文件所需的数据结构（文件控制块、存储分配表等）、相应的管理软件以及访问文件等操作。

4.2.3 文件目录

随着信息量日益增加，为了便于文件的存取和管理，实现“按名存取”，系统必须在文件名与文件物理位置之间建立映射关系，这种关系被称为文件目录。它包括以下信息。

（1）文件名。用来识别文件的标识符。

（2）文件的逻辑结构。文件的逻辑结构是用户可见结构，逻辑文件从结构上分成无结构的流式文件和有结构的记录式文件。流式文件指对文件内信息不再划分单位，它是依次的一串字符流构成的文件，适用于基本信息单位操作不多的文件，如源程序文件、目标代码文件等；记录式文件是用户把文件内信息按逻辑上独立的含义划分成信息单位，每个单位为一个逻辑记录（简称记录）。这类文件可将记录按各种不同的方式排列，构成不同的逻辑结构，以便用户对文件中的记录进行修改、追加、查找和管理等操作。

（3）文件在辅存上的物理位置。连续结构和链接结构的文件，记录文件起始物理块号和指向第一物理块的指针；对索引结构文件，记录文件的索引表地址。

（4）文件建立修改日期及时间。记录了与文件建立、修改日期或时间有关的信息。

（5）文件的类型。用来指明文件所属的类型。

（6）存取控制信息。用来指明用户对文件的存取权限。

文件目录结构的组织方式直接影响文件的存取速度，关系到文件共享性和安全性。按照包含文件的数量差异，文件目录可分为一级目录、二级目录和多级目录。

1. 一级目录结构

整个目录呈线性结构，系统将所有文件都建立在一个目录下，每个文件占用一个目录项。当创建新文件时，在文件目录下增加一个空目录项，填入相应内容；当删除文件时，根据文件名查找相应目录项，将其内容清空。这种目录结构简单，不便于查找和实现文件共享，存在重名现象，适用于单用户环境。

2. 二级目录结构

二级目录结构将系统中的目录分为二级：主目录和用户文件目录。主目录由用户名和用户文件目录首地址组成；用户文件目录由用户文件的所有目录组成。当新用户建立文件时，系统为用户分配一个存放用户文件目录的存储空间，同时在用户文件目录下为新文件分配一个目录项，分配文件存储空间。再把用户名和用户文件目录首地址填到主目录中，文件的相关信息填到用户文件目录项中；当老用户建立文件时，只需在对应的空的用户文件目录项中填入相应内容即可；当用户访问文件时，在主目录中按用户名查找到用户文件目录的首地址，然后再查文件目录项即可。

在二级目录结构中，搜索文件必须给出对应的用户名和文件名。不同的用户可以使用相同的文件名。与一级目录结果相比，它减少了检索文件的时间，较好地解决了重名问题。不过，这种目录结构将用户相互隔离，不便于用户间共享文件。

3. 多级目录结构

多级目录结构类似于树形，从根开始向下蔓延，每个节点是一个目录，叶节点是文件。DOS和UNIX常采用这种目录结构。

在多目录文件中，通过路径名访问文件。所谓路径名是从根目录开始到该文件的通路上所有目录文件名和该文件符号名组成的一条路径。通常由根目录、所有目录文件名、文件名以及分隔符表示。这种目录结构层次清晰，查找速度快，易于规定不同层次或子树中文件的不同存取权限，便于文件保护、保密和共享等。

4.2.4 文件的操作

文件的管理操作大致分为两类：一类是对文件自身的操作，如创建一个新文件、给文件重命名等；另一类是对记录进行操作，如检索一个文件中所有记录等。

1. 对文件的操作

（1）创建文件。每当用户创建新文件时，系统都会为文件分配一个目录项和存放新文件的外存空间，并且目录项中记录文件的相关信息，如文件名、物理地址等。

（2）删除文件。系统根据用户给出的路径名找到对应的文件并回收该文件占用的全部资源，并将目录项置空。

（3）打开文件。当用户试图访问一个文件时，必须首先向系统提出打开文件的请求，并给出文件的路径名、操作类型等信息。文件打开后才能进行相关操作。

（4）读文件。读文件时，系统根据用户所指定的路径名，将文件读入内存指定的地址。

（5）写文件。写文件时，系统根据用户所指定的路径名，将内存中的数据信息写入相应文件中。

（6）关闭文件。当文件不需要使用时，可申请系统将指定的文件关闭。文件关闭后无法对其进行操作。

2. 对记录的操作

（1）读操作。将文件中一条或多条记录读入进程。

（2）写操作。进程将其输出的数据项写入文件的一条记录或若干条记录。

（3）查找。检索文件，寻找满足指定条件的记录。

（4）修改。检索文件，查找到符合指定要求的记录后，对其中的一个或多个数据进行修改，修改完毕后再将记录写回到文件中。

（5）插入。从文件中检索到指定记录后，将新记录插入其中。

（6）删除。删除文件中满足条件的记录。

4.2.5 Windows 7的文件管理

Windows操作系统利用资源管理器对系统软、硬件资源进行管理。在资源管理器中不仅可以访问控制面板中的每个程序项，对有关硬件进行设置，而且还能实现对文件的管理。下面以Windows 7（简称Win 7）操作系统为例进行介绍。

1. 资源管理器

资源管理器的功能与【计算机】有些类似，也是文件和文件夹的管理工具。区别在于它的窗口左侧是导航窗格，在窗格中以目录树的形式显示计算机中的所有资源项目，而右窗格则用来显示所选项目的详细内容，避免用户反复对多窗口进行切换。在 Win 7 中，用户使用资源管理器更容易管理和搜索自己的目标文件及目录。

（1）资源管理器的打开。

打开资源管理器有以下 5 种方法。

- 单击【开始】→【程序】菜单，找到【附件】→【Windows 资源管理器】命令。
- 右击【开始】按钮，从弹出来的快捷菜单中选择【资源管理器】。
- 运行【命令提示符】，输入 explorer 命令即可。
- 单击【任务栏】上按钮打开资源管理器窗口。
- 用【Win +E】组合键即可打开。

（2）资源管理器窗口的组成。

Win 7 中的资源管理器窗口独具代表性，更能表现出 Windows 系统窗口的特点，如图 4-4 所示。资源管理器窗口中除了一般窗口的元素，如标题栏、菜单栏、状态栏等外，还可以打开文件夹或库。它的每个部分围绕 Windows 进行导航，能更轻松地使用文件、文件夹和库。

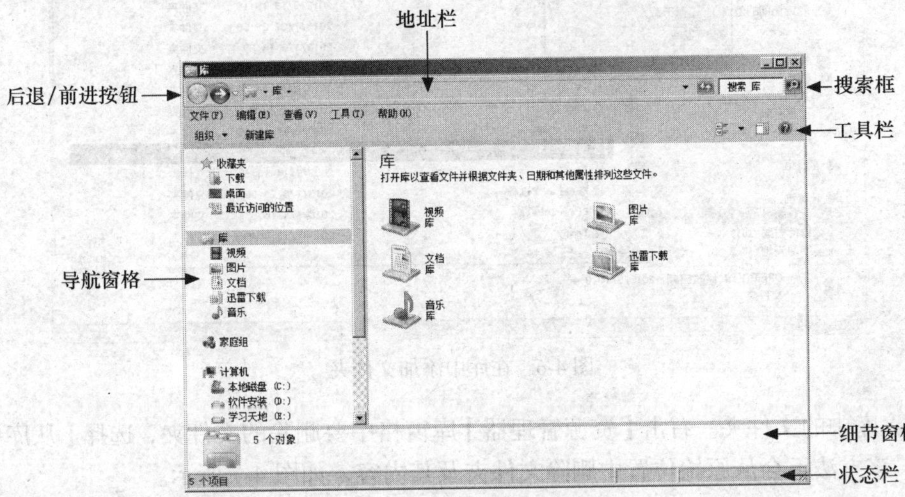

图 4-4　Windows 资源管理器窗口

① 导航窗格。使用导航窗格可以访问库、文件夹以及整个硬盘，如图 4-5 所示。用户可以通过树状结构的导航窗格来查找文件和文件夹，还可以在导航窗格中将项目直接移动或复制到目标位置。如果在已打开窗口的左侧看不到导航窗格，可选择【组织】→【布局】，单击【导航窗格】将其显示出来。

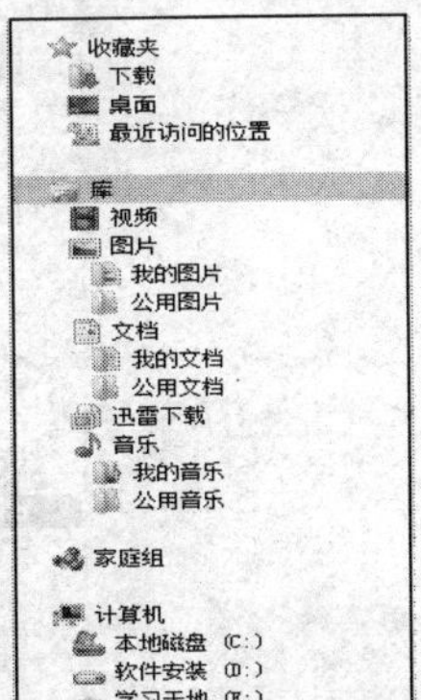

图 4-5　导航窗格

② 【后退】按钮和【前进】按钮。【后退】按钮表示可返回到刚才访问的文件夹；【前进】按钮是相对于【后退】而言，能恢复正访问的文件夹。

③ 收藏夹。收藏夹收录了用户经常访问的位置信息。

- 下载。指向网络下载时的默认存档位置。
- 桌面。指向桌面快捷方式。
- 最近访问的位置。用户最近访问过的文件或文件夹位置。
- 向收藏夹中添加快捷方式。将文件夹拖至收藏夹中。
- 删除收藏夹中的快捷方式。右击收藏夹中的项目，单击【删除】按钮。

④ 库。库是 Win 7 新增的功能，主要用于管理文档、音乐、图片和其他文件的位置。它相当于系统中的文件"仓库"，是一个文件和文件夹的"集合"，可以将用户所需要的文件和文件夹分类集合在一起。如同网页收藏夹一样，只要单击库中的链接，就能快速打开添加到库中的文件夹，它们可以以同名的形式存在于文件库中，并且会随着原始文件夹的变化而自动更新。Win 7 自带了 4 个默认库（文档库、音乐库、图片库和视频库），用户还可以根据自己的需求创建新库。

- 新建库。右击资源管理器左侧导航窗格中的【库】，从弹出来的快捷菜单中选择【新建】→【库】，输入库的名称即可。
- 将文件夹添加到库中。选定【资源管理器】中的文件夹，单击工具栏上【包含到库中】的下拉菜单，选择相应的库如图 4-6 所示。

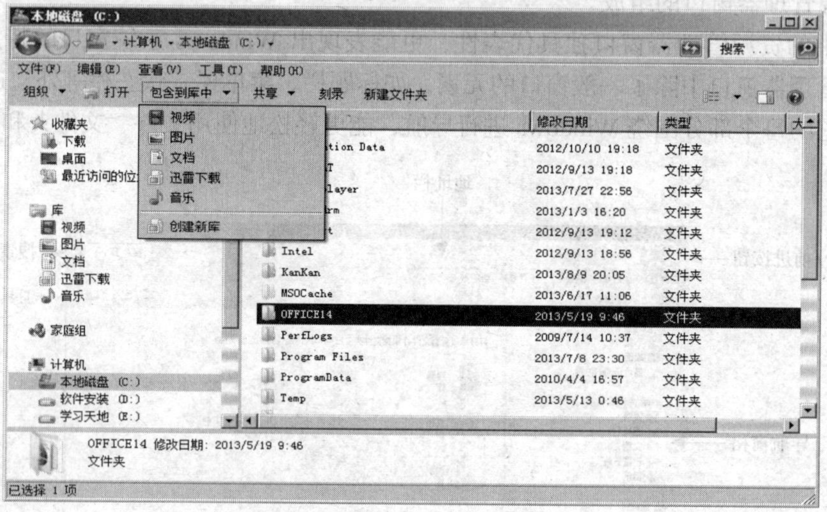

图 4-6 在库中添加文件夹

- 删除库中的文件夹。右击【资源管理器】库窗格中要删除的文件夹，选择【从库中删除位置】即可。该方法不会从原始位置中删除文件夹及其内容，如图 4-7 所示。

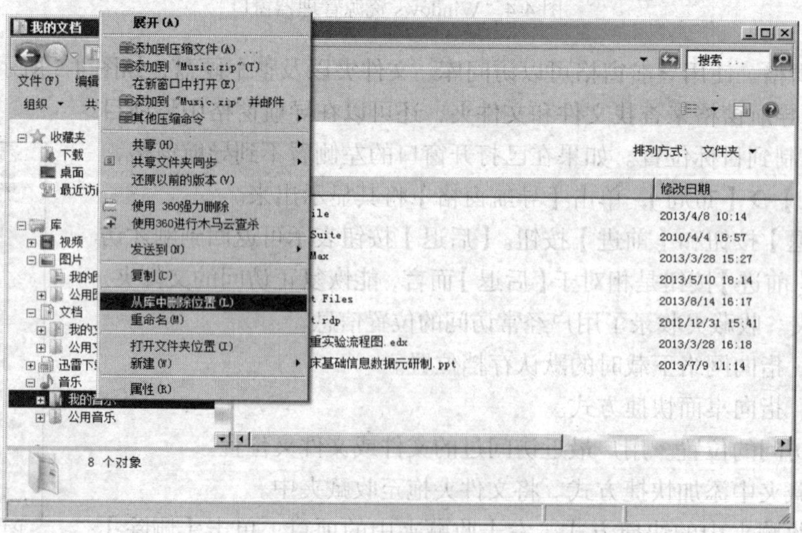

图 4-7 删除库中的文件夹

⑤ 菜单栏。资源管理器可以显示或隐藏菜单栏。

- 选择【工具栏】上【组织】→【布局】,【菜单栏】前有√表示显示，否则表示隐藏。

⑥ 搜索框。搜索框位于资源管理器的右侧顶部，在搜索框 搜索 库 中输入词或短语可查找当前文件夹或库中的项。它根据所输入的文本筛选当前视图，搜索输入的文件名和文件内容中的文本，以及标记等文件属性中的文本。在库中搜索时，它将遍历库中所有文件夹及其子文件。

⑦ 地址栏。【地址栏】中详细列出了用户访问的当前文件路径，为用户访问本地计算机资源和网络资源提供了极大的方便。在地址栏中可进行如下操作。

- 用户可在地址栏中输入一个新的路径，按【Enter】键后，资源管理器可自动按新的路径定位当前文件夹。
- 单击【地址栏】右边的下拉箭头，从下拉列表框中选择新位置。
- 如果用户已连接 Internt，可以直接在地址栏中输入一个 Web 地址（或关键词），并通过因特网找到相应的站点。

⑧ 预览窗格。预览窗格 可以让用户快速查看最小化窗口的缩略图。例如，如果选择电子邮件、文本文件或图片，则无须在程序中打开即可查看其内容，如图 4-8 所示。如果在已打开窗口的左侧看不到预览窗格，可选择【组织】→【布局】，单击【预览窗格】将其显示出来。

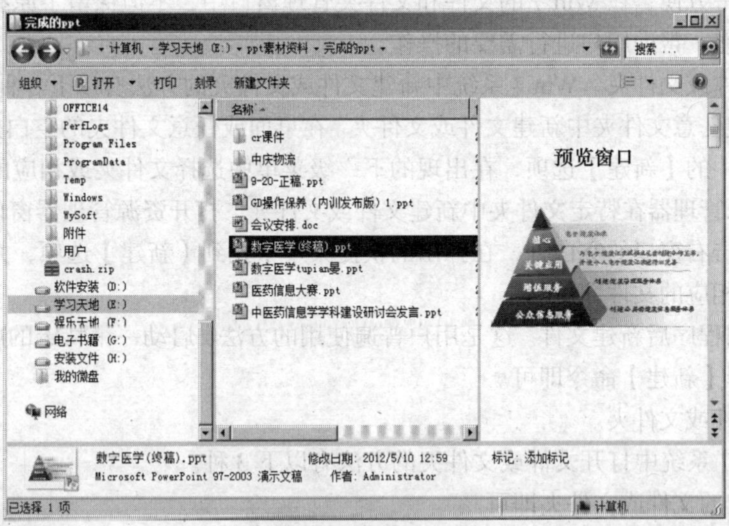

图 4-8　预览窗格

⑨ 细节窗格。细节窗格可以查看与选定文件关联的最常见属性。如果在已打开窗口的左侧看不到细节窗格，可选择【组织】→【布局】，单击【细节窗格】将其显示出来。

⑩ 更改图标显示方式。在打开文件夹或库时，可以更改文件在窗口中的显示方式。使用工具栏中的【更改您的视图】按钮 ，可以查看每个文件的不同种类信息视图。单击【更改您的视图】按钮右侧的箭头，在列表中选择选项，或向上或向下移动滑块选择选项。

（3）资源管理器的基本操作。

资源管理器的工作区分成左右两个窗口，分隔条将两边窗口分开。当光标指向分隔条呈现双向箭头时，可拖曳改变左右两边窗口的大小。其中，左边的窗口显示了所有磁盘和文件夹的列表；右边的窗口用于显示选定的磁盘和文件夹中的内容。

① 展开文件夹。在资源管理器左窗口中，若驱动器或文件夹前面有【＋】号，表明该驱动器

或文件夹有下一级子文件夹。单击【 + 】号或对应的文件夹图标可展开其包含的子文件夹，并在右窗口显示出当前选中文件夹包含的内容。当驱动器或文件夹展开后，【 + 】号会变成【 – 】号。

② 折叠文件夹。在资源管理器左窗口中，若驱动器或文件夹前面有【 – 】号，表示已在左窗口中展开其下一级文件夹。单击【 – 】号可折叠已展开的内容，并使得【 – 】号变成【 + 】。例如，单击左边窗口中【我的电脑】前面的【 + 】号，将显示【我的电脑】中磁盘的信息，选择相应磁盘前面的【 + 】号，便可显示出该磁盘中包含的所有文件夹信息。

③ 选定文件夹。用户选定某文件夹为【当前文件夹】，单击所需文件夹即可。通常，左窗口中选定文件夹是为了在右窗口中展开它所包含的内容；右窗口中选定文件夹是为了对文件夹进行复制、移动等操作。

④ 选定文件。如果要选择文件夹窗口中的所有文件，可选择工具栏中的【组织】→【全选】命令，或按下【Ctrl+A】组合键；如果要选择连续排列的多个文件，可先按下【Shift】键，然后依次单击要选定的第一个文件和最后一个文件；如果选择文件夹窗口中不连续排列的多个文件，可先按下【Ctrl】键，然后逐个单击要选择的文件。

2. 文件和文件夹管理

文件和文件夹管理是 Windows 资源管理的主要功能，系统采用树形结构组织计算机中的资源，操作起来非常方便。在 Win 7 的文件和文件夹管理窗口中，不但保留了原有的功能，而且还增添了许多新功能，帮助用户进行需要的操作。

（1）新建文件或文件夹。Win 7 系统中新建文件或文件夹的方法有以下 3 种。

① 在桌面或任意文件夹中新建文件或文件夹。在桌面或任意文件夹的空白处单击右键，用光标指向快捷菜单中的【新建】选项，在出现的下一级菜单中选择文件夹或相应的文件即可。

② 利用资源管理器在特定文件夹中新建文件或文件夹。打开资源管理器窗口，在其左窗口中选定文件夹，右击右窗口的空白处，在弹出的快捷菜单中找到【新建】选项，并在其下一级菜单中选择文件夹或相应的文件即可。

③ 启动应用程序后新建文件。这是用户普遍使用的方法，启动一个特定的应用程序后，单击【文件】菜单选择【新建】命令即可。

（2）打开文件或文件夹。

通常在 Win 7 系统中打开文件或文件夹的方法有以下 3 种。

- 双击特定的文件或文件夹即可。
- 单击特定文件或文件夹的图标或标识名，在弹出的快捷菜单中选择【打开】命令即可。
- 在资源管理器窗口或文件夹窗口中选定文件或文件夹，单击工具栏中的【打开】按钮即可。如果选定的是文件夹，则意味着打开文件夹窗口，显示其中包含的所有内容；如果选定的是文件，则表示启动该文件的 Windows 应用程序，在文档窗口中显示出文件的内容。倘若要打开的文件并非文档文件，即无法在系统中找到创建该文件的 Windows 应用程序，则右击文件，从快捷菜单中选择【打开方式】对话框，并在程序列表框中选择一个特定的应用程序完成【打开】任务，如图 4-9 所示。

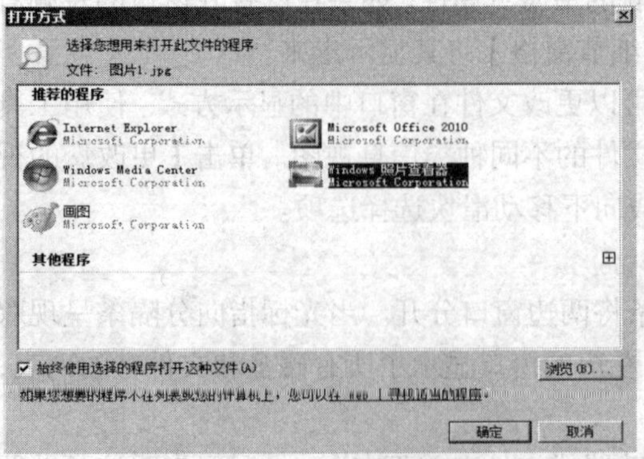

图 4-9 【打开方式】对话框

（3）文件或文件夹的更名。

- 右击文件或文件夹，在弹出来的快捷菜单中选择【重命名】命令，文件或文件夹图标的标识名框进入可编辑状态，输入新名称后按【Enter】键即可。
- 单击文件夹或文件的图标或标识名，选中文件或文件夹，此时文件的标识名呈现蓝色，单击文件标识名框的蓝色区域，在其进入编辑状态后，输入新名称后按【Enter】键可实现更名。
- 选中文件或文件夹，选择【组织】→【重命名】命令即可。

（4）移动和复制文件或文件夹。

移动文件夹是将原来位置上的文件或文件夹移至新位置，执行移动操作后，原位置上的文件或文件夹消失。与移动文件夹相比，复制文件夹是指原来位置上的文件或文件夹保留，在新位置上建立一个与原来位置的文件或文件夹一样的副本。

① 利用快捷菜单。

复制文件或文件夹：右击指定的文件或文件夹图标，在快捷菜单中选择【复制】命令，定位目标文件夹，并右击其空白处，选择快捷菜单中的【粘贴】命令，以实现文件或文件夹的复制。

移动文件或文件夹：右击指定的文件或文件夹图标，在快捷菜单中选择【剪切】命令，定位目标文件夹，并右击其空白处，选择快捷菜单中的【粘贴】命令，以实现文件或文件夹的移动。

在资源管理器窗口和文件夹窗口中，利用工具栏中【组织】按钮的【复制】命令和【粘贴】命令可实现上述复制操作；利用工具栏中【组织】按钮的【剪切】命令和【粘贴】命令可实现上述移动操作。

② 利用快捷键。

复制文件或文件夹：使用【Ctrl】+【C】组合键复制当前文件或文件夹；定位目标文件夹，按【Ctrl】+【V】键执行粘贴命令。

移动文件或文件夹：使用【Ctrl】+【X】组合键剪切当前文件或文件夹；定位目标文件夹，按【Ctrl】+【V】组合键执行粘贴命令。

③ 鼠标拖曳法。

在资源管理器中利用鼠标拖曳法可完成文件或文件夹的复制和移动操作。

倘若复制文件或文件夹到另一驱动器的文件夹中，直接拖曳选定的文件或文件夹至目标文件夹的图标处即可；若复制文件或文件夹到同一驱动器的不同文件夹中，则拖曳过程需按住【Ctrl】键。该方法不适于长距离的复制操作。

倘若移动文件或文件夹到同一驱动器的不同文件夹中，直接拖曳选定的文件或文件夹至目标文件夹的图标处即可；若移动文件或文件夹到另一驱动器的文件夹中，则拖曳过程需按住【Shift】键。该方法不适于长距离的移动操作。

④ 复制文件或文件夹至可移动设备。

可移动设备接入计算机后，可在【计算机】和【资源管理器】中查看到新接入设备的盘符。右击需复制的文件或文件夹，在弹出的快捷菜单中选择【发送到】命令，并在其下一级子菜单中选择相应的盘符即可。

（5）删除文件或文件夹。

右击选定的文件或文件夹，在快捷菜单中选择【删除】命令即可将指定的文件或文件丢弃至【回收站】。在资源管理器窗口中执行【文件】菜单下的【删除】命令也同样可以达到上述效果。如果想真正意义上将文件或文件夹从计算机中移除，必须在【回收站】中继续执行删除操作。当然，如果用户想直接删除文件或文件夹而不通过【回收站】，那么在选定文件或文件夹的同时按

【Shift】键，再进行删除操作即可。

（6）恢复删除的文件或文件夹。

- 双击打开【回收站】，在【回收站】中找到要恢复的文件或文件夹，右击选择快捷菜单中的【还原】命令，即可将指定文件或文件夹恢复至删除前的磁盘或文件夹中。
- 双击打开【回收站】，在【回收站】中选择要恢复的文件或文件夹，单击工具栏中的【还原此项目】命令，即可将指定文件或文件夹恢复至删除前的磁盘或文件夹中。。

（7）查看文件或文件夹的属性。

通过右击指定文件或文件夹，在快捷菜单中选择【属性】命令可了解和设定文件属性（见图 4-10）和文件夹属性（见图 4-11）。从两图所示的对话框可知文件夹的常规性质与文件的常规性质基本相同，包括文件名、文件类型、文件位置、文件大小及占用空间、创建时间和文件属性等信息。其中，文件属性包括只读和隐藏 2 种。设置只读属性后可防止文件或文件夹被修改；设置隐藏属性之后文件或文件夹将不显示在桌面、文件夹或资源管理器中。另外，文件属性常规选项卡中的更改按钮可以改变该文件的打开方式。

【共享】选项卡可以设置该文件夹为本地或网络上的共享资源。其中的【高级共享】按钮可以设置自定义权限，创建多个共享，并设置其他高级共享选项。

（8）查找文件或文件夹。

- 选择【开始】菜单，输入相关的程序或文件信息，单击【搜索】按钮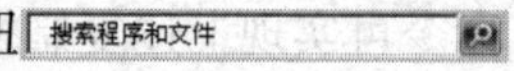

即可。
- 在文件夹窗口或资源管理器窗口中单击【搜索】按钮。

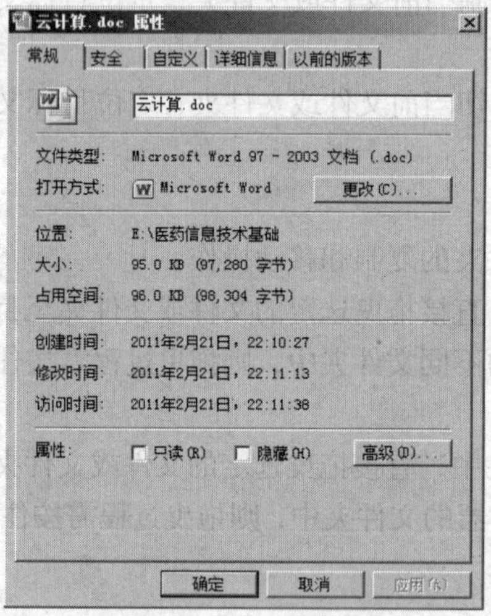

图 4-10　文件属性对话框

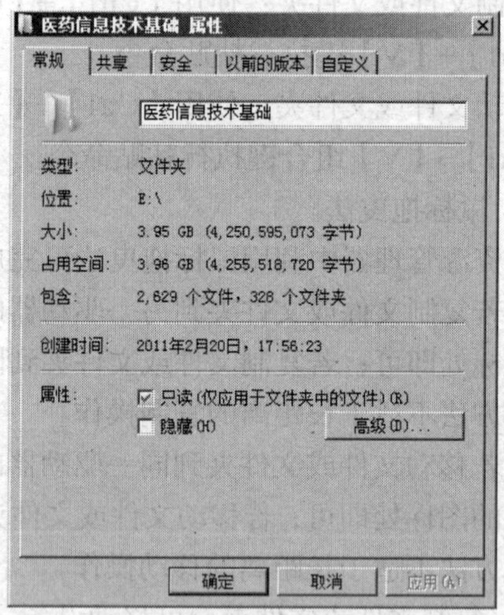

图 4-11　文件夹属性对话框

4.3　操作系统的设备管理功能

在计算机系统中，CPU 和内存之外的其他大部分硬设备都称为外部设备。它包括常用的输入/输出设备、外存设备及终端设备等。这些外部设备种类繁多、性能各异，使得操作系统的设备管理变得相当复杂。

4.3.1 设备类型

伴随个人计算机、网络的迅速发展，外部设备更趋于多样化、复杂化和智能化。根据不同的方式对设备有不同的分类方法，表 4-3 所示为几种常见的分类方法。

表 4-3 设备类型的分类

分类方式	设备类型		设备描述	举例
操作特性	存储设备		计算机用来存储信息的设备	磁盘、光盘、磁带
	I/O 设备	输入设备	将外部信息输入计算机	键盘、鼠标
		输出设备	将计算机加工好的信息输出到外部	显示器、打印机
传输信息特点	字符设备		处理的信息以字符为单位	打印机、键盘
	块设备		处理的信息以块为单位	磁盘、磁带
系统和用户观点	系统设备		操作系统生成时已登记在系统中的标准设备	键盘、磁盘
	用户设备		操作系统生成后，用户定义的非标准设备	绘图仪、游戏手柄
资源管理	独占设备		任意一段时间内，有且仅有一个进程占用该设备	终端、打印机
	共享设备		多个进程交叉访问该设备	磁盘
	虚拟设备		在一类设备上模拟另一类设备，被模拟的设备成为虚拟设备	—

4.3.2 设备管理功能

设备管理是按照用户的要求来控制 I/O 设备操作完成用户所需的输入/输出要求，以减轻用户编程的负担。在操作系统中，设备管理承担着启动外部设备的职能，实现了外部设备的资源共享，提高了设备的利用率。

1. 实现操作系统对外部设备的分配和回收

系统应根据设备的性能进行有效管理。对那些无法同时为若干用户提供服务的外部设备（如打印机，当多个用户提出请求时，应合理分配设备），这样既能满足用户要求又能提高操作系统效率。外部设备使用结束时，操作系统应及时收回。

2. 实现对外部设备的启动，确保操作系统运行的可靠性和安全性

计算机系统不允许用户直接启动外部设备，该工作由操作系统的设备管理实现。一方面可以减轻用户负担，另一方面可以防止用户对外部设备的错误操作影响整个操作系统的安全性和可靠性。

3. 实现对磁盘的驱动调度

当若干用户同时将信息存放在磁盘上，或者从磁盘上读取信息时，必须有效管理磁盘，按适当的调度策略，合理地为多用户服务。

4. 实现由通道完成主存储器与外部设备之间的信息传递

目前，计算机系统具有独立的通道结构，只要中央处理器发出启动通道命令，通道就能按照命令给出的参数组织通道程序，由通道控制外部设备与主存之间的信息传递，实现 CPU 与外部设备并行工作。

5. 实现虚拟设备

使用可供用户共享的设备来模拟实现独占设备的管理方式，以提高独占型外部设备的利用率。

4.3.3 设备驱动程序

设备驱动程序是直接与硬件打交道的软件模块，它包含了与设备相关的全部代码，接受来自与设备无关的上层软件的抽象请求后进行相关处理。通常，把用户提交的逻辑 I/O 请求转化为物理 I/O 操作后执行，如设备名转化为端口地址、逻辑记录转化为物理记录等。

设备驱动程序与 I/O 设备的硬件密切相关，它是系统底层唯一知道各种 I/O 设备的控制器细节及用途的部分。它能检查 I/O 请求的合法性，了解设备的状态，传递相关参数，设置设备的工作方式；发出 I/O 请求，启动相应的 I/O 设备，完成相应的 I/O 操作；及时响应中断请求，根据中断类型调用相应的中断处理程序进行处理；实现逻辑设备到物理设备的转换。

不同的操作系统对设备驱动程序的结构要求是不同的。通常，操作系统的相关文档中会对设备驱动程序有统一的要求。每个设备驱动程序只处理一种设备，或者一类紧密相关的设备。早期配置一个新硬件时，需要先给其安装设备驱动程序，否则系统无法识别。随着计算机技术飞速发展，操作系统中集成了许多常用的设备驱动程序，无须安装就可以直接使用。当然，如果遇到系统无法识别的设备时，还需手动安装相关的设备驱动程序。

4.3.4 设备控制块

1. 设备控制块结构

程序控制块是设备管理的重要数据结构，主要用来集中存放设备的相关数据。当设备装入系统时，会创建相应的设备控制块。它包括以下 5 部分信息。

（1）设备名。既是设备的系统名，也是设备的物理名。

（2）设备属性。用来描述设备的特性和类型。

（3）设备状态。用来描述设备当前运行的状态。

（4）设备的 I/O 总线地址。反映当前设备在 I/O 总线上的具体地址。

（5）等待队列指针。用来存放要求使用该设备队列的首指针。

2. 设备转换表

将设备的请求转换成设备的 I/O 操作，系统根据操作码检索“设备转换表”，找到相应的设备地址。该转换表包含特定的 I/O 例行程序地址，如果不具备相应操作的设备在例行程序地址上填写“-1”。

4.3.5 Windows 7 的设备管理

Windows 操作系统利用设备管理器对各种设备进行管理。设备管理器提供了有关硬件设备在计算机中安装与配置方式以及硬件设备与计算机程序交互方式的图形化信息。借助设备管理器，用户可以改变硬件设备配置方式以及与计算机应用程序间的交互方式，实现计算机硬件设备的安装、启用、卸载和禁用，设备驱动程序的更新，硬件设备配置选项的修改和故障诊断。

通常情况下，用户可使用设备管理器检查计算机上的硬件设备并更新设备驱动程序。精通计算机硬件设备知识的高级用户还可以使用设备管理器所提供的诊断特性来化解设备冲突并修改资源设置。如果需要使用设备管理器所提供的全部特性或某些特殊功能，必须先以管理员或管理员组成员的身份登录。下面以 Win7 为例进行介绍。

1. 查看设备

右击【计算机】，在快捷菜单中选择【属性】命令，打开【系统】属性窗口，如图 4-12 所示。

单击【设备管理器】命令打开设备管理器窗口，如图 4-13 所示。设备管理器窗口中能显示本地计算机安装的所有硬件设备，包括存储设备、CPU、硬盘、显示器、显卡、网卡、调制解调器等。只需选择相应设备类型前面的【+】号，便可查看该类型中设备的具体型号。

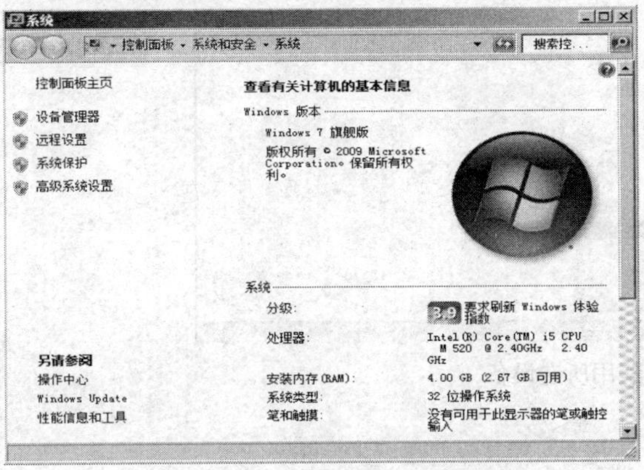

图 4-12 【系统】属性窗口

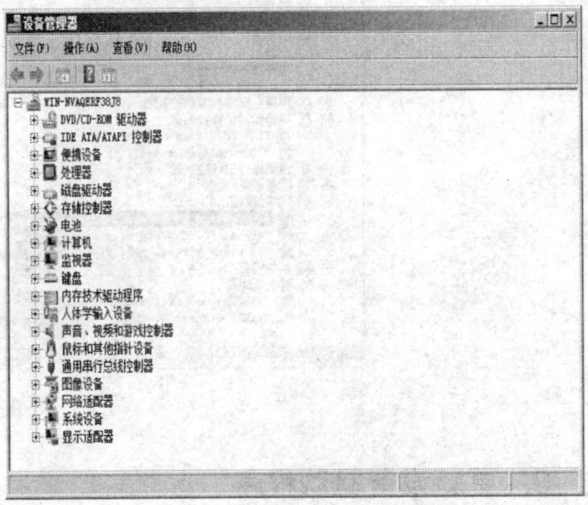

图 4-13　设备管理器窗口

打开设备管理器后，用户可以右键单击需要查看的特定设备，选择快捷菜单中的【属性】命令，通过常规选项卡显示该设备的状态描述信息，如图 4-14 所示。

如果某种设备无法正常运转，在设备状态中能显示出问题类型。若想获取更多解决硬件设备问题的信息，可单击疑难解答启动硬件设备疑难解答程序。

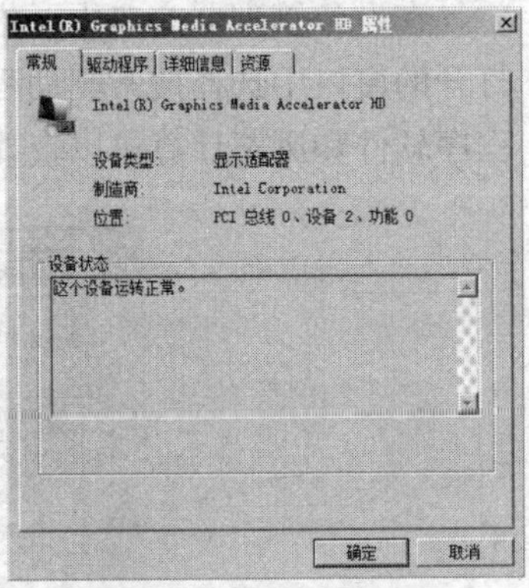

图 4-14　查看特定设备状态

2. 启用和停用设备

在设备管理器中，启用和停用设备是常进行的工作。当某种设备暂时无须使用时，可将其停用，直到再次需要时重新启用。这样有利于保护系统设备。

打开设备管理器，双击用户想查看的设备类型，右键单击指定的设备，在随后出现的快捷菜单中选择【启用】命令或【禁用】命令可分别达到启用所选设备或禁用所选设备的效果，如图 4-15 和图 4-16 所示。

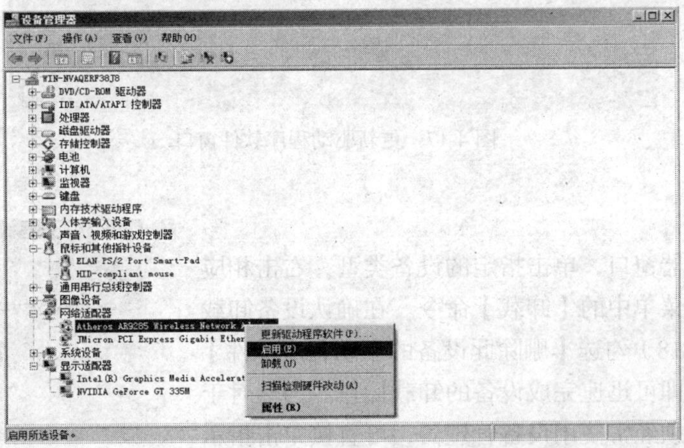

图 4-15　启用所选设备

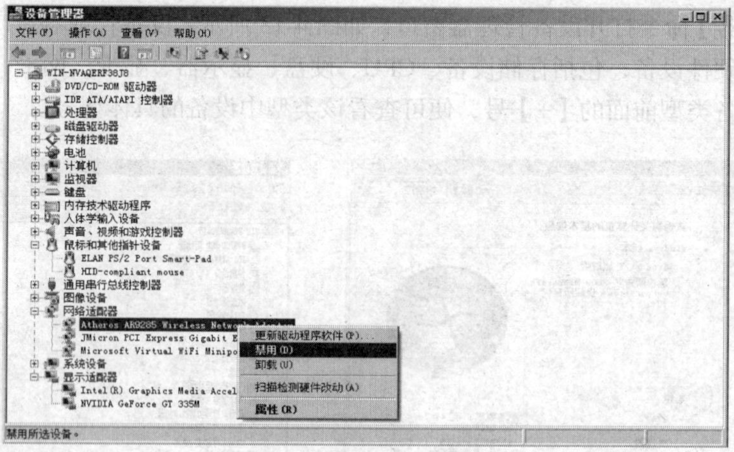

图 4-16　禁用所选设备

3. 更新设备驱动程序

伴随科学技术的发展，硬件设备更替的步伐不断加快，性能越来越好，价格越来越低。为了满足硬件设备更新换代的需要，其驱动程序也在逐渐升级，以此更好地支持硬件设备，提高计算机系统的整体性能。

在设备管理器窗口中，指定相应设备后，选择快捷菜单中的【更新驱动程序软件】命令，从打开的窗口中选择搜索驱动程序软件的方式，如图 4-17 所示。Win 7 提供了自动搜索更新的驱动程序软件和浏览计算机以查找驱动程序软件两种方式，用户可酌情处理。

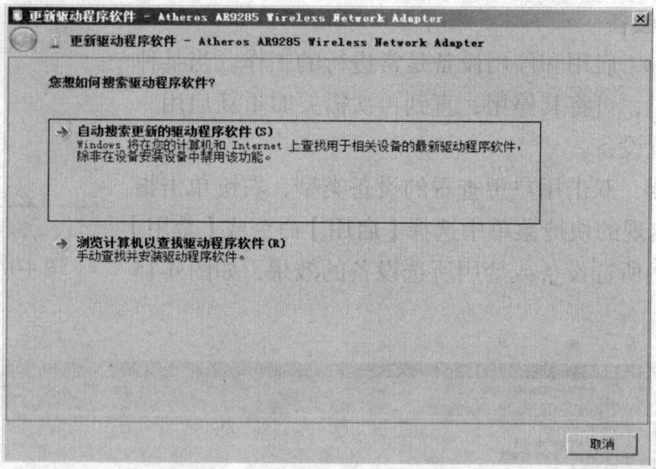

图 4-17　更新驱动程序软件窗口

4. 卸载设备

打开设备管理器窗口，单击指定的设备类型，右击相应的设备，选择快捷菜单中的【卸载】命令。在确认设备卸载对话框中（见图 4-18）勾选【删除此设备的驱动程序软件】复选框，单击确定即可迅速完成设备的卸载操作。当然对于即插即用设备，无须经常使用设备管理器，可直接单击指示器栏的即插即用图标，根据提示操作弹出设备即可。

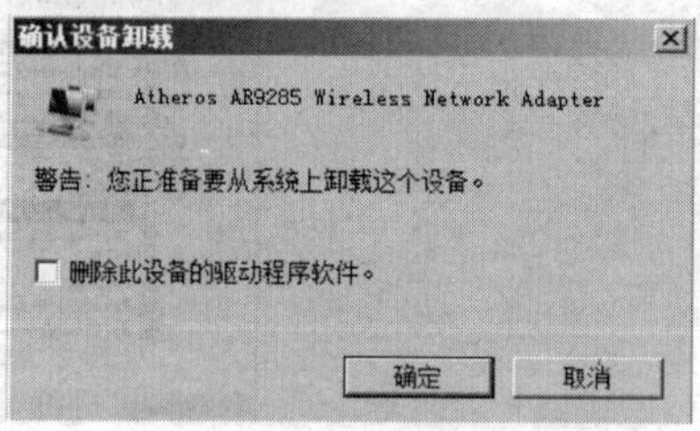
确认设备卸载
Atheros AR9285 Wireless Network Adapter
警告：您正准备要从系统上卸载这个设备。
删除此设备的驱动程序软件。
确定
取消

图 4-18　卸载所选设备

小　结

本章主要讲述了操作系统的相关知识；简要介绍了操作系统的概念、基本功能和分类。在此基础上，系统地阐述了目前常用操作系统的工作原理和特点；着重介绍了操作系统的文件管理功能和设备管理功能，并以 Windows 的资源管理器和设备管理器为例，详细讲述了该操作系统文件管理功能和设备管理功能的实现，加深了读者对系统软件的理解和认识。

习 题 4

一、单项选择题

1. 操作系统是一种________。

（A）系统软件　　（B）系统硬件

（C）应用软件　　（D）支撑软件

2. 操作系统主要是对计算机系统的全部________进行管理，以方便用户、提高计算机使用效率的一种系统软件。

（A）应用软件　　（B）系统硬件

（C）资源　　（D）设备

3. 在________操作系统的控制下，计算机能及时处理由过程控制反馈的信息并做出响应。

（A）网络　　（B）分时

（C）批处理　　（D）实时

4. UNIX 属于________操作系统。

（A）网络　　（B）分时

（C）批处理　　（D）实时

5. 磁盘的磁面有很多半径不同的同心圆，这些同心圆称为________。

（A）扇区　　（B）磁道

（C）磁柱　　（D）字节

6. 磁盘、磁带和光盘是计算机系统中最常用的________。

（A）内存储器　　（B）外存储器

（C）主存　　（D）扩展内存

二、简答题

1. 什么是操作系统？操作系统的功能是什么？

2. 简述操作系统的分类。

本章参考文献

[1] http://baikebaidu.com/view/157418.htm

[2] http://hi.baidu.com/x50210/blog/item/6bf209d180c0c8d3572c8444.html

[3] 汤子瀛，哲凤屏，汤小丹．计算机操作系统．西安：西安电子科技大学出版社，1996

[4] Andrew S. Tanenbaum. Modern Operating Systems. 3rd Edition. Prentice Hall，2009

[5] 斯托林斯．操作系统：精髓与设计原理．陈渝．北京：电子工业出版社，2006

[6] 林凌志．三级数据库技术．北京：国防工业出版社，2003

[7] 王春森．程序员教程．北京：清华大学出版社，2001

[8] 徐伟．计算机应用基础教程（Xp 版）．北京：中国水利水电出版社，2004

[9] 卢湘鸿．计算机应用教程（Windows Xp 环境）．北京：清华大学出版社，2003

[10] 张尧学，史美林，张高．计算机操作系统教程．北京：清华大学出版社，2006

[11] 孙钟秀．操作系统教程．北京：高等教育出版社，2003

[12] Abraham Silberschatz，Peter Baer Galvin，Greg Gagne．操作系统概念．郑扣根．北京：高等教育出版社，2005

[13] 罗宇，文艳军．操作系统．北京：人民邮电出版社，2009

[14] Andrew S. Tanenbaum．现代操作系统．陈向群．北京：机械工业出版社，2005

[15] Mark. E. Russinovich，David. A. Solomon．深入解析 Windows 操作系统．潘爱民．北京：电子工业出版社，2007

第 5 章 计算机网络

引言

当今世界，计算机网络无处不在，给人们的生活带来了翻天覆地的变化。随着计算机网络的普及，人们可以方便地接入网络，畅游于 Internet 之中，获取信息、娱乐休闲、聊天通信……只有全面深入地了解计算机网络知识和相关技术，掌握 Internet 提供的常用服务，才能更好地利用网络资源学习、生活、工作。

内容结构图

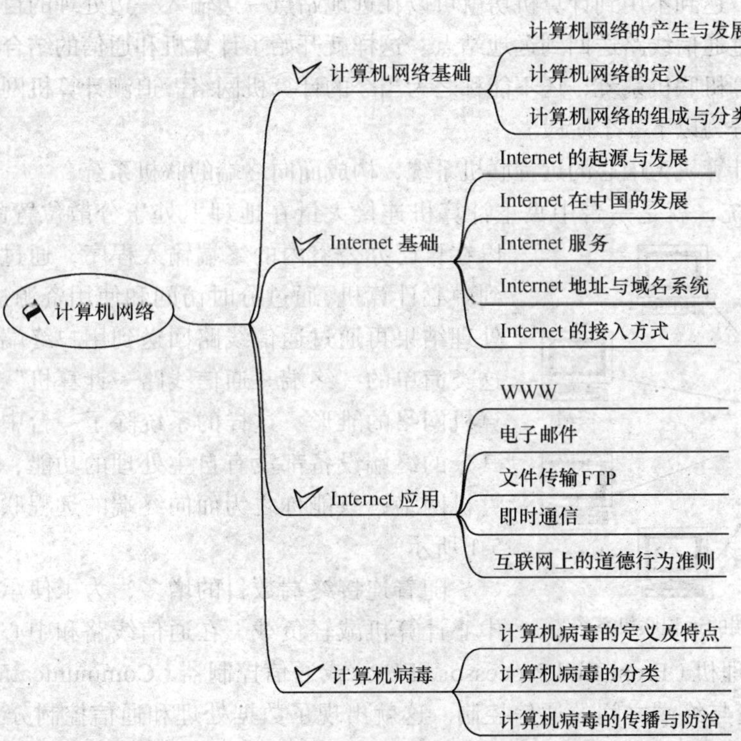

学习目标

通过本章内容的学习，读者应该能够做到以下几点。

✓ 了解：计算机网络的产生及发展过程，Internet 的起源与发展，Internet 在中国的发展，Internet 上的道德行为准则，计算机病毒的概念、特点及分类。

✓ 理解：计算机网络的定义与组成，Internet 的地址表示。

✓ 应用：Internet 提供的常用服务，Internet 的接入、计算机病毒的防范。

5.1 计算机网络基础

计算机网络是计算机技术与通信技术紧密结合的产物，它由网络硬件系统和网络软件系统组成。计算机网络的产生和发展引起了信息技术的大发展。在当今信息社会，计算机网络对人们的生活和工作产生了越来越大的影响。本节主要介绍计算机网络的产生与发展，网络的定义以及组成与分类。

5.1.1 计算机网络的产生与发展

1946 年，世界上第一台电子计算机 ENIAC 诞生，给人类社会带来了一次前所未有的创新。但是当时计算机数量很少，价格昂贵，使用计算机的用户需不远千里到计算机房去上机。这样，除要花费大量的时间、精力外，又因受时间、地点的限制，无法对急待处理的信息及时加工处理。为了解决这个问题，在计算机内部增加通信功能，使远地站点的输入、输出设备通过通信线路直接和计算机相连，达到不用到计算机房就可以在远地站点一边输入一边处理的目的，并且还可以将处理结果再经过通信线路送回到远地站点。这样就开始了计算机和通信的结合。当然，这种结合只是简单的计算机联机系统，还不能称之为当今的计算机网络。追溯计算机网络的发展历史，它的演变可以划分为以下 4 个阶段。

（1）以单个计算机为中心的远程联机系统，构成面向终端的联机系统。

所谓联机系统，就是一台中央主计算机连接大量在地理上处于分散位置的终端。用户可以在自己办公室内的终端输入程序，通过通信线路传送到中心计算机，通过分时访问和使用资源进行信息处理，处理结果再通过通信线路回送到用户终端显示或打印。这类简单的“终端—通信线路—计算机”系统，成了计算机网络的雏形。这样的系统除了一台中心计算机外，其余的终端设备都没有自主处理的功能，还不能算作计算机网络，只能称之为面向终端的远程联机系统，如图 5-1 所示。

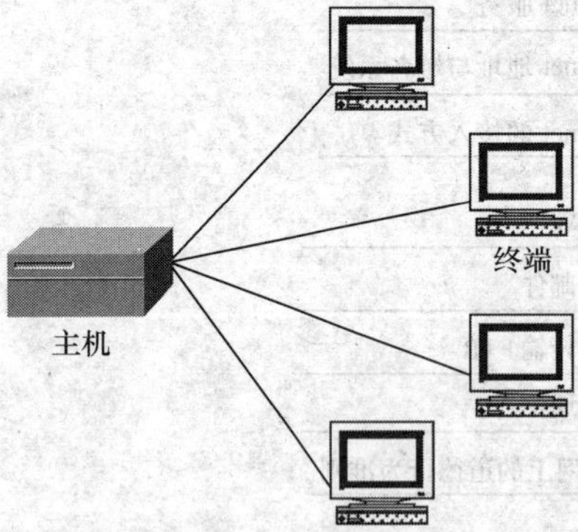

图 5-1 面向终端的远程联机系统

随着连接终端数目的增多，为了使承担数据处理的中心计算机减轻负载，在通信线路和中心计算机之间设置了一个前端处理机（Front End Processor，FEP）或通信控制器（Communication Control Unit，CCU），专门负责与终端之间的通信控制。这就出现了数据处理和通信控制分工，从而更好地发挥中心计算机的数据处理能力。另外，在终端较集中的地区，设置集中器和多路复用器，首先通过低速线路将附近群集的终端连至集中器或复用器，然后通过高速通信线路、调制解调器与远程中心计算机的前端机相连，提高了通信线路的利用率，节约了远程通信线路的投资，如图 5-2 所示。

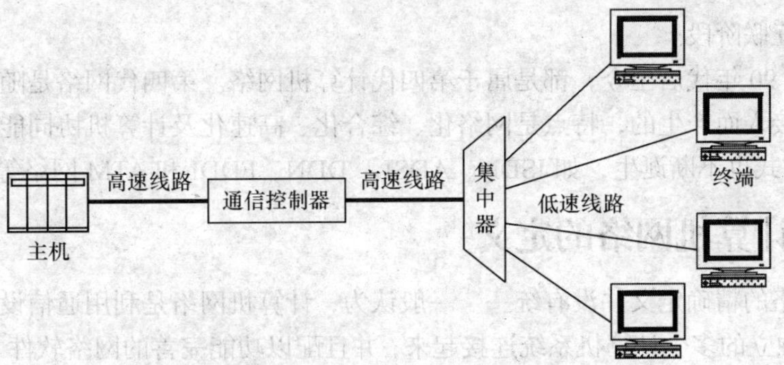

图 5-2　利用通信控制器实现通信

（2）多个主计算机通过线路互联的计算机网络。

从 20 世纪 60 年代中期到 70 年代中期，随着计算机技术和通信技术的进步，已经形成了将多个单主机互联系统相互连接起来，以多处理机为中心的网络，并利用通信线路将多台主机连接起来，为终端用户提供服务，如图 5-3 所示。

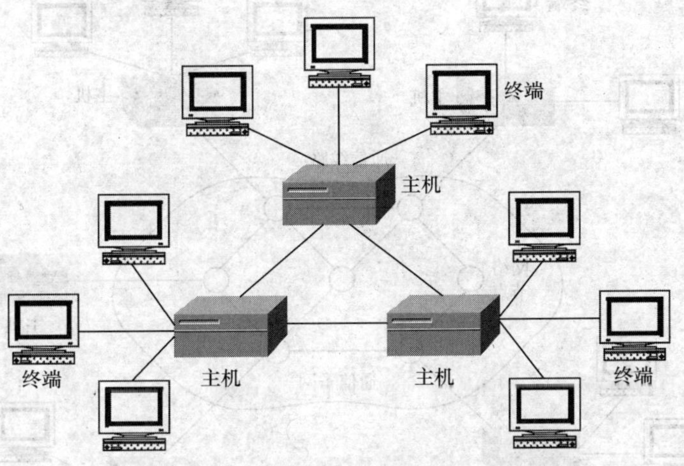

图 5-3　多主机互联系统

第二代网络是在计算机通信网的基础上，通过完成计算机网络体系结构和协议的研究，而形成的计算机初期网络。

（3）具有统一的网络体系结构，遵循国际标准化协议的计算机网络。

20 世纪 80 年代是计算机局域网发展盛行的时期。当时采用的是具有统一的网络体系结构并遵守国际标准的开放式和标准化网络，它是网络发展的第三代阶段。在第三代网络出现以前，网络是无法实现不同厂家设备互连的。早期，各厂家为了霸占市场，采用自己独特的技术开发了自己的网络体系结构。当时，IBM 发布了 SNA（System Network Architecture，系统网络体系结构）和 DEC 公司发布了 DNA（Digital Network Architecture，数字网络体系结构）。不同的网络体系结构是无法互连的，所以不同厂家的设备无法达到互连，即使是同一家产品在不同时期也是无法达到互连的，这样就阻碍了大范围网络的发展。后来，为了实现网络大范围的发展和不同厂家设备的互连，1977 年国际标准化组织（International Standardization Organization，ISO）提出一个标准框架——OSI-RM（Open System Interconnection Reference Model，开放系统互连参考模型），共 7 层。1984 年，正式发布了 OSI-RM，使厂家设备、协议达到全网互连。

（4）网络互联阶段。

从 20 世纪 90 年代后至今，都是属于第四代计算机网络。第四代网络是随着数字通信的出现和光纤线缆的接入而产生的，特点是网络化、综合化、高速化及计算机协同能力。同时，快速接入 Internet 的方式也不断诞生，如 ISDN、ADSL、DDN、FDDI 和 ATM 网络等。

5.1.2 计算机网络的定义

计算机网络的精确定义并没有统一。一般认为，计算机网络是利用通信设备和线路将地理位置不同、功能独立的多个计算机系统连接起来，并且配以功能完善的网络软件（即网络通信协议、信息交换方式及网络操作系统等）实现网络上资源（包括硬件、软件和数据信息）共享和信息交换的系统。

计算机网络主要完成网络通信和资源共享两种功能，从而可将计算机网络看成一个两级网络，即内层的通信子网和外层的资源子网，如图 5-4 所示。

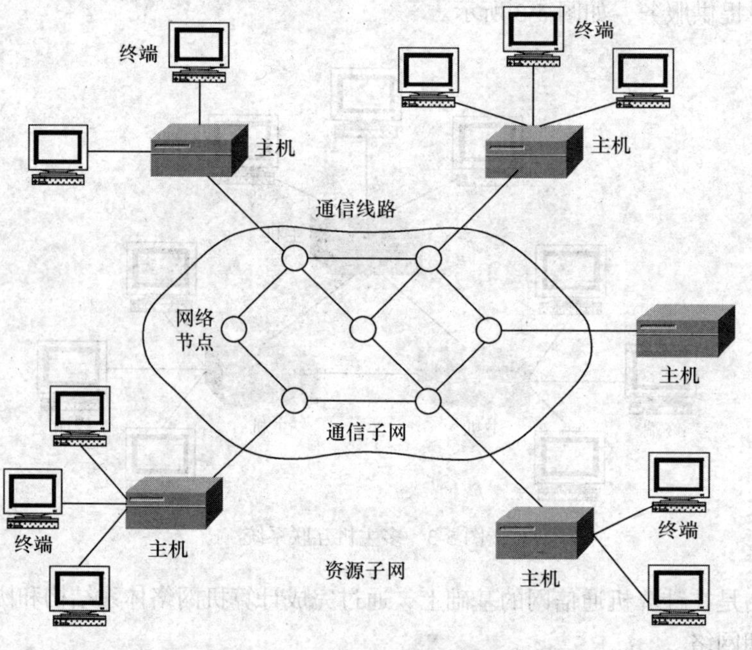

图 5-4　通信子网和资源子网

所谓通信子网一般由通信设备、网络介质等物理设备所构成（图中椭圆线内部所连接的部分）；而资源子网的主体为网络资源设备，如服务器、用户计算机（终端机或工作站）、网络存储系统、网络打印机、数据存储设备（图中椭圆线外部的设备）等。通信子网实现网络通信功能，包括数据的加工、变换、传输和交换等通信处理工作，即将一个主计算机的信息传送给另一个主计算机。资源子网实现资源共享功能，包括数据处理、提供网络资源和网络服务。

小知识

- 通信协议。

网络通信协议主要由以下 3 方面组成。

（1）语法：数据和控制信息的结构或格式（即“怎么说”）。

（2）语义：控制信息的含义，需要做出的动作及响应（即“说什么”）。

（3）语序：规定了各种操作的执行顺序（即“什么时候说”）。

● 资源共享。

（1）硬件共享：用户可以使用网络中任意一台计算机所附接的硬件设备，包括利用其他计算机的中央处理器来分担用户的处理任务。例如，同一网络中的用户共享打印机、共享硬盘空间等。

（2）软件共享：用户可以使用远程主机的软件（系统软件和用户软件），既可以将相应软件调入本地计算机执行，也可以将数据送至对方主机运行软件，并返回结果。

（3）数据共享：网络用户可以使用其他主机和用户的数据。

5.1.3　计算机网络的组成与分类

1. 组成

计算机网络由网络硬件（构成网络的物质基础）和网络软件（控制和管理网络资源）组成。

（1）网络硬件。

计算机网络硬件系统是由服务器、客户机、通信设备、传输介质以及设备（外部设备、防火墙）组成。服务器和客户机是构成资源子网的主要设备，通信设备和传输介质是构成通信子网的主要设备。

① 服务器——服务提供者。服务器一般是一台配置高（如 CPU 速度快，内存和硬盘容量高等）的计算机，它为客户机提供服务。按照服务器所能提供的资源来区分，可分为文件服务器、打印服务器、应用系统服务器和通信服务器等。在实际应用中，常把几种服务集中在一台服务器上，这样一台服务器就能执行几种服务功能。例如，将文件服务器连接网络共享打印机，此服务器就能作为文件和打印服务器使用。

小知识

● 文件服务器在网络中起着非常重要的作用。它负责管理用户的文件资源，处理客户机的访问请求，将相应的文件下载到某一客户机。为了保证文件的安全性，常为文件服务器配置磁盘阵列或备份的文件服务器。

● 打印服务器负责处理网络中用户的打印请求。一台或几台打印机与一台计算机相连，并在计算机中运行打印服务程序，使得各客户机都能共享打印机，这就构成了打印服务器。还有一种网络打印机，内部装有网卡，可以直接与网络的传输介质相连，作为打印服务器。

● 应用系统服务器运行应用程序的服务器端软件，该服务器一般保存着大量信息供用户查询。应用系统服务器处理客户端程序的查询请求，只将查询结果返回给客户机。

● 通信服务器负责处理本网络与其他网络的通信，以及远程用户与本网络的通信。

② 客户机。客户机也称网络工作站，指能使用户在网络环境上进行工作的计算机，其性能一般低于服务器。

③ 通信设备。局域网和广域网、广域网和广域网的互联，需要使用协议转换设备（即通信设备）引导网络信息准确到达目标节点。常用的网络通信设备有网络接口卡、中继器、集线器、网桥、交换机、路由器、网关、调制解调器。

● 网络接口卡（Network Interface Card, NIC）。

网络接口卡也称为网络适配器，俗称网卡。它是网络与计算机相连的接口。网卡的功能是将发送方的计算机需要发送的数据，封装为帧发送到网络上，接收网络上传来的帧，并将其重新组合成数据送到接收方计算机。

- 中继器（Repeater）。

由于信号在线缆中传输会发生衰减，中继器的功能是对接收信号进行再生和转发，从而增加信号传输的距离，并且使信号不失真地继续传播。

- 集线器（Hub）。

集线器是一种特殊的中继器，它除了对接收到的信号再生并传输外，还可给网络布线和集中管理带来方便。集线器一般有 8～16 个端口，供计算机等网络设备连接使用，可以看作一个多端口的中继器。

- 网桥（Bridge）。

网桥不仅能再生数据，还能实现不同类型的局域网互连。网桥能够识别数据的目的地址，如果目的地址不属于本网段，就把数据发送到其他网段上。

- 交换机（Switch）。

交换机具有多个端口，每个端口都具有桥接功能。交换技术将数据包独立地从源端口送至目的端口。早期的交换机只具有和多端口网桥相似的功能，称为二层交换机；新型交换机引入了路由技术，具有网桥和网络层路由选择的功能，称为三层交换机。

交换机与集线器的最大区别在于交换机是以交换方式而不是以共享方式来处理端口数据，从而有效地提高了网络系统的带宽。

- 路由器（Router）。

路由器具有数据格式转换功能，可以连接不同类型的网络。路由器能够识别数据目的地址所在的网络，根据内置的路由表，从多条通路中选择一条最佳路径发送数据。

- 网关（Gateway）。

网关又叫协议转换器，它的作用是使网络上采用不同高层协议的主机能够互相通信，进而完成分布式应用。网关是传输设备中最复杂的一个，主要用于连接不同体系结构的网络或局域网与主机的连接。

- 调制解调器。

调制解调器是远程计算机通过电话线连接网络所需配置的一种设备。调制是指发送方将数字信号转换为线缆所能传输的模拟信号。解调是指接收方将模拟信号还原为数字信号。调制解调器同时具备调制和解调双重功能，因此它既能发送又能接收。其工作原理如图 5-5 所示。

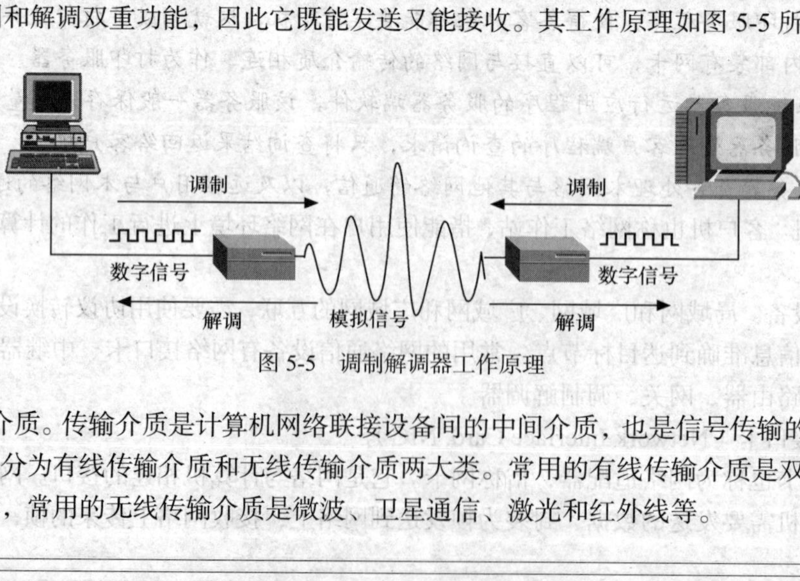

图 5-5　调制解调器工作原理

④ 传输介质。传输介质是计算机网络联接设备间的中间介质，也是信号传输的物理媒体。传输介质一般可分为有线传输介质和无线传输介质两大类。常用的有线传输介质是双绞线、同轴电缆和光导纤维，常用的无线传输介质是微波、卫星通信、激光和红外线等。

- 双绞线。

双绞线是一种应用广泛、价格低廉的网络线缆，其通信距离一般为几到十几千米。它的内部包含 4 对铜线，每对铜线相互绝缘并被绞合在一起，所以得名双绞线。双绞线可以分为屏蔽双绞线和非屏蔽双绞线两大类，通常用的都是非屏蔽双绞线，如图 5-6 所示。双绞线被广泛应用于局域网中。

- 同轴电缆。

同轴电缆由内导体铜质芯线（单股实心线或多股绞合线）、绝缘层、网状编织的外导体屏蔽层以及保护塑料外层所组成，如图 5-7 所示。由于外导体屏蔽层的作用，同轴电缆具有很好的抗干扰特性，被广泛用于传输较高速率的数据。

- 光纤。

光纤是一束极细的玻璃纤维组合体。每一根玻璃纤维都称为一条光纤，它比人的头发丝还要细很多。由于玻璃纤维极其脆弱，因此，每一根光纤都有外罩保护，最后用一个极有韧性的外壳将若干光纤封装，就成了人们看到的光纤线缆，如图 5-8 所示。光纤不同于双绞线和同轴电缆将数据转换为电信号传输，而是将数据转换为光信号在其内部传输，从而拥有强大的数据传输能力。由于光纤的数据传输速率远远高于其他传输介质，且不受电磁干扰，Internet 的主干网络就是采用光纤线缆搭建而成，并且光纤也越来越多地应用于商业网络和校园网络之中。

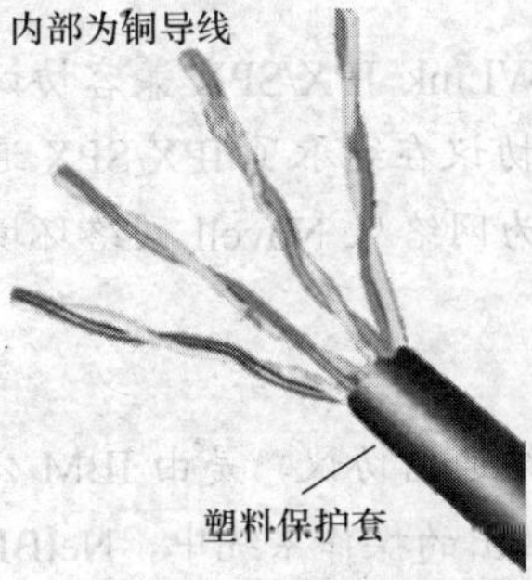

图 5-6 非屏蔽双绞线的结构

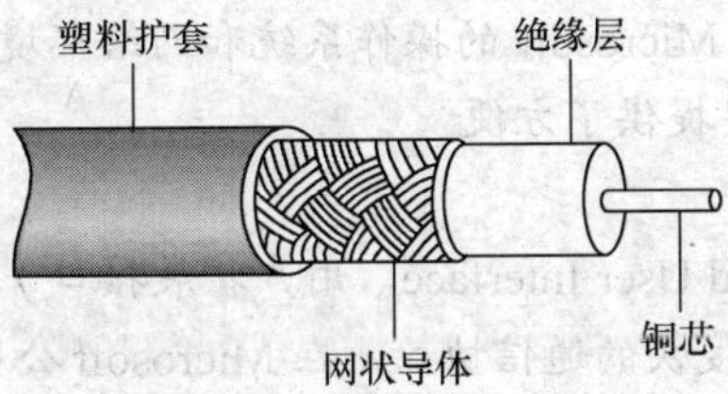

图 5-7 同轴电缆的结构

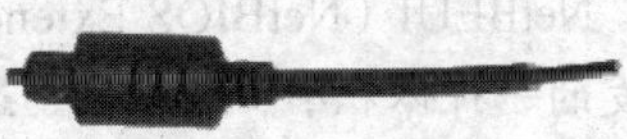
图 5-8 光纤线缆

- 无线传输介质。

无线网络的特点是传输数据受地理位置的限制较小，使用方便，其不足之处是容易受到障碍物和天气的影响。无线介质和无线传输技术是计算机网络的重要发展方向之一。

⑤ 设备。外部设备：可被网络用户共享的常用硬件资源，通常指一些大型的、昂贵的外部设备，如大型激光打印机、绘图设备、大容量存储系统等。

防火墙：是在内联网和互联网之间构筑的一道屏障，用以保护内联网中的信息、资源等不受来自互联网中非法用户的侵犯。

（2）网络软件。

网络软件包括网络操作系统、网络通信协议和网络应用软件等。

① 网络操作系统。网络操作系统是网络的心脏和灵魂，负责管理和调度网络上的所有硬件和软件资源，使各个部分能够协调一致地工作，为用户提供各种基本网络服务，并提供网络系统的安全性保障。网络操作系统运行在称为服务器的计算机上，并由连网的计算机用户（客户）共享。常见的网络操作系统主要有：NetWare、UNIX、Linux、Windows NT/2000/XP Server 等。

② 网络通信协议。在网络中，为了使网络设备之间能成功地发送和接收信息，必须制定相互

都能接受并遵守的语言和规范，这些规则的集合就称为网络通信协议，如 TCP/IP、SPX/IPX、NetBEUI 等。协议通常包括所传输数据的格式、差错控制方案以及在计时与时序上的有关约定。一般来说，同一网络中的各主机应遵守相同的协议才能相互通信，如 Internet 使用的协议是 TCP/IP。

③ 网络应用软件。网络应用软件是指网络能够为用户提供各种服务的软件，如浏览查询软件、网络聊天软件、文件传输软件、远程登录软件等。

小知识

- TCP/IP。

TCP/IP（Transmission Control Protocol/Internet Protocol，传输控制协议/因特网协议）是目前最常用的一种通信协议，它是计算机世界里的一个通用协议，也是 Internet 的基础协议。TCP/IP 具有很强的灵活性，可以支持任意规模的网络。使用 TCP/IP，不仅可以组建对等网，而且可以非常方便地接入其他服务器。在安装 Windows 7 操作系统的过程中已经默认安装了 TCP/IP。

- IPX/SPX。

IPX/SPX（Internetwork Packet eXchange/Sequences Packet eXchange，网际包交换/顺序包交换）协议，是由 Novell 公司开发的一组通信协议集。该网络通信协议具有非常强大的路由功能，是为多网段大型网络而设计的。当用户端接入 NetWare 服务器时，需使用 IPX/SPX 及其兼容协议，但在非 Novell 网络的环境中，一般不直接使用 IPX/SPX 网络通信协议。

在 Windows 7 中提供了 IPX/SPX 的两个兼容协议，分别为：NWLink IPX/SPX 兼容协议和 NWLink NetBIOS，这两者统称为 NWLink 通信协议。NWLink 通信协议在继承了 IPX/SPX 通信协议各项优点的同时，又适应了 Microsoft 的操作系统和网络环境，为网络从 Novell 网络环境转向 Microsoft 平台或两种平台共存提供了方便。

- NetBEUI。

NetBEUI（NetBIOS Extended User Interface，用户扩展接口）网络通信协议，是由 IBM 公司开发的一种体积小、效率高、速度快的通信协议。在 Microsoft 公司推出的操作系统中，NetBEUI 网络通信协议已成为其默认的协议。NetBEUI 网络通信协议是为小型非路由局域网而设计的，较为适合由几台至 200 台左右的 PC 所组成的小型局域网。

2. 分类

计算机网络的分类方式有很多种，可以按地理范围、拓扑结构、传输速率和传输介质等分类。

（1）按地理范围分类。

① 局域网（Local Area Network，LAN）。局域网的地理范围一般为几百米到十几千米以内，属于小范围内的连网，如一个建筑物内、一个学校内、一个工厂的厂区内等。局域网的组建简单、灵活、使用方便。

② 城域网（Metropolitan Area Network，MAN）。城域网的地理范围可从几十千米到上百千米，可覆盖一个城市或地区，是一种中等形式的网络。

③ 广域网（Wide Area Network，WAN）。广域网的地理范围一般在几千千米左右，属于大范围连网，如几个城市、一个或几个国家，是网络系统中的最大型的网络，能实现大范围的资源共享，如国际性的 Internet。

（2）按传输速率分类。

网络的传输速率有快有慢，传输速率快的称为高速网，传输速率慢的称为低速网。传输速率的单位是 bit/s（每秒比特数）。一般将传输速率在 kbit/s～Mbit/s 范围的网络称为低速网，在 Mbit/s～

Gbit/s 范围的网称为高速网。也可以将 kbit/s 级别的网称为低速网，将 Mbit/s 级别的网称为中速网，将 Gbit/s 级别的网称为高速网。

网络的传输速率与网络的带宽有直接关系。带宽是指传输信道的频带宽度，带宽的单位是 Hz（赫兹）。按照传输信道的宽度分类，网络可分为窄带网和宽带网。一般将 kHz～MHz 带宽的网称为窄带网，将 MHz～GHz 带宽的网称为宽带网。也可以将 kHz 带宽的网称为窄带网，将 MHz 带宽的网称为中带网，将 GHz 带宽的网称为宽带网。通常情况下，高速网就是宽带网，低速网就是窄带网。

（3）按传输介质分类。

① 有线网。采用有线传输介质连接的网络称为有线网。

② 无线网。采用无线传输介质连接的网络称为无线网。

（4）按拓扑结构分类。计算机网络拓扑结构是指网络中节点（网络单元，包括计算机和有关的网络设备）与链路（两节点间的通信线路）的几何排列或物理布局图形。简单地说，网络拓扑结构反映了组网的一种几何形式。按照网络拓扑结构，一般分为总线形、星形、环形、树形和网状 5 种。

① 总线形拓扑结构。它是将网络中的所有设备都通过一根公共总线连接，通信时信息沿总线进行广播式传送，如图 5-9 所示。

总线形拓扑结构简单，增删节点容易。网络中任何节点的故障都不会造成全网的瘫痪，可靠性高。但是任何两个节点之间传送数据都要经过总线，总线成为整个网络的瓶颈。当节点数目多时，易发生信息拥塞。

总线形结构投资省，安装布线容易，可靠性较高，在传统的局域网中是一种常见的结构。

② 环形拓扑结构。在环形拓扑结构中，所有设备被连接成环，信息传送是沿着环广播式的，如图 5-10 所示。在环形拓扑结构中每台设备只能和相邻节点直接通信。与其他节点通信时，信息必须依次经过两者间的每一个节点。

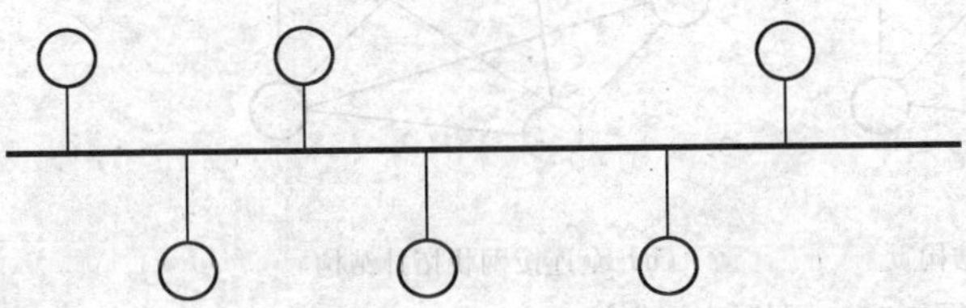

图 5-9　总线形拓扑结构

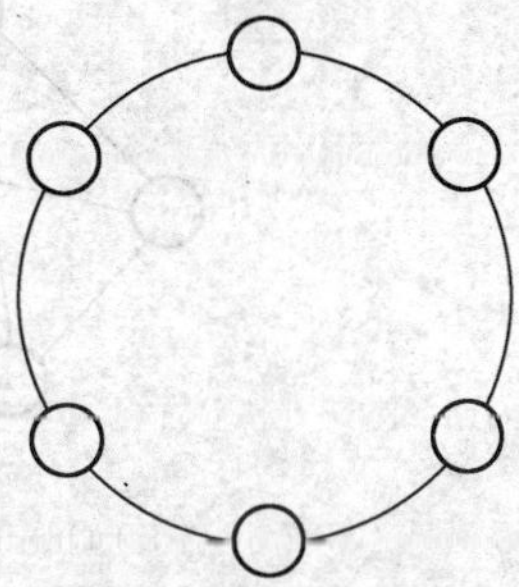

图 5-10　环形拓扑结构

环形拓扑结构传输路径固定，无路径选择问题，故实现简单。但任何节点的故障都会导致全网瘫痪，可靠性较差。网络的管理比较复杂，投资费用较高。当环形拓扑结构需要调整时，如节点的增、删、改，一般需要将整个网重新配置，扩展性、灵活性差，维护困难。

③ 星形拓扑结构。它是由一个中央节点和若干从节点组成，如图 5-11 所示。中央节点可以与从节点直接通信，而从节点之间的通信必须经过中央节点的转发。

星形拓扑结构简单，建网容易，传输速率高。每节点独占一条传输线路，消除了数据传送堵塞的现象。一台计算机及其接口的故障不会影响到网络，扩展性好，配置灵活，增、删、改一个站点容易实现，网络易管理和维护。网络可靠性依赖于中央节点，中央节点一旦出现故障将导致全网瘫痪。

④ 树形拓扑结构。它是总线形结构的扩展，在总线形网上加上分支形成的，其传输介质可有

多条分支，但不形成闭合回路；也可以把它看成星形结构的叠加，又称为分级的集中式结构，如图 5-12 所示。树形拓扑结构以其独特的特点而与众不同，具有层次结构，是一种分层网，网络的最高层是中央处理机，最低层是终端，其他各层可以是多路转换器、集线器或部门用计算机。任何一个节点送出的信息都由根接收后重新发送到所有节点，可以传遍整个传输介质，也是广播式网络。著名的 Internet 也大多采用树形拓扑结构。

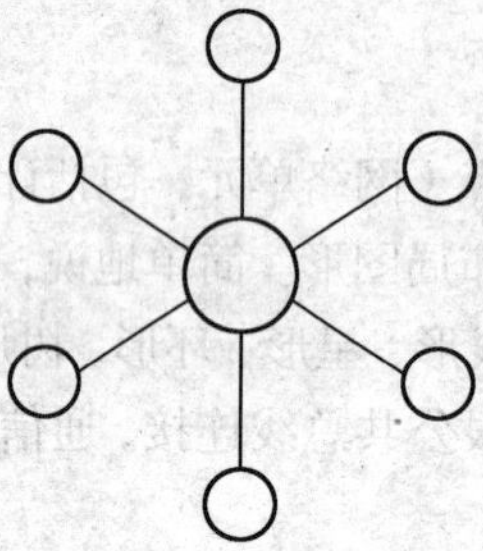

图 5-11　星形拓扑结构

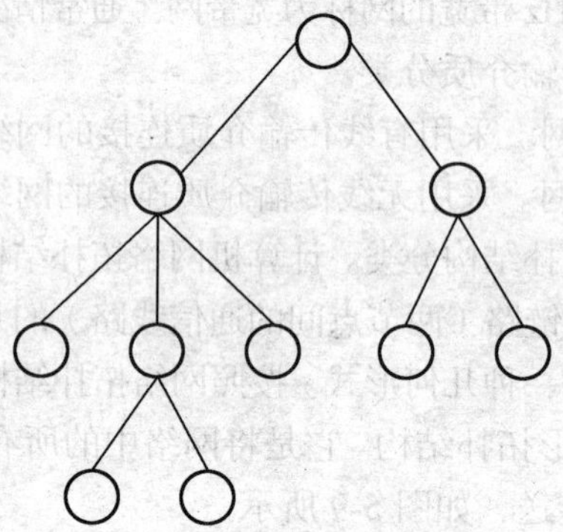

图 5-12　树形拓扑结构

树形拓扑结构比较简单，成本低，网络中节点扩充方便灵活，寻找链路路径比较方便。但对根的依赖性太大，如果根发生故障，则全网不能正常工作。

⑤ 网状拓扑结构。它分为一般网状拓扑结构和全连接网状拓扑结构两种。全连接网状拓扑结构中的每个节点都与其他所有节点有链路相连通。一般网状拓扑结构中每个节点至少与其他两个节点直接相连。如图 5-13 所示，（a）为一般网状拓扑结构，（b）为全连接网状拓扑结构。

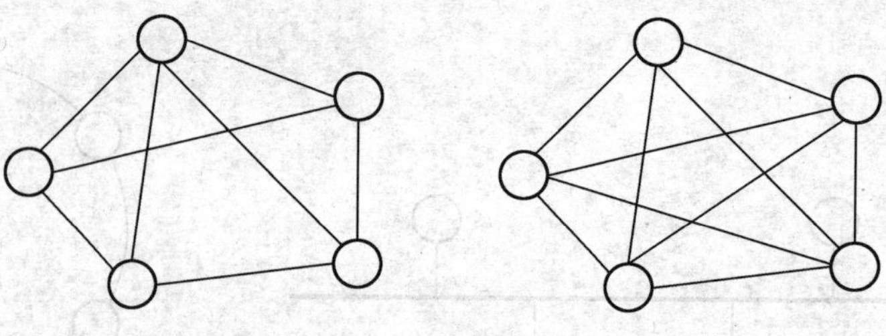

（a）一般网状拓扑结构　（b）全连接网状拓扑结构

图 5-13　网状拓扑结构

网状拓扑结构的容错能力强，如果网络中一个节点或一段链路发生故障，信息可通过其他节点和链路到达目的节点，故可靠性高。但其建网费用高，布线困难。

5.2 Internet 基础

Internet（因特网）又称国际互联网，它将分散在不同地域、不同类型的计算机网络连接起来，构成一个大型计算机网络。Internet 成为目前国际上最大的信息网络。在世界上任何地方的任何一台计算机只要连入 Internet，就可以跨越时空查阅信息资源，与网络上的计算机或用户交换信息，获得该网络提供的各种信息服务，而不受地区、国界和时间的限制。本节主要介绍 Internet 的起源与发展、Internet 在我国的发展、Internet 服务、Internet 地址与域名系统以及 Internet 接入方式。

5.2.1　Internet 的起源与发展

1. Internet 的起源

Internet 是在美国较早的军用计算机网 ARPAnet 的基础上经过不断发展变化而形成的。它的起源主要可分为以下几个阶段。

（1）Internet 的雏形形成阶段。

1969 年，美国国防部高级研究计划管理局（Advanced Resarch Projects Agency，ARPA）开始建立一个命名为 ARPANET 的网络，其目的只是将 4 台军事及研究用的计算机连接起来，人们普遍认为这就是 Internet 的雏形。

发展 Internet 时沿用了 ARPANET 的技术和协议，而且在 Internet 正式形成之前，已经建立了以 ARPANET 为主的国际网，这种网络之间的连接模式，也是随后 Internet 所用的模式。

（2）Internet 的发展阶段。

美国国家科学基金会（NFS）在 1985 开始建立 NSFNET。NSF 规划建立了 15 个超级计算中心及国家教育科研网，用于支持科研和教育的全国性规模的计算机网络 NFSNET，并以此为基础实现同其他网络的连接。NSFNET 成为 Internet 上主要用于科研和教育的主干部分，代替了 ARPANET 的地位。

1989 年 MILNET（由 ARPANET 分离出来）实现和 NSFNET 连接后，开始采用 Internet 这个名称。此后，其他部门的计算机网相继并入 Internet，ARPANET 宣告解散。

（3）Internet 的商业化阶段。

20 世纪 90 年代初，商业机构开始进入 Internet，使 Internet 开始了商业化的新进程，也成为 Internet 大发展的强大推动力。1995 年，NSFNET 停止运作，Internet 已彻底商业化。

这种把不同网络连接在一起的技术的出现，使计算机网络的发展进入一个新的时期，形成由网络实体相互连接而构成的超级计算机网络，人们把这种网络形态称为 Internet（互联网络）。

2. Internet 的发展

Internet 的发展经历了从军事到科研再到商用和民用的过程。Internet 正以当初人们始料不及的惊人速度向前发展，今天的 Internet 已经从各个方面逐渐改变着人们的工作和生活方式。人们可以随时从网上了解最新信息，如旅游、天气信息、国内外实时新闻动态，可以足不出户享受远程医疗和远程教育、网上购物、网上银行、网络电视等。

纵观 Internet 的发展史，其发展趋势主要表现在如下几个方面。

（1）应用商业化。

随着 Internet 对商业应用的开放，它已成为一种十分出色的电子化商业媒介。众多公司、企业不仅把它作为市场销售和客户支持的重要手段，而且把它作为传真、快递及其他通信手段的廉价替代品，以便与全球客户保持方便快捷的联系并且降低日常的运营成本，网络传真、IP 电话、电子邮件和电子商务等日渐受到人们的重视便是最好的例证。

（2）互联全球化。

Internet 虽然已有四十多年的发展历史，但早期主要是限于美国国内的科研机构、政府机构和它的盟国范围内使用。如今，随着各国纷纷提出适合本国国情的信息高速公路计划，已迅速形成了世界性的信息高速公路建设热潮，各个国家都在以最快的速度接入 Internet。

（3）互联宽带化。

随着网络基础的改善、用户接入方面新技术的采用、接入方式的多样化和运营商服务能力的提高，接入网速率慢形成的瓶颈问题将会得到进一步改善，上网速度将会更快，带宽瓶颈约束将会消除，互联必然宽带化，从而促进更多的应用在网上实现，并能满足用户多方面的网络需求。

（4）移动互联网。

移动互联网是互联网与移动通信结合的产业。未来的互联网将是一个真正的多网合一（图像、语音和数据）、多业务综合平台和智能化平台。目前，移动互联网正逐渐渗透到人们生活、工作的各个领域，短信、铃图下载、移动音乐、手机游戏、视频应用、手机支付、位置服务等丰富多彩的移动互联网应用迅猛发展，正在深刻改变信息时代的社会生活。3G（3rd Generation，第三代数字通信）的出现打开了移动互联网加速发展之门。

5.2.2 Internet 在我国的发展

作为认识世界的一种方式，我国目前在接入 Internet 基础设施方面已进行了大规模投入，并逐年加强，我国的 Internet 正向更高上网速度和更多应用方向发展。Internet 在我国的发展历程可以大略划分为以下阶段。

第一阶段（1986 年～1993 年），是研究试验阶段。在此期间中国一些科研部门和高等院校开始研究 Internet 联网技术，并开展了科研课题和科技合作工作。这个阶段的网络应用仅限于小范围内的电子邮件服务，而且仅为少数高等院校、研究机构提供电子邮件服务。

第二阶段（1994 年～1996 年），是起步阶段。1994 年 4 月，中关村地区教育与科研示范网络工程进入互联网，实现了和 Internet 的 TCP/IP 连接，从而开通了 Internet 全功能服务。从此，中国被国际上正式承认为有互联网的国家。之后，中国公用计算机互联网（ChinaNET）、中国教育科研网（China Education & Research NetWork，CERNET）、中国科学技术网（China Science & Technology NetWork，CSTNet）和中国金桥信息网（China Golden Bridge Network,ChinaGBN）等多个互联网络项目在全国范围相继启动，互联网开始进入公众生活，并在中国得到了迅速的发展。

（1）ChinaNET 是原邮电部组织建设和管理的，主要用于民用和商用。原邮电部与美国 Sprint Link 公司在 1994 年签署 Internet 互连协议，开始在北京、上海两个电信局进行 Internet 网络互联工程。目前，ChinaNET 在北京和上海分别有两条专线，作为国际出口。ChinaNET 由骨干网和接入网组成。骨干网是 ChinaNET 的主要信息通路，连接各直辖市和省会网络接点，骨干网已覆盖全国各省市、自治区，包括 8 个地区网络中心和 31 个省市网络分中心。接入网是由各省内建设的网络节点形成的网络。

（2）CERNET 是由国家投资建设，教育部负责管理，清华大学等高校承担规划、建设和运行管理的全国性教育和科研计算机互联网络。CERNET 始建于 1994 年，其目标是建设一个全国性的教育科研基础设施，把全国大部分高校连接起来，实现资源公享。它是全国最大的公益性互联网络。

CERNET 已建成由全国主干网、地区网和校园网在内的三级层次结构网络。CERNET 分四级管理，分别是全国网络中心、地区网络中心和地区主节点、省教育科研网、校园网。CERNET 全国网络中心设在清华大学，负责全国主干网的运行管理。地区网络中心和地区主节点分别设在清华大学、北京大学、北京邮电大学、上海交通大学、西安交通大学、华中科技大学、华南理工大学、电子科技大学、东南大学、东北大学 10 所高校，负责地区网的运行管理和规划建设。CERNET 已经有 28 条国际和地区性信道，与美国、加拿大、英国、德国、日本和香港特区联网，总带宽达到 250Mbit/s。与 CERNET 联网的大学、中小学等教育和科研单位达 1 000 多家（其中高等学校 800 所以上），联网主机 120 万台，个人用户达到 1 000 多万人。

CERNET 还是我国开展下一代互联网研究的试验网络，它以现有的网络设施和技术力量为依托，建立了全国规模的 IPv6 试验床。1998 年，CERNET 正式参加下一代 IP（IPv6）试验网 6BONE，同年 11 月成为其骨干网成员。CERNET 在全国第一个实现了与国际下一代高速网 INTERNET 2 的互联，目前国内仅有 CERNET 的用户可以顺利地直接访问 INTERNET 2。

CERNET 的建设加强了我国信息基础建设，缩小了与国外先进国家在信息领域的差距，也对我国计算机信息网络建设起到了积极的示范作用。

（3）CSTNet 是国家科学技术委员会联合全国各省、市的科技信息机构，采用先进信息技术建立起来的信息服务网络，旨在促进全社会广泛的信息共享，信息交流。CSTNet 也是国家知识创新工程的基础设施，主要为科技界、科技管理部门、政府部门和高新技术企业服务。中国科技网的服务主要包括网络通信服务、域名注册服务、信息资源服务和超级计算服务。中国科技网上的科技信息资源有科学数据库、中国科普博览、科技成果、科技管理、技术资料、农业资源和文献情报等。其中科学数据库现有专业数据库 180 个，总数据量达 725GB，可以向国内外用户提供各种科技信息服务。中国科技网的超级计算中心拥有数台超级计算机，总计算能力为浮点运算每秒一千三百亿次以上，可以通过网络向全国科技和教育人员提供高性能科学计算服务。中国科学院计算机网络信息中心是中国科技网的网络管理运行中心。中国科学院计算机网络信息中心经国家主管部门授权，管理和运行中国互联网络信息中心，向全国提供网络域名注册服务。

（4）ChinaGBN 由原电子工业部管理，是以卫星综合数字业务网为基础，以光纤、微波、无线移动等方式形成天地一体的网络结构，面向政府、企业、事业单位和社会公众提供数据通信和信息服务。

到目前为止，除上述四大主干网外，我国陆续建造了如下拥有独立的国际出口（即可直接接入 Internet）网络：中国联通互联网（UNINET）、中国网通公用互联网（CNCNET）、中国移动互联网（CMNET）、中国国际经济贸易互联网（CIETNET）、中国长城互联网（CGWNET）、中国卫星集团互联网（CSNET）。

第三阶段（1997 年至今），是快速增长阶段。中国互联网络信息中心（CNNIC）于 1997 年 10 月发布第 1 次中国互联网发展状况统计报告显示，截至 1997 年 10 月 31 日，我国上网计算机数 29.9 万台，其中直接上网计算机 4.9 万台，拨号上网计算机 25 万台。我国上网用户数 62 万，其中大部分用户是通过拨号上网，直接上网与拨号上网的用户数之比约 1∶3。

2013 年 1 月发布第 31 次中国互联网发展状况统计报告显示，截至 2012 年 12 月底，中国网民规模达到 5.64 亿人，互联网普及率达到 42.1%，较 2011 年底提升 3.8%。与此同时，我国手机网民数量快速增长。 数据显示，2012 年我国手机网民数量为 4.2 亿，年增长率达 18.1%，远超网民整体增幅。此外，网民中使用手机上网的比例也继续提升，由 69.3%上升至 74.5%。

统计结果表明，从 1997 年 10 月第 1 次调查到现在，中国互联网从起步发展到了腾飞阶段，并且中国网民实现互联网接入的方式呈现出全新格局，手机成为中国网民的第一大上网终端。

5.2.3 Internet 服务

Internet 能够提供各种服务，通过这些服务可以获得分布于 Internet 上的各种资源，也可以通过使用 Internet 提供的服务将自己的信息发布出去，与其他用户共享资源。Internet 上的常用服务主要有 WWW、电子邮件（E-mail）、文件传输（FTP）、远程登录（Telnet）等。

1. WWW

WWW 是“万维网”（World Wide Web）的简称，是当前 Internet 上最受欢迎、最为流行、最新的信息检索服务程序。它把全世界 Internet 上不同地点的相关信息有机地结合起来，并提供了在信息网络内从一个文献迅速转移到另一个文献的手段。用户仅需提出简单的查询要求，而具体到什么地方查询及如何查询则由 WWW 自动完成，用户可以不用关心信息资源究竟放在什么地方。

2. 电子邮件（E-mail）

电子邮件用于在 Internet 上发送和接收邮件。用户先向 Internet 服务提供商申请一个电子邮件地址，用户登录自己的邮箱地址就可以向其他电子邮箱发送 E-mail，也可以接收到来自他人的 E-mail。

3. 文件传输（FTP）

文件传输是以其遵守的文件传输协议（File Transfer Protocol，FTP）命名的。FTP 规定了在 Internet 网络上如何传输文件，通常要由专门的 FTP 程序来具体实现。用户可以通过登录或匿名连接方式对远程服务器进行访问，查看和索取需要的文件，也可以将本地主机或节点机的文件传输到远程主机上。

4. 远程登录（Telnet）

远程登录（Telnet 或 Remote Login）的基本功能是把用户所使用的终端或者主机变成远程某一主机（服务器）的终端，这种终端称为远程仿真终端。建立连接后，用户就好像直接坐在世界任一角落的计算机服务器的终端前，使用其软件和硬件资源。

此外，Internet 还提供了网络新闻组、电子公告牌（BBS）、网络聊天、网上办公、电子商务、网上银行、网上教学等多种服务功能。

5.2.4 Internet 地址与域名系统

1. IP 地址

（1）IP 地址的定义与分类。

• 定义。

Internet 是全世界范围内的计算机联为一体而构成的通信网络总称。联在某个网络上的两台计算机之间相互通信时，在它们所传送的数据包里都会含有某些附加信息，这些附加信息就是发送数据的计算机的地址和接收数据的计算机的地址。为了通信的方便，给每一台计算机都事先分配一个类似于人们日常生活中的电话号码一样的标识地址，该标识地址就是 IP 地址。根据 TCP/IP 的规定，IP 地址由 32 位二进制数组成，而且在 Internet 范围内是唯一的。例如，某台联在 Internet 上的计算机的 IP 地址为：

11010010 01001001 10001100 00000100

很明显，对人们来说这些数字不太好记忆。为了方便记忆，将组成计算机的 IP 地址的 32 位二进制分成 4 段，每段 8 位，中间用小数点隔开，然后将每八位二进制转换成十进制数，这样上述计算机的 IP 地址就变成了：210.73.140.2。

所有的 IP 地址都由国际组织 NIC（Network Information Center）负责统一分配，目前全世界共有 3 个这样的网络信息中心。InterNIC（Internet Network Information Center）：负责美国及其他地区；ENIC：负责欧洲地区；APNIC：负责亚太地区。我国申请 IP 地址要通过 APNIC，APNIC 的总部设在日本东京大学。

• 分类。

与电话号码类似，如有一个电话号码为 073188485112，这个号码中的前 4 位 0731 表示该电话是属于哪个地区的，后面的数字 88 485 112 表示该地区的某个电话号码。人们把计算机的 IP 地址也分成两部分，分别为网络标识和主机标识。网络地址就像电话的区号，标明主机所在的子网，主机地址则在子网内部区分具体的主机。同一个物理网络上的所有主机都用同一个网络标识，网络上的一个主机（包括网络上工作站、服务器和路由器等）都有一个主机标识与其对应。

在现实世界中，网络根据需求的不同，有的网络可能包含较多的计算机，也有的网络包含较少的计算机，于是按照网络规模的大小，IP 协议将 IP 地址分成 A、B、C、D、E5 类，它们分别用 IP 地址的高位来区分，如图 5-14 所示。

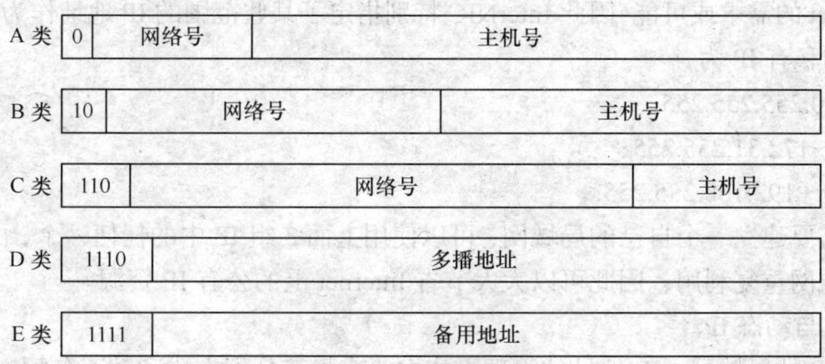

图 5-14　IP 地址的分类

① A 类 IP 地址。一个 A 类 IP 地址由 1 个字节的网络地址和 3 个字节的主机地址组成，网络地址的最高位必须是“0”，地址范围 1.0.0.0～127.255.255.255（二进制表示为：00000001 00000000 00000000 00000000～01111111 11111111 11111111 11111111）。可用的 A 类网络有 126 个，每个网络能容纳 1 677 214 台主机。

② B 类 IP 地址。一个 B 类 IP 地址由 2 个字节的网络地址和 2 个字节的主机地址组成，网络地址的最高位必须是“10”，地址范围 128.0.0.0 ~ 191.255.255.255（二进制表示为：10000000 00000000 00000000 00000000～10111111 11111111 11111111 11111111）。可用的 B 类网络有 16 384 个，每个网络能容纳 65 534 台主机。

③ C 类 IP 地址。一个 C 类 IP 地址由 3 个字节的网络地址和 1 个字节的主机地址组成，网络地址的最高位必须是“110”。地址范围 192.0.0.0～223.255.255.255（二进制表示为：11000000 00000000 00000000 00000000～11011111 11111111 11111111 11111111）。C 类网络可达 2 097 152 个，每个网络能容纳 254 台主机。

④ D 类地址用于多点广播（Multicast）。D 类 IP 地址第一个字节以“1 110”开始，它是一个专门保留的地址。它并不指向特定的网络，目前这一类地址被用在多点广播（Multicast）中。当进行广播时，信息可以有选择地发送给网络上所有计算机的一个子集。地址范围为 224.0.0.0～239.255.255.255。

⑤ E 类 IP 地址。以“1 111”开始，为将来使用保留。

E 类地址保留仅作实验和开发用，通常不用于实际的工作环境。

全零（“0.0.0.0”）地址指任意网络。全“1”的 IP 地址（“255.255.255.255”）是当前子网的广播地址。

按照 IP 地址使用的效用来分类，可以分为公有 IP（Public IP）和私有 IP（Private IP），前者 Internet 全局有效，后者一般只能在局域网中使用，不能直接连接到 Internet 使用。

① 公有 IP。在互联网上进行通信，用户必须使用已经在国际互联网络信息中心 InterNIC 注

册的 IP 地址，这些地址被称为公有 IP。拥有公有 IP 的主机可以在 Internet 上直接收发数据，公有 IP 在 Internet 上一定是唯一的，不会有两台主机的 IP 地址相同。当希望某个局域网中所有的计算机都可以连接到 Internet 时，简单的办法就是为局域网中的每台主机分配一个公有 IP，但是由于公有 IP 数目是一定的，并且使用公有 IP 需要相应的费用，为每台需要访问 Internet 的计算机分配一个单独的公有 IP 有时并不是一种行之有效的方法。

② 私有 IP。只在局域网内部有效的 IP 地址称为私有 IP。例如，在一个孤立的、没有和 Internet 连接的局域网内，可以使用任何有效的 A、B、C 类地址。但是，考虑到这样的局域网有时仍然有连接到 Internet 的需求或可能，因此 InterNIC 特别指定了某些范围的 IP 地址作为专用的私有 IP。InterNIC 保留的私有 IP 为：

10.0.0.0～10.255.255.255；

172.16.0.0～172.31.255.255；

192.168.0.0～192.168.255.255。

如果用户需要建立一个自己的局域网，可以使用上面 3 组 IP 中的任何一个，由于这些地址可以被不同的局域网重复利用，因此可以大大节省 Internet 上的公有 IP 资源。

- 静态 IP 与动态 IP。

基于 TCP/IP 的局域网，IP 地址的管理方式主要有静态分配方式和动态分配方式。

静态分配 IP 地址是指给每一台计算机都分配一个固定的 IP 地址。一般来说，采用专线上网的计算机才拥有固定的 IP 地址，也可以通过 ISP（Internet Service Provider，互联网服务提供商，即向广大用户综合提供互联网接入业务、信息业务和增值业务的运营商）申请一个固定的 IP 地址。

动态分配 IP 地址是指仅当用户计算机需要连入网络工作时，系统才在所掌握的可分配 IP 地址空间中，随机挑选一个给用户使用的 IP 地址分配方式。通过 Modem、ISDN、ADSL、有线宽频、小区宽频等方式上网的计算机，每次上网所分配到的 IP 地址都不相同，这就是动态 IP 地址。因为 IP 地址资源很宝贵，为了不让上网用户在不上网时也占有一个 IP 地址而造成 IP 地址的浪费，当用户断网时此用户就不再占有 IP 地址，就可将此 IP 地址分配给其他用户，所以大部分用户都是通过动态 IP 地址上网的。IP 地址的动态分配是通过 TCP/IP 的动态主机配置协议（DHCP）进行的。

- 子网掩码的概念。

子网掩码是一个地址，用于屏蔽 IP 地址的一部分以区别网络标识和主机标识，并说明该 IP 地址是在局域网上还是在远程网上。它不能单独存在，必须结合 IP 地址一起使用。子网掩码只有一个作用，就是将某个 IP 地址划分成网络地址和主机地址两部分。

子网掩码的设定必须遵循一定的规则。与 IP 地址相同，子网掩码的长度也是 32 位，左边是网络位，用二进制数字“1”表示；右边是主机位，用二进制数字“0”表示。子网掩码就确定了一个 IP 地址的 32 位二进制数字中哪些是网络号，哪些是主机号。这对于采用 TCP/IP 的网络来说非常重要，只有通过子网掩码，才能表明一台主机所在的子网与其他子网的关系，使网络正常工作。子网掩码的作用就是获取主机 IP 的网络地址信息，用于区别主机不同情况的通信，由此选择不同路。其中 A 类网络的子网掩码为 255.0.0.0；B 类网络为 255.255.0.0；C 类网络为 255.255.255.0。

- 特殊的 IP 地址。

特殊的 IP 地址主要包括以下几类。

网络地址：IP 中主机地址为 0 的地址表示网络地址，如 192.168.0.0。

回送地址：回送地址特指 127.0.0.1，用于测试网卡驱动程序、TCP/IP 是否安装正确、网卡是否工作正常。

公有地址：由 InterNIC（Internet Network Information Center，因特网信息中心）负责。这些 IP 地址分配给注册并向 InterNIC 提出申请的组织机构，通过它直接访问因特网。

私有地址：属于非注册地址，专门为组织机构内部使用。在 Internet 上，这类地址是不能出现的。留用的内部私有地址：A 类 10.0.0.0～10.255.255.255；B 类 172.16.0.0～172.31.255.255；C 类 192.168.0.0～192.168.255.255。

2. DNS 域名系统

（1）域名地址的构成。

每一台主机都对应一个 IP 地址，每一个 IP 地址由一连串的数字组成，如 101.253.11.34。人们为了方便记忆提出了字符型的名字标识，将二进制的 IP 地址转换成字符型地址，即域名地址，简称域名（Domain Name），如 www.sohu.com。

网络中命名资源（如客户机、服务器、路由器等）的管理集合即构成域（Domain）。从逻辑上来讲，所有域自上而下形成一个森林状结构，每个域都可包含多个主机和多个子域，树叶域通常对应于一台主机。每个域或子域都有其固有的域名。Internet 所采用的这种基于域的层次结构名字管理机制叫作域名系统（DNS，Domain Name System）。它一方面规定了域名语法以及域名管理特权的分派规则，另一方面描述了关于域名——地址映射的具体实现。

- 域名规则。

域名系统将整个 Internet 视为一个由不同层次的域组成的集合体，即域名空间，并设定域名采用层次型命名法，从左到右、从小范围到大范围表示主机所属的层次关系。不过，域名反映出的这种逻辑结构和其物理结构没有任何关系。也就是说，一台主机的完整域名和物理位置并没有直接的联系。

域名由字母、数字和连字符组成，开头和结尾必须是字母或数字，最长不超过 63 个字符，而且不区分大小写。完整的域名总长度不超过 255 个字符。通常格式如下：

主机名.机构名.网络名.顶层域名

例如，yjscxy.csu.edu.cn 就是中南大学一台计算机的域名地址。

顶层域名又称最高域名，分为两类：一类通常由 3 个字母构成，一般为机构名，是国际顶级域名；另一类由 2 个字母组成，一般为国家或地区的地理名称。

① 机构名称。如 com 为商业机构；edu 为教育机构等，如表 5-1 所示。

② 地理名称。如 cn 代表中国；us 代表美国；ru 代表俄罗斯等，如表 5-2 所示。

表 5-1 常见的组织/机构顶级域名

域 名 缩 写	组织/机构类型	域 名 缩 写	组织/机构类型
com	商业机构	edu	教育机构
gov	政府机构	mil	军事机构
net	网络服务提供组织	org	非赢利组织

表 5-2 常见的国家顶级域名

域 名 缩 写	国家或地区	域 名 缩 写	国家或地区	域 名 缩 写	国家或地区
au	澳大利亚	fr	法国	ru	俄罗斯
cn	中国	jp	日本	uk	英国
de	德国	kr	韩国	us	美国

（2）域名系统 DNS。

- 域名与域名解析。

DNS 服务或者叫域名服务、域名解析服务，是提供域名与 IP 地址的相互转换。域名的正向解析是将主机名转换成 IP 地址的过程，域名的反向解析是将 IP 地址转换成主机名的过程。通常人们很少需要将 IP 地址转换成主机名，即反向解析。反向解析经常被一些后台程序使用，用户看不到。

- 域名服务系统的工作过程。

每一台域名服务器不仅能够进行一些域名到 IP 地址的解析，还必须具有连向其他域名服务器的消息。当自己不能进行域名到 IP 地址的转换时，就能够知道去什么地方找别的域名服务器。Internet 上的域名服务器系统也是按照域名的层次来安排的。每个域名服务器都只对域名体系中的一部分进行管辖。目前，有以下 3 种不同类型的域名服务器。

① 本地域名服务器（Local Name Server）：每个 Internet 服务提供者（ISP）或一个公司、校园，都可以拥有一个本地域名服务器，有时也称为默认域名服务器。当一台主机发出 DNS 查询时，该查询首先被送往该主机的本地域名服务器。在 Windows 7 中：用鼠标单击【控制面板】中的【网络和 Internet】，在【网络和共享中心】单击“查看网络状态和任务”项，再在“查看活动网络”一栏下单击【本地连接】，在弹出的“本地连接状态”对话框中单击【属性】，再选择 Internet 协议版本 4（TCP/IPV4）选项，单击【属性】按钮，弹出“Internet 协议版本 4（TCP/IPV4）属性”对话框中可设置 DNS 服务器。本地域名服务器离用户较近，一般不超过几个路由器的距离。

② 根域名服务器（Root Name Server）：目前 Internet 上有十几个根域名服务器，大部分都在北美。当一个本地域名服务器不能立即回答某台主机的查询时（因为它没有保存被查询主机的信息），该本地域名服务器就以 DNS 客户的身份向某一个根域名服务器查询。若根域名服务器有被查询主机的信息，就发送 DNS 回答报文给本地域名服务器，然后本地域名服务器再回答发起查询的主机。但当根域名服务器没有被查询主机的信息时，它一定知道某个保存有被查询主机名字映射的授权域名服务器的 IP 地址（见下文）。通常根域名服务器用来管辖顶级域（如.com）。根域名服务器并不直接对顶级域下面所属的所有域名进行转换，但它一定能够找到下面所有二级域名的域名服务器。

③ 授权域名服务器（Authoritative Name Server）：每一台主机都必须在授权域名服务器处注册登记。通常，一台主机的授权域名服务器就是它本地 ISP 的一个域名服务器。为了更加可靠地工作，一台主机最好有至少两个授权域名服务器。授权域名服务器能够将其管辖的主机名转换为该主机的 IP 地址。

以下结合实例讲述域名的查询过程。当用户打开浏览器，访问某个站点时，如 www.yahoo.com，用户计算机需要知道这个站点的 IP 地址是多少。于是它会自动向本地域名服务器发出询问，即“www.yahoo.com 的 IP 是多少？”，如果这台域名服务器对 yahoo.com 这个域名不是授权的，那么它没有关于 yahoo.com 的记录，于是它向根服务器发出一个查询：“yahoo.com 由什么服务器提供域名解析服务？”。根服务器的回答是：“去问 dns1. yahoo.com 或者 dns2. yahoo.com 吧。它们的 IP 地址是 203.209.253.10 及 203.209.253.70”。用户的本地域名服务器继而会询问 dns1.yahoo.com 这台域名服务器，同样的问题“www.yahoo.com 的 IP 是多少？”，dns1. yahoo.com 将给出回答。用户的本地域名服务器收到这个回答，一方面将该信息告诉发出查询的计算机，另一方面会把该信息保存在自己的缓冲区内，如果它再次接到相同的查询，就直接将刚才缓存了的记录回答给下一个询问者。但是这个缓存的记录有一个失效期，当失效期到达后，本地域名服务器将会自动丢弃缓存的记录。当再有计算机发出同样的查询请求时，将重复前面叙述的完整过程。

可见，计算机的本地域名服务器“代理”了计算机的查询过程，一级一级地进行了查询，称之为“递归式”的查询。值得注意的是，根服务器不能作为用户的本地域名服务器，因为它不会帮助进行“递归式”的查询。

3. IP 地址的设置与查看

（1）查看。

查看本机 IP 地址第一种方法：单击【控制面板】中的【网络和 Internet】，在【网络和共享中心】单击“查看网络状态和任务”项，再在“查看活动网络”一栏下单击【本地连接】，在弹出的“本地连接状态”对话框中单击【属性】，再选择 Internet 协议版本 4（TCP/IPv4）选项，单击【属性】按钮，在出现的对话框中就可以看到本机的 IP 地址。这也是最常用的一个方法。

查看本机 IP 地址第二种方法：如果主机 IP 地址是被自动分配的，那么采用方法一就无法查看 IP 地址，此时可以采用命令方式获得本机 IP 地址。操作方法：左键单击【开始】→【所有程序】→【附件】→【命令提示符】，弹出“命令提示符”窗口，在该窗口输入 Ipconfig 命令后按回车键，即可看到当前连接的网络适配器 IP 地址配置信息，包括 IP 地址（IP Adress）、子网掩码（Subnet Mask）、默认网关（Default Gateway）等。如果在该窗口输入 Ipconfig /All，即带上 All 选项时，将显示本机 TCP/IP 配置的详细信息。

Ipconfig /All 各个参数详解如下：

Windows IP 配置

主机名 . . . . : hp-PC

主 DNS 后缀 . . . . :

节点类型 . . . . : 对等

IP 路由已启用 . . . . : 否

WINS 代理已启用 . . . . : 否

以太网适配器 本地连接:

连接特定的 DNS 后缀 . . . . :

描述. . . . . : Realtek PCIe GBE Family Controller

物理地址. . . . . : 1C-C1-DE-94-72-73

DHCP 已启用 . . . . : 是

自动配置已启用. . . . . : 是

本地链接 IPv6 地址. . . . . : fe80::a839:2dfe:5ce7:7b65%10（首选）

IPv4 地址 . . . . : 192.168.2.106（首选）

子网掩码 . . . . : 255.255.255.0

获得租约的时间 . . . . : 2013 年 9 月 15 日 11:06:59

租约过期的时间 . . . . : 2013 年 9 月 15 日 13:51:01

默认网关. . . . . : 192.168.2.1

DHCP 服务器 . . . . : 192.168.2.1

DHCPv6 IAID . . . . : 249090949

DHCPv6 客户端 DUID . . . . : 00-01-00-01-13-DA-1B-CA-1C-C1-DE-94-72-73

DNS 服务器 . . . . : 10.10.10.22

222.246.129.80

TCPIP 上的 NetBIOS . . . . : 已启用

（2）设置。

利用上文提到的查看 IP 地址方法一可以对主机的 IP 地址进行设置，如图 5-15 所示。

（3）网络测试命令。

① Ping。Ping 是测试网络连接状况以及信息包发送和接收状况非常有用的工具，是网络测试最常用的命令。Ping 向目标主机（地址）发送一个回送请求数据包，要求目标主机收到请求后给予答复，从而判断网络的响应时间和本机是否与目标主机（地址）连通。

如果执行 Ping 不成功，则可以预测故障出现在以下几个方面：网线故障、网络适配器配置不正确、IP 地址不正确。如果执行 Ping 成功而网络仍无法使用，那么问题很可能出在网络系统的软件配置方面，Ping 成功只能保证本机与目标主机间存在一条连通的物理路径。

例如，使用 Ping 测试计算机到网关（由 Ipconfig/All 命令可以查看到当前网关地址为：192.168.2.1）的连通性。如果网络已经连通，则 Ping 结果会显示从计算机到网关的网络传输时间等信息。测试方法：在【命令提示符】窗口输入 Ping 192.168.2.1 命令后按回车键，显示如图 5-16 所示结果。

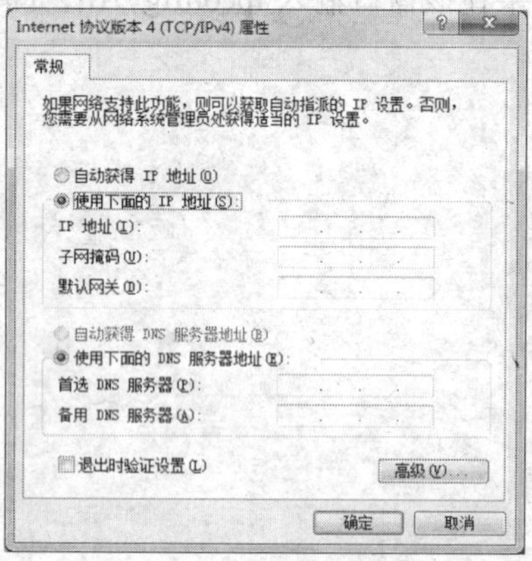

图 5-15 “Internet 协议（TCP/IP）属性”对话框

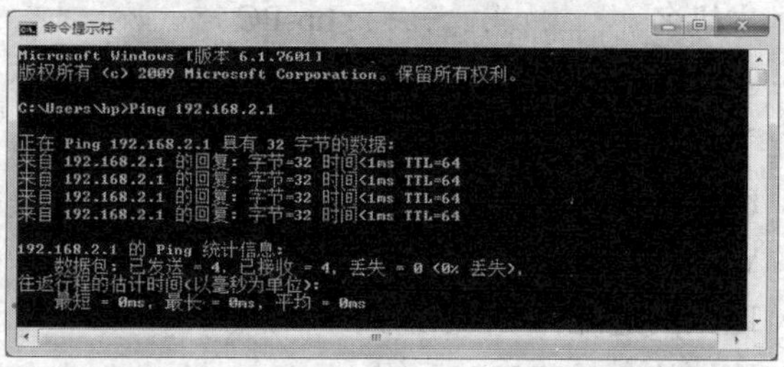

图 5-16 Ping 测试本机到网络的连通性

又如，测试本机的网卡是否正确安装的常用命令是 Ping 127.0.0.1。

②Netstat。Netstat 命令可以帮助网络管理员了解网络的整体使用情况。它可以显示当前正在活动的网络连接详细信息，如显示网络连接、路由表和网络接口信息，可以统计目前总共有哪些网络连接正在运行。例如，在【命令提示符】窗口输入 Netstat 命令后按回车键，显示如图 5-17 所示结果。

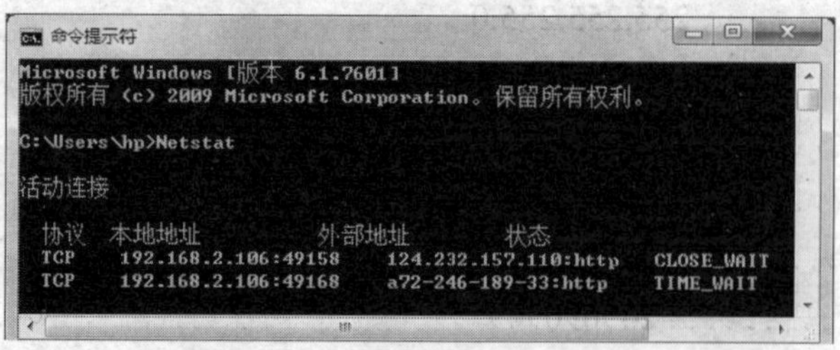
命令提示符
Microsoft Windows [版本 6.1.7601]
版权所有 (c) 2009 Microsoft Corporation。保留所有权利。
C:\Users\hp>Netstat
活动连接
协议 本地地址 外部地址 状态
TCP 192.168.2.106:49158 124.232.157.110:http CLOSE_WAIT
TCP 192.168.2.106:49168 a72-246-189-33:http TIME_WAIT

图 5-17 Netstat 测试网络连接情况

每个连接信息包括四项：协议类型、本地地址、外部地址、状态。该信息随着本机正在访问着的网络不同而不同。

其中，本地地址的内容为“计算机名:端口名（号）”；外部地址为连接目标的 IP 地址或域名；状态有 ESTABLISHED（已建立的连接）、LISTENING（监听连接请求）以及 TCP 协议在建立连接、释放连接过程中的状态（TIME_WAIT、CLOSE_WAIT、SYN_SENT、LAST_ACK）。

小知识

- TIME_WAIT：等待足够的时间以确保远程 TCP 接收到连接中断请求的确认。
- CLOSE_WAIT：等待从本地用户发来的连接中断请求。
- SYN_SENT：在发送连接请求后等待匹配的连接请求。
- LAST_ACK：等待原来发向远程 TCP 的连接中断请求的确认。

4. IPv6 技术

（1）IPv6 的基本概念。

现有互联网是在 IPv4 协议的基础上运行的。随着互联网的迅速发展，IPv4 定义的有限地址空间将被耗尽，地址空间的不足必将影响互联网的进一步发展。IPv4 采用 32 位地址长度，只有大约 43 亿个地址，已经无法满足网络地址分配的需要。

IPv6 是 Internet Protocol Version 6 的缩写，其中 Internet Protocol 译为“互联网协议”。IPv6 是 IETF（Internet Engineering Task Force，互联网工程任务组）设计的用于替代现行版本 IP（IPv4）的下一代 IP。IPv6 采用 128 位地址长度，按保守方法估算 IPv6 实际可分配的地址：整个地球每平方米面积上可分配 1 000 多个地址。在 IPv6 的设计过程中还考虑了在 IPv4 中解决不好的其他问题。

如果说 IPv4 实现的只是人机对话，而 IPv6 则扩展到任意事物之间的对话，它不仅可以为人类服务，还将服务于众多硬件设备，如家用电器、传感器、远程照相机、汽车等。它将是无时不在、无处不在地深入社会每个角落的真正宽带网，而且它所带来的经济效益将非常巨大。

（2）与 IPv4 相比，IPv6 具有以下几个优势。

① IPv6 具有更大的地址空间。IPv4 中规定 IP 地址长度为 32，即有 $2^{32}-1$ 个地址；而 IPv6 中 IP 地址的长度为 128，即有 $2^{128}-1$ 个地址。

② IPv6 使用更小的路由表。IPv6 的地址分配一开始就遵循聚类（Aggregation）的原则，这使得路由器能在路由表中用一条记录（Entry）表示一片子网，大大减小了路由器中路由表的长度，提高了路由器转发数据包的速度。

③ IPv6 增加了增强的组播（Multicast）支持以及对流的支持（Flow Control），这给网络上的多媒体应用提供了长足发展的机会，为服务质量（QoS，Quality of Service）控制提供了良好的网络平台。

④ IPv6 加入了对自动配置（Auto Configuration）的支持。这是对 DHCP 的改进和扩展，使得网络（尤其是局域网）的管理更加方便和快捷。

⑤ IPv6 具有更高的安全性。在 IPv6 网络中用户可以对网络层的数据进行加密并对 IP 报文进行校验，极大地增强了网络的安全性。

（3）IPv6 寻址。

在 IPv6 中，可使用以下 3 种形式表示 IP 地址。

① 冒号十六进制形式。这是首选形式 n:n:n:n:n:n:n:n，由 8 个 16 位地址元素组成，每个地址元素用十六进制值表示。例如，3FFE:FFFF:7654:FEDA:1245:BA98:3210:4562.。

② 压缩形式。由于地址长度要求，地址中经常包含由零组成的长字符串。为了简化对这些地址的写入，可以使用压缩形式。在这一压缩形式中，多个 0 块的单个连续序列由双冒号符号（::）

表示。此符号只能在地址中出现一次。例如，多路广播地址 FFED:0:0:0:0:BA98:3210:4562 的压缩形式为 FFED::BA98:3210:4562；环回地址 0:0:0:0:0:0:0:1 的压缩形式为::1；未指定的地址 0:0:0:0:0:0:0:0 的压缩形式为::。

③ 混合形式。此形式组合 IPv4 和 IPv6 地址。在此情况下，地址格式为 n:n:n:n:n:n:d.d.d.d，其中每个 n 都表示 6 个 IPv6 高序位 16 位地址元素之一的十六进制值，每个 d 都表示 IPv4 地址的十进制值。

（4）由 IPv4 向 IPv6 过渡。

美国国防部因为 IPv6 在安全方面的优势而大力支持它。其在 2003 年 7 月宣布，在 2008 年，将全部完成向 IPv6 的转移；同年 10 月宣布，所有开发、生产、采购的网络资产都必须过渡到 IPv6。

在向 IPv6 转移方面，我国走到了前列。2004 年 12 月 17 日，中国第一个下一代 Internet 暨中国下一代 Internet 示范工程核心网（CERNET2）正式开通，这是世界上规模最大的纯 IPv6 Internet。

对于商业用户和传统的消费者来说，连接到网上的设备和应用的数量是不可预测的。IPv6 扩大了家庭网络的应用空间，包括应用管理、多媒体娱乐设备和家庭安全。这些应用特别是家庭安防设施需要端到端的身份识别与数据加密。拥有 IPv6、DSL 和 Cable Modem 的用户可以建立自己的家庭网络，可以远程安全地监视和控制家庭网络设备。

为了实现从 IPv4 向 IPv6 的过渡，人们已经根据不同应用情况设计了多种过渡技术和解决方案，大致分为以下 3 类。

① IPv4/IPv6 双栈技术。IPv4/IPv6 双栈技术是最主要的过渡机制。在网络一侧的接入服务器上实现双栈，成为 IPv4 与 IPv6 的接入点，使终端接入 IPv4 与 IPv6 服务，以免在网络中使用额外的翻译器。

② 隧道技术。隧道技术在一端把 IPv6 包封装为 IPv4 包的数据内容，然后在另一端解封复原成 IPv6 包。隧道要求在封装/解封的节点上有 IPv4/IPv6 双栈能力。这可能是未来采用最多的一种方式。

③ 翻译器技术。翻译器是一个处在纯 IPv4 终端和纯 IPv6 终端之间的部件，它可使这些终端之间直接进行通信，且不需要对终端进行任何修改。

5.2.5 Internet 的接入方式

互联网接入技术的研究内容是如何将远程的计算机或计算机网络以合适的性能价格比接入互联网。由于网络接入通常需要借助于某些广域网完成，因此在接入之前，必须认真考虑接入效率、接入费用等诸多问题。

（1）调制解调器拨号接入。只要有电话线就可以方便地接入 Internet，使用调制解调器（Modem），连接电话线，拨号即可上网。缺点是速度较慢，接入速度只有 56kbit/s，而且完全占用电话线，上网的时候无法接打电话。随着宽带的发展和普及，这种接入方式已使用得很少。

（2）ISDN（Integrated Services Digital Network，综合服务数字网）。和采用调制解调器一样，通过电话线拨号上网，但速度有所提高，可以达到 126kbit/s，但仍然不能满足用户对于网速的需求。其相对于 Modem 上网方式，最大的优点在于可以上网、打电话同时进行。

（3）xDSL 接入方式。DSL（Digital Subscriber Line，数字用户线路）是以铜质电话线为传输介质的传输技术组合，它包括 ADSL、HDSL、SDSL、VDSL 和 RADSL 等，一般称之为 xDSL。它们主要的区别体现在信号传输速度和距离的不同以及上行速率和下行速率对称性的不同两方面。

在国内最常见的是 ADSL 技术，即非对称数字用户线，是一种在现存的电话线上以高比特率

（理论下载速度 6Mbit/s）传播数据的一种技术，是家庭广泛使用的一种宽带接入技术。

（4）光纤接入方式。光纤用户网是指提供 Internet 服务的局端与用户之间完全以光纤作为传输媒体的接入网络方式。用户网光纤化有很多方案，有光纤到路边（FTTC）、光纤到小区（FTTZ）、光纤到办公室（FTTO）、光纤到楼面（FTTF）、光纤到家庭（FTTH）等，都可以提供高速、稳定的 Internet 接入，是大型企事业单位、学校、网吧等常见的接入方式。其唯一缺点是价格相对昂贵。

（5）无线接入方式。目前，主要技术有：通用分组无线业务（General Packet Radio Service，GPRS）是一种分组数据承载业务，下载资料和通话是可以同时进行的；蓝牙技术是 10 米左右的短距离无线通信标准，用来设计在便携式计算机、移动电话以及其他的移动设备之间建立起一种小型、经济、短距离的无线链路；家庭射频（HomeRF）技术主要为家庭网络设计，采用 IEEE 802.11 标准构建无线局域网，能满足未来家庭宽带通信。

（6）局域网接入方式。将一个局域网连接到 Internet 主机有两种方法。第一种是通过局域网的服务器、高速调制解调器和电话线路，在 TCP/IP 软件支持下把局域网与因特网主机连接起来，局域网中所有计算机共享服务器的一个 IP 地址；第二种是通过路由器在 TCP/IP 软件支持下把局域网与因特网连接起来，局域网上的所有主机都可以有自己的 IP 地址。

采用这种接入方式的用户，软硬件的初始投资较高，每月的通信线路费用也较高。这种方式是唯一可以满足大信息量因特网通信的方式，最适用于教育科研机构、政府机构及企事业单位中已装有局域网的用户，或希望多台主机都加入因特网的用户。

5.3 Internet 应用

随着 Internet 技术的迅猛发展与接入的普及，Internet 应用几乎渗透到各行各业，使人们的学习、生活工作方式发生了巨大的变化。接入 Internet 的用户可以享受 Internet 提供的各种服务。本节主要介绍 Internet 上使用比较广泛的应用：WWW、电子邮件、文件传输、即时通信等，以及在利用这些服务时应遵循的道德规范。

5.3.1 WWW

WWW 服务（3W 服务、Web 服务）是目前应用最广的一种基本 Internet 应用，通过 WWW 服务，只要用鼠标进行本地操作，就可以获得世界任何地方所希望得到的文本、图像和声音等信息。由于 WWW 服务使用的是超文本链接（即从一个文档链接到可能相隔很远的另一个文档），所以可以很方便地从一个信息页转换到另一个信息页。

WWW 基本概念：

1. 客户机和服务器

WWW 以客户服务器方式工作，如图 5-18 所示。浏览器（Browser）就是在用户计算机上的 WWW 客户程序。最流行的 WWW 服务客户程序就是微软的 IE 浏览器。其他浏览器还有 Netscape（网景），Firefox（火狐），Maxthon（遨游）等。在 Internet 上保存 WWW 文档信息的计算机则运行服务器程序，这类计算机称为 WWW 服务器。客户程序向服务器程序发出请求，服务器程序向客户程序回送客户所要的 WWW 文档。在一个客户程序主窗口上显示出的 WWW 文档称为起始页（首页）。

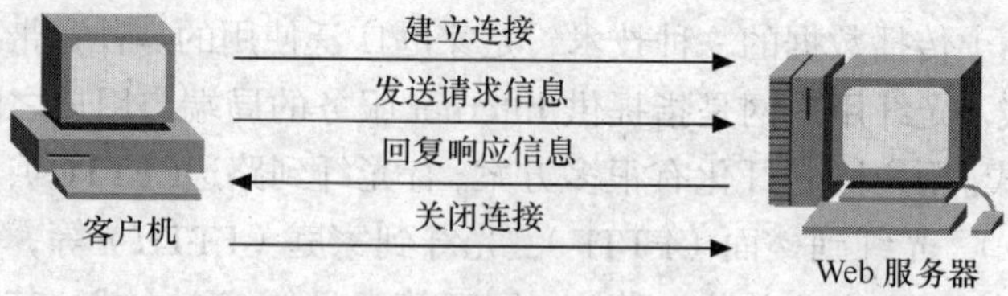

图 5-18　客户机/服务器工作模式

2. 超文本传输协议（HTTP）和超文本标记语言（HTML）

超文本传输协议（HyperText Transfer Protocol，HTTP）是 Internet 上应用最为广泛的一种网络传输协议，它用于传送 WWW 方式的数据（包括文本、声音、图像等各种多媒体文件），WWW 客户程序与服务器程序之间的交互必须遵守这个标准。HTTP 定义了浏览器怎样向 WWW 服务器请求 WWW 文档，以及 WWW 服务器怎样把 WWW 文档传送给浏览器。要任何一台计算机都能显示出任何一个 WWW 服务器上的页面，就必须解决页面制作的标准化问题。超文本标记语言（Hyper Text Markup Language，HTML）就是一种制作 WWW 页面的标准语言，它消除了不同计算机之间信息交流的障碍。

3. 统一资源定位符（URL）

Internet 上使用统一资源定位符（Uniform Resource Locator，URL）来标识分布在 WWW 上的各种文档。Internet 上的每一个网页都具有一个唯一的名称标识，通常称之为 URL 地址，就是 Web 地址，俗称“网址”。URL 是对可以从 Internet 上得到的资源位置和访问方法的一种简法表示。要在个人计算机上显示一个文件，必须给出文件名及其路径。可以把 URL 看成存在于网络上任何一台计算机中某个目录下的文件位置。URL 由 3 部分组成（URL 中的字符对大小写没有要求）：协议类型、主机名和路径及文件名。格式为：

<URL 的访问方式>：//<主机>：<端口>/<路径>

URL 的访问方式即协议类型，最常用的有两种：http（超文本传输协议）和 ftp（文件传输协议）。<主机>一项是必需的，而<端口>和<路径>则有时可省略。例如，http://www.hnctcm.edu.cn，ftp://172.16.3.52。

5.3.2　电子邮件

1. 电子邮件中的几个基本概念

（1）邮局。ISP 供应商提供的一种服务，是网络中一些特定的提供收取、管理邮件和发送邮件服务的计算机服务器。一个邮局的功能分为两部分：收件和发件。通常人们把接收邮件服务称为收件服务器；把发送邮件服务称为发件服务器。

收件服务器现提供以下几种方式来收取邮件。

① 在线方式（又称 Web 方式）。去线方式指的是连入互联网后，直接在网上接收、查看、发送电子邮件。使用这种方式进行收看、写信或回信等过程中不能断开与互联网的连接。

② POP3（Post Office Protocol 3，邮局协议版本 3）方式。POP3 方式指的是利用本地计算机的邮件收发软件（如 Outlook Express）进行邮件的接收与发送。

具体步骤是：

- 先将邮件收发软件中的邮件账号添加并设置好。
- 然后将计算机连网，用邮件收发软件进行邮件的接收和发送。即将信从网上邮局的信箱中下载到本地计算机的硬盘中，或将写好的信发到“邮局”。

- 在邮件接收、发送好以后，就可以断开与互联网的连接，对刚接收的邮件进行阅读或写回复的信件。

要求："邮局"本身支持 POP3 方式，本地有邮件收发软件。

③ IMAP（Internet Message Access Potocol，Internet 消息访问协议）方式。IMAP 方式与 POP3 方式相似，也是离线阅读软件。唯一不同之处在于它可以下载指定的邮件，并在不下载邮件的情况下将服务器账号中的邮件删除掉。

④ SMTP（Simple Mail Transfer Protocol，简单邮件传输协议）。发送 Email 都是使用 SMTP 协议。人们发电子邮件只是将邮件发送到设定的发件服务器内，然后由发件服务器把信发送到指定的电子邮件地址所在服务器。基本原理与投递信件是一样的，即只需将信投放到信箱内，邮局工作人员就会将信取出，送到指定的地方。

（2）电子邮件地址：说明收信人的账号名与收件服务器地址。

电子邮件的格式：用户名@收件服务器名。

用户名：是用户在邮件服务器上申请邮件服务时所用的账号名称。同一个邮件服务器上每个账号名是唯一的；收件服务器名：每个收件服务器名称在整个互联网中也是唯一的。

注：@:在…，可读"at"，例如，lucineff@126.com。

免费电子邮件：Internet 上提供的一种免费服务项目。可以通过免费申请获得，如 126、163、21CN 等，一般都提供在线方式和 POP3 方式收取邮件。

2. 电子邮件收发原理

Internet 通过在一些特定的计算机上运行相应的软件，使之充当"邮局"的角色，互联网用户可以通过网页访问在"邮局"上申请一个账号，申请成功后，"邮局"会给用户一部分"空间"让其存放他人通过互联网发送的电子邮件。当需要寄信时，发信人只要连入因特网，再通过账号连入这台计算机（邮局），就可以进行电子邮件的接收、发送。电子邮件收发原理如图 5-19 所示。

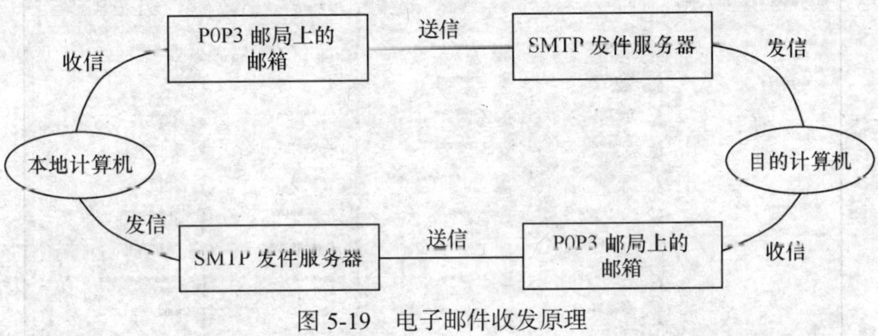

图 5-19　电子邮件收发原理

发送电子邮件时，必须输入收信人的电子信箱地址和信件内容，再选择【发送】命令，就可以通过发件服务器将信件通过网络高速传输，到达千里之外的目的地，从而实现通过 Internet 进行个人通信的目的。

电子邮件到达目的地后，存在收信人的电子信箱内。对方用户可随时连入因特网，用自己的账号连入自己的收件服务器，查阅自己的电子邮件，还可以就此回信或将收到的邮件转发给他人。由于邮件是存放在网络上的"邮局"中，收发邮件时不受时间、地点的限制，只需有计算机连入因特网就可以查看、发送邮件。

3. 免费申请电子邮箱

操作步骤如下：

① 用 IE 浏览器打开一个提供邮件服务的网站，如 www.126.com。

② 找到申请免费电子邮件的选项，单击“申请”按钮。

③ 按页面提示“接受协议”、“输入用户名”、“填写登记表格”（包括密码）等步骤。

5.3.3 文件传输

文件传输（FTP）也是 Internet 提供的基本功能，通过它用户可以在 Internet 上传输任何类型的文件，包括文本文件、二进制文件、图像文件、声音文件和数据压缩文件等。

Internet 上存在大量对一切用户开放的，只提供文件下载的 FTP 服务器，称为“匿名”（Anonymous）FTP 服务器。这种服务器对其所存储的数据文件的读取不加限制，不要求访问者的身份。

FTP 服务可以将一台计算机上的文件传送到另一台计算机中，如同在本地计算机磁盘间复制文件一样方便、简单。当用户想获取一些文件时，必须预先知道文件存放的服务器名称和目录路径。下面介绍在浏览器中使用 FTP 下载/上传文件。

Internet Explorer 不仅是一个 WWW 浏览器，还是一个文件传输协议（File Transfer Protocol，FTP）客户端程序。通过 IE 可以直接登录到 FTP 服务器，下载 FTP 站点提供的文件资源或上传到 FTP 服务器上。在 FTP 服务器中文件是以目录结构显示的，要下载某个目录下的文件或上传文件到某个目录下，可以按以下操作步骤进行。

① 启动 Windows 7 资源管理器（例如可以直接双击桌面上“计算机”的图标）。在地址栏中输入 FTP 服务器地址，如 ftp://172.16.3.52，按回车键，将会登录到相应的 FTP 服务器（此方式为支持匿名登录的服务器），如图 5-20 所示。如果该服务器不支持匿名登录，则弹出“登录身份”对话框，如图 5-21 所示。在该对话框中输入用户名和密码，用户名和密码由服务器管理员提供。如果用户匿名登录后想换名，以其他用户身份登录到此 FTP 站点以获得更高权限，可单击【文件】菜单中【登录】命令选项，也会弹出如图 5-21 所示的“登录身份”对话框，重新输入用户名和密码即可。

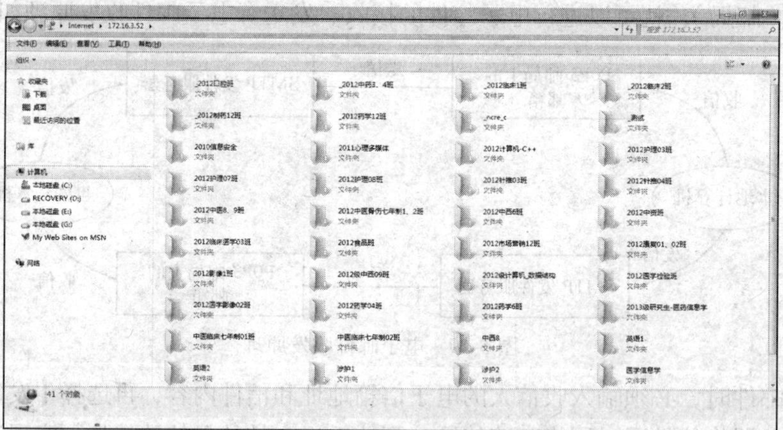

图 5-20　FTP 服务器窗口

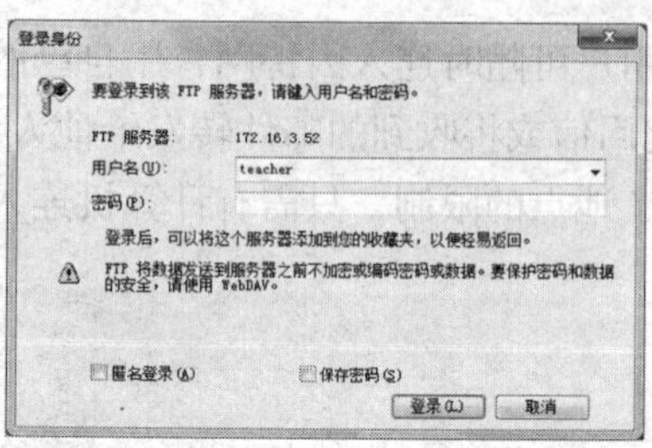

图 5-21　“登录身份”对话框

② 若要下载文件，则选择要下载的文件或目录右键单击，在弹出的快捷菜单中执行【复制到文件夹】命令，打开“浏览文件夹”对话框。在该对话框中，选择要保存下载文件的目录，即可将文件下载到本机；若要上传文件，则在本机上右键单击要上传的文件，在弹出的快捷菜单中单击【复制】命令，在服务器上打开上传文件欲存放的目录，在待上传的目录窗口中空白处单击右键后，在弹出的快捷菜单中执行

【粘贴】命令，即可实现文件的上传。

5.3.4　即时通信

随着互联网技术的飞速发展，网络作为人们互相沟通与交流联系的现代化工具日益重要，可以说现在人们的生活已经离不开网络。初涉网络的网友们，感到最为亲切的就是网上聊天，它使天南海北的朋友打破了时空限制，可以“面对面”交流。当然，实现网上聊天需要一个交谈工具。从广义上讲，交谈工具可以分为两类：一类是使用交谈服务器作为中央站点；另一类是使用直接连接的方式，如在使用网页（Web）聊天的时候，浏览器就是交谈工具。大多数非 Web 交谈工具需要配备专门的交谈工具，如腾迅 QQ、MSN Message、新浪 UC、网易泡泡等。这些交谈工具都属于即时通信软件（Instant Messaging，IM）。IM 是一种点对点的通信工具，用户可以通过该软件实现实时的交互。最早的即时通信软件是 ICQ，ICQ 是英文中“I seek you”的谐音，意思是“我找你”。4 名以色列青年于 1996 年 7 月成立 Mirabilis 公司，并在 11 月份发布了最初的 ICQ 版本，世界上第一款即时通信软件诞生。随着技术的进步，即时通信软件也从只提供最基本的文字交流功能扩展到音频、视频以及其他功能一体化的支持。各种即时通信软件的设计也越来越人性化，界面的友好性、服务的多样性、功能的可扩展性都得到了很大的提高。下面介绍几种目前常用的即时通信软件。

（1）ICQ：是世界上最流行的聊天工具。

下载地址：http://www.icq.com。

ICQ，IM 软件领域的缔造者。1996 年 7 月成立的 Mirabilis 公司于同年 11 月推出了全世界第一款即时通信软件。它支持在 Internet 上聊天、发送消息和文件等。使用新版本 ICQ，可以查看、查找和打印消息历史，设置随机聊天，使用多种方式查找并添加别的用户，获得更详细的用户信息，创建个人 ICQ 主页，利用贺卡、语音邮件等 ICQ 插件发送贺卡和语音邮件，利用 ICQE-mail 发送、转寄和复制电子邮件，使用用户喜欢的字体如简体字、繁体字转换、极品五笔等，字号和颜色发送消息，为不同的事件选择声音以及配置打字的声音效果，把用户的名单分成不同的组，让 ICQ 提醒用户将来的事件和活动，利用记事功能把用户的备忘录或记事贴到屏幕上，通过 ICQ 进行网页搜索，进行实时聊天并且可以回放保存的聊天内容，可以在聊天中插入动作和表情等。

（2）MSN Messenger：是微软公司推出的即时消息软件，世界通用。

下载地址：http://im.live.cn。

全称 Microsoft Service Network（微软网络服务），也是一款比较受欢迎的聊天工具。拥有 QQ、ICQ 的基本功能。用户可以通过文字、声音或视频来与亲朋好友进行聊天。还可以发送文件和照片、玩游戏、让朋友看到用户在听什么歌曲，以及使用个性化的显示图片和自己的背景等。用户还可以向移动电话发送消息等。

（3）腾讯 QQ：原名 QICQ，因知识产权的问题改成了现今的名字，是中国网民最流行的聊天工具。

下载地址：http://www.qq.com.cn。

QQ 的前身是 ICQ，是由深圳市腾讯公司参照国外著名软件 ICQ 开发的，基于 Internet 的即时通信（IM）软件，目前它已经一跃成为中国最权威最完善的聊天工具。

用户都可以使用 QQ 与好友进行交流，信息即时发送回复。此外 QQ 还具有语音视频聊天、手机短信、BP 机网上寻呼、聊天室、传输文件服务等功能，现今的 QQ 已不是简单意义上的 IM 软件，而是集成多种功能，如交友速配、个人空间、网络磁盘、Web Browser、远程控制、电子宠物、在线游戏等。

不过QQ也有它的局限性，它只为中国人开发，供中国人使用，不支持其他语言，如果用户想和国外的朋友聊天就只能选择别的聊天工具。

（4）UC：新浪的即时消息软件。

下载地址：http://download.51uc.com。

新浪UC是国内较早投入研发的即时通信软件。新浪UC集传统即时通信软件功能于一体，是融合P2P（Peer to Peer，点对点）思想的新一代开放式网络即时通信娱乐软件，将图文并茂的场景聊天模式、视频电话、可断点续传（如果传输过程中因为网络原因或者关机等，下次启动可在原来的基础上继续）的文件传输、能够多人聊天的多人世界、消息群发功能、在线游戏功能以及同学录等有机结合，形成一个完整的网上即时通信娱乐平台，满足人们日常工作和生活的需要，给用户带来边说、边看、边玩的网络生活全新感觉。

（5）Skype：用的人数也很多。可以与世界各地网络语音聊天，让用户从PC打电话到普通电话。

下载地址：http://www.skype.com。

Skype是网络语音沟通工具。它的最大特点是：可进行计算机对电话、电话对计算机的呼叫。而且通话费率非常低，这一点可能是今后所有软件发展的重点。

打电话是它的一个特点，与此同时它还具备即时通信软件的其他所有功能，如传文件、聊天等。Skype采用了最先进的P2P技术，为用户提供超清晰的语音通话效果，使用端对端的加密技术，保证通信的安全可靠。

文件传输功能同样采用了P2P的技术。文件在传输过程中进行了加密，安全性高。传输的文件尺寸大小无限制（可达若干吉字节），支持断点续传。文件传输可跨平台进行，即可以在不同的操作系统Windows、Mac和Linux平台间进行。

用户之间的语音、文字或视频等也可以跨平台进行，不必担心对方和你使用的不是同一个操作系统，这一点是其他任何聊天工具无法比拟的。

（6）网易泡泡（POPO）：因其与游戏捆绑，游戏爱好者安装的比较多。

下载地址：http://popo.163.com。

POPO是由网易公司开发的一款免费的绿色多媒体即时通信工具，POPO不仅支持即时文字聊天、语音通话、视频对话、文件断点续传等基本即时通信功能，还提供邮件提醒、多人兴趣组、在线及本地音乐播放、网络电台、发送网络多媒体文件、网络文件共享、flash动画、自定义软件皮肤等多种功能，并可与移动通信终端等多种通信方式相连。用户可以使用POPO安全、快捷、高效地和朋友交流。

（7）飞信（Fetion）：是中国移动推出的“综合通信服务”。

下载地址：http://www.fetion.com.cn。

飞信融合语音、GPRS、短信等多种通信方式，覆盖3种不同形态（完全实时、准实时和非实时）的客户通信需求，实现互联网和移动网间的无缝通信服务。飞信不但可以免费从PC给手机发短信，而且不受任何限制，能够随时随地与好友开始语聊，并享受超低语聊资费。飞信实现无缝链接的多端信息接收，MP3、图片和普通OFFICE文件都能随时随地任意传输。飞信还具备防骚扰功能，只有对方被用户授权为好友时，才能与其进行通话和短信，安全又方便。

（8）微信

微信是腾讯公司于2011年初推出的一个为智能手机提供即时通信服务的免费应用程序。微信支持跨通信运营商、跨操作系统平台（支持iphone、Andriod、Windows phone和塞班平台）通过网络快速发送免费（需消耗少量网络流量）语音短信、视频、图片和文字，支持多人群聊的手机聊天软件。微信推荐使用手机号注册，并支持 100 余个国家的手机号。微信也可以通过 QQ 号直接登录注册或者通过邮箱账号注册。即使是输入 QQ 号进行注册的用户，在微信中 QQ 号也不会透露给用户的好友。

5.3.5 因特网上的道德行为准则

网络作为一种新型的信息交流平台，已成为网民学习新知识、接受新思想、传播新信息的重要渠道，是人们认识世界、改造世界的一种新技术手段。因此，需要网络人文明办网，文明上网，净化网络环境，努力营造文明健康、积极向上的网络文化氛围，营造共建共享的精神家园。

1. 什么是网络道德

所谓网络道德，是指以善恶为标准，通过社会舆论、内心信念和传统习惯来评价人们的上网行为，调节网络时空中人与人之间以及个人与社会之间关系的行为规范。网络道德是时代的产物，与信息网络相适应，因人类面临新的道德要求和选择，于是网络道德应运而生。网络道德作为一种实践精神，是人们对网络持有的意识态度、网上行为规范、评价选择等构成的价值体系，是一种用来正确处理、调节网络社会关系和秩序的准则。网络道德的目的是按照善的法则创造性地完善社会关系和自身，其社会需要除了规范人们的网络行为之外，还有提升和发展自己内在精神的需要。

2. 目前比较严重的网络道德失范行为

（1）网络犯罪。一些“黑客”时常会非法潜入网络进行恶性破坏，蓄意窃取或篡改网络用户的个人资料，利用网络赌博，甚至盗窃电子银行款项，通过网络传播侵权或违法的信息等网络犯罪行为日增，互联网已成为不法分子犯罪的新领域。

（2）色情和暴力风暴席卷而来。信息内容具有地域性，而互联网的信息传播方式则是全球性、超地域的，这使得色情和暴力等问题变得很突出。由于互联网是全球共享的，这就使得某些人、个别国家的色情信息和暴力情节能够无障碍地在世界范围内传播。网络成为色情和暴力的媒介，提供色情资料，灌输暴力思想，从而导致与传统优良文化道德冲突。由于文化传统、社会价值观和社会制度不同，它对我国的危害更加严重。

（3）网络文化侵略。因特网络信息环境的开放性，使多元文化、多元价值在网上交汇。近年来，一些西方发达国家凭借网上优势，倾销自己的文化，宣扬西方的民主、自由和人权观念。这就加剧了国家之间、地区之间道德和文化的冲突，对我国的精神文明建设构成干扰和冲击。

（4）破坏国家安全。世界上存在着对立的政治制度和意识形态，并不是到处充满善意，一些国家通过互联网发布恶意的反动政治信息，散布谣言，利用信息“炸弹”攻击他国，破坏其国家安全，甚至出于一定的政治目的，突破层层保密网，直接对其核心的系统中枢进行无声无息的破坏，达到不可告人的目的。

3. 网络道德主要靠自律

网络道德是传统道德规范在互联网环境中的一种特殊表现方式。一切网络行为必须服从于网络社会的整体利益，要求当个人参与网络活动时，不得以任何形式损害网络社会的整体利益。尤其对于未成年人来说，上网的道德底线是“于己无害、于人无损”。

网民要加强自律。与传统道德相比，网络道德的一个突出特点或发展趋势，在于从道德他律到道德自律的明显变化。网络社会中的道德不像传统道德那样，主要依靠舆论来规范个体行为，而是靠网民以“慎独”为特征的道德自律。因此，网民要自我约束网上行为，在网上只发布对社会有用和有益的信息，不做有损于网络道德的事。

网络行业要加强自律。网络行业要进一步增强做好网络文化建设和管理工作的责任感和使命感，采取先进技术手段将不健康的内容拒之门外和及时清除出网。网络把关人要恪守“客观、公正、真实”的原则，遏制虚假、色情和垃圾信息在网络中的传播流通，使信息传播沿着健康的轨道发展。

要逐步加大网络管制和监督力度。网络道德构建，需要一个良好的网络文化环境。在网络中发布信息具有很大的自由度和随意性，目前存在的最大问题是，对上网的各种信息缺乏必要的过滤、质量控制与管理机制。网络管制最有效的方式是法治，只有网络立法，才能使网络空间主体有法可依、有章可循，遵守法律规则，恪守网络规定，并通过法律约束其道德规范，做到网络空间违法必究，确保网络世界的健康发展。

5.4 计算机病毒

随着计算机的普及特别是互联网的迅速发展，计算机纷纷被运用于社会各个领域，为社会和家庭创造了大量的财富。然而计算机病毒也随之出现，对人们造成的损失越来越大。因此，有必要对计算机病毒的来龙去脉做一个较透彻的了解，并掌握防范计算机病毒的基本知识。本节主要介绍计算机病毒的定义、特点、分类、传播以及防治工作。

5.4.1 计算机病毒的定义及特点

1. 计算机病毒的定义

“计算机病毒（Computer Virus）”最早是由美国计算机病毒研究专家 F.Cohen 博士提出的。“计算机病毒”有很多种定义，国外最流行的定义为：计算机病毒是一段附着在其他程序上的可以实现自我繁殖的程序代码。在《中华人民共和国计算机信息系统安全保护条例》中的定义为：计算机病毒是指编制或者在计算机程序中插入的破坏计算机功能或者破坏数据，影响计算机使用并且能够自我复制的一组计算机指令或者程序代码。

与医学上的“病毒”不同，计算机病毒不是天然存在的，而是某些人利用计算机软件和硬件所固有的脆弱性编制的一组指令集或程序代码。它能通过某种途径潜伏在计算机的存储介质（或程序）里，当达到某种条件时即被激活，通过修改其他程序的方法将自己的精确复制或者可能演化的形式放入其他程序中。从而感染其他程序，对计算机资源造成破坏。

2. 计算机病毒的特点

计算机病毒之所被称为“病毒”，主要是由于它有类似自然界病毒的某些特征。其主要特征如下。

（1）繁殖性。计算机病毒可以像生物病毒一样繁殖，当正常程序运行的时候，它也进行运行自身繁殖，是否具有繁殖、感染的特征是判断某段程序是否为计算机病毒的首要条件。

（2）破坏性。计算机中毒后，可能会导致正常的程序无法运行，把计算机内的文件删除或受到不同程度的损坏。通常表现为：增、删、改、移。

（3）传染性。计算机病毒不但本身具有破坏性，更有害的是具有传染性，一旦病毒被复制或产生变种，其速度之快令人难以预防。传染性是病毒的基本特征。在生物界，病毒通过传染从一个生物体扩散到另一个生物体。在适当的条件下，它可得到大量繁殖，并使被感染的生物体表现出病症甚至死亡。同样，计算机病毒也会通过各种渠道从已被感染的计算机扩散到未被感染的计算机，在某些情况下造成被感染的计算机工作失常甚至瘫痪。与生物病毒不同的是，计算机病毒是一段人为编制的计算机程序代码，这段程序代码一旦进入计算机并得以执行，就会搜寻其他符合其传染条件的程序或存储介质，确定目标后再将自身代码插入其中，达到自我繁殖的目的。只要一台计算机染毒，如不及时处理，病毒会在这台计算机上迅速扩散，计算机病毒可通过各种可能的渠道，如软盘、硬盘、移动硬盘、计算机网络去传染其他的计算机。当用户在一台机器上发现了病毒时，往往曾在这台计算机上用过的软盘已感染上了病毒，而与这台机器相联网的其他计算机或许也被该病毒传染。是否具有传染性是判别一个程序是否为计算机病毒的最重要条件。

（4）潜伏性。有些病毒像定时炸弹一样，让它什么时间发作是预先设计好的。比如黑色星期五病毒，不到预定时间一点都觉察不出来，等到条件具备的时候一下子就爆炸开来，对系统进行破坏。一个编制精巧的计算机病毒程序进入系统之后一般不会马上发作，因此病毒可以静静地在磁盘或磁带里躲上几天甚至几年，一旦时机成熟得到运行机会，就四处繁殖、扩散，继续危害。潜伏性的第二种表现是指计算机病毒的内部往往有一种触发机制，不满足触发条件时，计算机病毒除了传染外不做什么破坏。触发条件一旦得到满足，有的在屏幕上显示信息、图形或特殊标识，有的则执行破坏系统的操作，如格式化磁盘、删除磁盘文件、对数据文件做加密、封锁键盘以及使系统死锁等。

（5）隐蔽性。计算机病毒具有很强的隐蔽性，有的可以通过病毒软件检查出来，有的根本就查不出来，有的时隐时现、变化无常，这类病毒处理起来通常很困难。

（6）可触发性。病毒因某个事件或数值的出现，诱使病毒实施感染或进行攻击的特性称为可触发性。为了隐蔽自己，病毒必须潜伏，少做动作。如果完全不动一直潜伏的话，病毒既不能感染也不能进行破坏，便失去了杀伤力。病毒既要隐蔽又要维持杀伤力，它必须具有可触发性。病毒的触发机制就是用来控制感染和破坏动作的频率的。病毒具有预定的触发条件，这些条件可能是时间、日期、文件类型或某些特定数据等。病毒运行时，触发机制检查预定条件是否满足，如果满足，启动感染或破坏动作，使病毒进行感染或攻击；如果不满足，使病毒继续潜伏。

5.4.2 计算机病毒的分类

1. 分类

按照计算机病毒的特点及特性，计算机病毒的分类方法有许多种。因此，同一种病毒可能有多种不同的分法。最常见的分类方法有：

（1）按照计算机病毒攻击的系统分类。

① 攻击 DOS 系统的病毒。这类病毒出现最早。

② 攻击 Windows 系统的病毒。由于 Windows 的图形用户界面（GUI）和多任务操作系统深受用户的欢迎，因此是病毒最多的一种。

③ 攻击 UNIX 系统的病毒。当前，UNIX 系统应用非常广泛，并且许多大型的操作系统均采用 UNIX 作为其主要的操作系统，所以 UNIX 病毒的出现对人类的信息处理也是一个严重的威胁。

④ 攻击 OS/2 系统的病毒。

（2）按照病毒的攻击机型分类。

① 攻击微型计算机的病毒。这是世界上传染最为广泛的一种病毒。

② 攻击小型机的计算机病毒。

③ 攻击工作站的计算机病毒。

（3）按照计算机病毒的链接方式分类。

由于计算机病毒本身必须有一个攻击对象以实现对计算机系统的攻击，计算机病毒所攻击的主要对象是计算机系统的可执行程序。

① 源码型病毒。这种病毒攻击高级语言编写的程序，在高级语言所编写的程序编译前插入源程序中，经编译成为可执行程序的一部分。

② 嵌入型病毒。这种病毒是将自身嵌入现有程序中，把计算机病毒的主体程序与其攻击的对象以插入的方式链接。这种计算机病毒是难以编写的，一旦侵入程序体后也较难消除。如果同时采用多态性病毒技术、超级病毒技术和隐蔽性病毒技术，将给当前的反病毒技术带来严峻的挑战。

③ 外壳型病毒。外壳型病毒将其自身包围在主程序的四周，对原来的程序不作修改。这种病毒最为常见，易于编写，也易于发现，只要测试文件的大小即可发现。

④ 操作系统型病毒。这种病毒用它自己的程序加入或取代操作系统的部分模块进行工作。它们在运行时，用自己的处理逻辑取代操作系统的部分源程序模块，当被取代的操作系统模块被调用时，病毒程序得以运行。操作系统型病毒具有很强的破坏力，可以导致整个系统的瘫痪。

（4）按照计算机病毒的破坏情况分类。

① 良性病毒。良性病毒是指其不包含有立即对计算机系统产生直接破坏作用的代码。这类病毒为了表现其存在，只是不停地进行扩散，从一台计算机传染到另一台，并不破坏计算机内的数据。

② 恶性病毒。恶性病毒就是指在其代码中包含有损伤和破坏计算机系统的操作，在其传染或发作时会对系统产生直接的破坏作用。这类病毒是最多的。

（5）按照计算机病毒的寄生方式和感染途径分类。

计算机病毒按其寄生方式大致可分为两类：一是引导型病毒，二是文件型病毒。按其感染途径又可分为驻留内存型和不驻留内存型。混合型病毒集引导型和文件型病毒特性于一体。

① 引导型病毒。

引导型病毒也称磁盘引导型、引导扇区型、磁盘启动型、系统型病毒等。引导型病毒就是把自己的病毒程序放在软盘的引导区以及硬盘的主引导记录区或引导扇区，当作正常的引导程序，而将真正的引导程序搬到其他位置。这样计算机启动时，就会把引导区的病毒程序当作正常的引导程序来运行，使寄生在磁盘引导区的静态病毒进入计算机系统，病毒变成活跃状态（或称病毒被激活），这时病毒可以随时进行感染和破坏。此外，这种病毒通常会改写硬盘上的主引导记录区、引导区、文件分配表、文件目录区、中断向量表等。

引导型病毒几乎都会常驻内存，或称作内存驻留型，差别仅仅在于内存中的位置不同。引导型病毒按其寄生对象的不同又可分为两类：主引导区病毒和引导区病毒。引导型病毒的感染目标都是一样的，即磁盘的引导区，所以一般比较好防治。

② 文件型病毒。

文件型病毒是指所有通过操作系统的文件系统进行感染的病毒。文件型病毒以感染可执行文件（.BAT、.EXE、.COM、.SYS、.DLL、.OVL、.VXD 等）的病毒为主，还有一些病毒可以感染高级语言程序的源代码、开发库或编译过程中所生成的中间文件。病毒可能隐藏在普通的数据文件中，但是这些隐藏在数据文件中的病毒不是独立存在的，必须通过隐藏在可执行文件中的病毒部分来加载这些代码。宏病毒在某种意义上可以被看作文件型病毒，但由于其数量多、影响大而且有自己的特点，所以通常单独分类。

文件型病毒通常分为源码型病毒、入侵型病毒和外壳型病毒，其中文件外壳型病毒最为流行。文件型病毒按其驻留内存方式的不同可分为高端驻留型、常规驻留型、内存控制链驻留型、设备程序补丁驻留型和不驻留内存型。

③ 混合型病毒。

混合型病毒也称综合型、复合型病毒，既具有操作系统型病毒的特点，又具有文件型病毒的特点，即这种病毒既可以感染磁盘引导扇区，又可以感染可执行文件，危害性更大。对染有混合型病毒的机器，如果只解除了文件上的病毒，而没解除硬盘主引导区的病毒，系统引导时又将病毒调入内存，会重新感染文件；如果只解除了主引导区的病毒，而可执行文件上的病毒没解除，执行带毒的文件时，就又会将硬盘主引导区感染。其常常因为杀毒不彻底，而造成"病毒杀不死"的假象。

（6）按照传播媒介分类。

① 单机病毒。单机病毒的载体是磁盘，常见的是病毒从软盘或 U 盘传入硬盘，感染系统，然后传染其他软盘或 U 盘，再传染其他系统。

② 网络病毒。网络病毒的传播媒介不再是移动式载体，而是网络通道，这种病毒的传染能力更强，破坏力更大。

2. 常见计算机病毒举例

（1）系统病毒。

系统病毒的前缀为：Win32、PE、Win95、W32、W95 等。这些病毒共有的特性是可以感染 Windows 操作系统的 *.exe 和 *.dll 文件，并通过这些文件进行传播，如 CIH 病毒。

（2）蠕虫病毒。

蠕虫病毒的前缀是：Worm。这种病毒的共有特性是通过网络或者系统漏洞进行传播，很大部分蠕虫病毒都有向外发送带毒邮件、阻塞网络的特性。比如冲击波（阻塞网络）、小邮差（发带毒邮件）等。

（3）木马病毒、黑客病毒。

木马病毒的前缀是：Trojan，黑客病毒前缀名一般为 Hack。木马病毒的共有特性是通过网络或者系统漏洞进入用户的系统并隐藏，然后向外界泄露用户的信息，而黑客病毒则有一个可视的界面，能对用户的计算机进行远程控制。木马、黑客病毒往往是成对出现的，即木马病毒负责侵入用户的计算机，而黑客病毒则会通过该木马病毒来进行控制。一般的木马如 QQ 尾巴木马 Trojan.QQ3344，网络游戏的木马病毒如 Trojan.LMir.PSW.60；黑客程序如网络枭雄（Hack.Nether.Client）等。

（4）脚本病毒。

脚本病毒的前缀是：Script。脚本病毒的共有特性是使用脚本语言编写，通过网页进行传播的病毒，如红色代码（Script.Redlof）。脚本病毒还会有如下前缀：VBS、JS（表明是何种脚本编写的），如欢乐时光（VBS.happytime）、十四日（Js.Fortnight.c.s）等。

（5）宏病毒。

宏病毒其实也是脚本病毒的一种，它的前缀是：Macro。该类病毒的共有特性是能感染 OFFICE 系列文档，然后通过 OFFICE 通用模板进行传播，如著名的美丽莎（Macro.Melissa）。

（6）后门病毒。

后门病毒的前缀是：Backdoor。该类病毒的共有特性是通过网络传播，给系统开后门，给用户计算机带来安全隐患，如 IRC 后门 Backdoor.IRCBot 。

（7）病毒种植程序病毒。

这类病毒的共有特性是运行时会从体内释放出一个或几个新的病毒到系统目录下，由释放出来的新病毒产生破坏，如冰河播种者（Dropper.BingHe2.2C）、MSN 射手（Dropper.Worm.Smibag）等。

（8）破坏性程序病毒。

破坏性程序病毒的前缀是：Harm。这类病毒的共有特性是本身具有好看的图标来诱惑用户点击，当用户点击这类病毒时，病毒便会直接对用户计算机产生破坏，如格式化 C 盘（Harm.formatC.f）。

（9）捆绑机病毒。

捆绑机病毒的前缀是：Binder。这类病毒的共有特性是病毒作者会使用特定的捆绑程序将病毒与一些应用程序如 QQ、IE 捆绑起来，表面上看是一个正常的文件，当用户运行这些捆绑病毒时会表面上运行这些应用程序，然后隐藏运行捆绑在一起的病毒，从而给用户造成危害，如捆绑 QQ（Binder.QQPass.QQBin）、系统杀手（Binder.killsys）等。

5.4.3 计算机病毒的传播与防治

1. 计算机病毒的传播

目前计算机病毒流行，主要通过以下 4 种途径进行传播。

（1）通过不可移动的计算机硬件设备进行传播。这些设备通常有计算机的专用 ASIC 芯片和硬盘等。这种病毒虽然极少，但破坏力极强，目前尚没有较好的检测手段对付。

（2）通过移动存储设备来传播。这些设备包括软盘、光盘、U 盘和移动硬盘等。用户之间在互相复制文件的同时也造成了病毒的扩散。

（3）通过有线网络系统进行传播。网络是人们现在生活不可缺少的一部分，越来越多的人利用它来获取信息、发送和接收文件、接收和发布新的消息以及下载文件和程序。正因如此，计算机病毒也走上了高速传播之路。例如，病毒以附件的形式通过电子邮件进行传播，使得电子邮件成为当今世界上传播计算机病毒最主要的媒介；利用 Java Applets 和 ActiveX Control 来编写计算机病毒和恶性攻击程序，使 WWW 浏览感染计算机病毒的可能性不断增加；通过 FTP（文件传输协议）文件下载，使互联网上的病毒传播更容易、更广泛。

（4）通过无线通信系统传播。通过 IM（即时通信软件，如 QQ、MSN）和无线通道传播。即时通信软件是目前我国上网用户使用率最高的软件，由于用户数量众多，再加上即时通信软件本身的安全缺陷，如通过软件内的联系人，使得病毒可以方便地获取传播目标，进行攻击。随着智能手机的普及和 3G 网络的飞速发展，通过彩信、上网浏览与下载到手机中的程序越来越多，不可避免地会对手机安全产生隐患，手机病毒会成为新一轮计算机病毒危害的“源头”。通过无线传播的趋势很有可能将会发展成为第二大病毒传播媒介，并很有可能与网络传播造成同等危害。

2. 计算机病毒引起的异常症状

计算机病毒是一种特殊的计算机程序，只要在系统中有活动的计算机病毒存在，它总会露出蛛丝马迹。即使计算机病毒没有发作，寄生在被感染系统中的计算机病毒也会使系统表现出一些异常症状，用户可以根据这些异常症状及早发现潜伏的计算机病毒。计算机病毒造成的系统异常症状主要有：

- 计算机系统的运行速度减慢。
- 计算机系统经常无故发生死机现象。
- 计算机系统中的文件长度发生变化。
- 计算机存储系统的存储容量异常减少。
- 系统引导速度减慢。

- 丢失文件或文件损坏。
- 计算机屏幕上出现异常显示。
- 计算机系统的蜂鸣器出现异常声响。
- 磁盘卷标发生变化。
- 系统不识别硬盘。
- 对存储系统异常访问。
- 键盘输入异常。
- 文件的日期、时间、属性等发生变化。
- 文件无法正确读取、复制或打开。
- 命令执行出现错误。
- 虚假报警。
- 换当前盘。有些病毒会将当前盘切换到 C 盘。
- 时钟倒转。有些病毒会命名系统时间倒转，逆向计时。
- Windows 操作系统无故频繁出现错误。
- 系统异常重新启动。
- 一些外部设备工作异常。
- 异常要求用户输入密码。
- WORD 或 EXCEL 提示执行“宏”。无法另存为一个 DOC 文档，只能保存成模板文档（DOT）。
- 使不应驻留内存的程序驻留内存。
- 自动链接到一些陌生的网站。
- 陌生人发来的电子邮件。

3. 计算机病毒的预防

防止病毒的入侵，可做好以下预防措施。

（1）新购置的计算机硬软件系统的测试。

新购置的计算机是有可能携带计算机病毒的。因此在条件许可的情况下，要用检测计算机病毒软件检查已知计算机病毒，用人工检测方法检查未知计算机病毒，并经过证实没有计算机病毒感染和破坏迹象后再使用。

新购置计算机的硬盘可以进行检测或低级格式化来确保没有计算机病毒存在。对硬盘做 FORMAT 格式化是不能去除主引导区（分区表）计算机病毒的。

新购置的计算机软件也要进行计算机病毒检测。有些软件厂商发售的软件可能无意中已被计算机病毒感染，这时不仅要用杀毒软件查找已知的计算机病毒，还要用人工和实验的方法进行检测。

（2）单台计算机系统的安全使用。

在自己的机器上用别人可移动存储设备（如 U 盘、移动硬盘）前应进行检查。在别人的计算机上使用过自己的已打开了写保护的 U 盘，再在自己的计算机上使用前，也应进行计算机病毒检测。对重点保护的计算机系统应做到专机、专盘、专人、专用，封闭的使用环境中是不会自然产生计算机病毒的。

（3）重要数据文件要有备份。

硬盘分区表、引导扇区等的关键数据应做备份工作，并妥善保管。在进行系统维护和修复工作时可作为参考。

重要数据文件定期进行备份工作。不要等到由于计算机病毒破坏、计算机硬件或软件出现故障，使用户数据受到损坏时再去急救。

（4）三防：防邮件病毒，用户收到邮件时首先要进行病毒扫描，不要随意打开电子邮件里携带的附件；防木马病毒，木马病毒一般是通过恶意网站散播，用户从网上下载任何文件后一定要先进行病毒扫描再运行；防恶意“好友”，很多木马病毒可以通过 MSN、QQ 等即时通信软件或电子邮件传播，一旦用户的在线好友感染病毒，那么所有好友将会遭到病毒的入侵。

（5）经常升级安全补丁。

据统计，有 80%的网络病毒是通过系统安全漏洞进行传播的，如蠕虫、冲击波、震荡波等，所以要定期下载安装最新的安全补丁以防范未然。

（6）使用复杂的密码。

有许多网络病毒就是通过猜测简单密码的方式攻击系统的，因此使用复杂的密码将会大大提高计算机的安全系数。

（7）迅速隔离受感染的计算机。

当用户的计算机发现病毒或异常时应立刻断网，以防止计算机受到更多的感染，或者成为传播源，再次感染其他计算机。

（8）了解一些病毒知识。

这样可以及时发现新病毒并采取相应措施，使自己的计算机免受病毒破坏。如果了解一些注册表知识，就可以定期查看注册表的自启动项是否有可疑键值；如果了解一些内存知识，就可以经常查看内存中是否有可疑程序。

（9）安装专业的杀毒软件进行全面监控。

使用杀毒软件进行防毒并经常进行升级，将一些主要监控经常打开（如邮件监控、内存监控等），遇到问题上报，以保障计算机的安全。目前常用的杀毒软件有江民、瑞星、卡巴斯基、McAfee VirusScan 等。

（10）安装个人防火墙软件进行防黑。

由于网络的发展，用户计算机面临的黑客攻击问题也越来越严重，许多网络病毒都采用黑客的方法来攻击用户计算机。因此，用户还应该安装个人防火墙软件，将安全级别设为中、高，这样才能有效防止网络上的黑客攻击。

（11）安全管理类软件。

安全管理类软件能给计算机提供全面的安全防护、软件管理、系统优化等功能，帮助用户更方便地使用计算机。常见的这类软件有 qq 电脑管家、360 安全卫士、金山毒霸等。

小　结

本章要求读者通过学习了解计算机网络的产生及发展过程、Internet 的起源与发展以及 Internet 在中国的发展与现状，计算机病毒的定义、特征以及分类，理解计算机网络的定义、组成与分类，掌握 Internet 的基础知识，Internet 地址的表示以及常用的 Internet 接入方式，并且能结合实际应用熟练使用 Internet 所提供的常用服务，如电子邮件、网络搜索引擎、文件传输、网络聊天等。在利用网络资源的同时加强网上道德意识，做一个文明的网络使用者，且能将计算机病毒防治的基本方法应用于计算机的日常使用中。

习　题　5

思考题

1. 计算机网络由几部分组成？各部分起什么作用？
2. 什么是通信协议？
3. 常见的网络拓扑结构有几种？各自有何特点？
4. 指出 IP 地址（192.168.1.123）的网络地址、主机地址和地址类型。若本机处于 Internet 上，如何获取本机的 IP 地址？
5. 什么叫域名系统？为什么要使用域名系统？
6. 什么是 IPv6 技术？为何要引入 IPv6 技术？从 IPv4 过渡到 IPv6 的方法有哪些？
7. 列举用户接入 Internet 的常用方式，并比较它们之间的优缺点。
8. 简述计算机病毒的定义和特征。
9. 计算机病毒有哪些分类方法？根据每种分类方法，试举出 1～2 个病毒。
10. 计算机病毒有哪些传播途径？

本章参考文献

[1] 程光，周明中，杨望．Internet 基础与应用．北京：清华大学出版社・北京交通大学出版社，2006

[2] 王世伟．医学计算机与信息技术应用基础．北京：中国铁道出版社，2007

[3] 谢希仁．计算机网络（第 4 版）．北京：电子工业出版社，2003

[4] 张莉．大学计算机基础教材（第 2 版）．北京：清华大学出版社，2007

[5] 计算机网络的产生与发展史 http://book.51cto.com/art/200706/49305.htm

[6] Internet 在中国的发展进程与现状 http://www.stcsm.gov.cn/ScienceWorld/Detail.aspx?courseId=257&lesson=62&order=1

[7] 中国互联网络信息中心 http://www.cnnic.net.cn/index.htm

第6章 Office 办公软件

引言

计算机应用软件在设计领域可以分为：平面设计、三维制作、动画制作、办公软件、工具应用、网络安全以及程序设计。在设计领域排行中办公软件独占一门且排名第五，可见其功能之强大。微软公司的 Microsoft Office 办公软件、金山公司的 WPS 办公软件、尚书表格文字识别系统软件、金山快译翻译软件等，与工作有关的专业软件和专业系统软件都称为办公软件。

由于 Microsoft Office 在市场上拥有的统治份额，使得其私有的 DOC 格式及 XLS 格式被尊为行业标准，因而当提到 Office 系列办公软件时，通常是指微软的 Microsoft Office。为了满足毕业后进入工作环境的需要，本章以 Microsoft Office 2010 版本为蓝本介绍 Microsoft Office 系列中的 3 个拳头软件：Microsoft Word、Microsoft Excel 以及 Microsoft PowerPoint。

事实上，国产的 WPS 办公软件在 20 世纪 90 年代也曾经风靡一时，而目前推出的 WPS 2013 不仅功能完善，且与 Microsoft Word 之间的兼容几乎完美无缺。关于 WPS 办公软件的发展将在本书配套的实践教材中介绍。

内容结构图

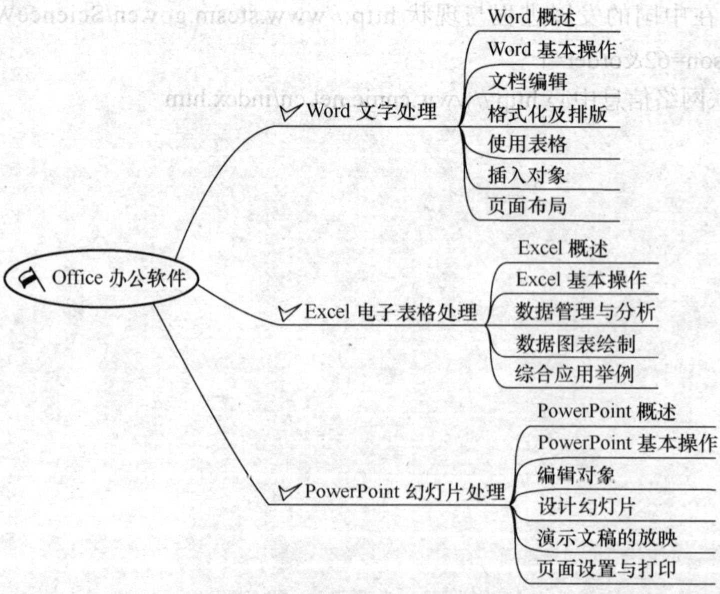

学习目标

通过本章内容的学习，学生应该能够做到如下几点。

✓　了解：Microsoft Office 中 Word、Excel 及 PowerPoint 的基本界面，各软件中对应文档的建立与编辑，文档格式化，插入表格、图形图片等基本操作。

✓　理解：Word 中文字、段落的格式化，段落缩进，样式等基础概念与操作难点；Excel 中单元格、工作簿，单元格地址的绝对引用、相对引用等基础概念；PowerPoint 中演示文稿、幻灯片、版式、模板等基础概念与操作难点。

✓　应用：掌握用 Word 进行文字处理，在实践中懂得用 Word 编辑调整论文格式、制作卡片、设计报刊等；掌握用 Excel 进行电子表格处理，在实践中懂得用 Excel 进行数学问题求解，绘制曲线图等应用；掌握用 PowerPoint 制作有声有色、图文并茂的幻灯片。

6.1　Word 文字处理

Microsoft Office 2010 是 Microsoft Office 2003 改版后推出的第 2 个新版本（第 1 版为 Microsoft Office2007）。与 2003 版相比，新版本为用户带来了众多有用的新功能，同时在用户界面上有着重大改变。Microsoft Office 2010 的十项改进为：

（1）更丰富的视觉特效。通过新增的 Office 主题与 SmartArt 图片格式工具，用户可以制作出更加精美的文档，表达逻辑更清晰，并且能将专业级的设计效果应用到图片和文字以及 PowerPoint 的视频中。

（2）更高效的协同工作。通过集成的通信工具 SharePoint Workplace，用户可以查看联机状态的联系人信息。用户采用即时消息的方式可轻松进行沟通，同时还可在 Office 中共同编辑一份文档，实现更好的版本控制和更高的办公效率。

（3）更灵活地使用 office。Office Web Apps（基于 Web 端的在线办公应用工具）可以让用户更为灵活地使用 office 2010。用户可以随时随地通过智能手机或者具备网络连接的计算机来访问自己的文档。

（4）后台视图，轻松管家。Microsoft Office 后台视图（Backstage）取代了传统的文件菜单，方便用户轻松实现文档的保存、共享、打印、分享以及发布。

（5）自定义功能区（Ribbon）。用户可以根据自己的需要和使用习惯调整工具栏按钮，并自定义设置功能区、工具选项卡、快速访问栏等。

（6）实时预览。在 Office 2010 中，当用户在设置某项效果之前可即时得到预览。比如在选择字号时，当光标移动到某种字号，工作区中的字体就会瞬时改变，用户可以方便地看到所选择的效果。

（7）保护视图。当打开从不安全位置获得的文件时，Office 2010 会自动进入保护视图。在“受保护的视图”中，只能读取文件并检查其内容，不可进行编辑等操作，防止来自 Internet 和其他不安全位置的文件中可能包含的木马、蠕虫病毒和其他种类的恶意软件，避免对计算机可能构成的危害。

（8）自动保存“未保存的文件”。在以往版本中，当用户退出 Office 并单击“不保存”按钮后，当前编辑的内容将不会产生任何存储。而在 Office 2010 中，即使用户单击了“不保存”按钮，Office 依然会为用户提供一个自动备份的文档，避免用户由于误操作、误点击而造成的损失。

（9）保护用户信息。在与其他人共享文档之前，用户可以使用文档检查器检查文档中的隐藏元数据、个人信息或可能存储的内容，以帮助用户确保与其他人共享的文档不包含任何隐藏个人信息或用户不希望发布的任何隐藏内容。此外，企业用户可以对文档检查器进行自定义，以添加对其他类型隐藏内容的检查。

（10）语言功能更完善。除了提供屏幕取词、即时翻译外，Office 2010 还实现了朗读功能。

Microsoft Word 是文字处理软件，它被认为是 Office 的主要程序。Word 不仅具有齐全的功能群组，还提供了简约明朗、方便快捷的工作环境。Word 功能非常强大，使用它可以编排出精美的文档，建立复杂的表格、图标、组织结构图，甚至可以完成简单的网页制作。医药行业人士还能用它制作简单的电子病例模板，建立、编辑和处理药品清单、医学实验数据等。

6.1.1 Word 概述

1. Word 的主要功能与特点

（1）所见即所得。用 Word 编排文档时，打印效果在屏幕上一目了然。

（2）直观的操作界面。Word 界面友好，提供了丰富多彩的工具，利用鼠标就可以完成选择、排版等操作。

（3）多媒体混排。用 Word 可以编辑文字、图形、图像等对象，还可以插入多种其他形式的素材，如声音、动画等。用 Word 提供的绘图工具进行图形制作，编辑艺术字，数学公式等，可以满足用户对文档处理的各种需求。

（4）强大的制表功能。用 Word 不仅可以自动制表，还可以手动制表。对表格的外观可以进行各种修饰，而对表格中的数据则可以进行自动计算。此外，在 Word 中还可以直接插入电子表格。

（5）自动功能。Word 提供了拼写和语法检查功能，提高了英文文章编辑的正确性。如果发现语法错误或拼写错误，Word 还提供修正的建议。当用 Word 软件编辑好文档后，Word 可以帮助用户自动编写摘要，为用户节省大量的时间。

（6）模板与向导功能。Word 提供了大量而丰富的模板，使用户在编辑某一类文档时，能很快建立相应的格式。Word 允许用户自己定义模板，为用户建立特殊需要的文档提供了高效而快捷的方法。

（7）丰富的帮助功能。Word 帮助功能详细、丰富、形象、方便，使得用户遇到问题时能快捷方便地找到解决问题的方法，为用户自学提供了便利。

（8）Web 工具支持。Word 提供了 Web 支持，用户根据 Web 页向导，可以快捷方便地制作网页；还可以用 Word 的 Web 工具栏，迅速地打开、查找或浏览包括 Web 页和 Web 文档在内的各种文档。

（9）超强兼容性。Word 可以支持许多种格式的文档，也可以将 Word 编辑的文档以其他格式的文件存盘，这为 Word 软件和其他软件的信息交换提供了极大的方便。用 Word 可以编辑邮件、信封、备忘录、报告、网页等。

（10）强大的打印功能。Word 软件提供了打印预览功能，具有对打印机参数的强大支持性和配置性。

以上是 Word 软件具备的基本功能与特点。与旧版 Word 相比，Word 2010 还新增了字体特效、导航窗格、SmartArt 插图、翻译工具、图片处理等功能。Word 2010 使用户能更轻松地协作使用和浏览长文档，它的新增功能主要集中于为已完成的文档增色。这一新版本还能使用户在浏览器和移动电话中利用内容丰富且熟悉的 Word 功能。

注意　无论你是从未接触过 Word 的新手，还是已经习惯了 Word 2003 界面的老用户，快速了解或过渡到 Word 2010 的一个好帮手就是 Word 2010 自带的帮助系统。单击 Word 2010 窗口右上角的帮助按钮，或者按下 F1 键，即可弹出“Word 帮助”窗口。在主页中单击“Word 入门”，即能获取“Word 2010 中的新功能”、“Word 2010 中对于自 2003 升级的用户的新增功能”和其他众多入门的视频文档，如图 6-1 所示。

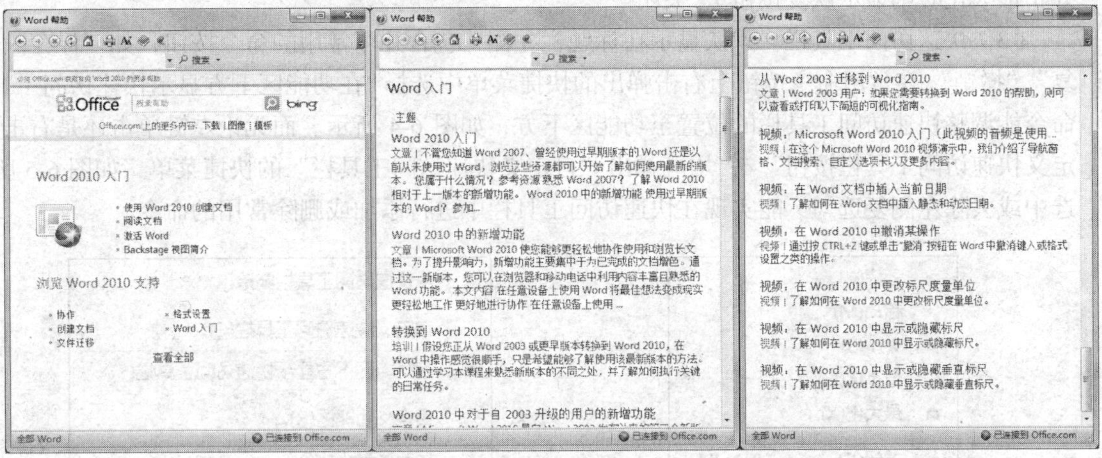

图 6-1　“Word 帮助”窗口

2. Word 主窗口的组成

启动 Word 后，将自动建立一个名为“文档 1”的新文件，其后缀名为.docx。Word 的主窗口如图 6-2 所示。

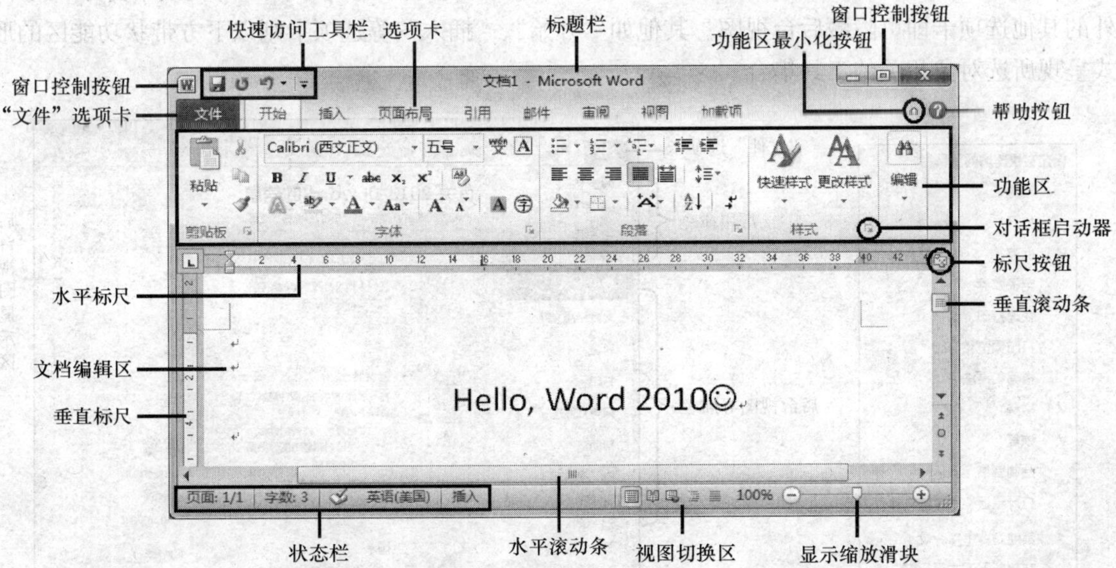

图 6-2　Word 的主窗口

注意

Office 2007之后版本用新的基于XML的压缩文件格式取代了原有的默认文件格式，在传统文件扩展名后添加字母x（即docx取代doc、xlsx取代xls、pptx取代ppt等）。docx格式的文件本质上是一个ZIP文件。将一个docx文件的后缀改为ZIP后可以用解压工具打开或解压。因此，docx文件比doc文件所占用空间更小。

Word的主窗口由标题栏、快速访问工具栏、选项卡、功能区、编辑区、滚动条、状态栏等组成。

（1）标题栏。在窗口最上方显示文档的名称。双击标题栏能快速最大化或还原窗口。

（2）窗口控制按钮。在窗口最左上角的窗口控制按钮，无论是左键单击还是右击它均能弹出如图6-3所示的窗口控制菜单。标题栏右侧也有3个窗口控制按钮：最小化、最大化（当文档处于最大化时则显示恢复按钮）、关闭。

（3）快速访问工具栏。默认显示在标题栏左侧，包含几个常用的命令按钮，如“保存”、“恢复”、“撤销”。在常用命令按钮上右击弹出的快捷菜单中选择“在功能区下方显示快速访问工具栏”命令能调整快速访问工具栏的位置至功能区下方，如图6-4所示。而无论左键单击还是右击“自定义快速访问工具栏按钮”，均能弹出“自定义快速访问工具栏”的快捷菜单，如图6-5所示。选中或去除左侧复选勾☑能实现在快速访问工具栏中进行添加或删除常用的命令。

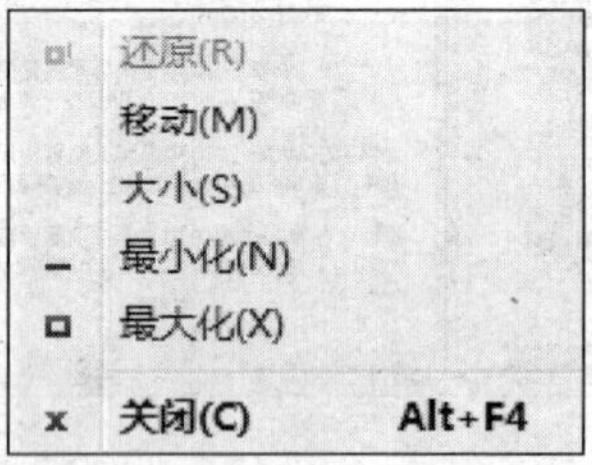

图6-3　窗口控制菜单

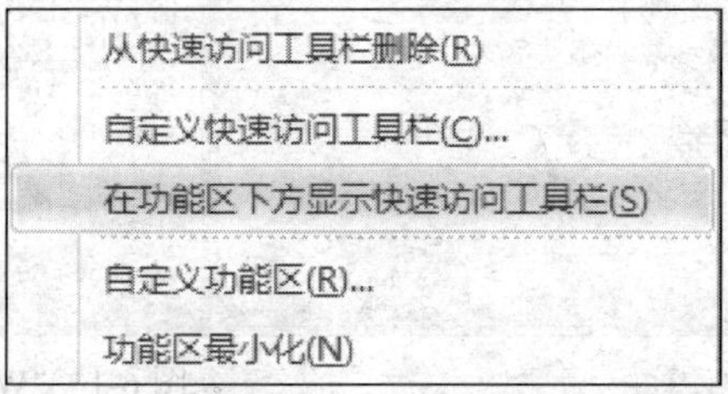

图6-4　“快速访问工具栏”右击快捷菜单

（4）选项卡。选项卡取代了传统的菜单栏。每个选项卡的功能如表6-1所示。最左侧“文件”选项卡除了提供基本文件管理之外，更重要的是提供了新增的Microsoft Office Backstage™视图（后台视图，见图6-6），后台视图导航栏中各命令的功能如表6-2所示。按Esc键或单击除“文件”外的其他选项卡即可隐藏后台视图。其他如“开始”、“插入”等选项卡则以下方带状功能区的形式呈现所选对象相关的工具集合。

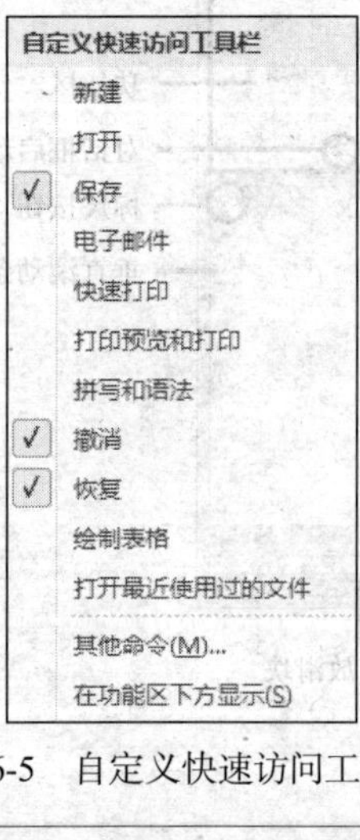

图6-5　自定义快速访问工具栏

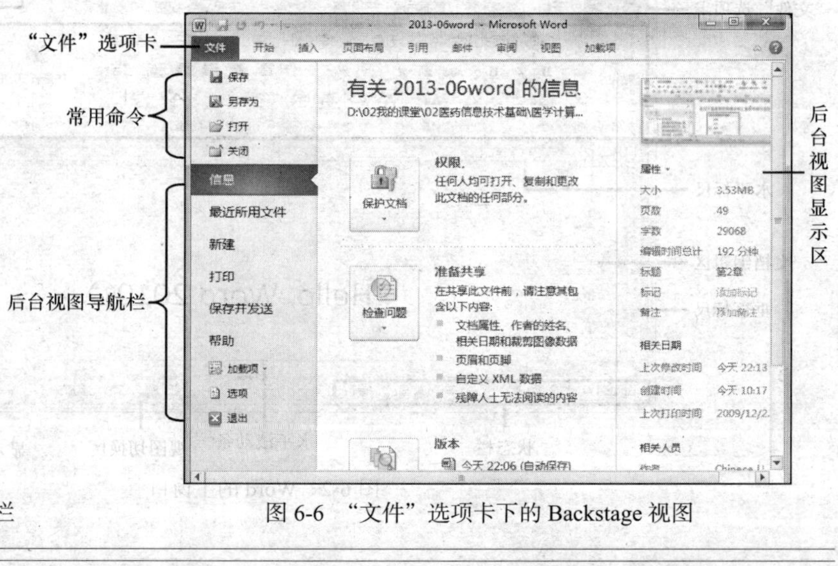

图6-6　“文件”选项卡下的Backstage视图

表 6-1 各选项卡的功能

选项卡	功能说明
文件	文件管理："保存"、"另存为"、"打开"、"关闭"；后台视图管理
开始	包含了需要访问的最常用功能，如字体和段落的格式设置、样式、查找与替换等
插入	可以插入包括分页符、表格、插图、页眉和页脚、公式等在内的诸多项目
页面布局	提供了页边距、分栏、纸张分向等页面设置，以及页面背景设置等
引用	为论文及文献等创作中所用到的引文或引述添加尾注、脚注，建立索引、目录等
邮件	为邮件创建信封、标签，并能进行邮件合并
审阅	用于拼写和语法检查，以及在文档发布前所需的其他检查修订、限制编辑的保护等
视图	设置文档查看的方式，如不同的文档视图，是否显示标尺、网格线、拆分窗口等
加载项	加载项是 Office 程序为了完成某种功能而需要在启动程序时自动加载的模块，如书法字帖功能、稿纸功能、制作信封功能等。用户可以根据工作需要启用或禁用 Office 加载项，以提高 Office 程序的运行效率
其他上下文选项卡	当新建或双击表格、图片等不同对象时，选项卡功能区右侧会自动呈现出该对象相关的上下文选项卡，如【表格工具】下的【设计】与【布局】、【图片工具】下的【格式】，以提供不同对象相关的工具集合

表 6-2 "文件"选项卡中的后台视图导航命令

导航命令	功能说明
信息	获取文档详细信息，如文档属性。其中还包括全新和改进的文档管理工具，如恢复尚未保存的文档版本
最近所用文件	显示最近使用的文档列表。单击文档名称右侧的图钉按钮，可将文档固定在最近使用的文档列表中，或者将其移动到导航栏中
新建	快速获取内置的文档模板。联机时，用户还可通过 Office Online 免费获取更多内容丰富的文档模板
打印	打印选项和预览功能现已整合至同一视图中
保存并发送	将文档保存为其他格式，如 PDF。也可通过电子邮件进行发送，或提交至 Microsoft® SharePoint® Server、Windows Live™ SkyDrive™空间
帮助	获取应用程序的帮助信息，并可连接至其他在线帮助资源，如培训课程；同时可以根据当前所使用的程序版本来查找相应的辅助教程
选项	提供扩展的参数选项，包括自定义功能区和快速访问工具栏

（5）功能区（Ribbon）。Office 2010 全部采用 Ribbon 新界面。功能区的水平区域似一条宽带将常用命令与工具进行分组，并全面集中地呈现在窗口编辑区上方，突破了旧版的效率提升瓶颈。双击功能区对应的选项卡标签，如"开始"，或单击右侧的功能区最小化按钮或展开功能区按钮，可实现对功能区的隐藏和展开（快捷键 Ctrl+F1）。单击分组右下角的对话框启动器按钮，能开启指定的对话框或任务窗格以获取更多的设置选项。从【文件】→【选项】→【自定义功能区】中可以按使用习惯新建和定义个性化的功能区。

（6）标尺。标尺有两部分：水平标尺和垂直标尺。其功能在于显示文档的尺寸、规格，并且可进行缩进段落、调整页边距、改变栏宽及设置制表位等。单击标尺按钮可以对标尺进行隐藏或显示。

（7）文档编辑区。文档编辑区是 Word 主窗口中的主体部分，文字、图片、表格等内容的输入与编辑均是在编辑区内完成。

（8）滚动条。滚动条是位于文档编辑区右侧和下侧可移动的条形工具，包括垂直滚动条和水平滚动条，用来查看文档的显示位置。

（9）状态栏。状态栏在文档左下方，其中包括页数：当前页数/总页数、字数、校对、语言和插入/改写状态等信息。单击“页面”能弹出“查找和替换”中的定位对话框，按需输入内容即可快速定位目标，如图 6-7 所示。单击“字数”则能弹出“字数统计”窗口，如图 6-8 所示。校对图标能显示发现的校对错误，单击可更正。语言栏表示当前文档所使用的语言。单击“插入”则将文本编辑状态改为“改写”状态。

（10）视图切换区与显示缩放滑块。视图切换区提供了页面视图、阅读版式视图、Web 版式视图、大纲视图、草稿共 5 种视图按钮方便用户按需进行不同视图的快速转换。显示缩放滑块则可调整文档显示比例，单击百分比数字可弹出“显示比例”对话框，如图 6-9 所示。

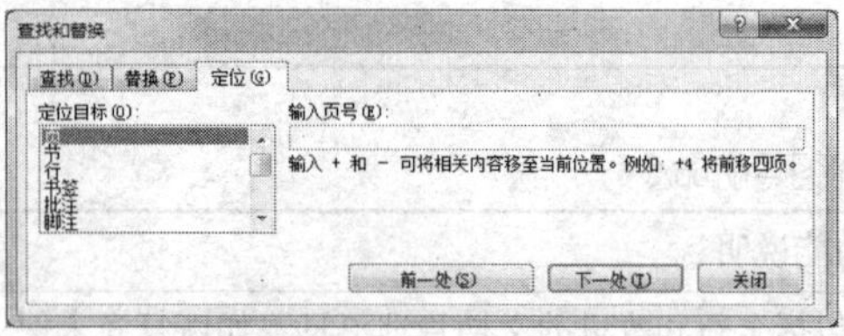

图 6-7 “查找和替换”中的“定位”对话框

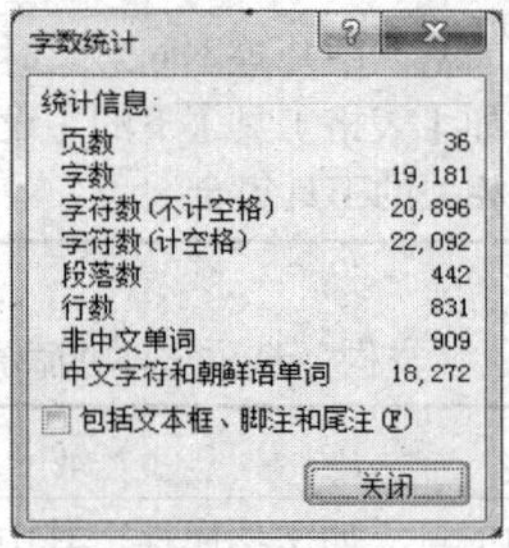

图 6-8 字数统计

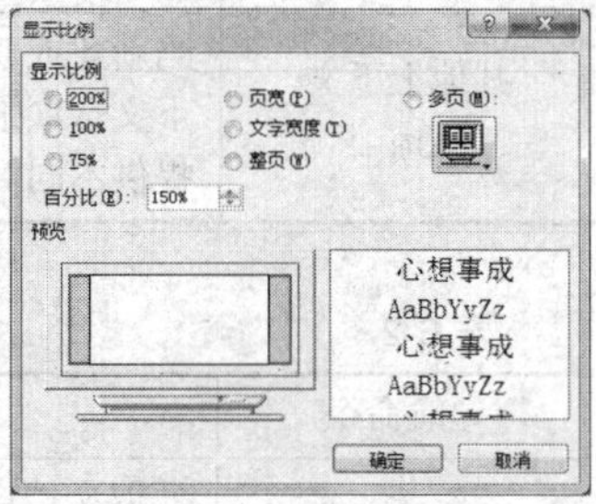

图 6-9 显示比例

6.1.2 Word 基本操作

1. 启动与关闭/退出

启动 Word 常用 4 种方法，关闭 Word 文档常用 5 种方法，分别如表 6-3 所示。

表 6-3 Word 启动与关闭/退出

启　动	关闭/退出
① 单击【开始】→【程序】→【Microsoft Word】	① 单击标题栏右侧关闭按钮
② 双击桌面快捷图标	② 单击或右击【窗口控制按钮】→弹出快捷菜单→【关闭】
③ 直接双击 Word 文档	③ 直接双击【窗口控制按钮】
④ 单击【开始】→在【搜索程序和文件】对话框中输入“Word”→单击【Microsoft Word】	④ 右击标题栏空白处→弹出快捷菜单→【关闭】
	⑤ 快捷键：Alt+F4

注意

选择【文件】→【退出】命令时，则会关闭所有已打开文档，并退出 Word 编辑环境。

2. 新建文档与打开文档

新建和保存 Word 文档常用的 3 种方法如表 6-4 所示。

表 6-4　　新建文档及打开文档

新建文档	打开文档
① 单击【文件】→【新建】→【空白文档】→【创建】	① 单击【文件】→【打开】→选择目标文件路径→选择文件→【确定】
② 单击【文件】→【新建】→【内置模板或在线模板文档】→【创建】	② 直接双击目标文档图标
③ 目标路径空白处右击→弹出快捷菜单→【新建】→【Microsoft Word 文档】	③ 单击【文件】→【最近所用文档】→打开近期编辑过的文档

注意　打开文档的意义是指将存储在磁盘内的文档调入 Word 编辑环境。

3. 保存文档与改变文档类型

为确保文档内容不丢失，用户应养成存盘的良好习惯。对于新建的文档可以选择【文件】→【保存】或【另存为】→弹出“另存为”对话框→选择目标文件路径→命名→【保存】，而在每完成一个自然段或一个重要内容的编辑后，则可用 Ctrl+S 组合键来快速存盘。

在“另存为”对话框中，选择“保存类型”右侧的下拉列表可见 Word 提供了 17 种可改变保存的文档类型，如图 6-10 所示。其含义和后缀说明如表 6-5 所示。

表 6-5　　Word 2010 支持的文档保存类型

文件格式名称	扩展名	类型说明
Word 文档	.docx	用于 Word 2010 和 Office Word 2007 默认的基于 XML 的文件格式
Word 启用宏的文档	.docm	用于 Word 2010 和 Office Word 2007 的基于 XML（Extensible Markup Language，可扩展标记语言）并启用宏的文件格式。存储 Visual Basic for Applications（VBA）宏代码
Word 97-2003 文档	.doc	Word 97–2003 二进制文件格式
Word 模板	.dotx	用于创建包含宏的新 Word 2010 和 Office Word 2007 文件的模板
筛选过的网页	.htm, .html	保存为筛选过的网页这一文件格式可移除特定于 Microsoft Office 的标记。用已筛选的 HTML 格式保存，然后在 Office 应用程序中重新打开该文件时，将保留文本和常规外观。但是，某些功能的工作方式可能会有所不同
Word 97-2003 模板	.dot	Word 97–2003 文件的模板
PDF	.pdf	Portable Document Format（便携文件格式）是由 Adobe Systems 开发的一种电子文件格式，以 PostScript 语言图像模型为基础，无论在哪种打印机上都可保证精确的颜色和准确的打印效果，即 PDF 会忠实地再现原稿的每一个字符、颜色以及图像。使用 Word 2010 可以另存为但无法打开 PDF 文件格式
XPS 文档	.xps	XPS（XML Paper Specification）是一种可以保留文档格式并支持文件共享的文件格式。在联机查看或打印 XPS 文件时，它会保留所需的格式，文件中的数据不能轻易更改。使用 Word 2010 可以另存为但无法打开 XPS 文件格式
单个文件网页	.mht, .mhtml	作为单个文件的网页，其中包含一个.htm 文件和所有支持文件，如图像、声音文件、级联样式表、脚本等

续表

文件格式名称	扩展名	类型说明
网页	.htm，.html	保存为文件夹的网页，该文件夹中包含一个.htm 文件和所有支持文件，如图像、声音文件、级联样式表、脚本等。适用于在网站上发布、用 Microsoft Office FrontPage 或其他 HTML 编辑器来编辑
Rtf 格式	.rtf	Rich Text Format（多文本格式）是由微软公司开发的跨平台文档格式。大多数的文字处理软件都能读取和保存 RTF 文档。通用兼容性是 RTF 的最大优点，当文档使用.rtf 文件格式时，在不同的操作系统下以及使用不同软件应用程序创建的文档可在这些操作系统和应用程序之间进行传输
纯文本	.txt	在将 Word 2010 文档保存为.txt 文件时，会丢失所有格式设置
Word XML 文档	.xml	Word 2010 和 Office Word 2007 中支持的 XML 文件格式（Open XML）
Word 2003 XML 文档	.xml	Office Word 2003 中支持的 XML 格式
OpenDocument 文本	.odt	一种用于保存 Word 2010 文件的文件格式，便于在使用 OpenDocument 格式的文档应用程序中打开文件。还可以在 Word 2010 中打开.ods 格式的文档。当用户保存并打开.ods 文件时，格式可能会丢失
Works 6-9 文档	.wps	这是 Microsoft Works 6.0～9.0 版的默认文件格式

Word 也提供了自动保存的功能以最大限度减小用户未手动存盘的损失。选择【文件】→【选项】→【保存】，在“Word 选项”窗口中保存文档一栏除了能自定义文档自动保存的文件类型外，勾选“保存自动恢复信息时间间隔”的复选框，在上下可调文本框中输入时间，即可在定义的时间周期完成自动存盘，如图 6-11 所示。

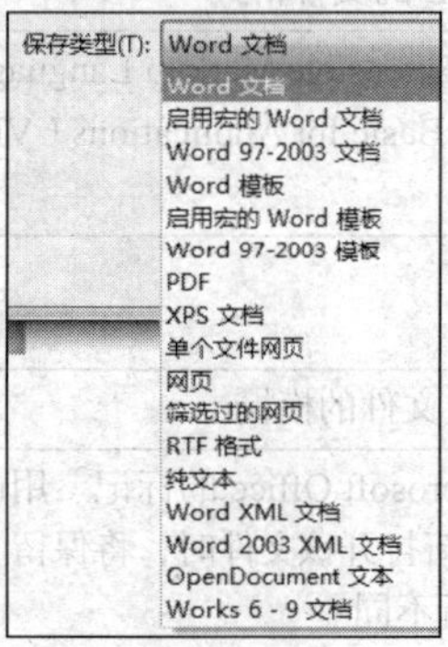

图 6-10　保存类型下拉列表

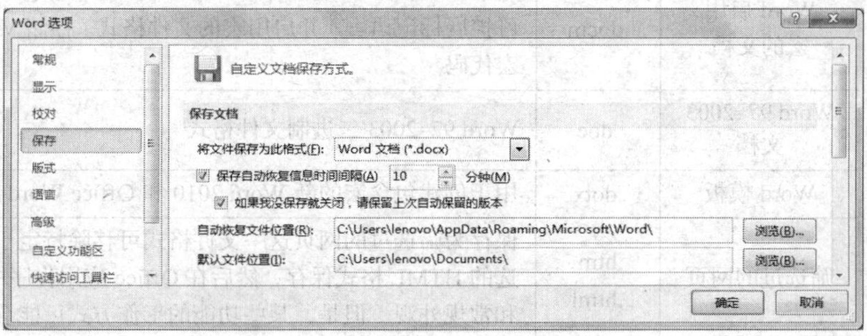

图 6-11　Word 选项中的“保存”对话框

注意

（1）保存的意义是指将 Word 编辑环境中的文档编辑结果存入磁盘。

（2）自动保存不会将结果存入原来的文档，而是存入一些临时文件。其意义是指：自动保存会存储最后一次手动存储到最后一次自动保存之间所输入的信息。在发生非正常退出后，用 Word 再次打开原来的文档时可看到同时出现一个恢复文档，该恢复文档中保存的即为上次断电时自动保存的所有信息。（如图 6-11 用户能自定义自动恢复文件的位置。）将原来的文档关闭，再将恢复文档保存为原来的文档可最大限度减小损失。

4. 多文档切换

当多个文档同时打开，可单击任务栏中对应的文档按钮进行切换（同类文档在任务栏仅显示其程序图标，悬停程序图标上可显示文档子图标）。窗口切换快捷键：Alt+Tab。

注意 快捷键和热键的使用能提高文档编辑的效率：将光标悬停至相关命令之上可通过屏幕提示来获取所对应的快捷键（并非所有命令都提供了快捷键）；按 Alt 键可获取或隐藏屏幕热键提示，热键提示出现于功能区中，包含字母或数字的组合，用户可按次序进行操作。

6.1.3　文档编辑

1. 光标的定位

（1）即点即输。

Word 的即点即输功能：在文档中间任意位置双击，可立即将光标定位到该双击位置。图 6-12 所示为在目标位置双击，无须手动输入多个回车换行，即可在空白文档中间输入标题。

Word 默认该功能为打开状态，其打开与关闭的设置在 Word 选项对话框中。选择【文件】→【选项】→弹出“选项”对话框→【高级】→勾选“即点即输”复选框→【确定】，即可完成对该功能的打开或关闭设置，如图 6-13 所示。

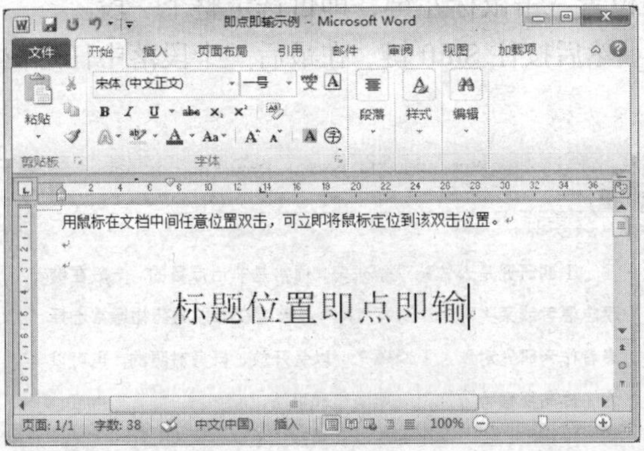

图 6-12　即点即输定位光标

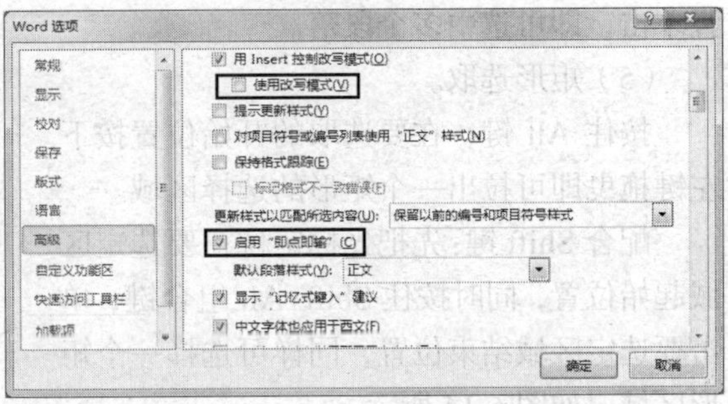

图 6-13　Word 选项“高级”功能

（2）Ctrl 键+光标键/翻页键。

用键盘上的几个光标键配合 Ctrl 键进行定位，如表 6-6 所示。

表 6-6　光标定位组合键

组　合　键	光标定位结果	组　合　键	光标定位结果
Ctrl + Home	文档开头	Ctrl + End	文档结尾
Ctrl + ←	向左移动一个词	Ctrl + →	向右移动一个词
Ctrl + ↑	上一段落首行首字	Ctrl + ↓	下一段落首行首字
Ctrl + PageUp	按一次：当前页面首行首字 再按一次：前一页面首行首字	Ctrl + Page Down	下一页面首行首字

2. 文本的选取和输入技巧

（1）用鼠标选取。

方法一：在目标文字开始位置，按住鼠标左键移动到目标文字结束位置松开。

方法二：按住 Shift 键，在要选定文字的结束位置单击，即选中了这些文字。

用鼠标选取的方法对连续的字、句、行、段的选取都适用。

（2）行的选取。

方法一：将光标移动到行的左边，此时光标变成一个斜向右上方的箭头，单击即可选中该行。

方法二：将光标定位在要选定文字的开始位置，按住 Shift+End 键（或 Home 键），可以选中光标所在位置到行尾（首）的文字。

方法三：在文档中按下鼠标左键上下进行拖曳可选定多行文字；配合 Shift 键，在开始行的左边单击选中该行，按住 Shift 键，在结束行的左边单击，同样可以选中多行。

（3）句的选取。

按住 Ctrl 键，单击文档中的一个地方，单击处的整个句子就被选取。

选中多句：按住 Ctrl 键，在第一个要选中句子的任意位置按下鼠标左键，松开 Ctrl 键，拖曳到最后一个句子的任意位置松开左键，即可选中多句。

配合 Shift 键的用法：按住 Ctrl 键，在第一个要选中句子的任意位置单击，松开 Ctrl 键，按下 Shift 键，单击最后一个句子的任意位置。

（4）段的选取。

在目标段左侧选定区双击，或在目标段内任意位置三击鼠标左键，即可选定整个一段。

选中多段：在左侧选定区双击选中第一个段落，然后按住 Shift 键，在最后一个段落中任意位置单击，即可选中多个段落。

（5）矩形选取。

按住 Alt 键，在要选取的开始位置按下左键拖曳即可拉出一个矩形的选择区域。

配合 Shift 键：先把光标定位在要选定区域起始位置，同时按住 Shift+Alt 组合键，单击要选定区域结束位置，同样可选择一个矩形区域，如图 6-14 所示。

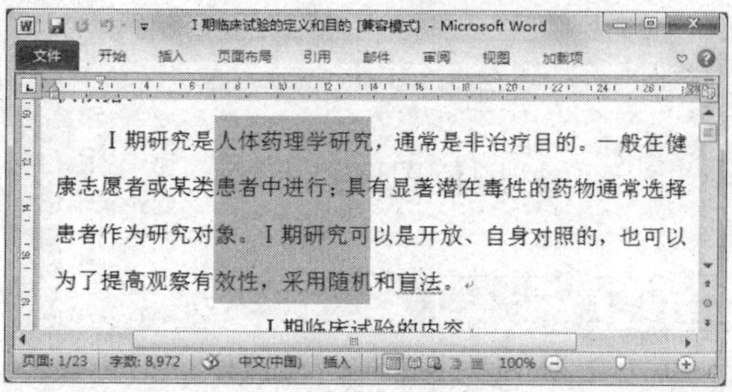

图 6-14　矩形选取

（6）全文选取。

方法一：Ctrl+A 组合键。

方法二：先将光标定位到文档开头，再按 Ctrl+Shift+End 组合键选取全文。

方法三：按住 Ctrl 键在左边的选定区中单击选取全文。

方法四：在文档左侧选定区三击鼠标左键选取全文。

（7）扩展选取。

Word 还有一种扩展的选取状态：

① 第一次按 F8 键将激活扩展编辑状态；

② 第二次按 F8 键扩展选中光标所在位置的字或词组；

③ 第三次按 F8 键扩展选中光标所在位置的整句；

④ 第四次按 F8 键扩展选中光标所在位置的整段；

⑤ 第五次按 F8 键扩展选取全文。

按 Esc 键可退出扩展状态。扩展状态也可与其他选取方式结合起来使用：进入扩展状态，按住 Alt 键单击，可以选定一个矩形区域的范围。

以上选取文字、段落的目的是对它们进行复制、删除、拖曳、加格式等操作。

（8）输入技巧。

如果在选定文字的状态下输入文字，则输入的文字将替代掉选定的文字。Word 的改写输入方式无须提前选定，按下 Insert 键，状态栏上“插入”变成“改写”。此时再输入文字，则光标右边的文字就被输入的文字代替；再按下 Insert 键，可还原为“插入”状态。

还可以重复输入同样的文字：如输入一个“恭喜”，按一下 F4 键，在文档中就又出现一个“恭喜”，这对于要在多个地方输入相同内容时特别有用。

3. 文本的删除、复制和移动

（1）文本的删除。

Delete 键删除光标后面的字符，Backspace 键删除光标前面的字符。但它们通常只在删除数目不多的文字时使用。若要删除整段内容，可先选中该段落，再按 Delete 键。

（2）文本的复制。

对重复输入的文字，利用复制和粘贴功能比较方便。

如果复制和粘贴的位置有一定距离，可以与键盘结合复制文本：在复制之前先选定要复制的文字，然后将光标移至目标位置，按住 Ctrl+Shift 组合键并右键单击，即可完成复制。如果要复制的文本距离很近，在选定要复制的文本后，也可以按住 Ctrl 键，拖曳光标到目标位置释放来完成快速复制。

复制/剪切/粘贴除了使用表 6-6 中提到的快捷键外，还有两种：首先选中文本，再在【开始】功能区的剪贴板操作组中，或在右键单击弹出的菜单中选择复制/剪切/粘贴。

在执行粘贴文本操作后，在被粘贴内容右侧将显示“粘贴选项”按钮以帮助用户选择粘贴格式，如图 6-15 所示。

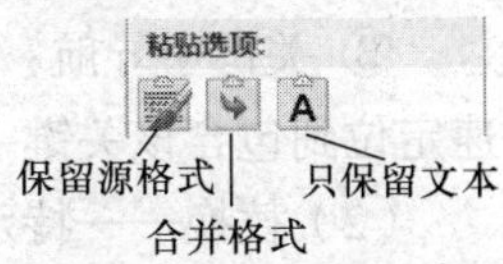

图 6-15 粘贴选项

①“保留源格式”命令：被粘贴内容保留原始内容的格式；

②“合并格式”命令：被粘贴内容保留原始内容的格式，并且合并应用目标位置的格式；

③“仅保留文本”命令：被粘贴内容清除原始内容和目标位置的所有格式，仅仅保留文本。

如果不需要每次粘贴时都出现这种粘贴选项，也可以在【文件】→【选项】弹出的“Word 选项”中的“高级”对话框中，取消勾选“粘贴内容时显示粘贴选项按钮”复选框。

（3）文本的移动。

当有文本要移动时可选中目标文本，先剪切再到目标位置粘贴。剪切方法同上所述。

用鼠标执行移动的方法：选中要移动的文字，按下左键拖曳到目标位置处释放。

此外，也可以先选定要移动的文字，按 F2 键，将光标定位到要插入文字的位置，光标变成虚短线后按回车键，即可移动文字。

4. 查找和替换

Word 允许对文字及文本格式进行查找和替换，这一快速强大的功能使得在整个文档，特别是长文档范围内进行的枯燥费时的修改工作变得十分迅速有效。

（1）查找——导航窗格的使用。

按下 Ctrl+F 组合键，或单击【开始】功能区→【编辑】分组→【查找】命令，在编辑区左侧将出现 Word2010 新增的导航窗格，如图 6-16 所示。切换到“视图”功能区，勾选“显示”操作组中的“导航窗格”，也可以打开“导航窗格”。窗口中的三个按钮分别对应：标题导航、页面导航、关键字导航。在文本框中输入要查找的关键字，切换不同的按钮即可按不同方式进行查找定位。

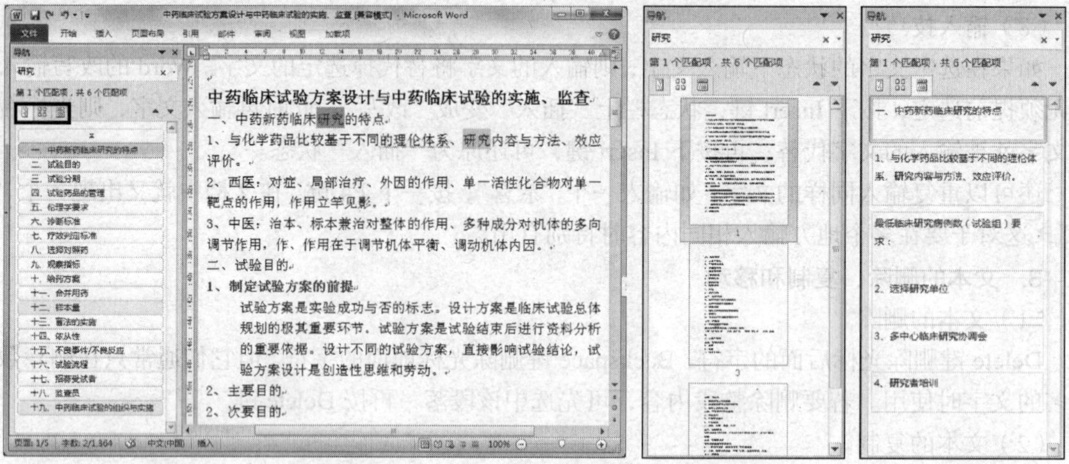

（a）标题导航　　（b）页面导航　　（c）关键字导航

图 6-16　利用导航窗格查找关键字“研究”

① 文档标题导航：文档内容将按多级标题的方式在导航窗格中列出，只要单击标题即能快速定位到相关段落。该方式导航的先决条件是必须事先在文档中设置有“标题样式”的标题，如果有多级标题样式，导航效果将更精确。

② 文档页面导航：在“导航”窗格上以缩略图形式列出文档分页，单击分页缩略图就可以定位到相关页面查阅。

③ 关键字导航：“导航”窗格上会列出包含关键字的导航链接，单击这些导航链接就可以快速定位到包含该关键字的文档相关位置。

（2）替换——特殊格式的替换。

按下 Ctrl+H 组合键，或单击【开始】→【编辑】功能组的“替换”命令，将弹出如图 6-17 所示的“查找和替换”对话框。从图中可见，查找、替换和定位其实是同一个对话框中的 3 个选项卡，因此也可单击状态栏左侧的“页面”，从弹出的定位选项卡中切换至替换选项卡。

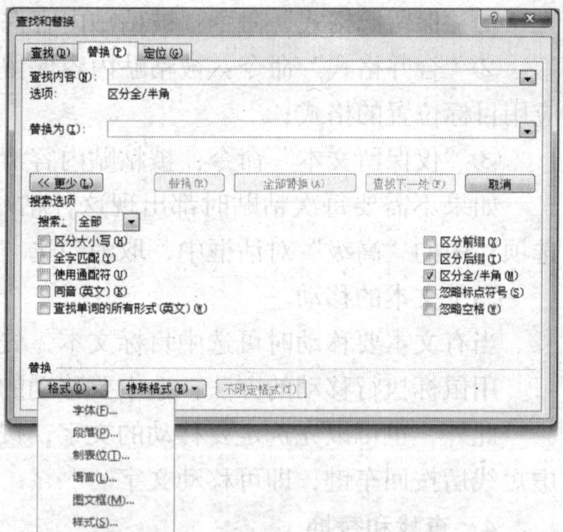

图 6-17　“查找和替换”对话框

巧用特殊格式替换能高效完成许多实用的操作。例如，从网站直接复制的纯文本形式的文件包含许多空行时，可以利用特殊字符替换进行快速消除。操作方法：①将光标定位在“查找内容”输入框中，单击“更多”按钮（则按钮显示更改为“更少”）展开隐藏选项，选择“特殊字符”中的“段落标记（P）”两次，在输入框中会显示“^P^P”；②在“替换为”输入框中用相同的方法插入一个“段落标记（P）”显示一个“^P”；③按下“全部替换”按钮，这样多余的空行就会被删除。

注意　本例中去除的多余空行属于由回车插入段落标记↵，即自动换行形成的空行。对文件中手动换行（“Shift+回车”，标记为↓）形成的空行，在替换时查找内容要输入“特殊字符”中的“人工换行（L）”即“^l”，替换为空白（即不输入任何内容），空行便可去除。

此外，还可利用替换对话框中“更多”下的“格式”下拉列表命令，选择要替换的“字体”格式等高级替换。例如，将图 6-18（a）中关键字“研究”替换成带加粗、倾斜、英文 Candara 字体效果的“***research***”，关键步骤如（b），结果如（c）。

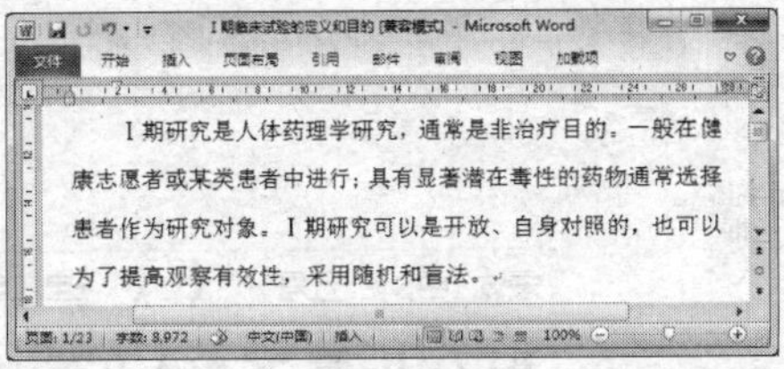

（a）将“研究”替换为“research”

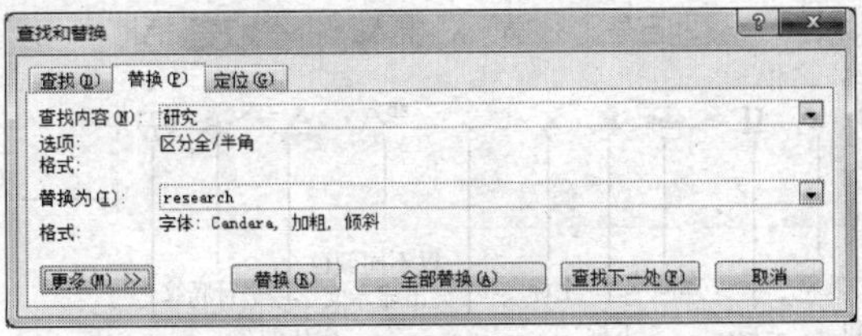

（b）定位“替换为”从“更多”内选择“字体”格式

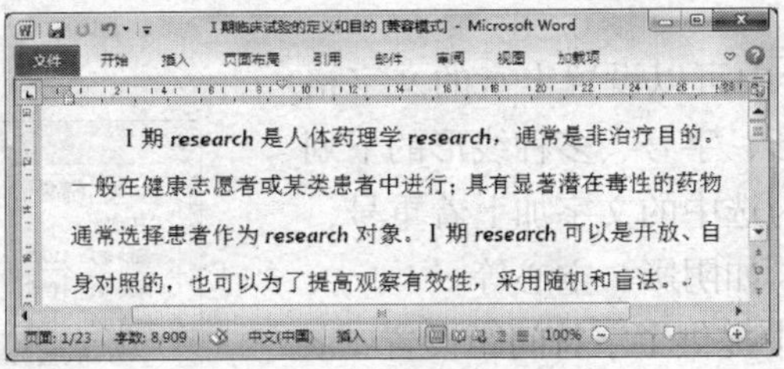

（c）替换的结果

图 6-18　字体替换示例

5．撤销和恢复

撤销和恢复相对应，撤销是取消上一步操作，而恢复是把撤销操作重复回来。例如，在文中已输入“你好”、“计算机”，输入“中心”时误操作输入为“重心”，单击快速访问工具栏上的【撤销】按钮（Ctrl+Z），可撤销这一步操作，“重心”二字将被删除；而再单击【恢复】按钮（Ctrl+Y），则刚因撤销操作被删除的文字“重心”重新出现。

此外，还可一次撤销多步操作。单击【撤销】按钮旁向下小箭头，会显示一个列表框，如图 6-19 所示。该列表框中列出了当前能撤销的所有操作，最近的操作排列在列表的最顶端，从列表中可以选择多步操作来撤销。撤销操作相当于之前操作的逆序回退，不允许任意选择一个以前的操作来撤销，而只能连续撤销之前的一些操作。

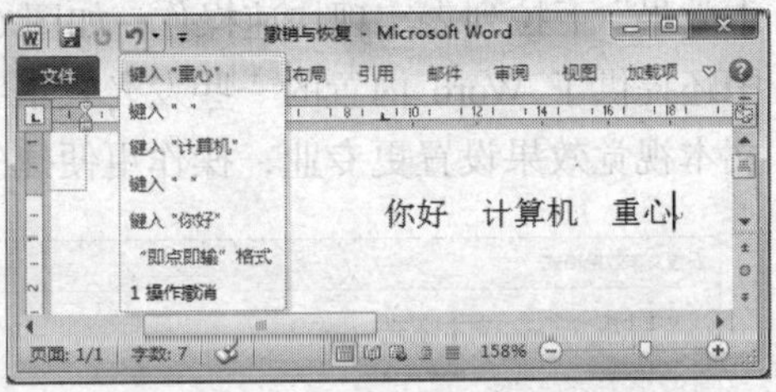

图 6-19　撤销与恢复示例

6.1.4　格式化及排版

1．字符的格式化

字符的格式化操作是对文档进行排版美化最基本最常用的操作。一般可用 4 种方法进行设置（注意前提是必须先选定目标文字）：

方法一：可通过【开始】功能区→【字体】分组的各个按钮进行快速设置，如图 6-20 所示；

方法二：在选定的文字上右击，在弹出的快捷菜单上方会出现常用“格式”工具栏，可进行快速基本的字体格式化操作，如图 6-21 所示；

方法三：单击【字体】分组右下角对话框启动器按钮，弹出“字体”对话框，如图 6-22 所示。除了能实现与上述两法相同的字体设置外，还能实现更多“高级”设置。

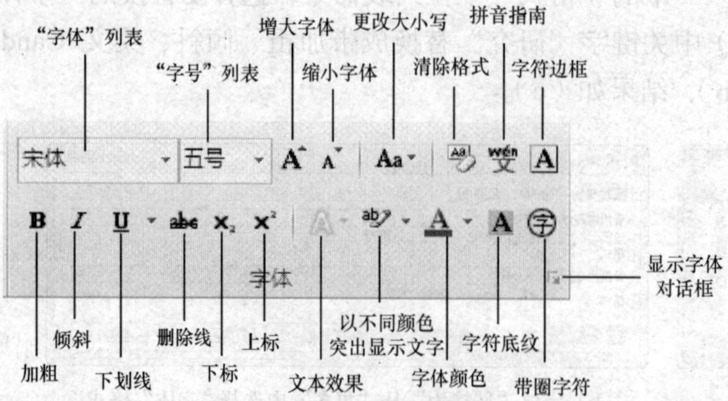

图 6-20 【开始】功能区中的【字体】分组

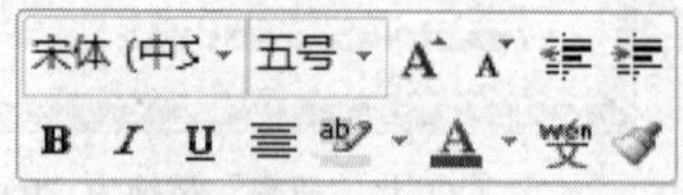

图 6-21 快捷菜单上方的"格式"工具栏

- 在"字体"选项卡中可以设置丰富的文字格式，包括中英文字体、字形、字号、多种线形的下划线、字体颜色等；还可以为选中的文字加上着重号，设置各种文字的显示效果，如阴影、空心等。
- 在"高级"选项卡中提供了字符间距设置：字符横向缩放比例、字符间距加宽/紧缩、字符水平位置提升/降低等；OpenType 功能：连字设置以及样式集与数字格式选择，用户可以与任何 OpenType 字体配合使用这些新增功能，以便为录入文本增添更多光彩。

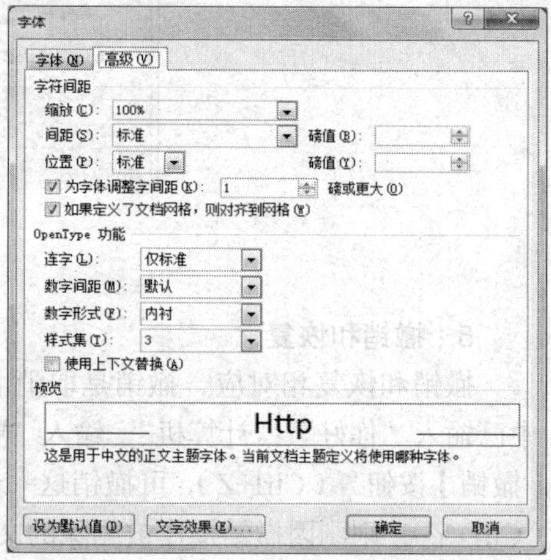

图 6-22 "字体"对话框中的"高级"选项卡

- 单击"文字效果（E）"按钮，将弹出"设置文本效果格式"对话框，如图 6-23 所示。其上可进行的设置也可直接通过功能区中【字体】分组内的"文本效果"下拉列表实现快速操作，如图 6-24 所示。其中还提供了 Word 内置的一些发光效果字体模板，使文本视觉效果设置更专业，操作更便捷。

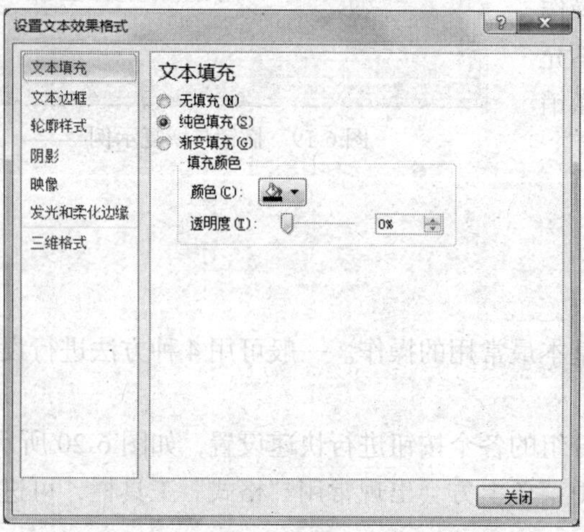

图 6-23 "设置文本效果格式"对话框

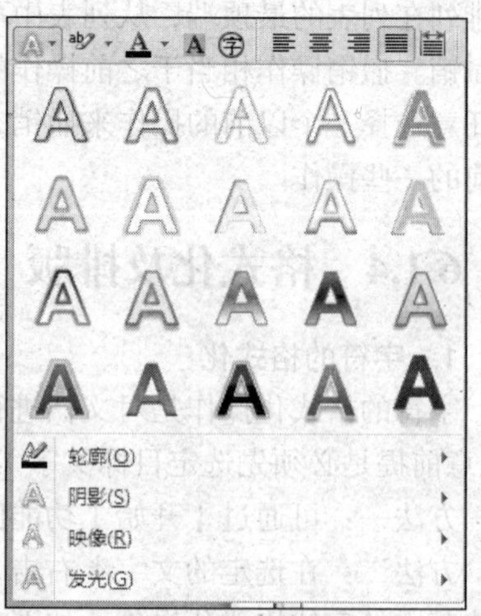

图 6-24 功能区"文本效果"下拉选项

方法四：使用快捷键快速设置字符格式，其常用快捷键如表 6-7 所示。

表 6-7　　字符格式化快捷键

字符格式	组合键	字符格式	组合键
粗体	Ctrl + B	字体	Ctrl + Shift + F
斜体	Ctrl + I	字号	Ctrl + Shift + P
下划线	Ctrl + U	增大字号	Ctrl + >
上标	Ctrl + Shift + =	减小字号	Ctrl + <
下标	Ctrl + =	"字体"格式	Ctrl + D

2. 段落的设置

段落是具有自身格式特征的独立信息单位，可以包含正文、图形、公式等对象，以段落标记为结束标志。用户单击 Enter 键即可在编辑点插入一个"段落标记↵"，而按下 Shift+Enter 组合键则插入"手动换行符↓"（又名软回车），作用是换行显示，而不是真正意义上的重起一段。因此被换行符分割的上下文仍然在同一个段落中，Word 中基于段落的所有操作都只识别段落标记而不会识别换行符为段落结尾。

段落格式的设置仅对用户当前所选定的段落或光标插入符所在的段落有效。在移动或复制段落时，如需保留段落格式，则必须将段落标记包含进去。如果删除某段的段落标记，则会使该段的下一个段落合并至该段，合并后沿用该段的格式。

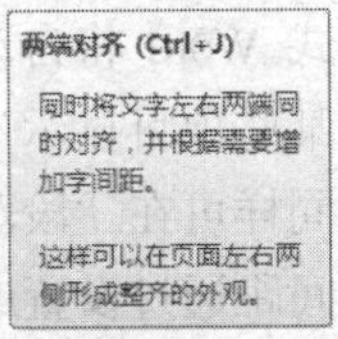

图 6-25 "两端对齐"提示信息框

（1）对齐方式。

常用的段落对齐方式有 5 种，分别是左对齐、居中、右对齐、两端对齐和分散对齐。设置这些段落对齐方式，可直接单击【开始】选项功能区中【段落】分组内对应的对齐按钮。将光标悬停在按钮上会自动显示对应的图标名称、快捷键及相应的解释，如两端对齐显示的提示信息框，如图 6-25 所示。注意，左对齐的段落最右边是不整齐的，会有一些不规则的空，而两端对齐的段落则没有这个问题。

单击【段落】分组右下角对话框启动器按钮，或右键单击从快捷菜单中选择"段落"命令，均能弹出"段落"对话框，如图 6-26 所示，在"缩进和间距"选项卡"常规"中也能进行上述对齐方式的设置。此外，还提供了"缩进"和"间距"的设置。

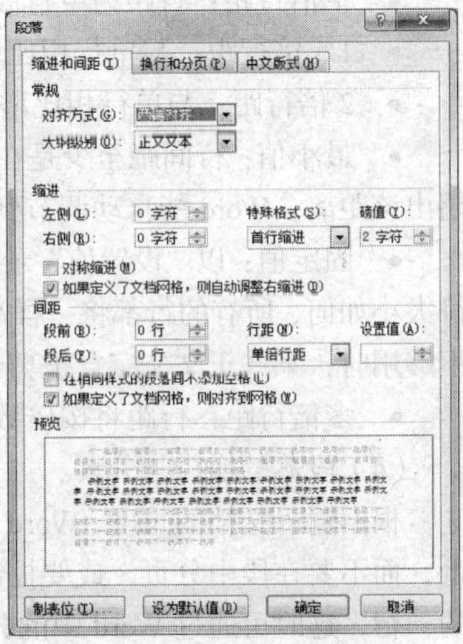

图 6-26 "段落"对话框

注意　对段落进行对齐、缩进、段落间距与行距、换行与分页等所有段落格式设置，必须首先将光标插入点定位在目标段落中或选定该段落。

（2）段落缩进。

为了增强文档的层次感，提高可阅读性，可对段落设置合适的缩进。缩进是指段落文本相对于左、右页边距的位置。段落的缩进有首行缩进、左缩进、右缩进和悬挂缩进 4 种形式，标尺上有这几种缩进所对应的标记，如图 6-27 所示。

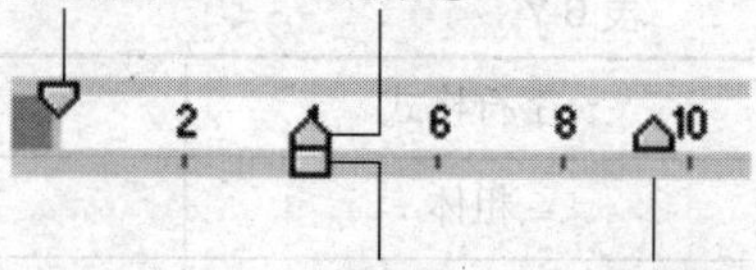

图 6-27　标尺上的段落缩进标记

- 首行缩进：在标尺上是一个倒三角形标记。表示所选段落的第一行按标记移动位置缩进，该段落其他行位置不变。
- 悬挂缩进：在标尺上是紧贴矩形上方的正三角形标记。表示所选段落的第一行位置固定，其他行起始位置按标尺移动距离缩进，就像悬挂在第一行下方一样。
- 左缩进：在标尺上是一个矩形标记。移动它可以调整选中的整个段落左边界位置。
- 右缩进：在标尺上是一个独立的正三角形标记。移动它可以调整整个段落右边界位置。

移动这些标记可按目测效果进行粗略的缩进调整，段落缩进的精确设置则可通过“段落”对话框来实现。

（3）段落间距与行距。

段落间距是指两个段落之间的距离，段落间距取决于段落前后空白距离的大小。行距是指从一行文字底部到另一行文字底部的垂直距离，其默认值是单倍行距，意味着如果某行包含大字符、图形或公式 Word 将自动调整行距以容纳该行中最大的字体和最高的图形；当行距为固定值时，可能出现某些项目显示不完整的情况，可以手动增加行间距，使之完全表示出来。段落间距与行距的设置同样可在“段落”对话框中操作。

段落间距通过设置或调整“段前”与“段后”文本框中的数值来改变，单位可以是行或磅。单击“行距”下拉列表框，可选择的行距说明如下。

- 单倍行距：行距为单行高度。行高能自动调节以适应字体尺寸和插入行中的图形等对象。
- 1.5 倍行距：与单行相比增加半行的行间距。
- 2 倍行距：与单行相比增加一整行的行间距。
- 最小值：行间距至少是在右侧“设置值”录入框中输入的值。如果行中出现的文字或图形超出该距离，Word 能自动调节到可容纳最大字体或图形的最小行距。
- 固定值：以“设置值”录入框中输入或选定的值作为固定行间距。选择此项则无论行中字符大小如何，所有的行都将一样高，Word 不会增加额外的行间距，即行中出现大字符而行间距又不够用时，某些正文文字会被剪切掉。
- 多倍行距：行距将按倍数增减，倍数在“设置值”录入框中输入，如 2 倍、1.7 倍等。

（4）段落的换行与分页。

根据输入文档的长度，Word 会自动生成分页符。但有时用户会希望将某些段落保持在同一页上，而不要在段中分页，或要控制孤行。例如，某些段落在断开后或在下一页的开始处仅剩该段的一行，这时可通过 Word 中的分页符来控制各个段落的安排。

在需要分页的位置定位光标，选择“段落”对话框中“换行与分页”选项卡，勾选需要的复选框即可。复选框说明如表 6-8 所示。

3. 边框和底纹

为文字、行、段落、表格、图片或页面等不同对象添加不同风格的边框和底纹，不仅能突出显示，更能美化文档的编辑排版。边框和底纹的设置常用两种工具：功能区中对应的按钮，“边框和底纹”对话框。操作的前提和要点是必须首先选中或定位要设置的对象：如果对象是单个文字、词组、行、图片，则必须选中该对象；如果对象是段落、表格中的单元格、表格、页面，则既可

表 6-8　　“换行与分页”选项卡中各复选框说明

复选框	说　明
孤行控制	不允许顶部（或底部）出现段落的最后一行（或第一行）
段中不分页	使段落内不出现分页符，避免同一段落放在不同页面中
与下段同页	在选定段落与下一段落之间不出现分页符，从而确保两段落在同一页中
段前分页	在选定段落前插入分页符
取消行号	使后续行不出现行号
取消断字	使选定段落不自动断字

以选中，也可以将光标定位其中。在“边框和底纹”对话框中要准确选择“应用于”的范围。

- 工具一：功能区中对应的按钮。

底纹设置：选中或定位好对象后，单击【开始】功能区→【段落】分组→【底纹】按钮，其下拉列表中提供了可直接选择的主题颜色、标准色、无颜色（系统默认值），如图 6-28 所示。单击“其他颜色”弹出的“颜色”对话框中还能选择更多标准色以及自定义色彩，如图 6-29 所示。

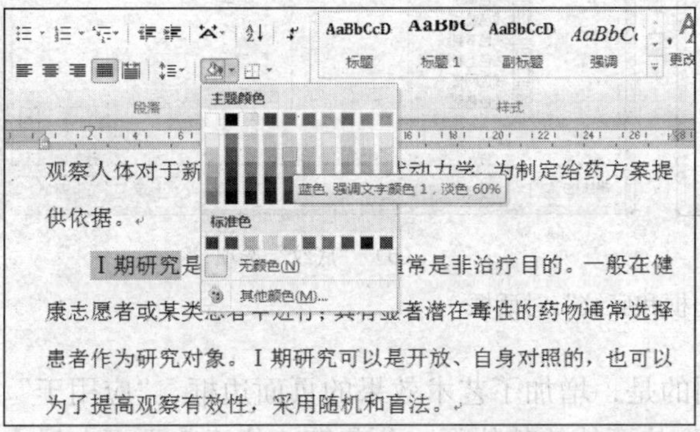

图 6-28　为文字“I 期研究”添加 60%淡蓝色底纹

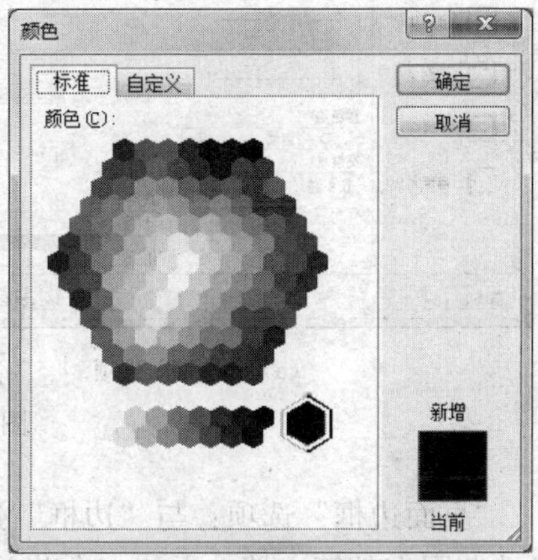

图 6-29　“颜色”对话框

Word 新增的设置预览（并非所有设置都有预览）可方便用户在移动光标进行不同选择的过程中快速即时地预览到所设置的效果，光标悬停在某选项还能自动呈现提示信息框（见图 6-28）。

边框设置：选中或定位好对象后，单击【开始】功能区→【段落】分组→【边框和底纹】按钮⊞，其下拉列表中提供了各种非常直观的框线。注意在选择段落中的文字时，段落标记的选择决定了效果设置的范围，如图 6-30 所示。设置“所有框线”两种范围分别为“文字”和“段落”。

- 工具二：“边框和底纹”对话框。

从“边框和底纹”按钮下拉列表的最底部选择“边框和底纹”命令即可弹出“边框和底纹”对话框，如图 6-31 所示。

“边框”选项：提供了包括方框、阴影效果、三维效果的边框，实线、虚线、点划线等不同风格的框线样式，多种颜色和宽度的设置。根据所需设置的不同对象应注意选择“应用于”的范围。

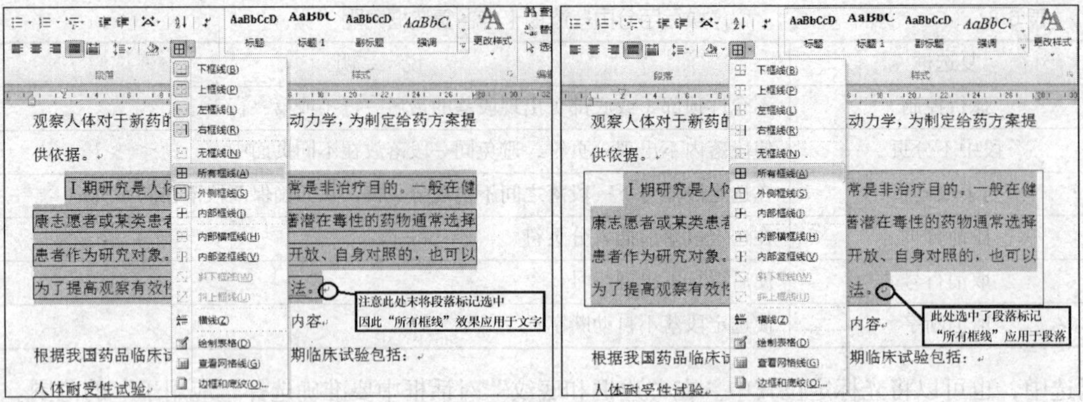

（a）选中整段文字未选中段落标记的效果　　（b）选中段落标记代表选中整段文字的效果

图 6-30 “边框和底纹”下拉列表设置“所有框线”效果对比示例

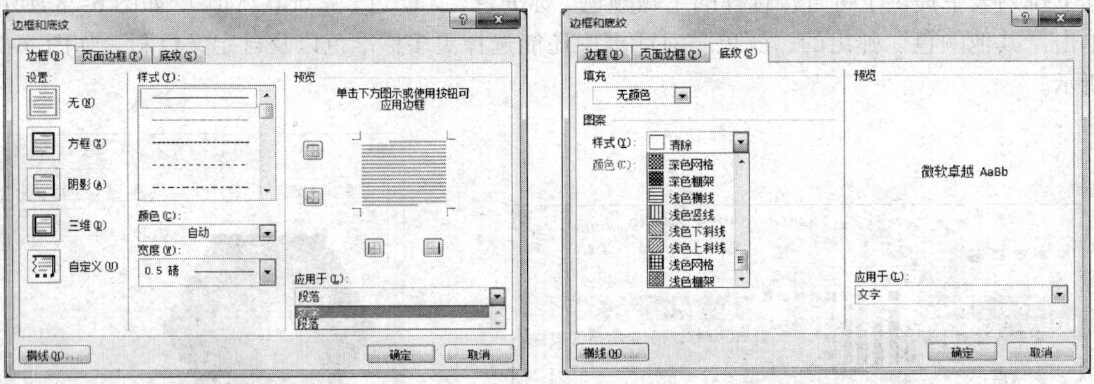

（a）“边框”选项　　（b）“底纹”选项

图 6-31 “边框和底纹”对话框

“页面边框”选项：与“边框”选项不同的是，增加了艺术效果的页面边框，“应用于”的可选范围有整篇文档、本节、本节首页以及除首页外的其他页。分节符（位于【页面布局】功能区→【页面设置】分组→【分隔符】下拉列表中）起到分节的作用。

“底纹”选项：“填充”下拉列表提供的主题颜色、标准色、其他颜色等选项与底纹按钮下拉列表中一致（见图 6-28 和图 6-29）。“图案”分组的“样式”下拉列表还提供了众多底纹样式。同样需注意，根据所需设置的不同对象选择“应用于”的范围。

4. 项目符号和编号

项目符号是指放在文本（如列表中的项目）前用以添加强调效果的圆点●、矩形▪或其他符号。编号是指放在文本前有先后顺序的格式相同的序列号，如“1.2.3.”、“a.b.c.”等。多级列表是与编号相似的有顺序的序号，但更强调由上至下逐层延伸的顺序，如“1.—1.1—1.1.1”等。在文档编辑中恰当设置带有项目符号、编号、多级列表的文本有助于对所叙述的主题进行分类、列举，逐步说明某一问题，更清晰更有逻辑性地表达观点。

首先选中或定位到需要设置项目符号、编号或多级列表的段落，然后可用两种方法快速设置：单击【开始】功能区→【段落】分组→【项目符号】/【编号】/【多级列表】按钮；或右键单击，从弹出的快捷菜单中选择【项目符号（B）】/【编号（N）】命令。

（1）项目符号。

【项目符号】按钮 或右键菜单中的【项目符号（B）】命令，都提供了一个如图 6-32（a）所示的“项目符号”列表框。其中包含了最近使用过的项目符号（并自动设置最近一次使用的项目符号作为默认值）、项目符号库、文档项目符号以及最底部的“定义新项目符号”命令。从列表框前三项中选择所需的符号单击，即可在选中的段落前加入该符号。如需去掉该项目符号，则定位在该段落后，再次单击【项目符号】按钮即可。

定义新项目符号：如果想改变项目符号的样式、大小、对齐方式等，可以单击“项目符号”列表框最底部“定义新项目符号”命令，在弹出的“定义新项目符号”对话框［见图 6-32（b）］中进行选择和更改。“定义新项目符号”对话框提供了：

- 项目符号字符：3 个扩展命令按钮。【字体】按钮能弹出“字体”对话框，可以更改项目符号的字体大小，颜色等格式；【图片】按钮能弹出“图片项目符号”对话框［见图 6-32（c）］，除了可以从 Word 本地和连网提供的丰富模板素材中选择喜欢的项目符号外，还可以使用“导入” 命令，加载自己制作或保存的图片符号；【符号】按钮能弹出“符号”对话框［见图 6-32（d）］，从下拉列表中选择不同字体后，可以在众多有趣符号的列表内选择喜欢的符号，如太极符☯。
- 对齐方式：项目符号距离所在段落正文区域内的对齐方式有左对齐、居中、右对齐。
- 预览：提供了自定义项目符号在文中效果的预览，如图 6-32（b）中预览到以默认的圆点为项目符，图 6-32（e）中则自定义了太极符为项目符号的预览效果。

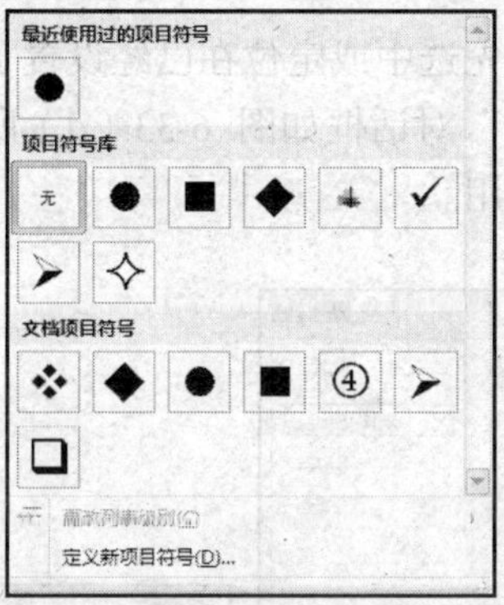

（a）“项目符号”列表框

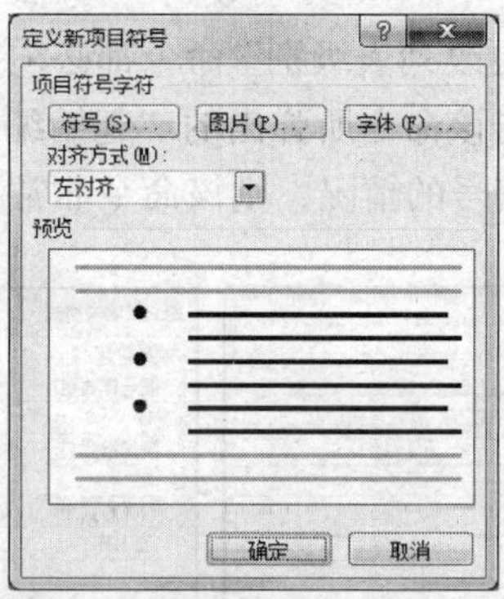

（b）“定义新项目符号”对话框

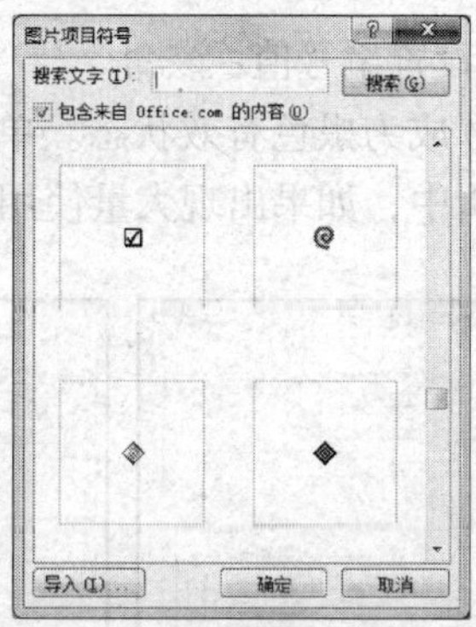

（c）“图片项目符号”对话框

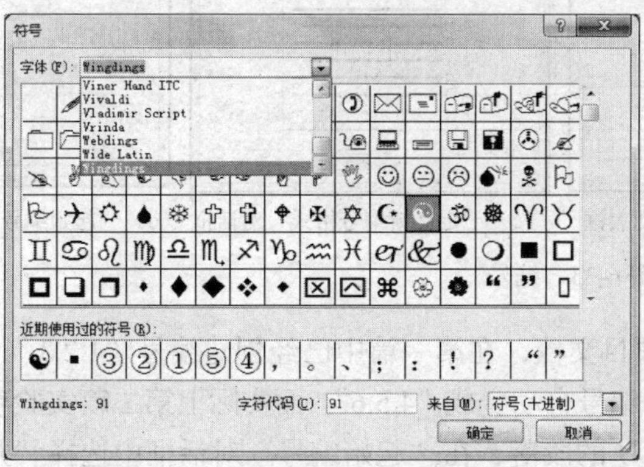

（d）“符号”对话框

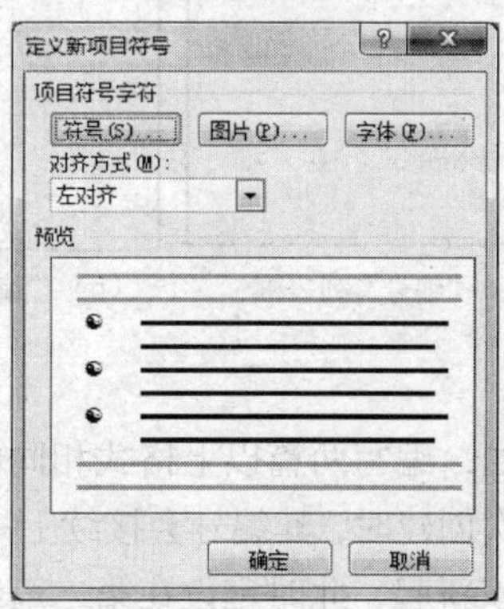

（e）设置太极符为自定义项目符号

图 6-32　项目符号

（2）编号。

自动编号：Word 能识别输入文本，如果认为输入的是编号，就会自动调用编号功能。如输入 1 和顿号即“1、”，然后输入项目，按回车键，下一行会自动出现“2、”。如果不需要自动编号功能，单击自动更正选项按钮下拉列表中的“撤销自动标号”命令，则既能保留输入的序号，又能在换行时不再出现自动编号。

编号设置：【编号】按钮或右键菜单中的【编号（N）】命令，都提供了一个如图 6-33（a）所示的“编号”列表框。其中包含了最近使用过的编号格式（并自动设置最近一次使用的编号作为默认值）、编号库、文档编号格式，以及底部的“更改列表级别”、“定义新编号格式”、“设置编号值”命令。从列表框前三项中选择所需的编号单击，即可在选中的段落前加入该编号。如需去掉该编号，则定位在该段落后，再次单击【编号】按钮即可。

- 更改列表级别：如果在文本中设置了多层列表编号，即某个列表编号下还有子列表编号，这种子列表编号的级别就需要进行更改。选择或定位在需要更改级别的列表编号段落，单击“编号”列表框底部“更改列表级别”的右扩展列表框，在弹出的“编号级别”列表框［见图 6-33（b）］内选择所需要的编号级别，单击即可迅速更改编号的级别和位置。

- 定义新编号格式：该对话框如图 6-33（c）所示。其操作与定义新项目符号相似，通过“字体”对话框能改变编号的字体、大小、颜色等格式；编号样式下拉列表中则提供了众多模板样式；编号格式输入框内还能按需求填入自定义内容，如填入“星期一”，编号样式选为汉字格式“一、二、三”，则系统会创建以“星期”为固定前缀，以汉字“一、二、三”等序列为后缀的编号。

- 设置编号值：该命令与“更改列表级别”命令都必须首先选中或定位在已经设置了编号的段落，才成为黑色有效状态。单击该命令所弹出的“起始编号”对话框如图 6-33（d）所示。在文档编辑中，如果出现大量使用编号的情况，则该命令非常有用。

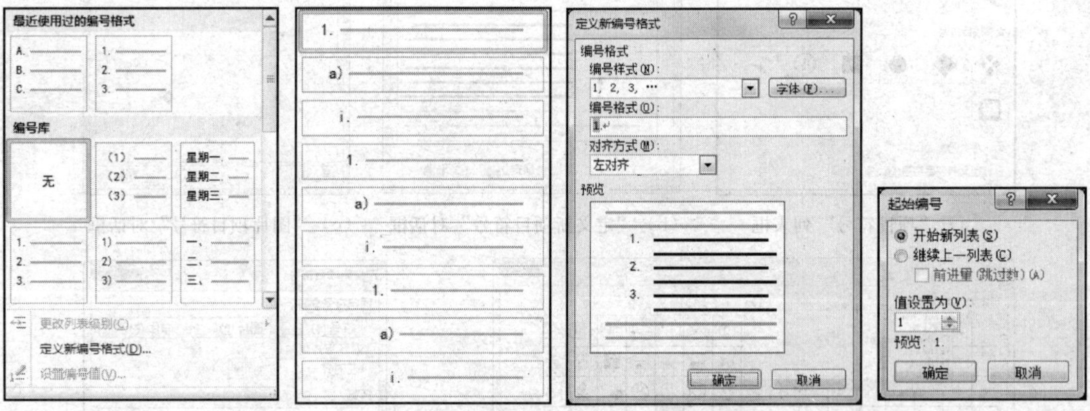

（a）“编号”列表框　（b）“编号级别”列表框　（c）“定义新编号格式”对话框（d）“起始编号”对话框

图 6-33　编号

例如，编写两篇以上格式相同的实验项目文档，在第一篇中已经创建编号“1.2.3.”，在第二篇中再次创建时，其编号会接续上一篇中的编号自动变成“4.5.6”。而实际上第二篇实验项目中的编号应该新起，此时定位在第二篇编号“4.”的段落，在“起始编号”对话框中选择“开始新列表”即可自动将其及后续编号更新为“1.2.3.”。另一种情形是，已经创建了编号，如“1.2.”的段落，由于其中的项目内容被分段等原因，自动编号功能被撤销，因此在给序号为“3.”的段落插入编号时，其编号重新从“1.”开始。此时也可以定位在该段，在“起始编号”对话框中选择“继续上一列表”，其编号自动接续到前一列表变更为“3.”。

由于该功能非常实用方便，因此定位在需要调整的编号段落，右键单击，在弹出的快捷菜单中能直接找到“继续编号”和“设置编号值”的命令。

（3）多级列表。

多级列表提供了与项目符号和编号相似的列表框及“更改列表级别”、“定义新的多级列表”、“定义新的列表样式”命令。其操作不作赘述，请读者自行实践学习。

5. 格式刷

格式刷可以用来“刷”格式，即复制格式。在 Word 中，格式同文字一样是可以复制的。

① 选中需要复制格式的文字或段落。

② 找到【开始】功能区→【剪贴板】分组→格式刷按钮，若仅需复制一次格式，则单击该按钮；若需连续多次复制格式，则快速双击该按钮，光标即变成一个小刷子的形状。

③ 在要复制格式的目标文字或段落上拖曳，用这把刷子“刷”过的文字，其格式会变得和之前选中的文字格式一样。

④ 复制完毕后，按“Esc”键或再次单击【格式刷】按钮可恢复正常的编辑状态。

还可使用组合键：定位源对象复制格式 Ctrl+Shift+C、选中目标对象粘贴格式 Ctrl+Shift+V。

注意

如果要清除文本格式，则先选定要清除格式的文本，然后右键单击，在弹出的快捷菜单中选择“样式”→“清除格式”命令即可。

6. 样式

样式是格式的集合，是应用于文档中的文本、表格和列表的一套格式特征，它能迅速改变文档的外观。格式是单一固定的，如一个 16pt、Arial 字体、居中对齐的标题需要进行 3 次字号、字体、对齐的格式设置。而样式则是多种格式的集合，如刚提到的 3 种格式的标题，设置完成后可以对它的格式新建一种样式。当对其他标题应用该样式时，无需反复采用 3 个独立的步骤就可快速将文档中的多个标题格式设置为统一的“16pt、Arial 字体、居中对齐”样式。

用户可以创建或应用下列类型的样式。

- 段落样式：控制段落外观的所有方面，如文本对齐、制表位、行间距和边框等，也可能包括字符格式。
- 字符样式：影响段落内选定文字的外观，如文字的字体、字号、加粗及倾斜格式。
- 表格样式：可为表格的边框、阴影、对齐方式和字体提供一致的外观。
- 列表样式：可为列表应用相似的对齐方式、编号或项目符号、编号字符以及字体。

使用样式的好处在于：定义方便、复制快捷、一改全改。

任务一：将如图 6-34（a）所示文档一级标题字体统一设置成“黑体、小三、加粗”的样式。步骤如下：

① 选择一个一级标题，如“五、伦理学要求”，将其设置成“黑体、小三、加粗”；

② 单击【开始】功能区→【样式】分组右下角的对话框启动器按钮，在弹出的“样式”对话框［见图 6-34（b）］中可以见到 Word 已自动新建好该样式；

③ 选中或定位到其他一级标题，直接单击样式下拉列表框中对应的“黑体、小三、加粗”样式即可快速将每个一级标题的样式设置好，设置结果如图 6-34（c）所示。

任务二：将任务一中设置好的所有一级标题字体再更改为“华文楷体、小三、加粗”。这次无需选中所有一级标题，只需修改样式下拉列表框中的“黑体、小三、加粗”的样式即可。

步骤如下：

① 单击【开始】功能区→【样式】分组右下角的对话框启动器按钮，弹出“样式”对话框；

② 将光标移至“黑体、小三、加粗”的样式右侧下拉箭头→单击下拉列表框中的【修改样式】命令→弹出如图 6-34（d）所示的“修改样式”对话框；

③ 将“格式”下的字体选为“华文楷体”→单击【确定】按钮，则所有任务一中设置的一级标题一律自动更改为新的样式，更新结果如图 6-34（e）所示。

注意 勾选“自动更新”复选框，表示用户设置好样式之后，在文档中对该样式发生作用的文字再进行任何格式的修改时，都会自动更改到该样式中去，这样有时反而造成不便。默认情况下可以不选“自动更新”。但无论是否勾选该复选框，如果自定义的样式进行了修改，则所有对应该样式的文字或段落都会自动修改为新样式。

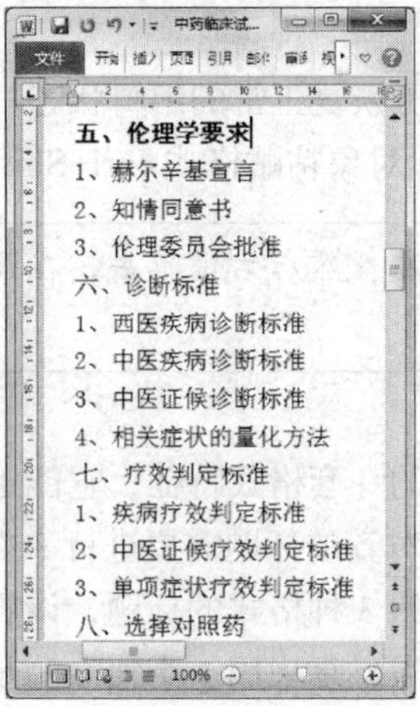

（a）改一级标题为“黑体、小三、加粗”

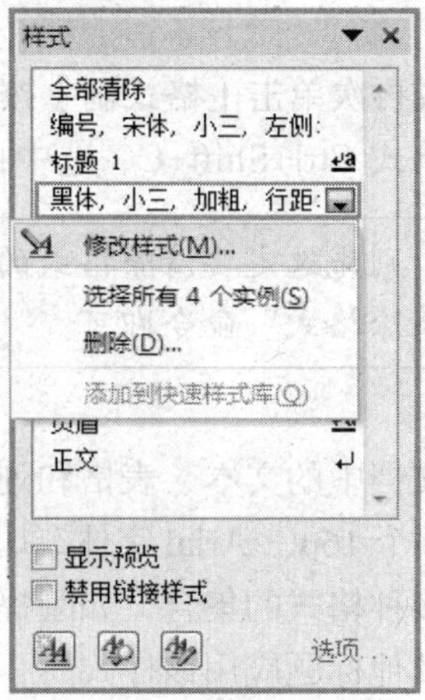

（b）“格式”下拉列表中自动新建的样式

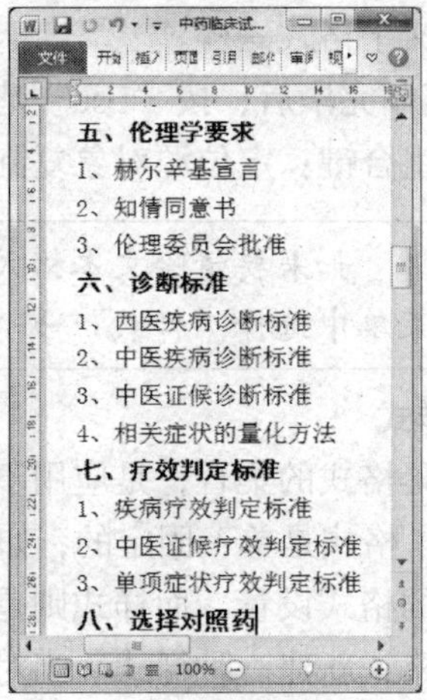

（c）应用样式快速设置的一级标题

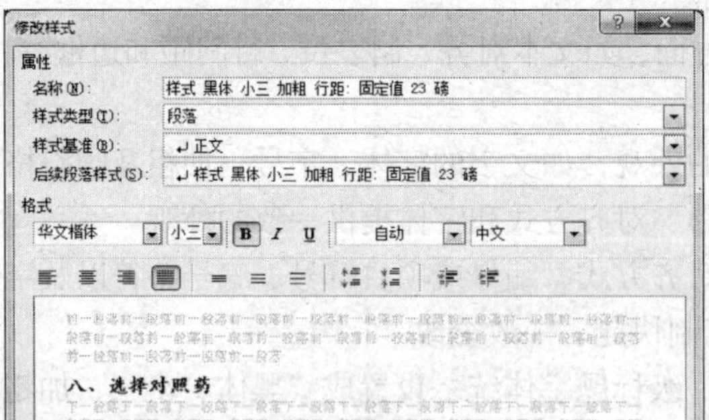

（d）“修改样式”对话框

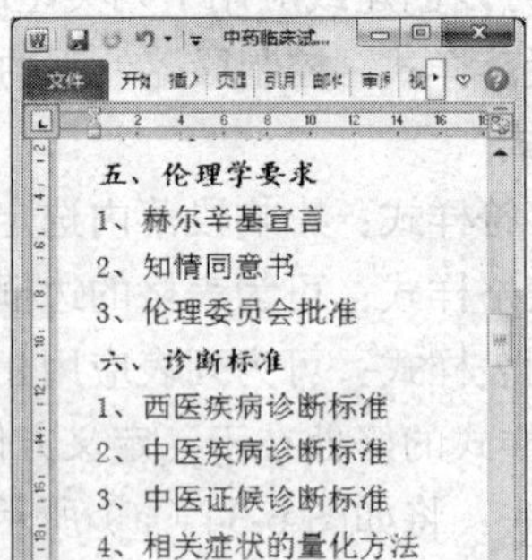

（e）“修改样式”后自动更新的一级标题

图 6-34 使用“样式”完成快速设置的任务一及自动更新的任务二

7. 视图

Word 提供了 5 种视图模式可方便用户在不同情形中以最舒适、便利的方式查看及显示文档。这 5 种视图模式既可以通过选择【视图】功能区→【文档视图】分组中对应的视图模式按钮进行切换，也可以选择窗口底部状态栏右侧的“视图切换区”按钮进行切换。不同视图模式的功能特点如下。

（1）页面视图

“页面视图”是 Word 文档编辑默认及最常使用的视图模式。该模式可以查看文档的打印结果外观，页面中的页眉、页脚、页边距、分栏等设置，文档中的图片、图表、艺术字、表格等对象均能在此模式中显示出来。

（2）阅读版式视图

“阅读版式视图”为用户在无需编辑而更注重阅读文档内容功能的情形下提供了最佳的大屏、全屏、多屏等显示视图以及便利的阅读工具。该视图模式将文档的快速工具栏、功能区、状态栏等窗口元素均隐藏起来，用最为简洁的方式大屏显示文档内容。窗口顶部仅显示一栏阅读工具：左侧提供了新建批注、突出显示等常见的阅读工具按钮，右侧的【视图选项】则能帮助用户调整阅读时屏幕显示的页数等。

（3）Web 版式视图

“Web 版式视图”以网页的形式显示文档，视图中没有分页、分节、页眉、页脚等设置。该视图模式适用于发送电子邮件和创建网页。

（4）大纲视图

当用户编辑的是较长文档，且有多级标题时，“大纲视图”无疑是对文档进行快速浏览和设置的最佳模式。该模式主要用于设置文档显示标题的层级结构，并可以方便地折叠和展开各种层级的文档。

（5）草稿视图

“草稿”视图为用户提供了纯文本的编辑和浏览，既没有页面边距、分栏、页眉、页脚的设置显示，也隐藏了图片、图表等对象，仅显示标题和正文，是最节省计算机硬件资源的视图模式。

以上 5 种模式可根据不同的需求进行切换，从而辅助用户更高效、便捷地浏览或编辑文档。

6.1.5 使用表格

表格由一组行和列相交形成的单元格构成。在单元格中可以添加文字和插入图片，每个单元格代表一个独立的段落。对表格中插入的数据能进行排序、计算、快速引用和分析等。

1. 创建表格

在 Word 中可以用多种方法在文档中创建一个表格。

（1）创建简单规范的表格。

常用两种方法创建一个行、列数确定，行高、列宽均匀排列的简单表格。

方法一：选择【插入】功能区→【表格】分组下拉列表→在【插入表格】预览框内按需求拖曳光标选定行列数，即可在文中插入行、列数确定的表格［见图 6-35（a）］。

方法二：选择【插入】功能区→【表格】分组下拉列表→ 插入表格(I)... →弹出“插入表格”对话框［见图 6-35（b）］→设置表格的行数和列数→单击【确定】按钮，即可在文中插入表格。

（2）绘制任意大小的表格。

选择【插入】功能区→【表格】分组下拉列表→ 绘制表格(D) →光标变为一支铅笔的形状→拖

曳光标即可绘制与光标拖曳范围一样大小的表格→再次在表格内部上下或左右拖曳光标，即可绘制任意数目的行、列。

如果绘制有误，可以单击【设计】功能区→【绘图边框】分组内的擦除按钮进行擦除。光标变为橡皮擦形状，在要删除的行或列线条上按住鼠标左键拖曳或单击即可删除该线条。在键盘上按下【Esc】键即可取消擦除状态。

（3）插入“快速表格”。

选择【插入】功能区→【表格】分组下拉列表→ 快速表格(T)。该命令的“内置”下拉列表框内［见图 6-35（c）］，提供了 Word 已经设计好的许多表格样式，如“表格式列表”、“带副标题 1”以及许多不同的“日历”样式表格，选择所需样式的表格单击，即可快速插入已美化好的表格。

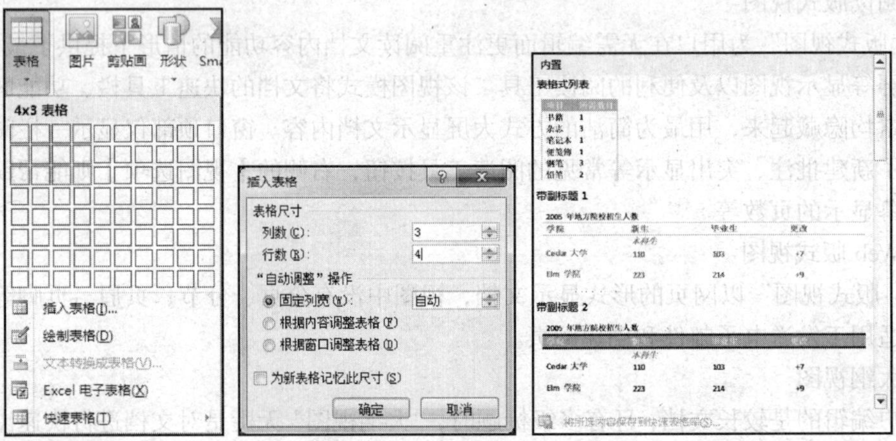

（a）建立4×3的表格　（b）“插入表格”对话框　（c）【快速表格】“内置”列表框

图 6-35　创建表格

2. 表格的编辑

表格一旦创建，只要光标还在表格范围内，则在功能区会自动显示上下文选项卡（见图 6-36），【设计】与【布局】都属于表格工具集合。关于表格的全部编辑几乎都可以通过【表格工具】完成。

（1）光标定位和选取目标。

在单元格中输入数据，或对行、列、单元格进行插入/删除的操作，都需要先定位或选定目标单元格、行或列。用鼠标在目标单元格或者行、列内单击是最简单直接的方法，选取技巧如表 6-9 所示。此外，还可利用【布局】功能区→【表】分组→【选择】下拉列表中的命令（见图 6-37）进行选取。

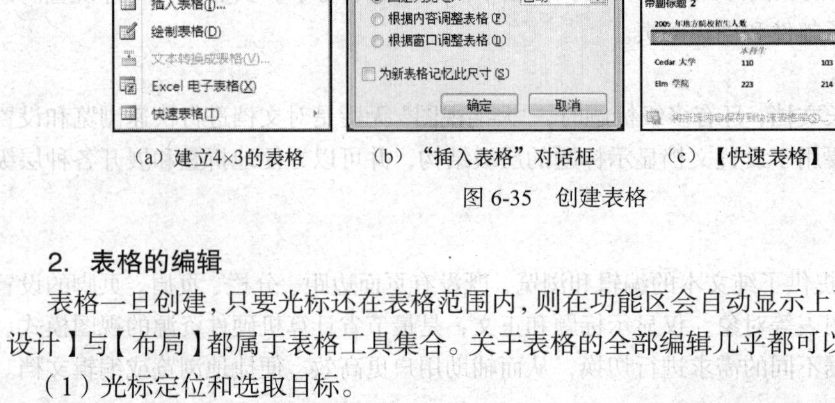

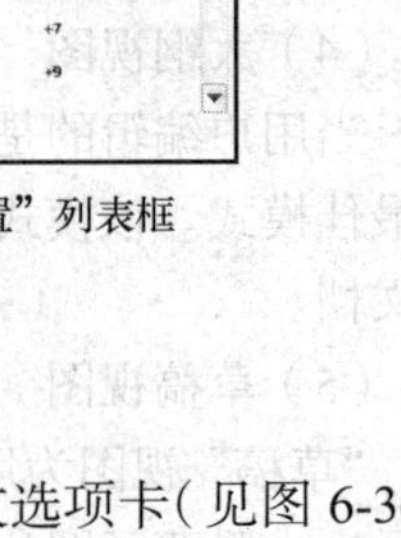

图 6-36 【表格工具】上下文选项卡　　图 6-37 【选择】下拉列表

表 6-9 表格选取技巧

目　的	操　作
选定一个单元格	单击该单元格左边界
选定一行	将光标移到该行左侧，当光标变成时，单击鼠标左键
选定一列	将光标移到该列上端，当光标变成⬇时，单击鼠标左键
选定相邻单元格	拖曳光标选取，或按住 Shift 键用方向键选取
选定整个表格	选择所有行或所有列；或将插入点置于表格内任意位置，单击表格左上角的十字箭头图标

由于每个单元格代表一个独立段落，因此在表格中输入内容时也常涉及光标在不同单元格内的移动，除了直接单击，还可以利用快捷键快速定位光标，如表 6-10 所示。

表 6-10 光标定位快捷键

操　作	目　的	操　作	目　的
Tab	移动到同行的下一单元格	Shift + Tab	移动到前一单元格
→	向右移动一个字符	Alt + Home	移动到本行第一个单元格
←	向左移动一个字符	Alt + End	移动到本行最后一个单元格
↑	上移一行	Alt + PageUp	移动到本列第一个单元格
↓	下移一行	Alt + PageDown	移动到本列最后一个单元格

（2）插入行、列、单元格。

方法一：将光标定位在一个单元格里，右键单击，从弹出的快捷菜单内的【插入】下拉列表中（见图 6-38）选择对应所需的命令，就会相应地插入行、列、单元格。

方法二：选取一个单元格，选择图 6-36（b）所示的【布局】功能区→【行和列】分组内除"删除"外的四个命令，可以在相应位置插入行或列。单击【行和列】分组右下角的对话框启动器按钮，将弹出"插入单元格"对话框（见图 6-39），各选项的意义如下。

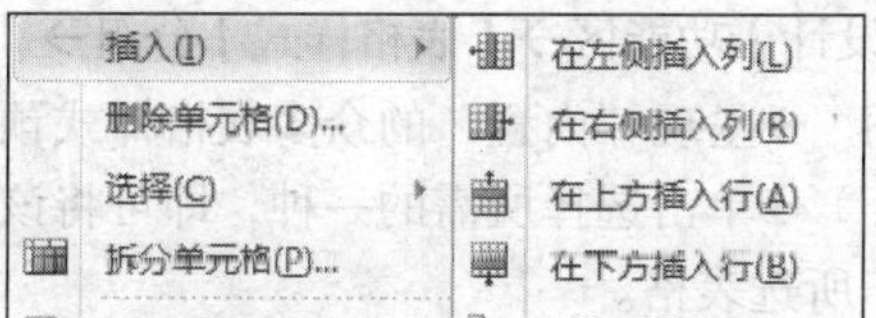

图 6-38 快捷菜单内的"插入"命令

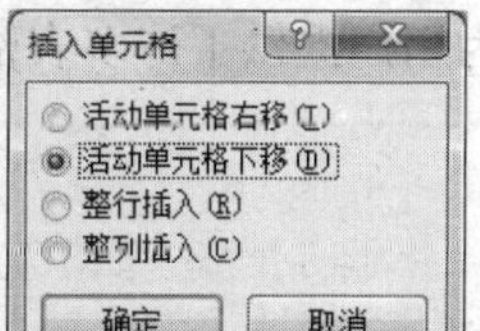

图 6-39 "插入单元格"对话框

- 活动单元格右移：插入单元格，并将该行中剩余的其他单元格右移，表格右侧会添加新列以包含被移出右侧的现有单元格。
- 活动单元格下移：插入单元格，并将该列中剩余的其他单元格下移，表格底部会添加新行以包含被移出底部的现有单元格。
- 整行插入：在单击的单元格上方插入一行。
- 整列插入：在单击的单元格右侧插入一列。

注意：删除行、列、单元格也可采用与插入相同的两种方法：右键快捷菜单，或选择【布局】功能区→【行和列】分组→【删除】命令的下拉列表选项完成。

（3）单元格的合并与拆分。

合并单元格：只有两个或多个相连的单元格才可以合并为一个单元格，不支持不连续单元格的合并。两种方法快速合并，前提都是先选中要合并的单元格：选择【布局】功能区［见图 6-36（b）］→【合并】分组→“合并单元格”按钮；或者右键单击→从快捷菜单中选择 合并单元格(M)。

注意　如果将同一列中的几个单元格合并成纵跨几行的纵向表格标题，可单击【布局】功能区→【对齐方式】分组→“文字方向”按钮使标题文字垂直显示。

拆分单元格：光标定位或选中要拆分的单元格，单击【布局】功能区→【合并】分组→“拆分单元格”按钮→弹出“拆分单元格”对话框（见图 6-40）→输入要拆分的行列数即可；或在选中要拆分的单元格内右键单击，在弹出的快捷菜单中选择 拆分单元格(P)...，也能弹出“拆分单元格”对话框。

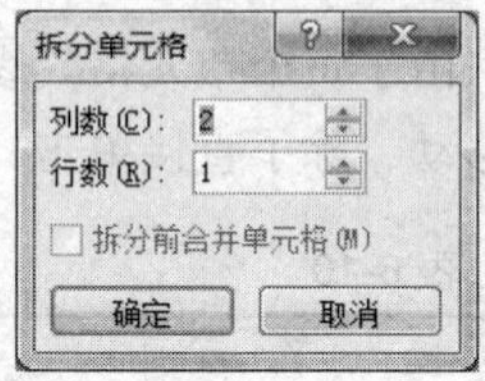

图 6-40 “拆分单元格”对话框

拆分表格：如果要将一个表格从中断开拆分为两个表格，必须先将光标定位或选中要成为第二个表格的首行，再单击【布局】功能区→【合并】分组→“拆分表格”按钮即可。如果要将一个表格中间连续几行拆分成独立的表格，必须先连续选取要成为独立表格的几行，多次按“Shift+Alt+↓”组合键，可见被选中的几行在不断下移，直到移出原始表格成为独立表格即可。

（4）表格的美化。

为了使文档中的表格更加生动，突出显示表格内的标题，或区分不同的数据，可以为表格添加不同的边框和底纹以达到自定义效果，也可以直接套用表格样式以快速美化表格。

为表格添加边框和底纹可以利用【设计】功能区［见图 6-36（a）］中的“底纹”、“边框”命令，而【绘图边框】分组内还提供了修改边框线粗细、线形、颜色的命令，单击【绘图边框】分组右下角的对话框启动器按钮，还能弹出“6.1.4 格式化及排版-3.边框和底纹”节中提到的“边框和底纹”对话框（见图 6-31），其设置过程同之前所述，只是要注意准确选择“应用”对象。

Word 为用户提供了许多表格样式，选择【设计】功能区→【表格样式】分组→“其他”下拉按钮→呈现“内置”的众多表格样式预览窗（见图 6-41）→单击选择所需的一种，即可将该样式快速应用于所选表格。

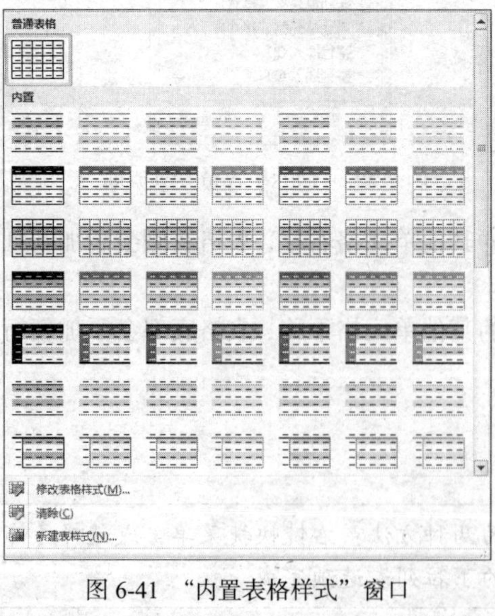

图 6-41 “内置表格样式”窗口

3. 排序和计算

（1）排序。

表格中每列的标题称为“字段”、“标题”或“关键字”，包含了所有字段的每一行数据都是一个独立小单位，称为“记录”。图 6-42 所示的“教师发表论文基本情况表”中，包含了“编号”、“姓名”、“篇数”等 7 个字段，共有 12 条记录。按某个字段可以进行升序或降序的排序，表格中的数据以记录为单位进行移位，共同参与到排序的结果。如果不希望标题行参与排序过程，设置排序条件时需在“排序”对话框中选择“有标题行”；如果排序时某个字段有相同值出现，则可以设置排序的“主要”、“次要”、“第三”关键字等以进行更高级的排序。

例如，对“教师发表论文基本情况表”中的数据首先由主要关键字“系别”按拼音进行降序排列；若同一个系，就由次要关键字“职称”按笔画进行降序排列；若职称相同，则按发表文章的篇数进行升序排列。排序步骤如下：

① 将光标定位在表格中的任意单元格内，或选中表格；

② 单击【布局】功能区［见图 6-36（b）］→【数据】分组→“排序”按钮→弹出“排序”对话框，如图 6-43 所示；

教师发表论文基本情况

编号	姓名	性别	出生日期	系别	职称	篇数
10001	夏雪	女	1965/9/16	数学	助教	6
10002	吴心	女	1965/11/11	物理	讲师	16
10003	卢植茵	女	1966/9/10	数学	讲师	11
10004	李禄	男	1946/7/18	数学	副教授	31
10005	钟尔慧	男	1964/7/22	数学	讲师	6
10006	马甫仁	男	1967/4/20	数学	讲师	8
10007	林寻	男	1949/10/29	数学	副教授	42
10008	陈静	女	1967/5/2	物理	讲师	25
10009	李伯仁	男	1955/1/15	物理	副教授	21
10010	郑含因	女	1943/4/21	数学	教授	46
10011	李海儿	男	1964/12/3	物理	副教授	12
10012	陈醉	男	1960/3/8	物理	讲师	36

图 6-42　教师发表论文基本情况表

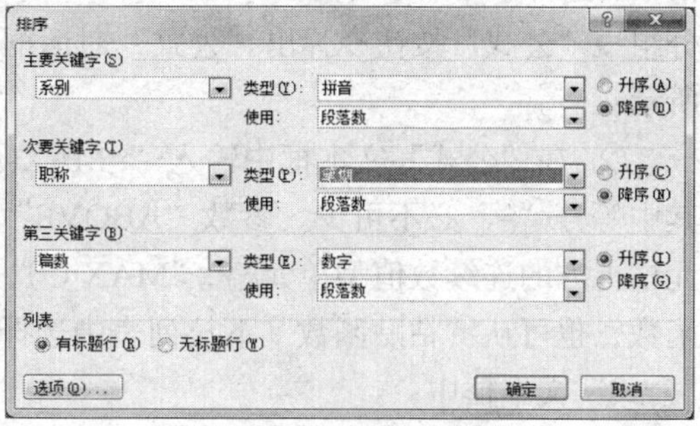

图 6-43　“排序”对话框

③ 选择主要关键字“系别”、“降序”；次要关键字“职称”、“降序”；第三关键字“篇数”、“升序”，单击【确定】，排序结果如图 6-44 所示。

（2）计算。

对表格中的数据进行计算必然要涉及对单元格的引用。单元格的名称由“列号+行号”组成：表格中的行号用阿拉伯数字表示，从上到下按 1、2、3 等自然数规律递增；列号用英文字母表示，从左到右按 A、B、C 等英文字母顺序递增。例如，在对 6 组白老鼠血管中的 Ceramide（神经酰胺）采样获取值表（见图 6-45）中，分组 1 内正常组的采样数据“3.4”所在的单元格由第 2 行和第 2 列相交构成，因此其单元格名称为“B2”。引用运算符有 3 种，其含义说明如表 6-11 所示。

教师发表论文基本情况

编号	姓名	性别	出生日期	系别	职称	篇数
10011	李海儿	男	1964/12/3	物理	副教授	12
10009	李伯仁	男	1955/1/15	物理	副教授	21
10002	吴心	女	1965/11/11	物理	讲师	16
10008	陈静	女	1967/5/2	物理	讲师	25
10012	陈醉	男	1960/3/8	物理	讲师	36
10004	李禄	男	1946/7/18	数学	副教授	31
10007	林寻	男	1949/10/29	数学	副教授	42
10010	郑含因	女	1943/4/21	数学	教授	46
10001	夏雪	女	1965/9/16	数学	助教	6
10005	钟尔慧	男	1964/7/22	数学	讲师	6
10006	马甫仁	男	1967/4/20	数学	讲师	8
10003	卢植茵	女	1966/9/10	数学	讲师	11

图 6-44　进行高级排序后的结果

血管中的 Ceramide（神经酰胺）采样获取值

(mg/ml) 分组	正常组	高糖组	波动组
1	3.4	8.9	9.2
2	4.6	9.9	10.4
3	2.3	10.3	10.8
4	3.8	7.8	11.5
5	3.9	8.5	9.3
6	4.2	7.6	8.9
最高值	4.6	10.3	11.5
均值	3.7	8.83	10.02

图 6-45　表格中的计算示例

表 6-11　　引用运算符

引用运算符	含　义	示　例
：区域运算符	对两个单元格之间连续区域的引用	B2:B5 引用 B2～B5 之间的所有单元格（含 B2 和 B5）
，联合运算符	对分散单元格或区域进行合并引用	B3,C2:C5 对 B3 和 C2:C5 区域所有单元格的引用
空格 交叉运算符	对两个或多个区域交集区间的引用	B2:D3 C3:D4 对两个区域的交集 C3:D3 区域的引用

在 Excel 中有对数据引用的详细介绍。与 Excel 不同，Word 对“单元格”的相对引用是使用“ABOVE”、“LEFT”、“RIGHT”作引用参数，而采用引用运算符列写的引用表达式则代表绝对引用，且不显示 Excel 中的绝对引用符号“$”。例如，在 Word 中引用 A1 与引用$A$1 单元格相同。

表格计算示例：在对血管中的 Ceramide（神经酰胺）采样获取值表中，用公式或函数求各列对应的最高值和平均值。步骤如下：

① 将光标定位到“正常组”要求最高值的 B8 单元格中，选择【布局】功能区［见图 6-36（b）］→【数据】分组→“公式”按钮→弹出“公式”对话框，如图 6-46 所示；

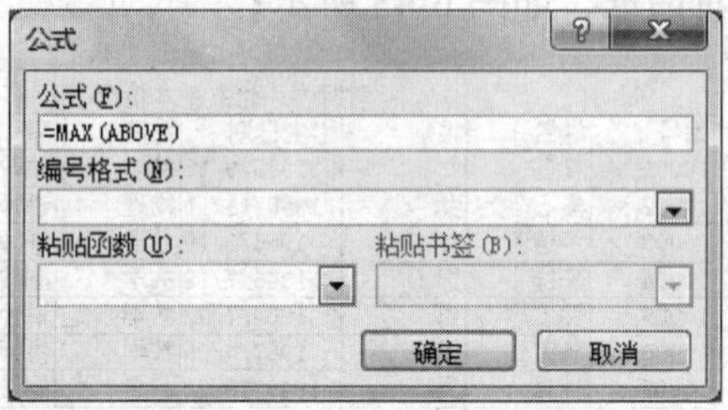

图 6-46 “公式”对话框

② 在“公式”文本框中输入“=MAX(ABOVE)”：其中等号“=”必不可少，参数“ABOVE”代表所在单元格上方的连续数值型单元格，“MAX( )”为求最大值函数，也可从“粘贴函数”下拉列表中选择自动粘贴到“公式”文本框中；

③ 单击【确定】，B8 内自动显示“正常组”列中的最大值“4.6”；

④ 将 B8 内的“4.6”复制粘贴到 C8 单元格，此时 C8 内的值为“4.6”，但实际已经将刚才的公式“=MAX(ABOVE)”复制给了 C8。选中 C8 单元格内的数据“4.6”右键单击，从弹出的快捷菜单中选择“更新域”，或者直接按【F9】键（“更新域”的快捷键），即可看到 C8 内的值自动更新为“高糖组”列中的最大值“10.3”；

⑤ 用相同的方法将已求得的 B8 或 C8 的值复制粘贴到 D8→按【F9】进行更新域，即可求得“波动组”列的最大值“11.5”。

这种更新域的方式对采用了相对引用的参数“ABOVE（上方）”、“LEFT（左侧）”、“RIGHT（右侧）”的公式，或者原始数据有变化的引用有效，对绝对引用是无效的。本例中，求均值时不能将上方“最大值”统计进去，故在“公式”文本框中可以输入“=AVERAGE(B2:B7)”进行计算，剩下的两个单元格内要将引用分别更改为（C2:C7）、（D2:D7），而不能使用更新域。

6.1.6 插入对象

Word 图文混排使用到的基本对象有图片、形状、SmartArt、图表等对象，基本方法是从【插入】功能区中选择所需的对象进行插入。一旦创建好对象或对象处于被选定状态时，功能区能自动显示该对象对应的上下文选项卡，即相关的工具集合，从中能对对象的属性进行修改，对其环绕方式及上下层叠加的关系进行设置等。

1. 插入图片和剪贴画

从他处剪辑、裁剪（例如用截图工具或 PrintScreen 键截取的图片）或复制的图片可以直接粘贴插入 Word 文档中，而保存在磁盘中的图片文件则可以用【插入】功能区中的命令来完成：选择【插入】功能区→【插图】分组→【图片】命令→弹出“插入图片”对话框，在对话框中选择存放图片的路径找到图片后选中，单击【插入】按钮即可。

选择【剪贴画】命令则将在编辑区右侧呈现“剪贴画”窗口，Word 不但提供了丰富的内置剪贴画素材以美化文档的内容，还能从“Office.com”网站获取更多素材。而【屏幕截图】下拉菜单内则提供了当前打开的全部窗口截图，选择单击则可以直接插入 Word 中。

2. 插入形状和 SmartArt

图形和形状在一些情况下比文字更生动、直观、形象，如介绍医院诊疗流程、单位机构构架等，Word 提供了强大的绘制功能以帮助用户在文档中添加一个形状或一个漂亮的 SmartArt 图形。

选择【插入】功能区→【插图】分组→【形状】下拉菜单，如图 6-47 所示。形状包括线条、基本几何形状、箭头、公式形状、流程图形状、星与旗帜和标注。单击选择所需形状，在文档插入点中拖曳光标即能画线、绘制矩形，画出合适的图形大小等；将光标放置在图形的控制点上，可以改变图形的大小。只要选中插入的图形，功能区将自动显示【绘图工具】→【格式】上下文选项卡，从中可以更改图形的各种属性，包括线条粗细、颜色、底纹等。

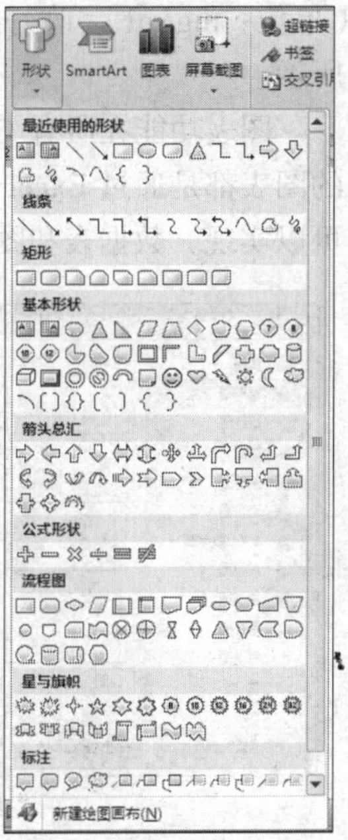

图 6-47 “形状”面板

SmartArt 是 Word 2007 之后版本中新增的一项图形功能，其图形种类更丰富、效果更生动、对图形的编辑处理功能更强大。当用 Word 2010 编辑比 Word 2007 更早版本的 Word 文档时，如 Word 2003 文档，则在选择【插入】功能区→【插图】分组→【SmartArt】命令后，弹出的仍将是 Word 2003 版中的“图示库”对话框（见图 6-48）；当编辑的是后缀为.docx 的文档时，选择【SmartArt】命令，将弹出“选择 SmartArt 图形”对话框（见图 6-49）。两相对比，SmartArt 显然华丽很多。

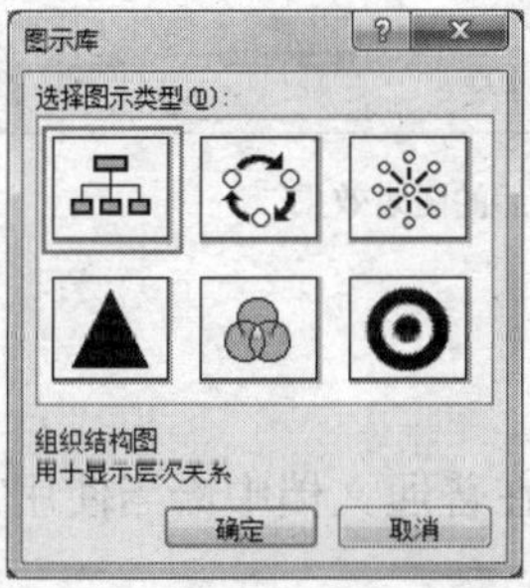

图 6-48 “图示库”对话框

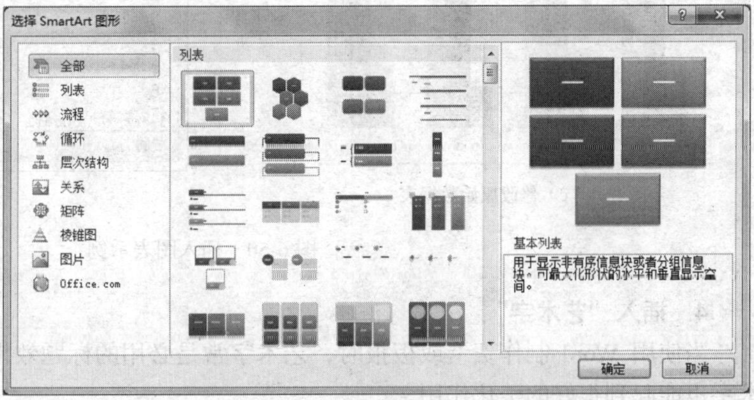

图 6-49 “选择 SmartArt 图形”对话框

SmartArt 提供了列表、流程、循环、层次结构、关系、矩阵、棱锥图、图片共 8 种类型的图形，同时也提供了与“Office.com”网站联网获取更多素材的便利。插入 SmartArt 图形后，功能区将自动显示【SmartArt 工具】→【设计】与【格式】上下文选项卡，提供了包括布局和更改样式等在内的更多更强大的设计。

插入“图形”与“SmartArt”的具体步骤和实践示例将在本书配套的实践教材中详细介绍。

3. 插入“图表”

选择【插入】功能区→【插图】分组→【图表】命令→弹出“插入图表”对话框［见图 6-50（a）］→选择所需的图表形状，如“簇状柱形图”→单击【确定】→自动打开一个包含默认数据表的 Excel 窗口［见图 6-50（b）］→在数据表中修改原始数据或者添加新的数据，如图 6-50

（c）所示，修改的数据为医学实验中对 4 组白老鼠血管中的 Ceramide（神经酰胺）采样获取值（单位：mg/ml）。改好后关闭 Excel 窗口，在 Word 文档中即添加了相关的图表，如图 6-50（d）所示。

图表功能在所有 Office 2010 应用软件中都可以使用，其中嵌入 Word、PowerPoint 等文档中的图表都是通过 Excel 进行编辑，因此在非 Excel 的 Office 2010 应用软件中，图表的全部功能都可以实现。数据表和图表将在 Excel 中详细介绍。

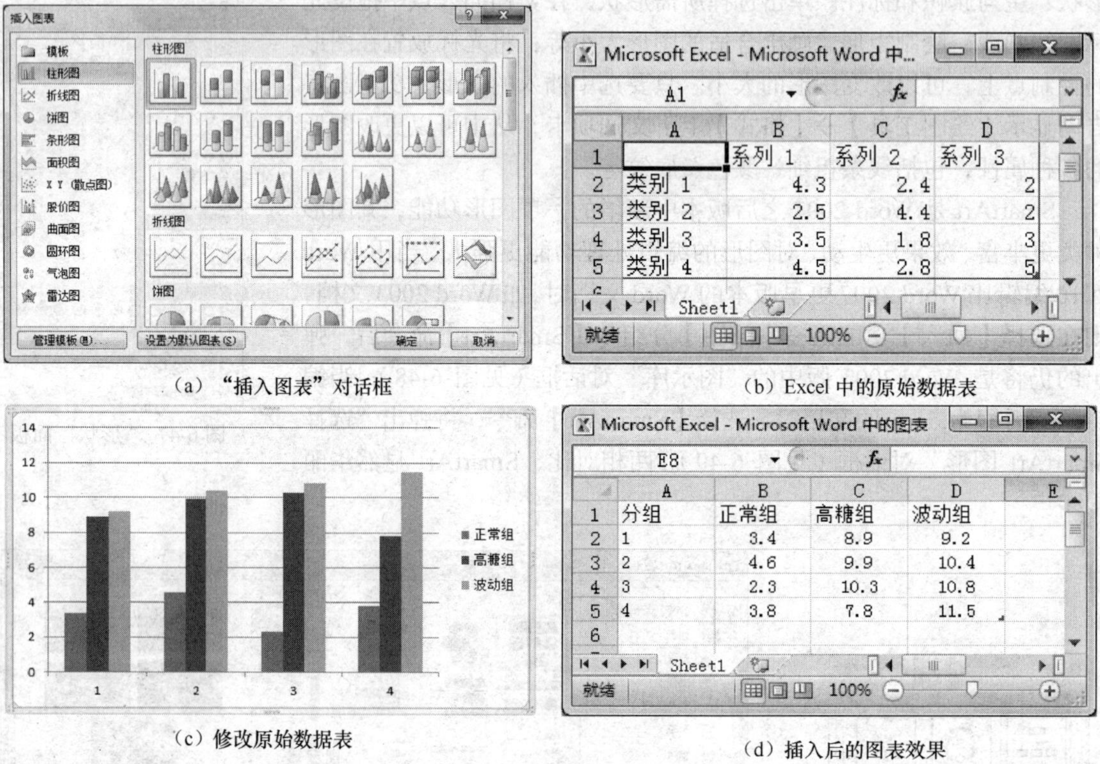

（a）“插入图表”对话框　　（b）Excel 中的原始数据表

（c）修改原始数据表　　（d）插入后的图表效果

图 6-50　插入图表示例

4. 插入“艺术字”

当使用 Word 制作贺卡或板报时，艺术字常是必用的标题效果，而在普通文档中恰当使用艺术字也能起到很好的美化作用。

选择【插入】功能区→【文本】分组→【艺术字】下拉菜单［见图 6-51（a）］→选择一种内置的艺术字样式（本例中选择“填充-白色，渐变轮廓-强调文字颜色 1”样式）→将自动插入的“请在此放置您的文字”的艺术字内容改为自定义文字即可［见图 6-51（b）］，功能区将自动显示【绘图工具/格式】的上下文选项卡［见图 6-51（c）］，其中与艺术字相关的分组操作说明如下。

- 【形状样式】分组：可以修改艺术字的样式，设置艺术字形状的填充、轮廓及形状效果。
- 【艺术字样式】分组：可以对艺术字中的文字设置填充、轮廓及文字效果。
- 【文本】分组：可以对艺术字中的文字设置链接、文字方向、对齐文本等。
- 【排列】分组：可以修改艺术字的排列次序、环绕方式、旋转及组合。
- 【大小】分组：可以设置艺术字的宽度和高度。

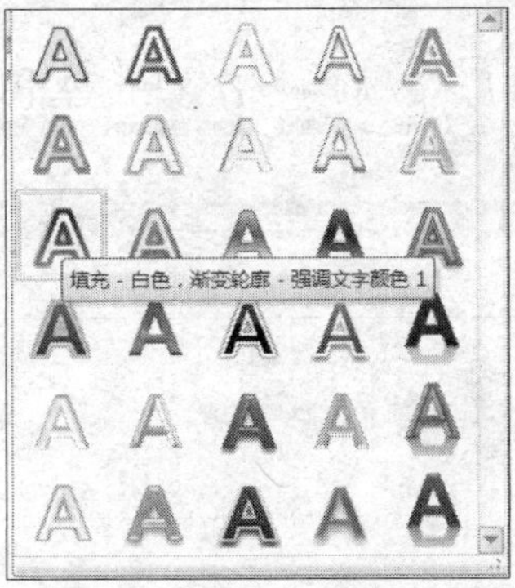

（a）“艺术字”下拉菜单

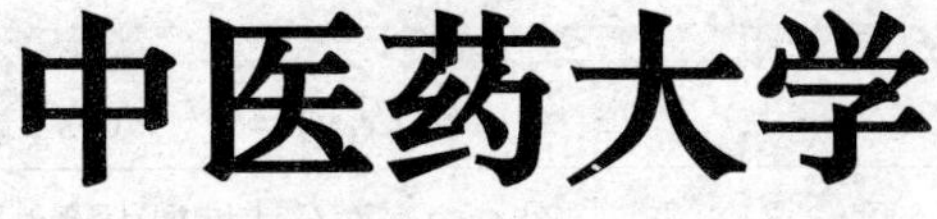

（b）插入的艺术字效果

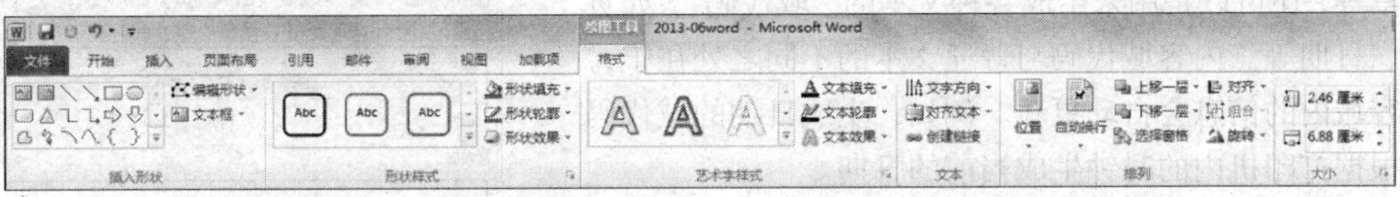

（c）“绘图工具/格式”上下文选项卡

图 6-51　插入艺术字示例

5．插入“公式”

Word 提供了强大的数学公式编辑功能，使得用户能方便快捷地输入经典常用的数学公式，或创建自定义的数学公式。

选择【插入】功能区→【符号】分组→【公式】下拉菜单（见图 6-52），在“内置”公式列表中选择所需的公式单击（如“二次公式”）即可快速插入现有公式。

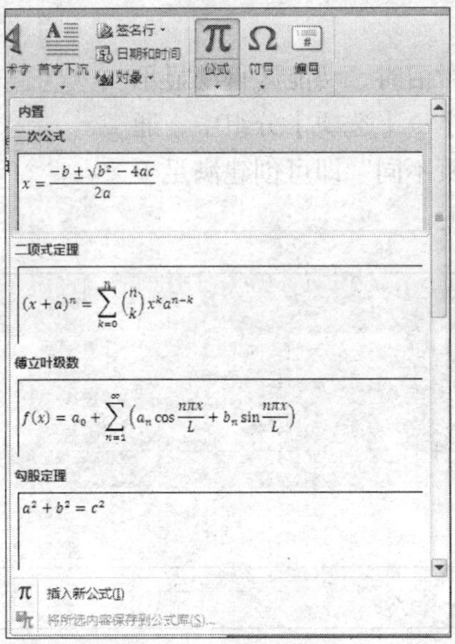

图 6-52　“公式”下拉菜单

单击 π 插入新公式(I)，在文档中将创建一个空白公式框架，功能区自动显示【公式工具/设计】上下文选项卡（见图 6-53），可以在【结构】分组→【结构】列表中选择合适的运算符结构形式，而通过【符号】分组则能插入所需的数学符号。

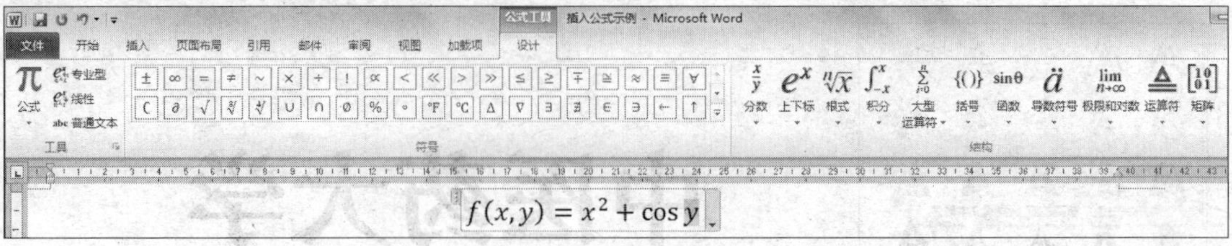

图 6-53　在公式框架中输入自定义公式

6. 插入页眉和页脚

页眉和页脚是指在文档页面的顶端和底端重复出现的文字或图片等信息，如文件名、标题名、单位图标、徽章等，还可以是用来生成各种文本的“域代码”，如页码、日期等。内容域代码与普通文本的不同之处在于，内容域内的信息会自动更新。例如，生成日期的域代码是根据打印机内的时钟生成当前的日期。

创建“页眉页脚”步骤：选择【插入】功能区→【页眉和页脚】分组→【页眉】或【页脚】下拉菜单（从图 6-54 所示的“页眉”下拉菜单中可见系统为用户提供了常规型和适用于奇数页或偶数页等不同类型的页眉页脚样式）→单击选择一种样式即可激活文档上下端的“页眉页脚”区域→在区域内输入对应文本或图形创建好页眉页脚→在【页眉和页脚工具/设计】功能区（见图 6-55）中单击【关闭页眉和页脚】即可完成创建返回文档编辑区。

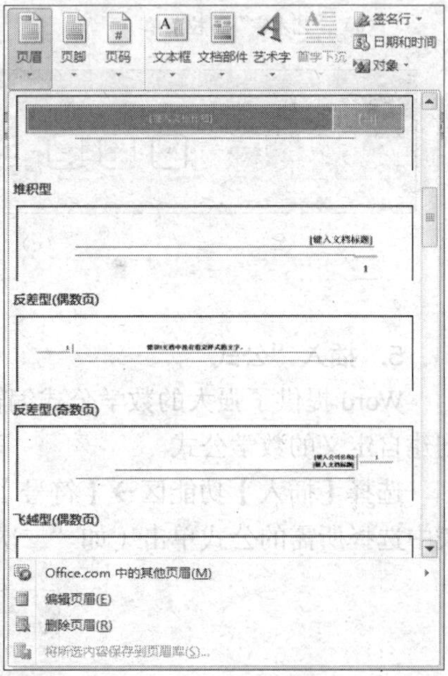

图 6-54　“页眉”下拉菜单

当“页眉页脚”编辑区被激活时，功能区自动显示【页眉和页脚工具】，在【设计】→【选项】分组中，通过选择“首页不同”或“奇偶页不同”即可创建满足不同需求的页眉或页脚，非常方便。

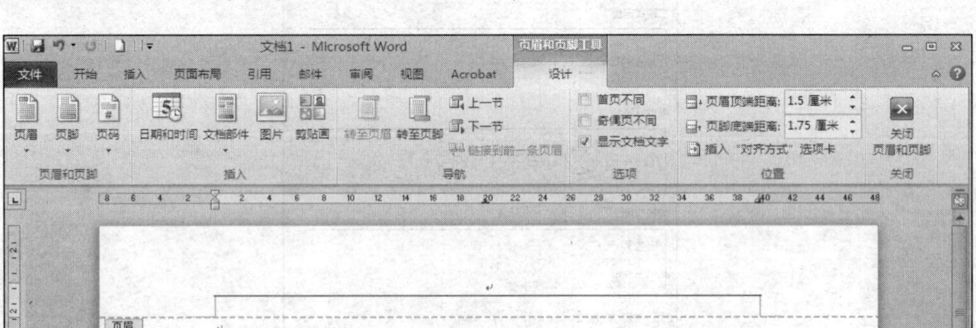

图 6-55 【页眉和页脚工具】及“页眉”编辑区域

为文档添加“页眉和页脚”可以美化打印出来的版面，而为文档添加“页码”则可以清楚地看到文档的页数，且方便查看要打印的文档内容。选择【插入】功能区→【页眉和页脚】分组→单击“页码”命令按钮（见图 6-56）→在弹出的列表中选择页码位置及样式即可创建页码。此外，还可以选择“设置页码格式”（见图 6-57）进行不同风格的页码格式美化。

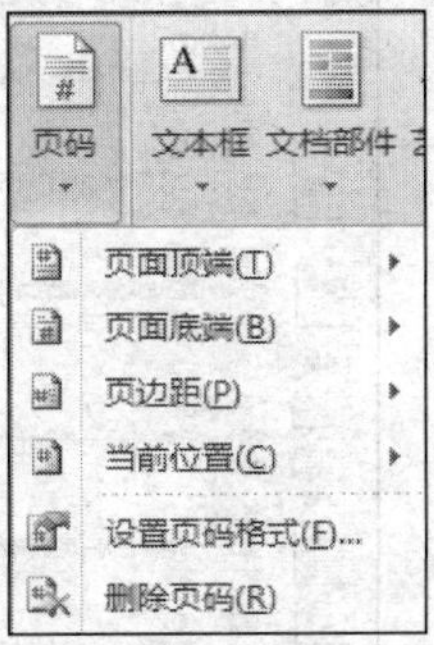

图 6-56　“页码”下拉菜单

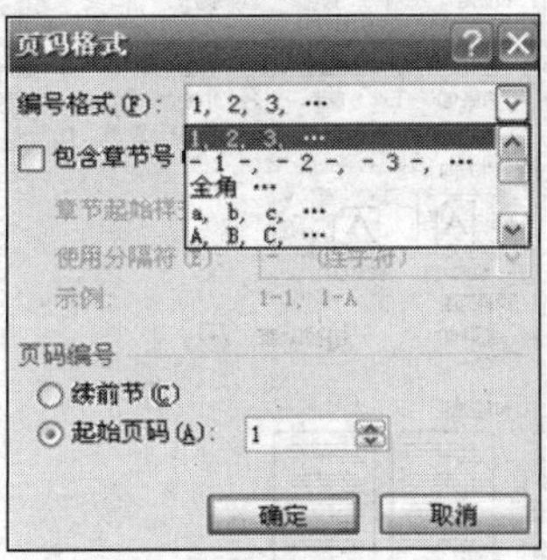

图 6-57　“页码格式”对话框

6.1.7　页面布局

页面布局是文档的整体格局设置，【页面布局】功能区（见图 6-58）除了提供常见的【页面设置】和【页面背景】外，还新增了旧版 Word 中没有的【主题】及【稿纸】的设置。Word 2010【主题】为用户提供了对文档中插入的对象（包括文档标题、艺术字、图表、表格、图形等）进行统一风格的设置，使文档更显专业精致美观。【稿纸】的设置则为用户提供了打印出不同颜色和样式的方格背景，更能适应中文资料的编排需求。

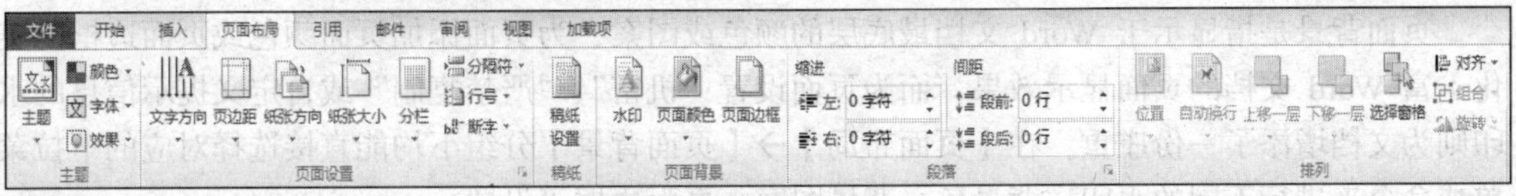

图 6-58　【页面布局】功能区

1．页面设置

编辑好的文档应正确设置页面属性，如纸型、方向、页边距等，才能将文档打印到纸张的合适位置，从而得到整齐、美观的输出效果。

（1）“页面设置”对话框。

在【页面布局】功能区→【页面设置】分组中选择“文字方向”、“页边距”、“纸张方向”等下拉菜单，能直接进行对应项的直观设置。

单击【页面设置】分组右小角的扩展按钮弹出“页面设置”对话框（见图 6-59）：在“页边距”选项卡中，也能设置页边距的大小、打印的方向、打印页面的范围等参数；在“纸张”选项卡中，则可以设置纸张的大小和来源等参数。其中“页边距”是指文档到纸张边缘的距离；“方向”选择框中选择打印的方向——纵向或横向，一般为纵向；“纸型”包括纸张的大小和方向。

（2）分割符的设置。

【页面设置】分组中的分隔符下拉菜单（见图 6-60）十分直观地显示出不同的“分页符”和“分节符”按钮，在需要插入分页或分节符的位置进行对应命令按钮的单击选择即可。

在 Word 中，如果文档的内容多于一页，系统会自动根据用户所设定的纸张大小和页边距等参数对文档进行自动分页。当文档内容没有达到分页位置又需要进行分页时，用户可以在需要分页的位置插入分页符以进行强行分页。

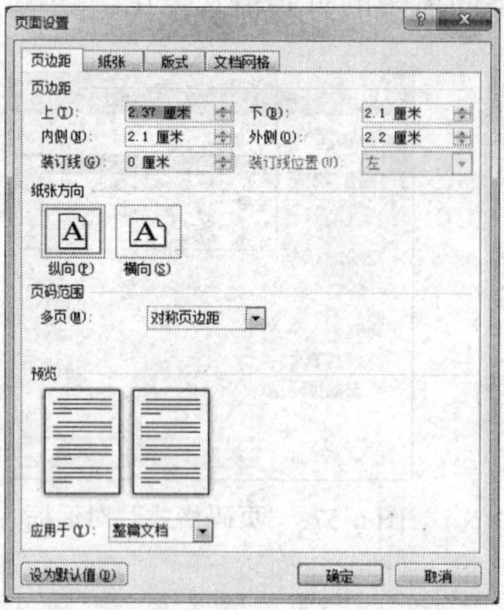

图 6-59 “页面设置”对话框

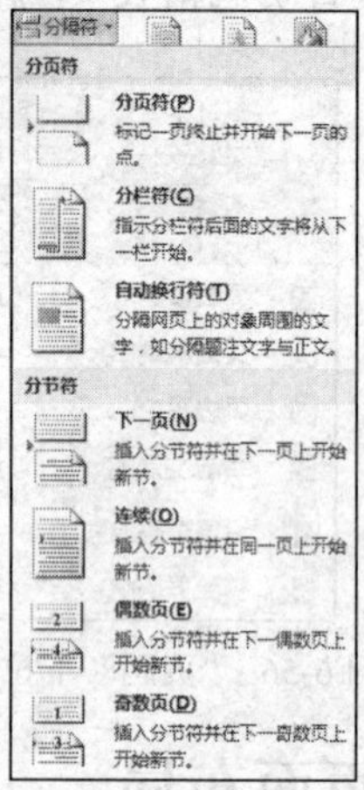

图 6-60 “分隔符”下拉菜单

节是文档的一部分，通过插入分节符可以把整个文档分为若干节，在每节中可以设置不同的格式、纸张大小及方向，使版面设计更加灵活、方便。在“草稿”视图中，系统自动分页的位置显示为一条纯虚线，插入了分节符的位置显示两条虚线（分节线），并在中间显示“分节符”字样。

2. 页面背景

页面背景是指显示于 Word 文档最底层的颜色或图案，为页面添加页面颜色或页面边框能美化丰富 Word 文档的页面显示效果，而为页面设置“机密”、“严禁复制”或自定义提示信息的水印则为文档增添了一份庄重。在【页面布局】→【页面背景】分组下均能直接选择对应的下拉菜单或命令来进行不同的水印、背景色、背景图案、页面边框等设置。

3. 打印文档

打印预览及打印设置均在【文件】选项卡下的 Backstage 视图中显示，如图 6-61 所示。

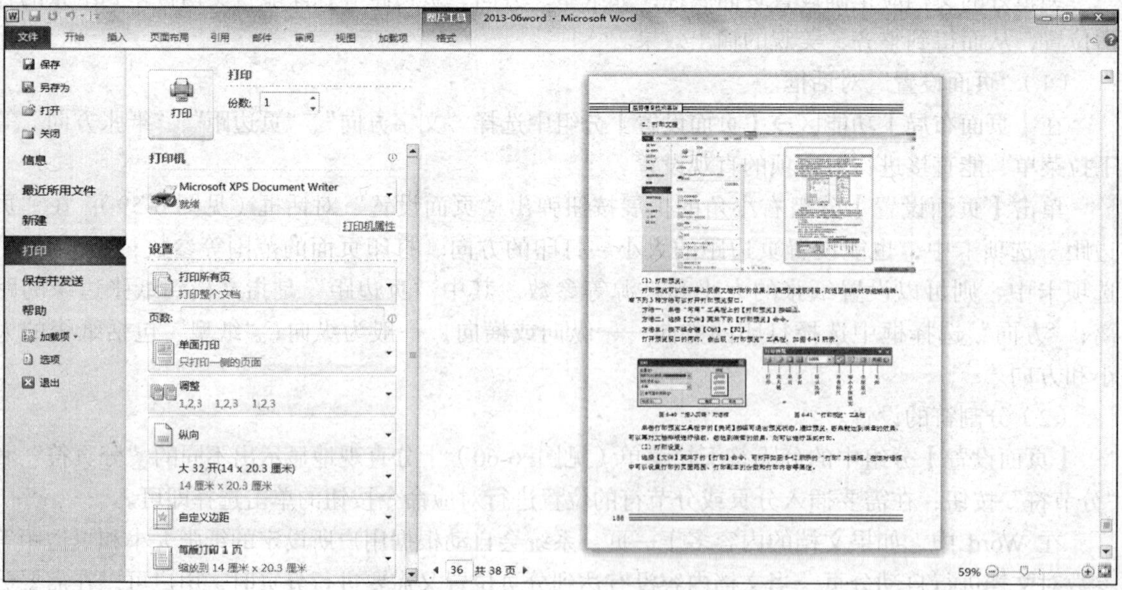

图 6-61 【文件】选项卡 Backstage 视图下的【打印】功能

打印设置栏最上方可进行打印份数和打印机相关参数的设置；设置“打印所有页”下拉菜单则可设置打印当前页、打印奇数\偶数页等；“页数”文本框内则可根据需要输入要打印的页码数或页数范围；“单面打印”下拉菜单可选择双面打印设置；“调整”下拉菜单则可设置或取消页码的排序；“纵向”下拉菜单则提供纸张“横向”的切换；此外，还有纸张大小、页边距、每版打印页数的设置等。Backstage 视图右侧区域则显示为打印预览的效果。

6.2 Excel 电子表格处理

Microsoft Excel 是 Office 的重要组成部分，是当前使用最广泛的表格数据处理软件。Excel 不仅能够对表格数据进行综合管理、统计计算、绘制图表，而且能够提供数据库操作、数据分析和辅助决策等功能，界面友好、操作方便。本节着重介绍如何运用 Excel 2010 进行基础表格的制作、数据管理与分析、数据图表绘制以及综合应用举例。

6.2.1 Excel 概述

1. 启动与关闭/退出

启动 Excel 常用 3 种方法，关闭/退出 Excel 文档常用 4 种方法，如表 6-12 所示。

表 6-12 Excel 启动与关闭/退出

启　动	关闭/退出
① 单击【开始】→【程序】→【Microsoft Office Excel 2010】	① 单击标题栏右侧关闭按钮
② 双击桌面 Excel 快捷图标	② 快捷键：Alt+F4
③ 直接双击 Excel 文档	③ 单击【文件】选项卡→【退出】命令
	④ 右击标题栏空白处→弹出快捷菜单→【关闭】

2. 基本概念

一个 Excel 2010 文档是一个工作簿，其默认扩展名为.xlsx。一个工作簿由若干个工作表组成，一个工作表包含若干个单元格。如果把工作簿比作一本书，则工作表相当于书中的页，单元格相当于页中的文字位置。

默认情况下，每个工作簿包含 3 张工作表，分别命名为 Sheet1、Sheet2、Sheet3，当前正在使用的工作表称为当前工作表或活动工作表。

3. Excel 主窗口的组成

启动 Excel 2010 后，将自动建立一个名为“工作簿 1”的空工作簿，并且光标停在第一张工作表 Sheet1 的第一个单元格位置。Excel 2010 主窗口的组成如图 6-62 所示，其中【公式】选项卡和【数据】选项卡是 Excel 2010 特有的功能。

（1）【公式】选项卡。

包含 4 组内容，即函数库、定义的名称、公式审核与计算，如图 6-63 所示。

（2）【数据】选项卡。

包含 5 组内容，即获取外部数据、连接、排序和筛选、数据工具、分级显示，如图 6-64 所示。

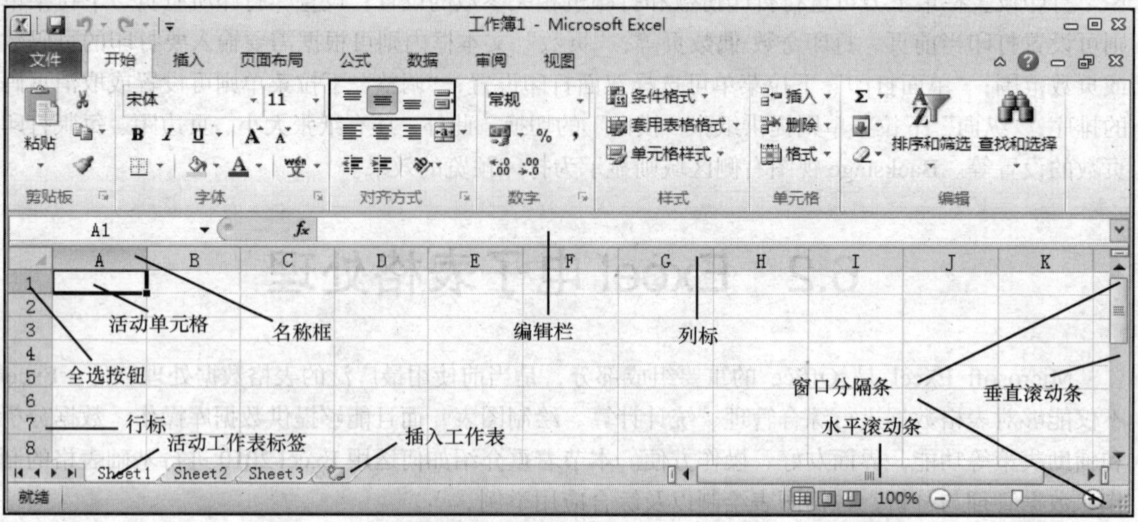

图 6-62　Excel 2010 主窗口的组成

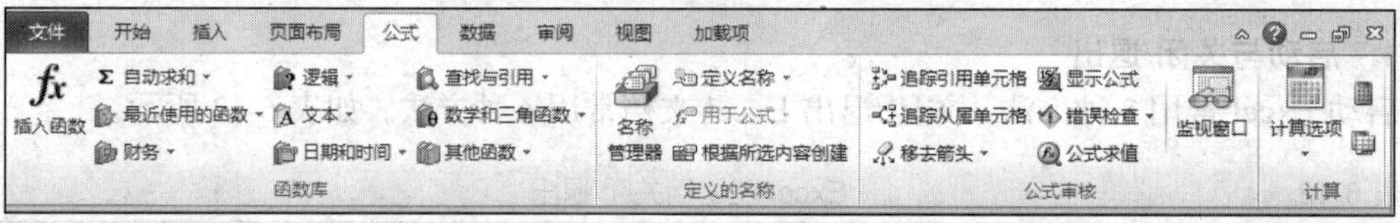

图 6-63 【公式】选项卡

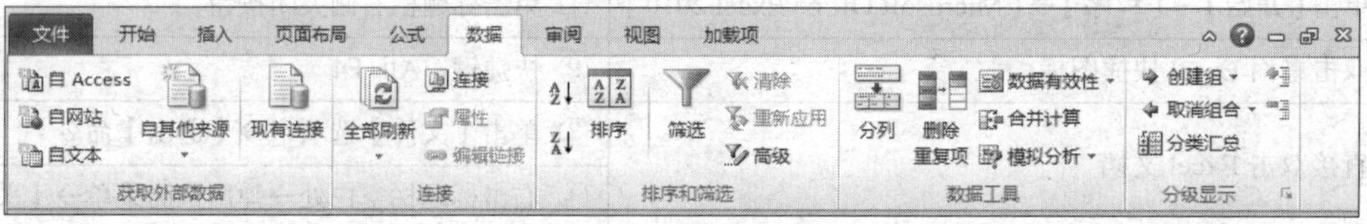

图 6-64 【数据】选项卡

（3）名称框。

用于显示当前活动的单元格名称，图 6-62 中活动单元格的名称为 A1。Excel 中的所有操作，都是针对活动单元格进行的。

（4）编辑栏。

编辑栏用于输入、编辑单元格数据与公式。当选中某个单元格时，该单元格中的数据和公式会显示在编辑栏中。当单元格内容较多时，在编辑栏中进行编辑比直接在单元格中进行编辑要方便得多。

（5）工作区。

工作区是 Excel 窗口中的主要区域，由单元格组成，用于工作表的录入和编辑。

（6）行标、列标。

每张工作表中都有横向的行和纵向的列，行标采用数字从上至下编号，列标采用字母从左至右编号。通过行标和列标即可确定单元格在工作表中的位置。

（7）全选按钮。

单击【全选】按钮可选中所有单元格，若要取消本次操作，只需单击任意单元格即可。

（8）工作表标签。

Excel 中的工作簿由若干个工作表组成，并用不同的标签予以标识。标签位于工作簿的底部，其默认名称为 Sheet1、Sheet2、Sheet3 等，双击它们可以为工作表重新命名。

（9）窗口分割条。

窗口分割条位于水平和垂直滚动条上，“水平分割条”和“垂直分割条”可将窗口分成上下（或左右）两部分，每部分均有各自的滚动条，这将极大地方便查看内容庞大的表格。

6.2.2 Excel 基本操作

1．数据输入

数据输入是对工作表进行编辑的前提，可以通过手工在工作表的单元格中单个输入数据，也可以利用 Excel 的自动填充功能在单元格中自动填充数据，以减少输入量和提高数据输入速度。当一个单元格的内容输入完毕后，可用方向键、回车键或者 Tab 键使相邻的单元格成为活动单元格。

（1）选择单元格。

单元格是工作表的基本元素，也是 Excel 独立操作的最小单元。当要对工作表进行操作时，需要首先选定单元格。

当单击某个单元格时，该单元格随即变成活动单元格，可用上、下、左、右方向键改变活动单元格。

要选中某个区域的单元格，可采用两种方法。第一种是首先单击该区域的第一个单元格，然后按住鼠标左键拖曳到该区域右下角的最后一个单元格释放，此时被选中的单元格以淡蓝色突出显示，并且具有黑色边框；第二种是单击所选区域的第一个单元格，按住 Shift 键，再单击该区域右下角的最后一个单元格即可。

若要选择多个不连续的单元格，只需按住 Ctrl 键，然后逐个单击所需的单元格即可。

若要选择整行（列），只需单击待选行（列）标即可。另外，可配合 Shift 键以选择连续的多行（列），配合 Ctrl 键选择不连续的多行（列），如图 6-65 所示。

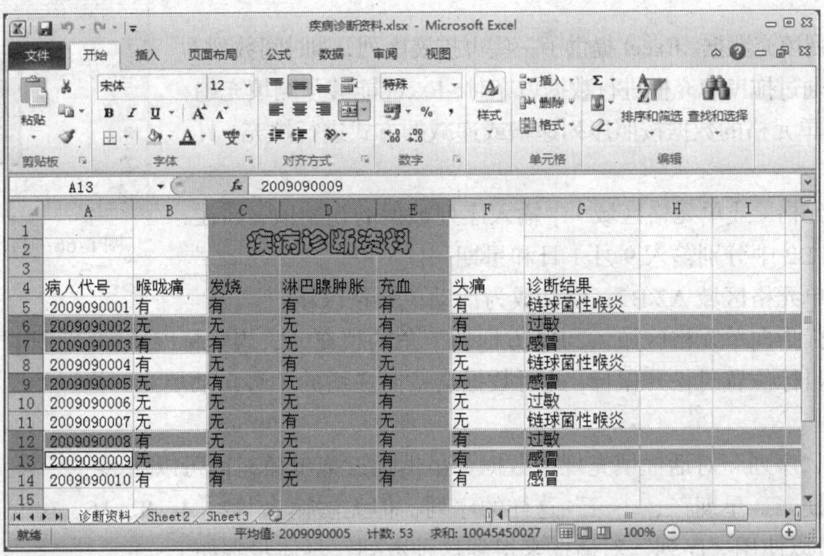

图 6-65　选择多行多列

（2）输入数据。

在 Excel 中可为单元格输入两种类型的数据：常量和公式。常量指没有以“=”开头的单元格数值，如数字、文本、日期、时间、货币格式、百分比等。数字由以下字符组成：0、1、2、…、9 共 10 个数字以及+、−、E、e、￥、$、%、小数点“.”、千分位符号“,”等特殊字符。

为避免将输入的分数当作日期，应在分数前冠以数字 0 和空格。比如，输入分数“8/15”时应输入“08/15”。文本可以是数字、空格和非数字字符的组合。日期和时间在 Excel 中被视为数字进行处理，日期可用斜杠“/”或半字线“-”来分隔年、月、日，时间可用冒号“:”进行分隔，如 2009/10/2 或 2009-10-2、11:39 等。

数据输入的步骤如下：

- 选中需要输入数据的单元格，使其成为活动单元格。
- 输入数据并按 Enter 键或 Tab 键。
- 重复上一步直到所有数据输入完毕。图 6-65 显示在工作表中输入多个常量数据的结果，并且该表中有多行和多列被选中。

（3）自动填充数据。

通过 Excel 的自动填充数据功能，可以加快数据输入的速度，提高编辑工作表的效率。该功能不但可以填充相同的数据，还可以填充数据系列。

① 填充相同的数据。当遇到相邻单元格的数据相同时，可以快速填充而不必逐个单元格进行输入。具体步骤如下：

- 选中包含复制数据的单元格（或单元格区域），用光标指向单元格（或单元格区域）方框右下角的填充柄，当光标变为“+”状时按住鼠标左键不放。
- 拖曳鼠标，此时被拖过的区域外围边框变成虚线。
- 松开鼠标，数据被填充到被拖过的区域。

图 6-66 显示通过自动填充功能得到的具有相同数据的单元格区域，其中单元格 B2 的数据是输入的，其他单元格是自动填充的。

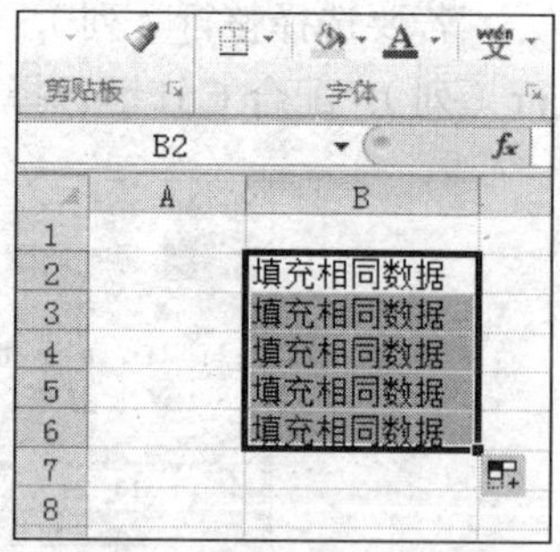

图 6-66　自动填充单元格

② 按序列填充数据。Excel 提供了一些可扩展序列，如时间数列、日期数列等。通过拖曳填充柄进行数据填充时，Excel 能够预测填充趋势，使得相邻单元格的数据按照序列递增或递减的方式进行填充。具体步骤如下：

- 在单元格（或单元格区域）中输入序列数据的初始值，如在单元格 A2 和 B2 中分别输入 9 月 1 日和星期一。
- 选中单元格区域 A2:B2，使其成为活动单元格区域。
- 用光标指向单元格区域 A2:B2 方框右下角的填充柄，当光标变成“+”状时拖曳。
- 到达目标位置时松开鼠标，此时数据会按照递增的趋势自动填充到拖过的区域，如图 6-67 所示。

③ 利用“序列”对话框填充规律数据。虽然通过拖曳填充柄可以输入“2、4、6、8、…”、“星期一、星期二、星期三、……”这样的序列，但无法输入“2、4、8、16、…”这样的等比数列。此时，可以使用“序列”对话框来得到这种数列。具体步骤如下：

- 在第一个单元格中输入序列的初始值，选定填充区域。

• 单击【开始】选项卡→【编辑】操作组→【填充】下拉菜单→【系列】选项，弹出【序列】对话框，如图 6-68 所示。

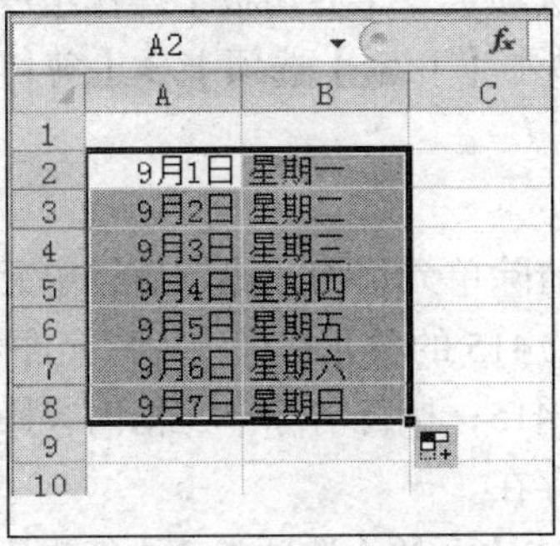

图 6-67　填充扩展序列的效果

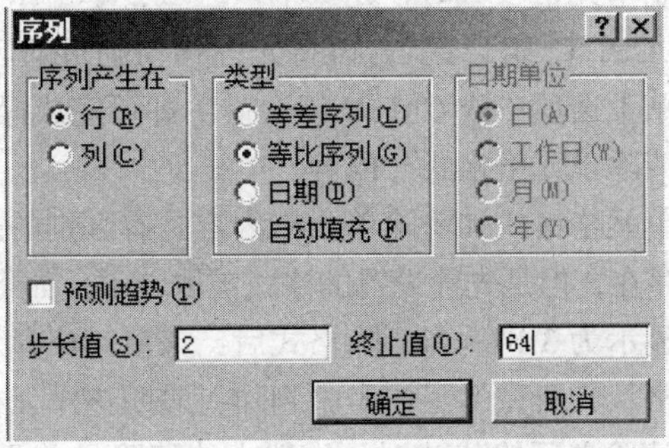

图 6-68　“序列”对话框

• 在“序列产生在”区域选择所需的序列是在行产生还是在列产生。
• 在“类型”区域单击“等比序列”按钮。
• 在“步长值”文本框输入序列的增长值，在“终止值”文本框输入序列的终止值。
• 单击“确定”按钮，表格中产生所需的序列。

图 6-69 所示是通过序列生成器得到的公比为 2、取值范围在 0～64 的等比数列。

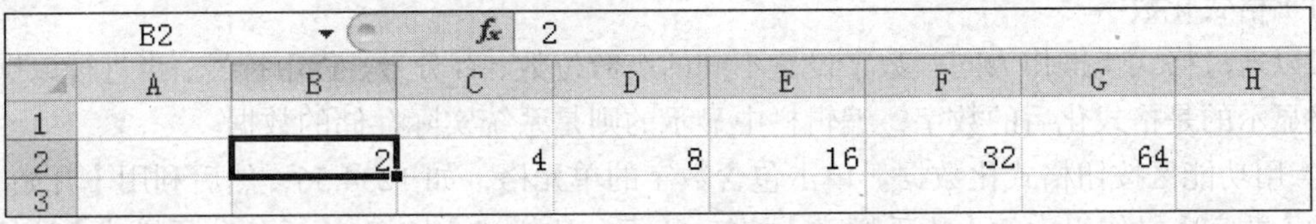

图 6-69　使用序列生成器得到等比数列

2. 编辑工作表

（1）插入与删除单元格。

当插入单元格后，现有的单元格位置将让出给新单元格。当删除单元格后，相邻的单元格则会移动来填补被删除的单元格位置。

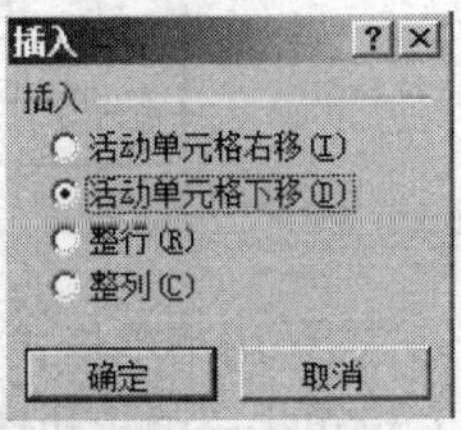

图 6-70　插入对话框

若要插入单元格，单击【开始】选项卡→【单元格】操作组→【插入】下拉菜单→【插入单元格】选项→打开【插入】对话框（见图 6-70），在该对话框中选择“活动单元格右移”或“活动单元格下移”；若要插入行或列，可以选择插入对话框的“整行”或“整列”。

若要删除单元格，单击【开始】选项卡→【单元格】操作组→【删除】下拉菜单→【删除单元格】选项→打开【删除】对话框，在该对话框中选择“右侧单元格左移”或“下方单元格上移”；若要删除行或列，可以选择删除对话框的“整行”或“整列”。

（2）移动与复制单元格区域。

可以通过移动或复制操作，将单元格数据移动或复制到同一个工作表的其他地方、另一个工作表或者另一个工作簿中。

要移动单元格区域时，先选中该区域，单击【开始】选项卡→【剪切板】操作组→【剪切】选项（或 Ctrl+X 组合键），再将光标移动到目的区域，单击【开始】选项卡→【剪切板】操作组→【粘贴】选项（或 Ctrl+V 组合键）即可完成操作。另外，若是在同一个工作表中移动数据，则可以先将光标移动到所选中的单元格区域的边框上，当光标变成一个带移动标志的小箭头形状时，按住鼠标左键并拖动到目的区域后释放，即可完成移动操作。

要复制单元格区域时，先选中该区域，单击【开始】选项卡→【剪切板】操作组→【复制】选项（或 Ctrl+C 组合键），再将光标移动到目的区域，单击【开始】选项卡→【剪切板】操作组→【粘贴】选项（或 Ctrl+V 组合键）即可完成操作。

（3）清除单元格格式与内容。

清除单元格格式和清除单元格内容是有区别的。执行清除单元格格式操作后，单元格本身的内容仍然存在，但是先前设置的格式被取消了，如将值为 3.1415 的单元格设置为只允许两位小数，则单元格显示为 3.14，当清除格式后，该单元格显示为 3.1415；执行清除单元格内容操作后，则将该单元格从其所在的工作表中删除，表明该单元格已不存在。

当要清除单元格格式时，先选中待清除的单元格，单击【开始】选项卡→【编辑】操作组→【清除】下拉菜单→【清除格式】选项，即可完成该操作。

当要清除单元格内容时，先选中待删除的单元格，单击【开始】选项卡→【编辑】操作组→【清除】下拉菜单→【清除内容】选项即可。

3. 格式化工作表

当建立一张工作表后，需要对工作表进行格式设置，以便形成格式清晰、内容整齐、式样美观的工作表。通过设置工作表格式，可以建立多种风格的数据表现形式。

（1）格式化数字。

可以通过格式化操作为同一数字设置不同的小数位数、百分号、货币符号，当进行该操作后，单元格显示的是格式化后的数字，编辑栏中显示的则是系统实际存储的数据。

① 用功能区按钮格式化数据。单击包含数字的单元格，如 1234.56，然后利用【开始】选项卡中的【数字】操作组中的【货币样式】按钮、【百分比样式】按钮、【千位分隔样式】按钮、【增加小数位数】按钮、【减少小数位数】按钮进行数字格式设置。图 6-71 所示是对数字 1234.56 进行各种格式设置后的效果。

	A	B	C	D	E	F	G
1	原始数据	货币样式	百分比样式	千位分隔样式	增加小数位数	减少小数位数	
2	1234.56	¥ 1,234.56	123456%	1,234.56	1234.560	1234.6	
3							

图 6-71　对数字进行各种设置后的效果

② 用菜单格式化数字。选中要格式化数字所在的单元格（或单元格区域），然后按如下操作：右键单击→弹出快捷菜单→单击【设置单元格格式】命令→打开【单元格格式】对话框→单击【数字】选项卡，如图 6-72 所示。在“分类”列表中选择一种格式后，可在对话框的右侧进一步设置，其效果显示在“示例”栏。

（2）设置对齐方式。

① 用功能区按钮改变对齐方式。选中所要对齐的单元格（或单元格区域），利用【开始】选项卡中的【对齐方式】操作组中的【左对齐】按钮、【居中对齐】按钮、【右对齐】按钮、【减少缩进量】按钮、【增加缩进量】按钮进行对齐方式设置。

② 用菜单改变对齐方式。选中所要对齐的单元格（或单元格区域），然后按如下操作：右键单击→弹出快捷菜单→单击【设置单元格格式】命令→打开【单元格格式】对话框→单击【对齐】选项卡，如图 6-73 所示。

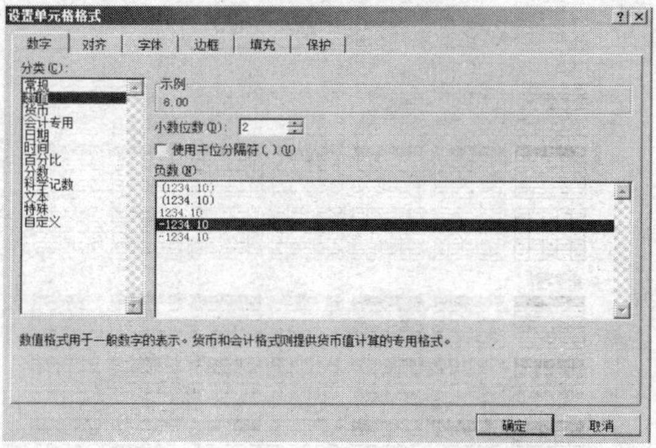

图 6-72　利用单元格格式对话框对数字进行格式化

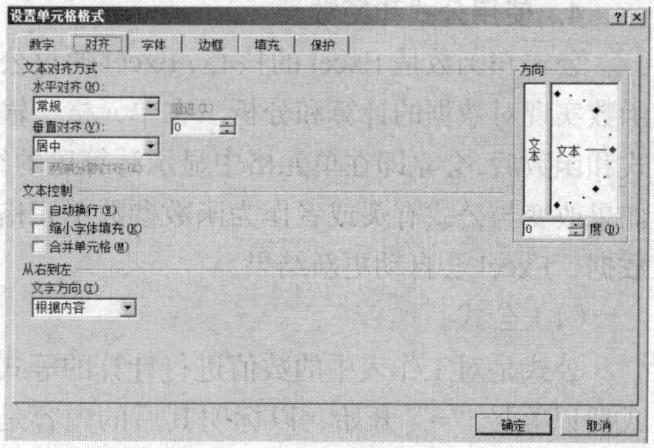

图 6-73　利用单元格格式对话框设置对齐方式

在该对话框中，可以通过【方向】列表框来改变单元格内容的显示方向，还可以通过勾选【自动换行】复选框，使得当单元格内容宽度大于列宽时自动换行。

（3）设置字体格式。

通过功能区按钮或者快捷菜单中的【设置单元格格式】选项，可以为单元格设置字体、字形、字号和颜色。这些操作与 Word 操作类似，此处不再赘述。

（4）设置边框和底纹。

① 用功能区按钮设置边框和底纹。

选中所要操作的单元格（或单元格区域），利用【开始】选项卡中【字体】操作组中的【下框线】按钮和【填充颜色】按钮，即可完成边框和底纹的设置。

② 用菜单设置边框和底纹。

选中所要添加边框的单元格（或单元格区域），然后按如下操作：右键单击→弹出快捷菜单→单击【设置单元格格式】命令→打开【单元格格式】对话框→单击【边框】选项卡，如图 6-74 所示。然后，就可以进一步设置边框的形式、样式和颜色。

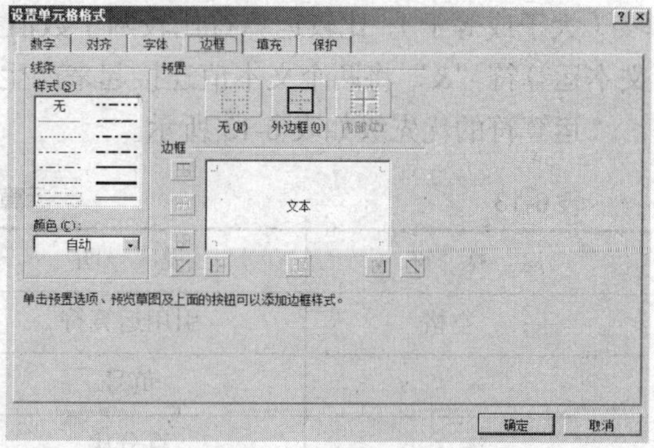

图 6-74　利用单元格格式对话框设置边框

在【单元格格式】对话框中选择【填充】选项卡，即可设置单元格的底纹和颜色。

（5）复制格式。

当格式化单元格出现重复操作时，可以通过复制格式的方式来提高工作效率。

选中所要复制的源单元格，单击【开始】选项卡→【剪切板】操作组→【格式刷】选项，此时源单元格出现闪动的虚线框。用带有格式刷的光标选中目的单元格（或单元格区域），即可实现两者的格式一致。

（6）自动套用格式。

通过 Excel 提供的自动套用格式功能，可快速设置单元格和数据清单的格式。

选中所要格式化的单元格（或单元格区域），单击【开始】选项卡→【样式】操作组→【套用表格格式】选项→弹出样式下拉菜单，如图 6-75 所示。选中所需的样式后，功能区中将出现【表格工具/设计】选项卡，随后可进一步对当前的表格进行设置。

4. 使用公式和函数

公式和函数是 Excel 的核心，Excel 通过公式和函数实现对数据的计算和分析。在单元格中输入公式和函数后，会立即在单元格中显示计算后的结果。如果改变与公式有关或者作为函数参数单元格中的数据，Excel 会自动更新结果。

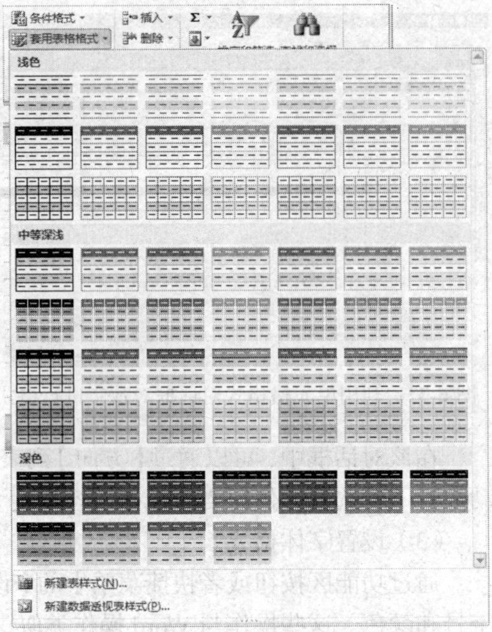

图 6-75 自动套用格式

（1）公式。

公式是对工作表中的数值进行计算的等式。公式要以等号“=”开始，以标明其后的内容是公式而不是数据。公式可以由常量、单元格引用、函数或运算符组成，它可以引用同一个工作表中的其他单元格、同一个工作簿中不同工作表中的单元格以及其他工作簿中工作表的单元格。

① 公式运算符。Excel 中包含算术运算符、比较运算符、文本运算符、引用运算符等 4 种类型的运算符。算术运算符包括：+（加）、–（减）、*（乘）、/（除）、^（乘方）、%（百分比），计算顺序为先乘除后加减；比较运算符包括：>（大于）、<（小于）、=（等于）、<>（不等于）、<=（小于或等于）、>=（大于或等于）。比较运算符比较两个数值并产生一个逻辑值，即真（TRUE）或假（FALSE）；文本运算符“&”将两个文本值连接起来产生一个连续的文本值。

运算符的优先级如表 6-13 所示。

表 6-13 运算符的优先级

运 算 符	说 明	运 算 符	说 明
；，空格	引用运算符	* /	乘除
–	负号	+ –	加减
%	百分比	&	连接两段文本
^	乘方	=, >, <, >=, <=, <>	比较运算符

引号运算符包括：“:”区域运算符、“,”联合运算符、“ ”交叉运算符。它们的含义与作用如表 6-14 所示。

表 6-14 引用运算符

引用运算符名称	含 义	示 例
区域运算符	产生包含在两个引用之间所有单元格的引用	A2:A10 是对单元格 A2～A10 之间（包括 A2 和 A10）的所有单元格的引用
联合运算符	将多个引用合并为一个引用	SUM (B3, A2:A10) 是对 B3 和 A2:A10 区域的所有单元格求和
交叉运算符	产生对同时属于两个引用的单元格区域的引用	SUM (A4:D8 B2:C6) 是对 B4:C6 区域求和

② 输入公式。为单元格设置公式，应在单元格中或编辑栏中输入“=”，然后输入公式内容。图 6-76 中计算 HBsAg 阳性率的过程如下：选择要输入公式的单元格 E3，输入公式“=100*D3/C3”，按 Enter 键。此时，Excel 自动计算出结果并填入 E3 单元格中。该图中 E4 为输入公式“=100*D4/C4”并按 Enter 键后的值，E3 和 E4 的格式设置为保留 2 位小数。

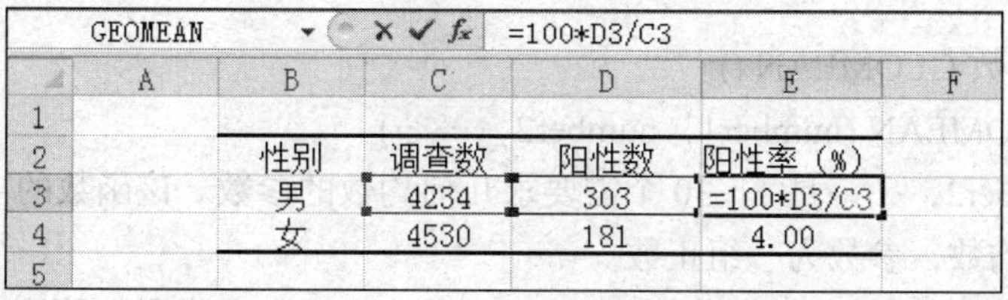

图 6-76　某地 1980 年男、女 HBsAg 阳性率

为了提高输入效率，可以将已创建的公式移动或复制到其他单元格中。如果移动公式，公式内的单元格引用不会更改；如果复制公式，单元格引用会根据所用的引用类型发生变化，通常使用填充柄复制公式。

（2）单元格引用。

“引用”是对工作表中的一个或一组单元格进行标识，它指明公式使用哪些单元格的值。通过引用单元格生成公式，用户可以在单元格中输入任意数据，公式会按照公式运算规则自动进行计算。单元格的引用分为绝对引用、相对引用、混合引用与三维引用。

① 绝对引用。绝对引用指被引用的单元格与引用的单元格之间的位置关系是绝对的，无论将这个公式粘贴到哪个单元格，公式所引用的仍然是原来单元格的数据。绝对引用使用$符号，如$E$3 表示 E 列第 3 行的单元格。

② 相对引用。相对引用指被引用的单元格与引用的单元格之间的位置关系是相对的，当将公式粘贴到其他位置时，引用会根据当前行和列的内容自动调整。使用相对引用时，不加“$”符号，而是直接用单元格或单元格区域的名称。例如，在图 6-76 的 E3 中输入公式“=100*D3/C3”，自动填充 E4 将得到“=100*D4/C4”的值。

③ 混合引用。混合引用具有绝对列和相对行或绝对行和相对列。绝对引用列采用$A2、$B2 等形式，绝对引用行采用 A$2、B$2 等形式。

如果公式所在单元格的位置改变，则相对引用改变，绝对引用不变；如果复制多行或多列公式，则相对引用自动调整，绝对引用不作调整。例如，将混合引用“=A$2”从 A5 单元格复制到 B5，则将“=A$2”调整到“=B$2”。

④ 三维引用。三维引用指引用同一工作簿中不同工作表的单元格地址，此时工作表名称与单元格之间必须用“!”进行分隔。例如，引用 Sheet3 工作表的 A2 单元格，应该使用“=Sheet3!A2”。

（3）函数。

Excel 2010 中的函数分为 11 大类，共 412 个，其中包含 98 个统计函数。这些统计函数广泛应用于医学统计与分析，分为集中趋势和离散趋势指标函数、分布概率函数、假设检验类函数、相关与回归类函数等 4 个方面。

函数的一般格式为：

函数名（参数 1，参数 2，……，参数 n）

在单元格中使用函数时需以“=”开头，并指定函数的各个参数值。实际上，Excel 是将函数当作公式的内容进行处理。要使用函数，可以单击【公式】选项卡→【函数库】操作组→【插入函数】选项→弹出【插入函数】对话框，也可以直接单击【函数库】操作组中具体类别选项中的函数。

下面以统计函数中的几何均数函数 GEOMEAN()和标准差函数 STDEV()为例介绍函数的使用。

① 几何均数函数 GEOMEAN ()。

函数格式：GEOMEAN (number1，number2，……)

number1，number2，……是 1～30 个需要求几何均数的参数。该函数的功能是对所划定的单元格区域计算几何均数，参数为一组正数。

例 6-1 设 5 人的血清滴度为：1:2，1:4，1:8，1:16，1:32，求平均滴度。

操作步骤如下：

- 单击图 6-77 中的单元格 G3，使其变成活动单元格。

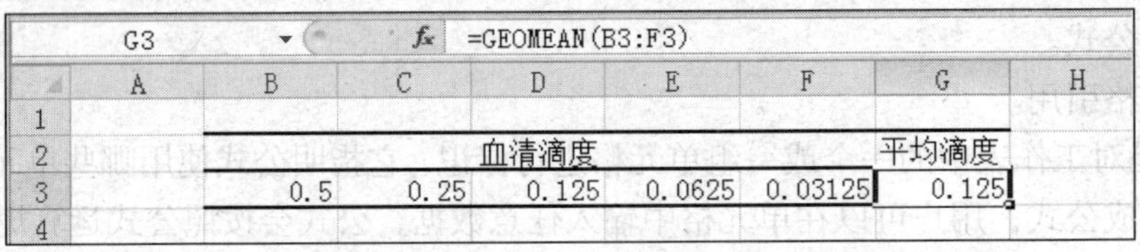

图 6-77 利用几何均数函数 GEOMEAN()计算血清平均滴度

- 【公式】选项卡→【函数库】操作组→【插入函数】选项→弹出【插入函数】对话框，如图 6-78 所示。
- 单击“或选择类别”下拉框中的“统计”选项，并在“选择函数”项中选择“GEOMEAN”，单击【确定】按钮，显示如图 6-79 所示的函数参数对话框。此时，Excel 会根据活动单元格所在位置与行、列的关系，自动赋予 number1 一个求值范围。如本例中，系统就给 number1 自动赋予单元格区域 B3:F3，并给出计算结果 0.125，如图 6-79 所示。

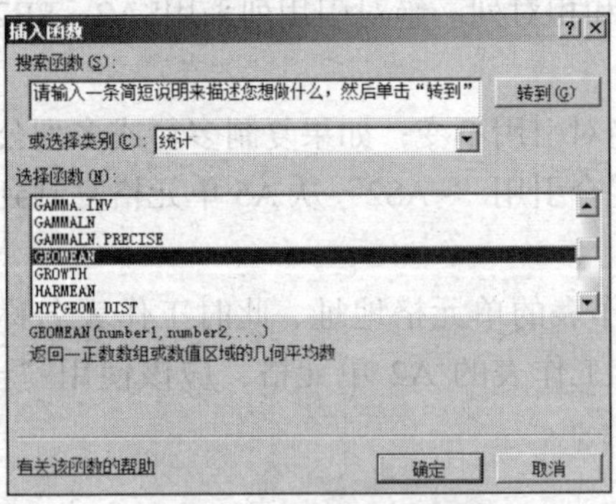

图 6-78 插入函数对话框

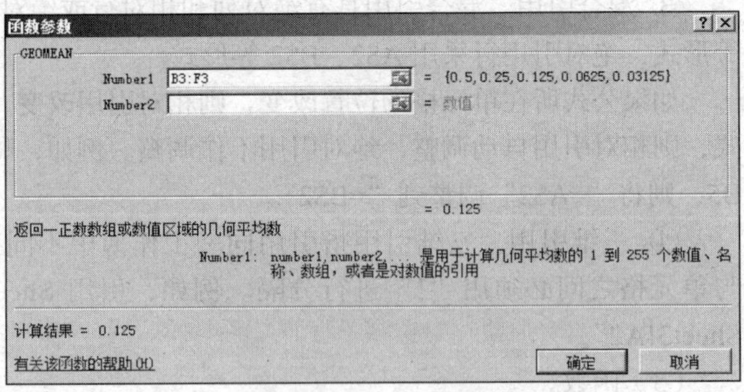

图 6-79 函数参数对话框

- 单击该对话框中的【确定】按钮，得到血清的平均滴度 0.125，即 1:8。

② 标准差函数 STDEV()。

函数格式：STDEV(number1，number2，……)

该函数功能为估算基于给定样本的标准偏差。如果单元格引用参数中含有逻辑值或文本，则忽略其值。

例 6-2　两组同性别、同年龄儿童的体重（kg）如下，计算这两组数据的标准差。

操作步骤与计算几何均数的步骤基本相同。选中 H3，在【插入函数】对话框中单击“或选择类别”下拉框中的“统计”选项，并在“选择函数”项中选择“STDEV”函数，单击【确定】按钮。在弹出的【函数参数】对话框中将 number1 的数据区域设置为为 C3:G3，单击【确定】按钮，得到如图 6-80 中 H3 所示的结果。利用自动填充功能可得 H4 的值。由图可知，甲组均数的代表性比乙组均数的代表性差。

H3　　fx　=STDEV(C3:G3)

	A	B	C	D	E	F	G	H	I
1									
2								标准差	
3		甲组体重	26	28	30	32	34	3.162278	
4		乙组体重	26	29	30	31	34	2.915476	
5									

图 6-80　利用标准差函数 STDEV()计算标准差

6.2.3　数据管理与分析

1. 数据排序

（1）默认排序方式。

在 Excel 中，可以根据数字、字母、日期等排列数据。升序排序规则如下：

- 对于数字，按照数值的大小进行排序。
- 对于字母，按照 26 个字母的大小顺序从左至右逐个比较进行排序。例如，单元格内容分别为“AB10”“AC10”“AB1”“AB2”的 4 个单元格升序排列后的顺序为“AB1”“AB2”“AB10”“AC10”。
- 对于汉字，按照拼音字母的大小顺序从左至右逐个比较进行排序。
- 逻辑值 FALSE 排在 TRUE 之前。
- 空格始终排在最后。

当按降序排列时，除了空格总是排在最后外，其他排序规则与升序排序规则相反。

（2）单列数据排序。

在需要排序的数据列中，单击要排序列中的任一单元格。若需按升序排列，单击【数据】选项卡→【排序和筛选】操作组→【升序】选项即可；若需按降序排列，则单击【降序】按钮。如图 6-81 所示为按【阳性率】升序排序后的结果。

E2　　fx　=100*D2/C2

	A	B	C	D	E	F
1	年龄组（岁）	性别	调查数	阳性数	阳性率(%)	
2	0～9	女	1706	27	1.58	
3	50～60	女	187	4	2.14	
4	0～9	男	726	31	4.27	
5	50～60	男	232	10	4.31	
6	10～19	女	1013	47	4.64	
7	40～49	女	384	19	4.95	
8	40～49	男	463	27	5.83	
9	20～29	女	614	37	6.03	
10	20～29	男	735	59	8.03	
11	30～39	女	554	45	8.12	
12	10～19	男	1392	115	8.26	
13	30～39	男	574	57	9.93	
14						

图 6-81　根据阳性率对不同年龄、性别者 HBsAg 阳性率统计表进行升序排序

（3）多列数据排序。

单列排序时，若出现所排序记录的字段相同的情况，可以使用 Excel 提供的多列排序功能，

方法如下。

- 在需要排序的数据清单中，单击任一单元格。
- 单击【数据】选项卡→【排序和筛选】操作组→【排序】选项→打开【排序】对话框，然后单击该对话框中的【添加条件】按钮，即可添加多个排序条件，如图 6-82 所示。

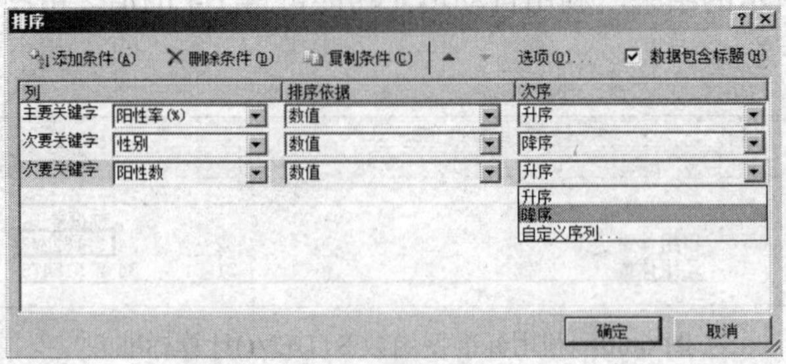

图 6-82 “排序”对话框

（4）其他排序。

除了上述基本排序功能，Excel 还能实现按方向排序、按行排序和按笔画排序。打开【排序】对话框，单击【选项】按钮，打开【排序选项】对话框。此时，可以选择按方向排序、按行排序或者按笔画排序。

2．数据筛选

筛选是查找数据子集的快捷方法，当需要在大量的记录中寻找其中一部分数据时，可以使用数据筛选功能，以将不需要的记录暂时隐藏起来，而只显示所需要的数据。

（1）自动筛选。

自动筛选功能比较简单，操作方便，可以很快显示符合条件的数据。

例 6-3 在不同年龄、性别者 HBsAg 阳性率统计表中筛选出【性别】为男的记录。

操作步骤如下：

单击数据区域中的任一单元格，单击【数据】选项卡→【排序和筛选】操作组→【筛选】命令，数据区域每个字段旁边显示下拉箭头，即筛选器箭头，如图 6-83 所示。此时，单击“性别”筛选箭头，在弹出的下拉列表中选择“男”，得到如图 6-84 所示的筛选结果。

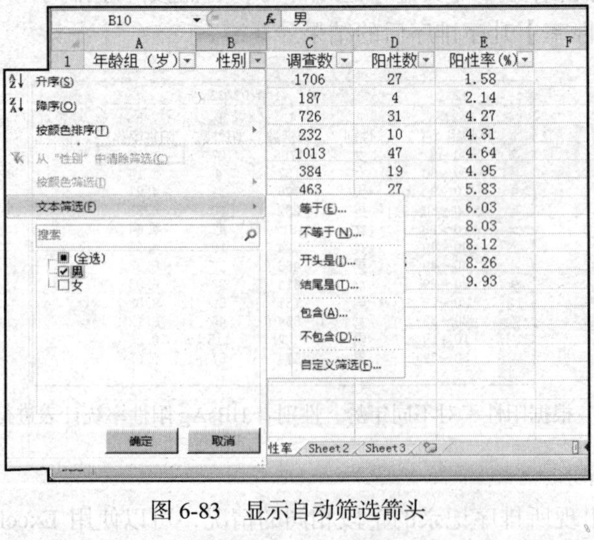

图 6-83 显示自动筛选箭头

若在自动筛选下拉列表中单击【文本筛选】选项→【自定义筛选】命令，则将弹出【自定义自动筛选方式】对话框，如图 6-85 所示。此时，可以在该对话框中输入查询条件并进行【与】、【或】操作。

若要结束自动筛选的结果，恢复原来的数据，只需再次单击【数据】选项卡→【排序和筛选】操作组→【筛选】命令即可。

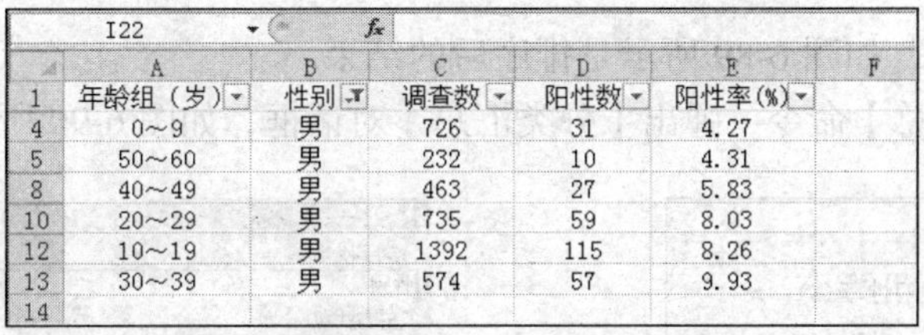

	A	B	C	D	E	F
1	年龄组（岁）	性别	调查数	阳性数	阳性率(%)	
4	0～9	男	726	31	4.27	
5	50～60	男	232	10	4.31	
8	40～49	男	463	27	5.83	
10	20～29	男	735	59	8.03	
12	10～19	男	1392	115	8.26	
13	30～39	男	574	57	9.93	
14						

图 6-84　根据性别进行自动筛选后的结果

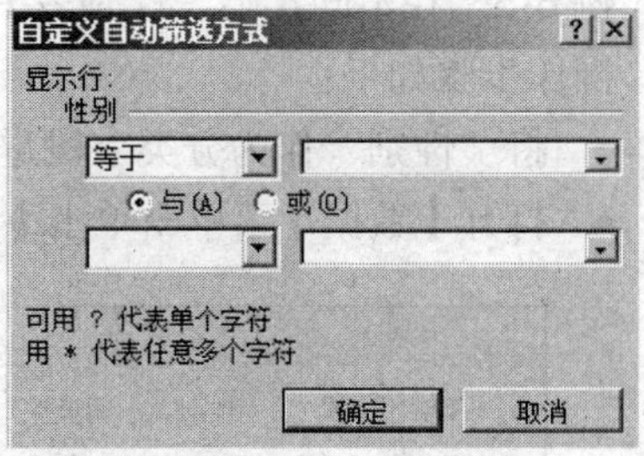

图 6-85　“自定义自动筛选方式”对话框

（2）高级筛选。

进行数据筛选时，如果所设的筛选条件较多，则更适合使用高级筛选来筛选数据。为了使用高级筛选，必须先设置条件区域，并将含有待筛选值数据列的列标志复制到该条件区域的第一个空行中。因此，进行高级筛选的数据区域必须有列标志。

例 6-4　在不同年龄、性别者 HBsAg 阳性率统计表中找出性别为“男”且阳性率大于 5 的记录。

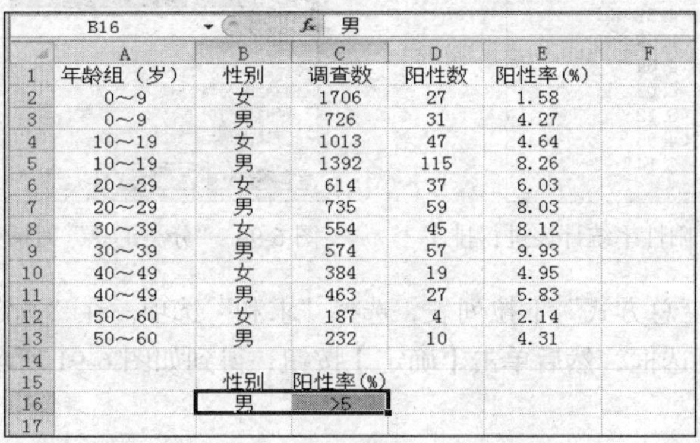

	A	B	C	D	E	F
1	年龄组（岁）	性别	调查数	阳性数	阳性率(%)	
2	0～9	女	1706	27	1.58	
3	0～9	男	726	31	4.27	
4	10～19	女	1013	47	4.64	
5	10～19	男	1392	115	8.26	
6	20～29	女	614	37	6.03	
7	20～29	男	735	59	8.03	
8	30～39	女	554	45	8.12	
9	30～39	男	574	57	9.93	
10	40～49	女	384	19	4.95	
11	40～49	男	463	27	5.83	
12	50～60	女	187	4	2.14	
13	50～60	男	232	10	4.31	
14						
15		性别	阳性率(%)			
16		男	>5			
17						

图 6-86　建立条件区域

操作步骤如下：

- 在数据区域的下方建立条件区域，该区域要与数据区域之间空出至少一行的距离，如图 6-86 所示。
- 单击数据区域中任一单元格。
- 单击【数据】选项卡→【排序和筛选】操作组→【高级】命令，弹出【高级筛选】对话框，如图 6-87 所示。
- 分别选定“数据区域”和“条件区域”，然后单击【确定】按钮。此时会在原数据区域显示符合条件的记录，如图 6-88 所示。

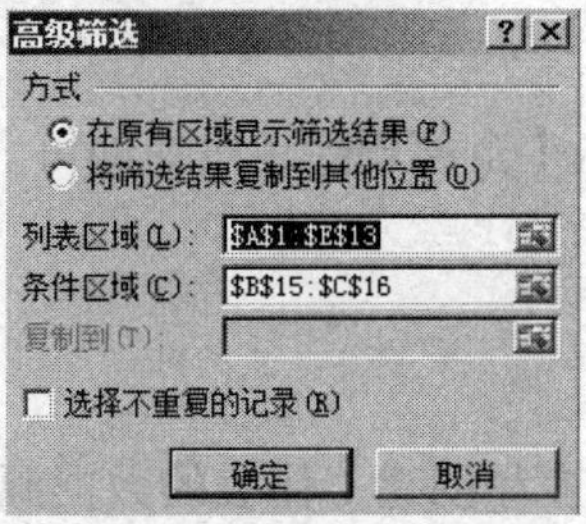

图 6-87　“高级筛选”对话框

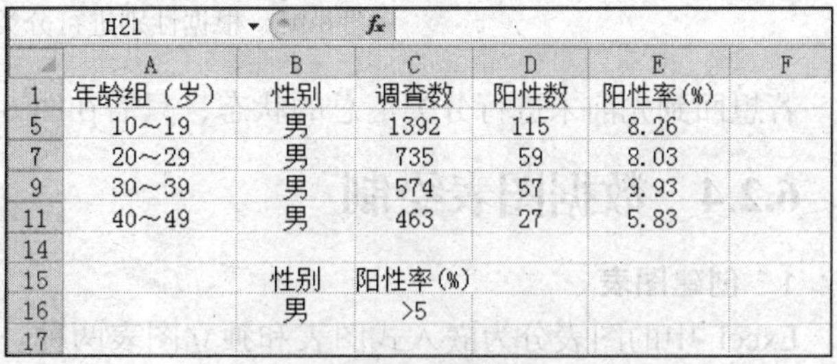

	A	B	C	D	E	F
1	年龄组（岁）	性别	调查数	阳性数	阳性率(%)	
5	10～19	男	1392	115	8.26	
7	20～29	男	735	59	8.03	
9	30～39	男	574	57	9.93	
11	40～49	男	463	27	5.83	
14						
15		性别	阳性率(%)			
16		男	>5			
17						

图 6-88　根据性别和阳性率进行高级筛选后的结果

如果想保留原始的数据列表，应在【高级筛选】对话框中的【方式】选项中选择“将筛选结果复制到其他位置”，并在出现的“复制到”框中选定存放筛选结果的区域。

3. 分类汇总

Excel 提供了很强的分类汇总功能，可以实现分类求和、求平均值等操作。进行分类汇总时，首先要确定数据清单中的分类字段，并依据该字段对数据清单进行排序。

例 6-5 在不同年龄、性别者 HBsAg 阳性率统计表中按性别统计调查数和阳性数的总数。

操作步骤如下：

- 将“性别”作为分类字段进行排序，如图 6-89 所示是排序后的结果。
- 打开【数据】菜单→单击【分类汇总】命令，弹出【分类汇总】对话框，如图 6-90 所示。

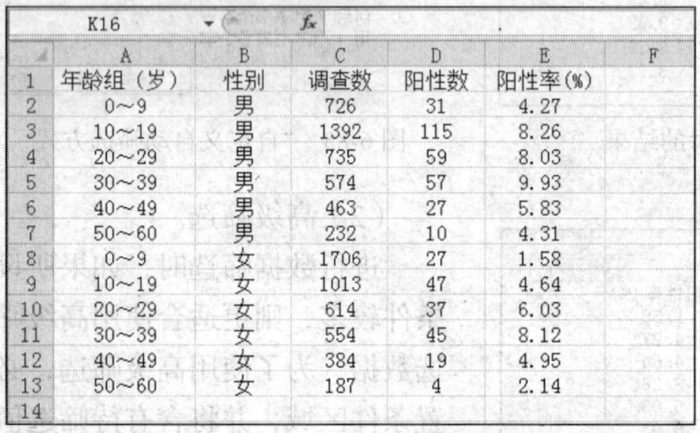

	A	B	C	D	E	F
1	年龄组（岁）	性别	调查数	阳性数	阳性率(%)	
2	0~9	男	726	31	4.27	
3	10~19	男	1392	115	8.26	
4	20~29	男	735	59	8.03	
5	30~39	男	574	57	9.93	
6	40~49	男	463	27	5.83	
7	50~60	男	232	10	4.31	
8	0~9	女	1706	27	1.58	
9	10~19	女	1013	47	4.64	
10	20~29	女	614	37	6.03	
11	30~39	女	554	45	8.12	
12	40~49	女	384	19	4.95	
13	50~60	女	187	4	2.14	
14						

图 6-89 根据性别对不同年龄、性别者 HBsAg 阳性率统计表进行排序

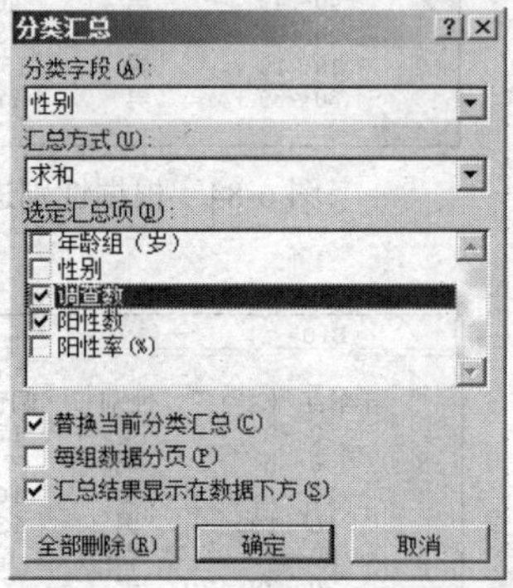

图 6-90 “分类汇总”对话框

- 在【分类汇总】对话框中，单击“汇总方式”下拉列表，选择“求和”选项。在“选定汇总项”列表框勾选“调查数”、“阳性数”复选框，然后单击【确定】按钮，得到如图 6-91 所示的分类汇总表。

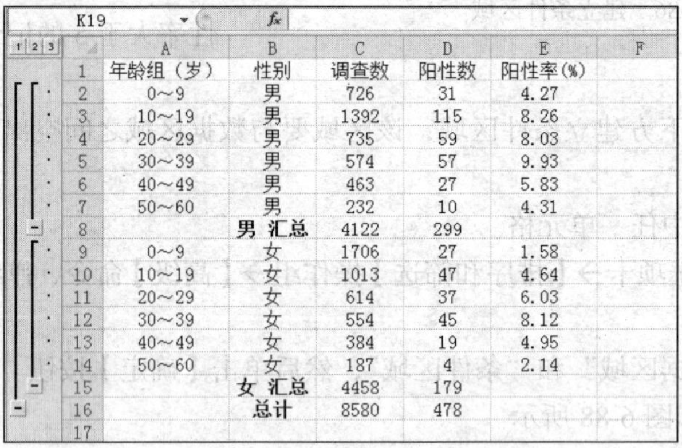

	A	B	C	D	E	F
1	年龄组（岁）	性别	调查数	阳性数	阳性率(%)	
2	0~9	男	726	31	4.27	
3	10~19	男	1392	115	8.26	
4	20~29	男	735	59	8.03	
5	30~39	男	574	57	9.93	
6	40~49	男	463	27	5.83	
7	50~60	男	232	10	4.31	
8		男 汇总	4122	299		
9	0~9	女	1706	27	1.58	
10	10~19	女	1013	47	4.64	
11	20~29	女	614	37	6.03	
12	30~39	女	554	45	8.12	
13	40~49	女	384	19	4.95	
14	50~60	女	187	4	2.14	
15		女 汇总	4458	179		
16		总计	8580	478		
17						

图 6-91 根据性别进行分类汇总的结果

若想回到先前未进行分类汇总的状态，只需在图 6-90 中单击【全部删除】按钮即可。

6.2.4 数据图表绘制

1. 创建图表

Excel 中的图表分为嵌入式图表和独立图表两种。嵌入式图表和创建工作表的数据源放在同一张工作表中，并且一起打印；独立图表是一张独立的图表工作表，与数据表分开打印。

若在工作表数据附近插入图表，应创建嵌入式图表；若在工作簿的其他工作表中插入图表，应创建独立图表。无论哪种图表，均与创建它们的工作表数据相连，当修改工作表数据时，图表也会随之更改。

Excel 2010 还可创建迷你图。这是一种微型图表，可提供数据的直观表示。由于操作简单，在此不作阐述。下面通过举例来介绍如何利用【插入】选项卡中的【图表】操作组创建图表。

例 6-6 某地 110 名 7 岁男童身高的频数统计表如图 6-92 所示，绘制图表以反映 7 岁男童的身高分布特点。

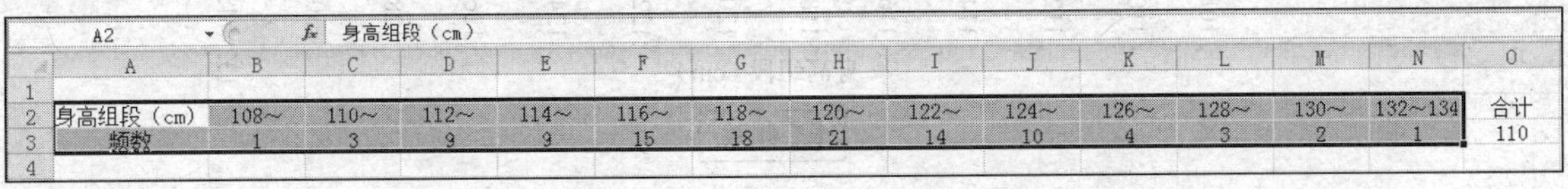

A	B	C	D	E	F	G	H	I	J	K	L	M	N	O
身高组段（cm）	108～	110～	112～	114～	116～	118～	120～	122～	124～	126～	128～	130～	132～134	合计
频数	1	3	9	9	15	18	21	14	10	4	3	2	1	110

图 6-92 选中待建图表的数据区域

操作步骤如下：

- 选中将要显示在图表中的数据所在的单元格区域 A2:N3，如图 6-92 所示。如果需要将在图表中显示数据的行列标识，则需选定数据区域中含有行列标志的单元格。
- 单击【插入】选项卡→【图表】操作组→【柱形图】选项→弹出下拉菜单，然后在【二维柱形图】类型中选择【簇状柱形图】，拖曳新产生的图表到工作表合适的位置，如图 6-93 所示。此时，Excel 功能区中会新列出【图表工具】选项卡，其中包含设计、布局和格式等 3 个子选项卡。

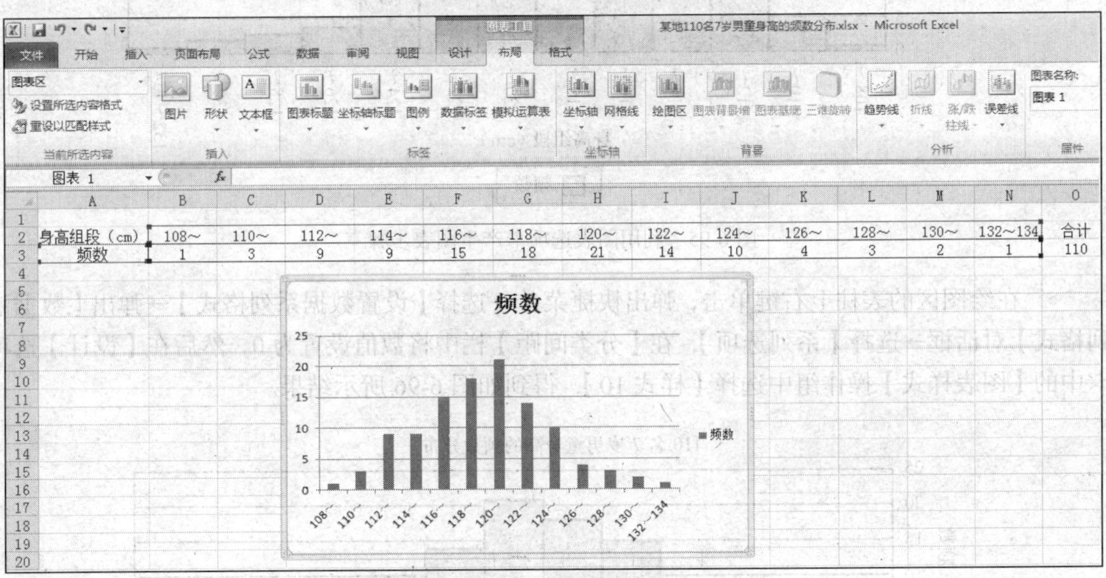

图 6-93 利用图表选项卡产生图表步骤一

- 选中新图表，单击【布局】选项卡→【标签】操作组→【图表标题】选项→【图表上方】子选项，然后将新图表的标题改为“110 名 7 岁男童身高的频数分布”。
- 单击【布局】选项卡→【标签】操作组→【坐标轴标题】选项→【主要横坐标轴标题】子选项→【坐标轴下方标题】子选项，然后将新图表的横坐标改为“身高组段（cm）”。
- 单击【布局】选项卡→【标签】操作组→【坐标轴标题】选项→【主要纵坐标轴标题】子

选项→【旋转过的标题】子选项，然后将新图表的纵坐标改为“频数“，结果如图 6-94 所示。

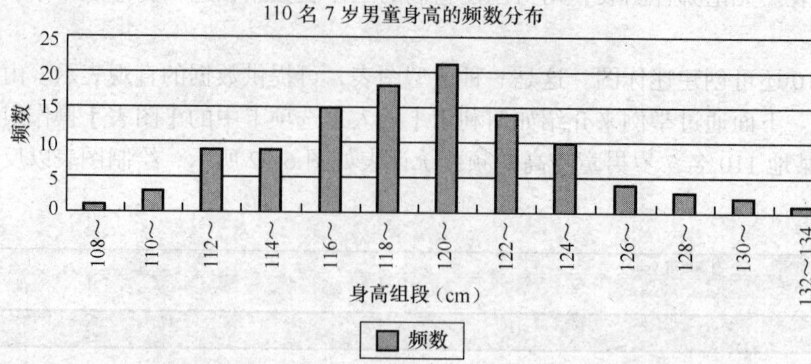

图 6-94　利用图表选项卡产生图表步骤二

• 右键单击横坐标数据区域→弹出下拉菜单→【设置坐标轴格式】选项→弹出【设置坐标轴格式】对话框→【对齐方式】选项→【文字方向】子选项→【所有文字旋转 270°】命令，得到如图 6-95 所示结果。

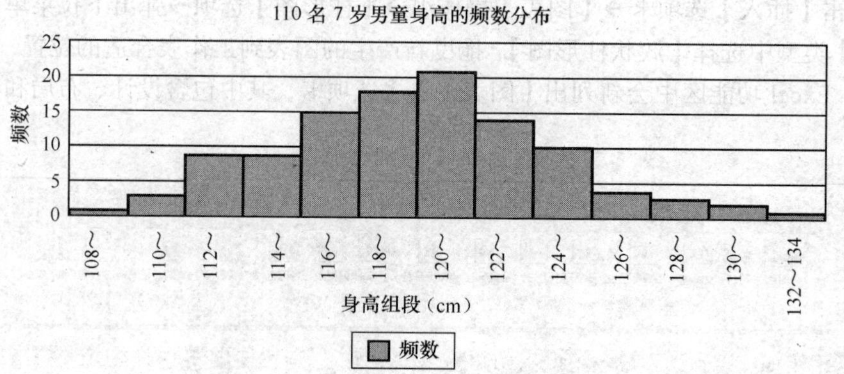

图 6-95　利用图表选项卡产生图表步骤三

• 在绘图区的表柱上右键单击，弹出快捷菜单→选择【设置数据系列格式】→弹出【数据系列格式】对话框→选择【系列选项】，在【分类间距】栏中将数值设置为 0，然后在【设计】选项卡中的【图表样式】操作组中选择【样式 10】，得到如图 6-96 所示结果。

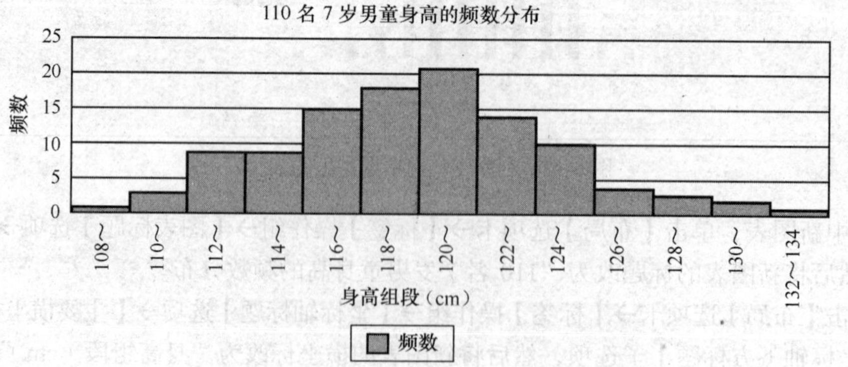

图 6-96　利用图表选项卡产生图表步骤四

从图中可知，7 岁男童的身高大多数位于 112～126cm，其中身高位于 120～122cm 的人数最多。

2. 编辑图表

完成图表的创建工作后，可以利用 Excel 提供的工具进一步对图表的内容、格式、布局和外观进行编辑，使其更加美观、完善。

对图表进行编辑，首先要选取图表。嵌入式图表的选取只需在图表区任意处单击即可；独立图表的选取则需单击该工作表的标签。选取图表后，可以更改其中的图表项，下面介绍两种方法。

（1）利用快捷菜单。

右键单击图表对象，出现如图 6-97 所示的快捷菜单。单击该菜单中的【设置图表区域格式】选项，可在弹出的【设置图表区域格式】对话框中设置图表的图案、字体和属性。利用【更改图表类型】选项、【选择数据】选项和【移动图表】选项，可分别重新选择图表的类型、数据源和存放位置。

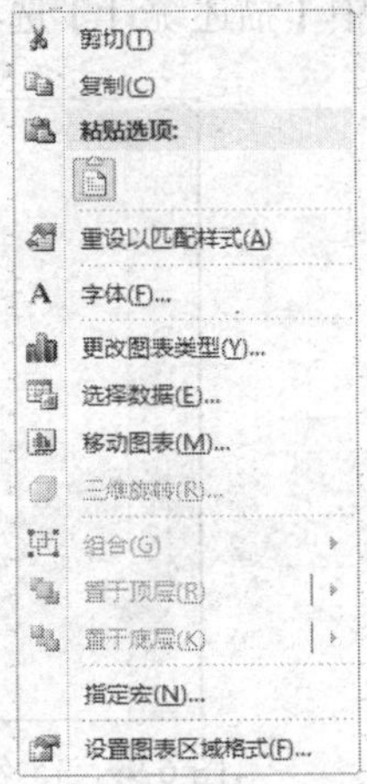

图 6-97　图表编辑快捷菜单

（2）利用功能区中的【图表工具】选项卡。

选取图表后，可以通过【图表工具/设计】选项卡来切换行与列，更改图表的类型、数据源、布局和样式，甚至移动图表的位置。默认情况下，新图表是作为嵌入式图表插入当前工作表中；通过【图表工具/布局】选项卡来更改图表的坐标轴与网格线的显示方式、图表标题、横坐标标题、纵坐标标题、趋势线等内容；通过【图表工具/格式】选项卡来更改图表每一组成部分的形状样式、字体样式和对齐方式等内容。

6.2.5　综合应用举例

1. 描述统计案例

例 6-7　测得 15 名男子的身高（米）为：1.73，1.72，1.69，1.74，1.66，1.8，1.78，1.76，1.7，1.62，1.82，1.71，1.75，1.7，1.77，试计算该数据的描述性统计量。

操作步骤如下：

- 新建一个 Excel 工作薄，并保存为“15 名男子身高的描述性统计量”。双击 Sheet1 工作表标签，“Sheet1”被高亮选中。输入“描述性统计量”，以给工作表重命名，如图 6-98 所示。

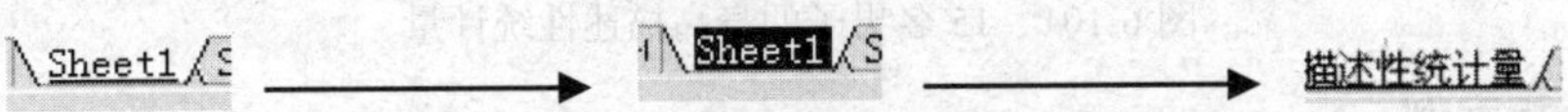

图 6-98　修改工作表表名

- 在工作表中输入原始数据，选中数据区域 B1:B16，单击【开始】选项卡→【对齐方式】操作组→【居中】按钮，将格式设置为水平居中，如图 6-99 所示。
- 单击【文件】选项卡→【选项】选项→弹出【Excel 选项】对话框→【加载项】选项→单击【转到】按钮→弹出【加载宏】对话框→勾选【分析工具库】复选框→单击【确定】按钮，则会在【数据】选项卡中新增【分析】操作组。如果【加载宏】对话框中没有“分析工具库”栏，则单击【浏览】按钮，定位到分析工具库，加载宏文件 Analys32.xll 所在的驱动器和目录（通常位于\Library\Analysis 路径下）。
- 单击【数据】选项卡→【分析】操作组→【数据分析】选项→弹出【数据分析】对话框，

选中【描述统计】选项，单击【确定】按钮，弹出【描述统计】对话框，如图 6-100 所示。

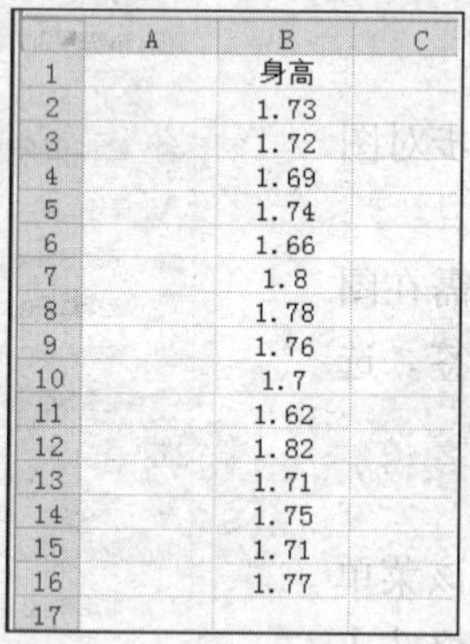

图 6-99　15 名男子的身高数据

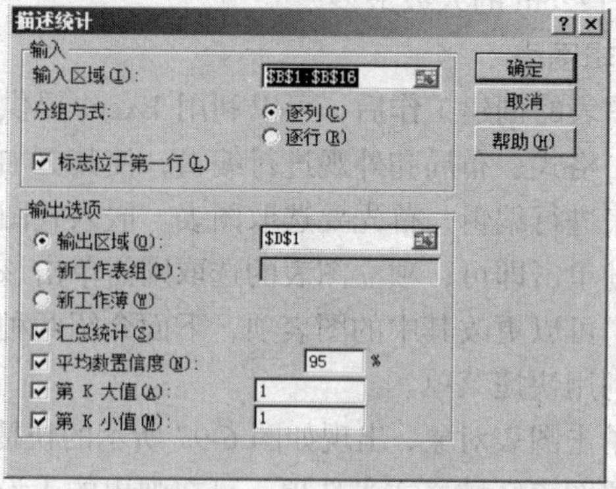

图 6-100　“描述统计“对话框

• 在该对话框中，单击“输入区域”栏右边的拾取按钮，然后选取单元格区域 B1:B16。由于选择了列标题 B1，因此勾选“标志位于第一行”复选框；单击“输出区域”栏右边的拾取按钮，然后选择单元格 D1，以将统计分析的结果输出到以 D1 为起始单元格的区域。单击【确定】按钮，得到如图 6-101 所示的描述性统计量。

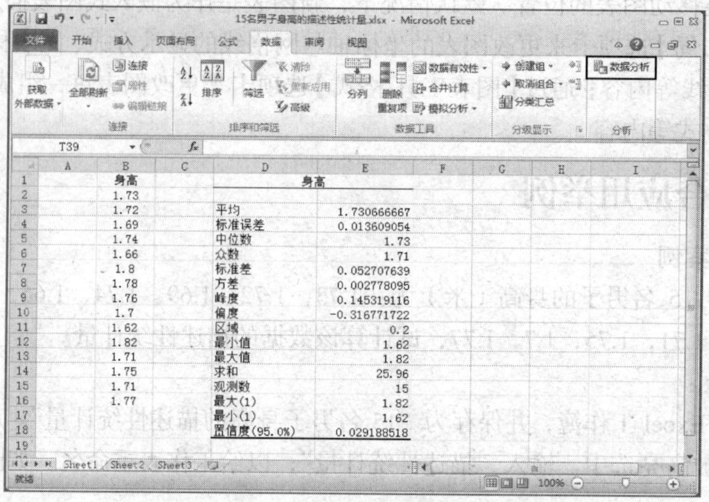

图 6-101　15 名男子的身高描述性统计量

2. 回归分析案例

例 6-8　某单位应用单向环状免疫扩散法测得 IgG 浓度与琼脂免疫板上沉淀环直径的数据如表 6-15 所示，试求它的直线回归方程。

表 6-15　　IgG 浓度与沉淀环直径

IgG 浓度 X（IU/ml）	沉淀环直径 Y（mm）
1	4.0
2	5.5
3	6.2
4	7.7
5	8.5

操作步骤如下：

- 新建一个 Excel 工作簿，并保存为“IgG 浓度与沉淀环直径的直线回归方程”，并输入表 6-15 的内容，如图 6-102 所示。
- 选中数据区域 B2:C7，单击【开始】选项卡→【样式】操作组→【套用表格格式】选项→弹出下拉菜单→【表样式浅色 1】选项，然后单击【开始】选项卡→【对齐方式】操作组→【居中】选项，将数据区域的格式设置为水平居中，得到如图 6-103 所示表格。

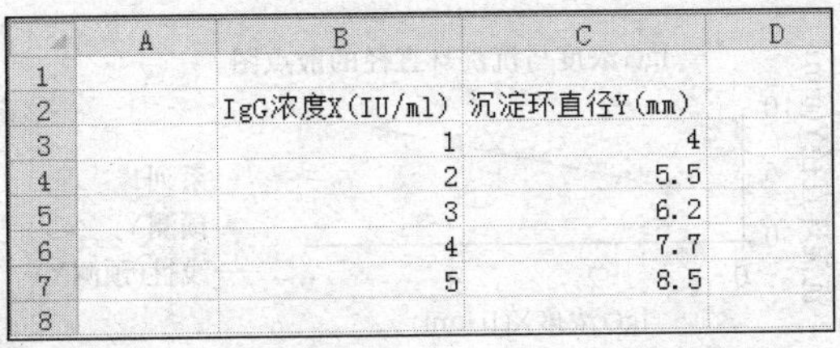

	A	B	C	D
1				
2		IgG浓度X(IU/ml)	沉淀环直径Y(mm)	
3		1	4	
4		2	5.5	
5		3	6.2	
6		4	7.7	
7		5	8.5	
8				

图 6-102 IgG 浓度与沉淀环直径的原始数据

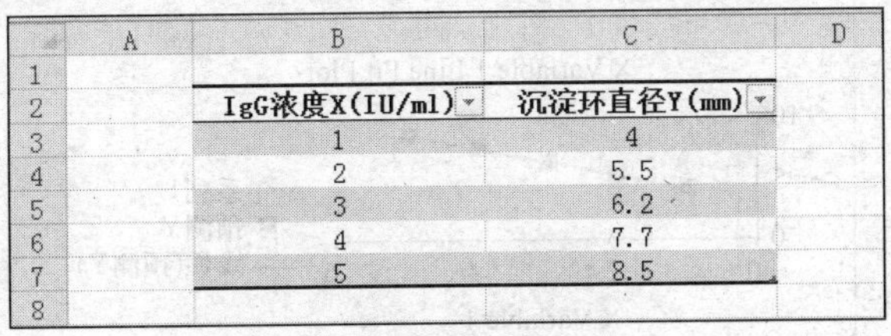

	A	B	C	D
1				
2		IgG浓度X(IU/ml)	沉淀环直径Y(mm)	
3		1	4	
4		2	5.5	
5		3	6.2	
6		4	7.7	
7		5	8.5	
8				

图 6-103 调整原始数据的格式

- 单击【数据】选项卡→【分析】操作组→【数据分析】选项→弹出【数据分析】对话框→【回归】选项→【确定】按钮→弹出【回归】对话框，如图 6-104 所示。
- 在【回归】对话框【输入】项中的“Y 值输入区域”栏选中单元格区域 C3:C7，在“X 值输入区域”栏选中单元格区域 B3:B7；在【输出选项】中选中“输出区域”，并通过右边的拾取按钮选中 E1，指定分析结果输出在以 E1 为起始单元格的区域；在【残差】中选中“线性拟合图”，以得到 IgG 浓度与沉淀环直径的散点图。单击【确定】按钮，然后调整散点图在图表中的位置，得到如图 6-105 所示结果。

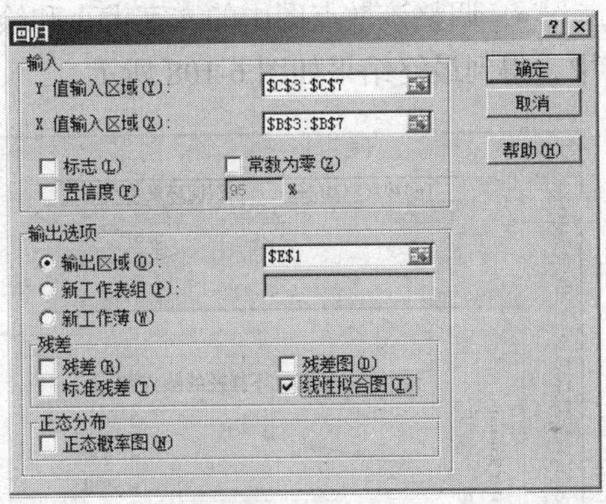

图 6-104 “回归”对话框

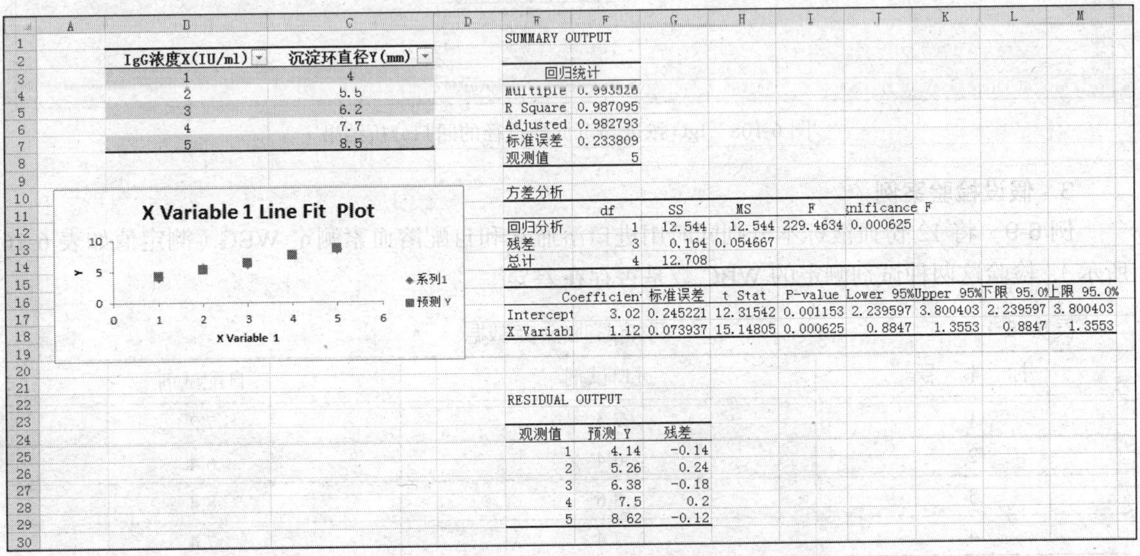

图 6-105 IgG 浓度与沉淀环直径的回归统计结果

• 根据图 6-105 可知，F17 为截距，F18 为回归系数，因此回归方程为 Y=3.02+1.12X。右键单击图中散点图上的点，在弹出的菜单中选择【添加趋势线】，出现【设置趋势线格式】对话框，在该对话框的【趋势线选项】项中选择【线性】回归分析类型，单击【确定】按钮，得到如图 6-106 所示的散点图。

• 按照 6.2.4 节中创建图表的方法，给图 6-106 中的散点图添加标题、横坐标和纵坐标，得到如图 6-107 所示效果。

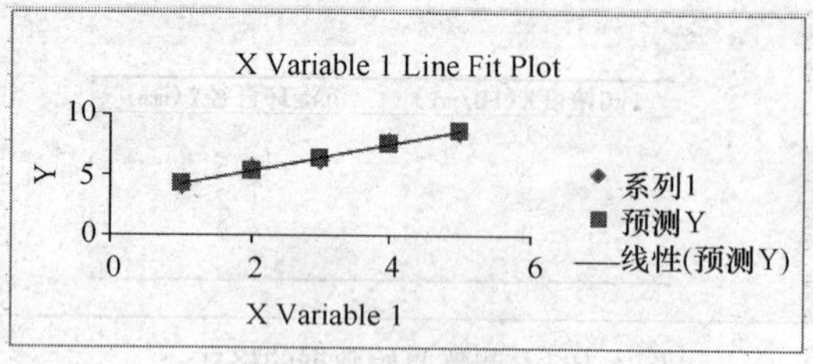

图 6-106 给散点图添加趋势线

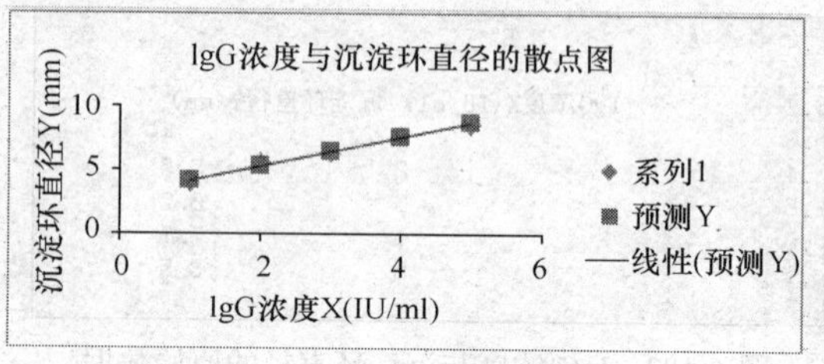

图 6-107 调整后的散点图

• 调整该散点图中的文字大小和绘图区大小，并将回归方程 Y=3.02+1.12X 输入当前工作表中，得到最终结果如图 6-108 所示。

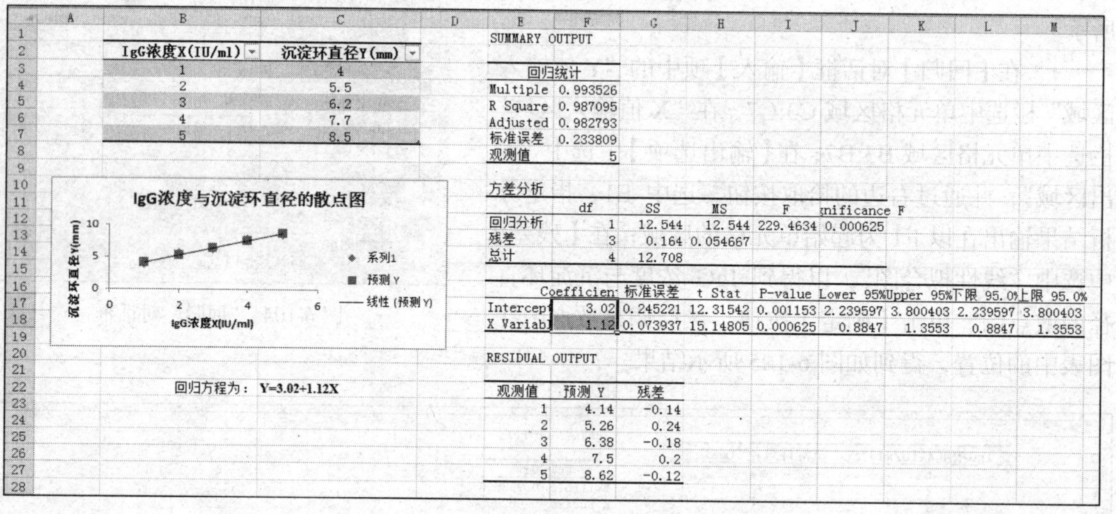

图 6-108 IgG 浓度与沉淀环直径的回归分析结果

3. 假设检验案例

例 6-9 将 12 份血液标本分别同时用进口溶血素和自配溶血素测定 WBC（测定值如表 6-16 所示），检验这两种试剂测定的 WBC 数是否存在差异。

表 6-16 两种试剂的测定数据

标 本 号	进口试剂	自配试剂
1	7.3	7.2
2	6.4	6.4
3	8.6	8.4
4	7.4	7.4
5	5.8	5.8

续表

标　本　号	进口试剂	自配试剂
6	5.0	4.9
7	6.9	6.8
8	6.0	6.3
9	8.3	8.4
10	8.6	8.5
11	5.1	5.0
12	5.8	5.7

操作步骤如下：

- 新建一个 Excel 工作簿，并保存为“t 检验”，输入表 6-16 的内容，并将当前工作表命名为“配对 t 检验”，如图 6-108 所示。
- 单击【数据】选项卡→【分析】操作组→【数据分析】选项→弹出【数据分析】对话框→【t-检验：平均值的成对二样本分析】选项→【确定】按钮→弹出【t-检验：平均值的成对二样本分析】对话框。在该对话框的“变量 1 的区域”栏中选定单元格区域 B2:B14；在“变量 2 的区域”栏中选定单元格区域 C2:C14；设定“假设平均差”的值为 0；设定置信度 a 的值为 0.05；勾选“标志”复选框以指明刚才所选区域的第一行是标志而非数据；选中“输出区域”栏，并选定 E2 作为输入区域的起始单元格，如图 6-110 所示。

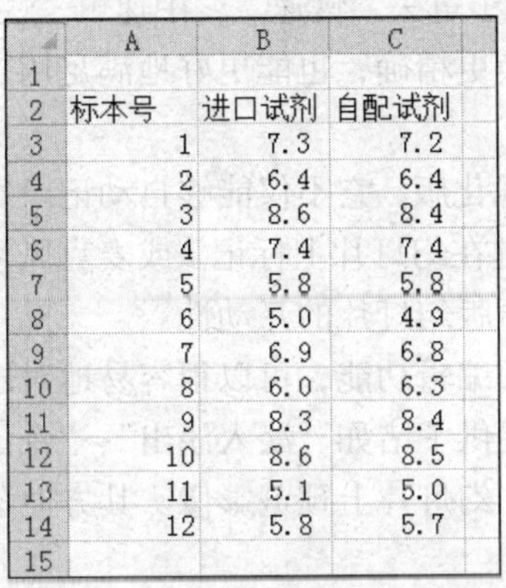

	A	B	C
1			
2	标本号	进口试剂	自配试剂
3	1	7.3	7.2
4	2	6.4	6.4
5	3	8.6	8.4
6	4	7.4	7.4
7	5	5.8	5.8
8	6	5.0	4.9
9	7	6.9	6.8
10	8	6.0	6.3
11	9	8.3	8.4
12	10	8.6	8.5
13	11	5.1	5.0
14	12	5.8	5.7
15			

图 6-109　两种试剂的测定数据

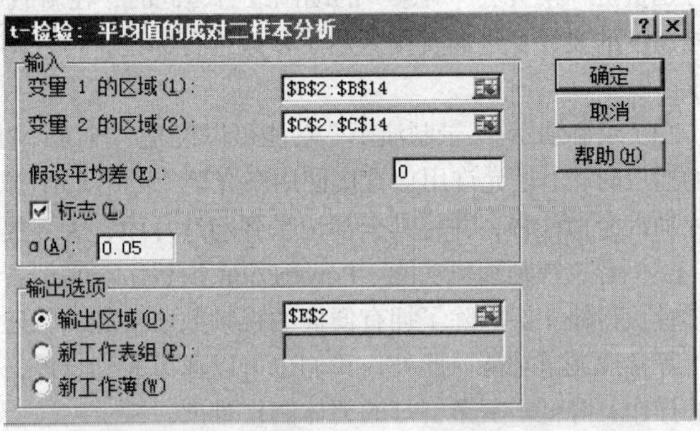

图 6-110　“平均值的成对二样本分析”对话框

- 在图 6-110 中单击【确定】按钮，得到分析结果如图 6-111 所示。

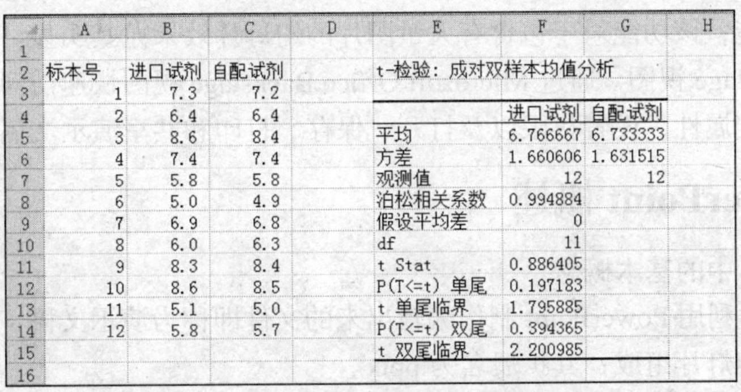

	A	B	C	D	E	F	G	H
1								
2	标本号	进口试剂	自配试剂		t-检验：成对双样本均值分析			
3	1	7.3	7.2					
4	2	6.4	6.4			进口试剂	自配试剂	
5	3	8.6	8.4		平均	6.766667	6.733333	
6	4	7.4	7.4		方差	1.660606	1.631515	
7	5	5.8	5.8		观测值	12	12	
8	6	5.0	4.9		泊松相关系数	0.994884		
9	7	6.9	6.8		假设平均差	0		
10	8	6.0	6.3		df	11		
11	9	8.3	8.4		t Stat	0.886405		
12	10	8.6	8.5		P(T<=t) 单尾	0.197183		
13	11	5.1	5.0		t 单尾临界	1.795885		
14	12	5.8	5.7		P(T<=t) 双尾	0.394365		
15					t 双尾临界	2.200985		
16								

图 6-111　成对二样本均值分析结果

根据图 6-111 可知，t 的值为 0.886405，小于 t 的界值 2.200985（参见单元格 F15），故 P 值大于 0.05（实际上 F14 已经显示 P 值为 0.394365），因此可判定这两种试剂所测定的 WBC 数据无显著差异。

6.3 PowerPoint 幻灯片处理

Office PowerPoint 是创作演示文稿的软件，可以设计制作广告宣传、产品演示、会议交流、论文答辩等电子版幻灯片，能把所要表达的信息组织在一组图文并茂的画面中。该画面中可包括文字、图形、图像、声音以及视频剪辑等元素。

相比之前的 PowerPoint 版本，PowerPoint2010 的改进显得更加耀眼，不仅功能更加完善、易用，而且新增了不少全新的幻灯效果，使得用户可以轻松制作出更为炫美的幻灯片。另外，多媒体元素的加入也使得在素材选择上为用户留有更大的余地。其新特性主要体现在以下 8 个方面。

（1）丰富的在线主题。除了内置的几十款主题之外，还可以直接下载网络主题。不仅能够极大地扩充幻灯片的美化范畴，还能在操作上变得更加便捷。

（2）广播幻灯片功能。“广播幻灯片”是 PowerPoint 2010 中新增加的一项功能。该功能允许其他用户通过互联网同步观看主机的幻灯片播放,类似于电子教室中经常使用的视频广播等应用。

（3）新增“切换”功能。在 PowerPoint 2010 中，新增加了一个“切换”标签，与“动画”标签分别负责“换页”、“对象”的动画设置；同时，在新版中摒弃了过去“慢速”、“中速”、“快速”三档速度的设计，进而直接采用了秒数进行标记，可让幻灯切换更精确，也能更好地满足用户的需求。

（4）录制演示。“录制演示”功能可以说是“排练计时”的强化版，它不仅能够自动记录幻灯片的播放时长，还允许用户直接使用激光笔（可用 Ctrl+鼠标左键在幻灯片上标记）或麦克风为幻灯片加入旁白注释，并将其全部记录到幻灯片中，大大提高了新版幻灯片的互动性。

（5）音、视频编辑功能。PowerPoint 内置了丰富的音、视频编辑功能，可以很容易地对已插入影音执行修正。它除了拥有便捷的视频截取功能外，还专门提供了诸如“淡入淡出”、“音量大小”等常规调节功能。此外，我们也可以通过光标悬停，直接在幻灯片上预览影像。其方便了用户的操作，降低了复杂幻灯的整体制作难度。

（6）图形组合。制作图形时，可能需要使用不同的组合形式，如联合、交集、打孔和裁切等，在 PowerPoint 2010 中也加入了这项功能。

（7）文档压缩。为了方便用户存储、播放幻灯片，PowerPoint 2010 中还提供了针对不同应用环境的文档压缩功能，该功能对于包含有大量图片的幻灯片效果尤其明显。

（8）新增 Backstage 视图。通过 Microsoft Office Backstage 视图快速访问与管理文件相关的常见任务，如查看文档属性、设置权限以及打开、保存、打印和共享演示文稿。

6.3.1 PowerPoint 概述

1. PowerPoint 中的基本概念

（1）演示文稿。利用 PowerPoint 制作编辑出来的文件即称为演示文稿，一份演示文稿就是一个文件，由若干张幻灯片组成，其扩展名为.pptx。

（2）幻灯片。演示文稿中的每一页则称为幻灯片，幻灯片上包含文字、图形、表格、音/视频等各种可以输入和编辑的对象，每张幻灯片都是演示文稿中既相互独立又相互联系的内容。

（3）PowerPoint 视图。在 PowerPoint 中用于浏览或编辑幻灯片的可视化图形界面即称为视图。PowerPoint 提供了多种视图方式，如普通视图、幻灯片浏览视图、备注页视图、阅读视图等。在不同的视图中可以对幻灯片进行不同方面的加工。在一种视图中进行的修改，会自动反映到其他的视图中。

（4）备注页。专门为演讲者本人提供的有关演示文稿的注释资料。

（5）占位符。占位符就是先占住一个固定的位置用于幻灯片上，表现为一个虚框，虚框内往往有“单击此处添加标题”之类的提示语，一旦点击之后，提示语会自动消失，并且在其中输入文字，带有固定的格式。

（6）版式。幻灯片版式包含要在幻灯片上显示的全部内容的格式设置、位置和占位符。占位符是版式中的容器，可以根据提示在指定位置插入各种对象。PowerPoint 2010 包含标题幻灯片、标题和内容、节标题等 11 种内置版式，用户还可以自定义版式。

（7）主题。使用主题可以简化专业设计师水准演示文稿的创建过程。不仅可以在 PowerPoint 中使用主题颜色、字体和效果，还可以在 Excel、Word 和 Outlook 中使用它们，这样用户的演示文稿、文档、工作表和电子邮件就可以具有统一的风格。

（8）模板。模板是用户另存为.potx 文件的一张幻灯片或一组幻灯片的图案或蓝图。模板可以包含版式、主题颜色、主题字体、主题效果和背景样式，甚至还可以包含内容。

2. PowerPoint 的启动与退出

启动 PowerPoint 应用程序有以下两种方法。

方法一：选择“开始→所有程序→Microsoft Office →Microsoft Office PowerPoint 2010”命令，即可启动 PowerPoint 应用程序。

方法二：如果在桌面上建立了各应用程序的快捷方式，直接双击快捷方式图标即可启动相应的应用程序。

退出 PowerPoint 应用程序有以下三种方法。

方法一：打开 PowerPoint 程序后，单击程序右上角的关闭按钮（ x ），可快速退出主程序。

方法二：打开 PowerPoint 程序后，右击菜单栏空白处，在弹出的快捷菜单中选择“关闭”按钮（或按 Alt+F4 组合键），可快速关闭当前开启的 PowerPoint 演示文稿。

方法三：打开 PowerPoint 程序后，单击【文件】菜单下的“关闭”或“退出”按钮，均能退出 PowerPoint。注意：“关闭”按钮的作用是关闭当前 PowerPoint 演示文稿，“退出”按钮的作用是关闭所有 PowerPoint 演示文稿。

3. PowerPoint 的工作窗口

启动 PowerPoint 后，将打开 PowerPoint 的主窗口，如图 6-112 所示。

PowerPoint 的工作窗口主要包括标题栏、快速访问工具栏、菜单栏、工具栏、幻灯片编辑区、状态栏、备注窗格等。

快速访问工具栏：显示在标题栏最左侧，包含一组独立于当前所显示选项卡的选项，是一个可以自定义的工具栏，可以在快速访问工具栏添加一些最常用的按钮。

标题栏：在窗口的最上方显示文档的名称。

选项卡：显示 PowerPoint 所有的菜单项，如文件、开始、插入、设计、切换、动画、幻灯片放映、审阅、视图。只有选中某一对象或功能时，其个性设置选项卡才会显示，如“格式”、“幻灯片母版”等。

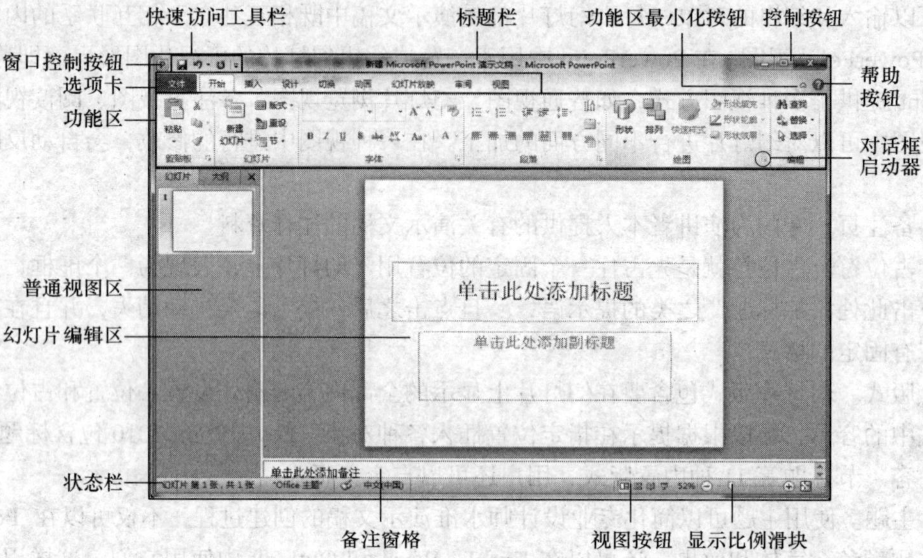

图 6-112 PowerPoint 的主窗口

功能区：各选项卡所包含的功能按钮。不同的选项卡在功能区所显示的按钮都不相同。

对话框启动器：单击功能区各分组中的该按钮，弹出该分组对应的功能设置对话框。

幻灯片编辑区：幻灯片设计与编辑的主要区域。

状态栏：显示幻灯片的当前信息，如页数和使用的主题等。

视图按钮：用于各种视图切换的快捷按钮。

显示比例滑块：拖曳用于显示幻灯片编辑区的大小。

4. PowerPoint 帮助

PowerPoint 自带的“帮助”功能可以让我们快速习惯并掌握这个软件的使用。单击 PowerPoint 主界面右上角的按钮（或按下 F1 键），可以打开 PowerPoint 帮助窗口。在帮组窗口的搜索栏中输入需要搜索的关键词，单击“搜索”按钮，或点击帮助窗口中列出的帮助主题，即可得到需要的信息，如图 6-113 所示。

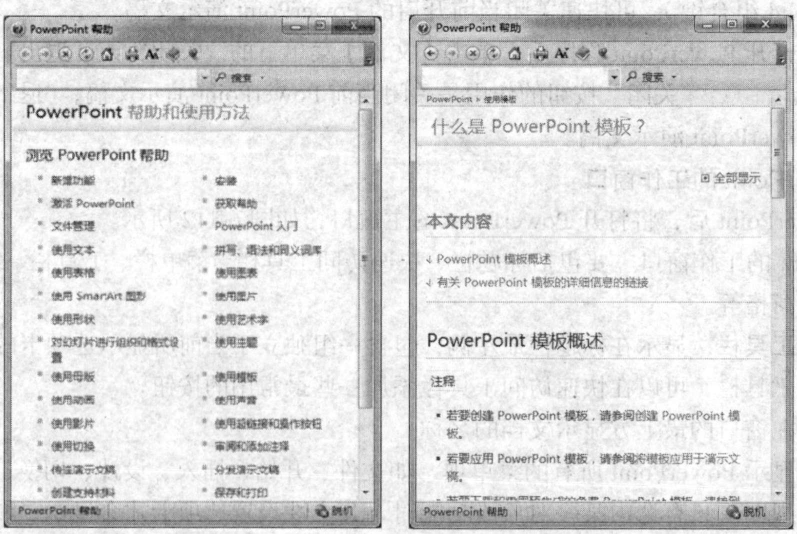

图 6-113 PowerPoint 帮助窗口

6.3.2　PowerPoint 基本操作

1．创建演示文稿

（1）空白演示文稿。

单击【文件】选项卡→【新建】，双击“可用的模板和主题”选项卡下的“空白演示文稿”，即可创建一个新的空白演示文稿，如图 6-114 所示。

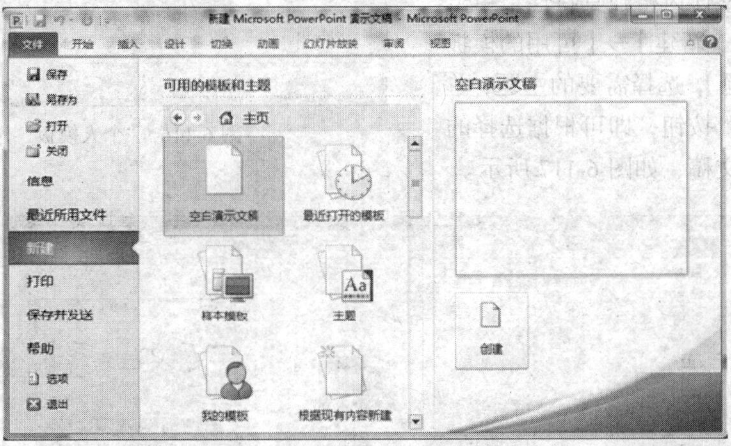

图 6-114　创建空白演示文稿

注意

新建的空白演示文稿，其文件名为“演示文稿 1”，如果是第二次创建空白演示文稿，其文件名为“演示文稿 2”，依此类推。在关闭创建的空白演示文稿时，如文稿有改动，系统会提示“是否保存对‘演示文稿 1’的更改”；如文稿没有任何改动，则关闭文档且不保存。

（2）根据模板建立演示文稿。

PowerPoint 提供了丰富多彩的模板，根据 Office 内置模板新建演示文稿，新演示文稿的内容与选择的模板内容完全相同。单击【文件】选项卡→【新建】→【可用的模板和主题】→【样本模板】，选择需要的模板，单击右下部“创建”按钮，即可根据选择的系统模板创建新演示文稿，如图 6-115 所示。单击【可用的模板和主题】→【我的模板】，选择需要的模板，单击右下部“创建”按钮，即可根据选择的个人模板创建新演示文稿，如图 6-116 所示。

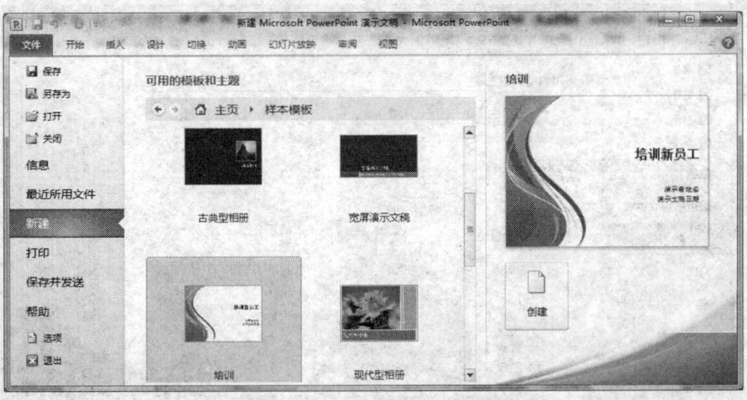

图 6-115　“样本模板”窗口

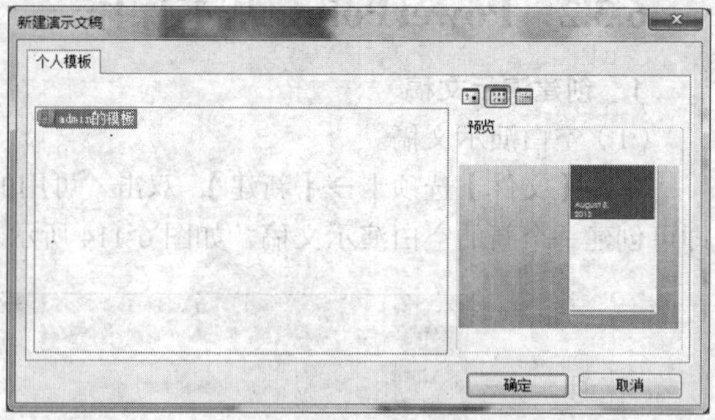

图 6-116 “个人模板”选项卡

（3）根据主题建立演示文稿。

PowerPoint 提供了多达 44 种主题，一种主题就是一种配色方案，系统为幻灯片中的各个对象预设了各种不同的颜色和效果，使得整体色彩搭配比较合理。用户可以在此基础上进行颜色、字体和效果的设置，使幻灯片的整体风格独具特性。单击【文件】选项卡→【新建】→【可用的模板和主题】→【主题】，选择需要的主题，单击右下部“创建”按钮，即可根据选择的主题创建新演示文稿，如图 6-117 所示。

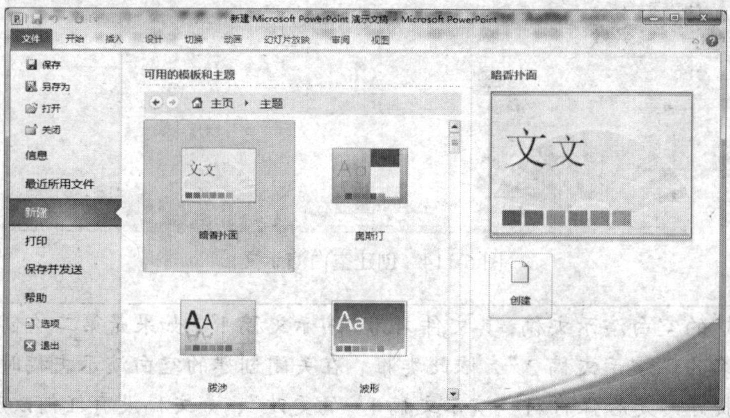

图 6-117 “主题”选项卡

（4）根据现有演示文稿建立演示文稿。

如果要创建一个与已有演示文稿在样式、颜色和母版等方面类似的新演示文稿，则可以利用该已有演示文稿来创作新演示文稿，以加快编辑新演示文稿的速度。单击【文件】选项卡→【新建】→【可用的模板和主题】→【根据现有内容新建】，如图 6-118 所示。在弹出的“根据现有演示文稿新建”对话框中，选择一个需要的演示文稿，即可创建一个与已有演示文稿相同的新演示文稿，如图 6-119 所示。

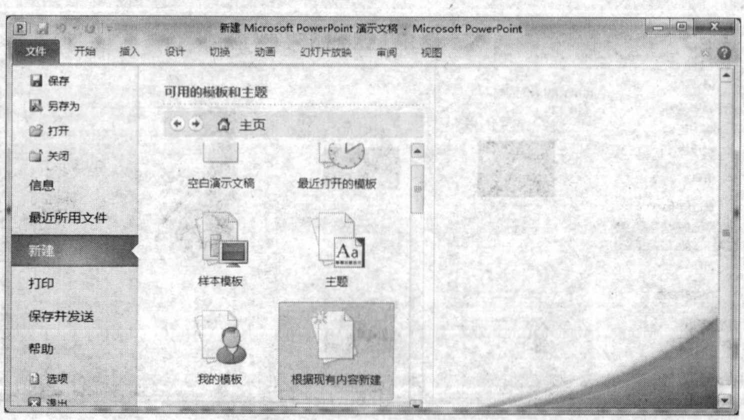

图 6-118 选择“根据现有内容新建”

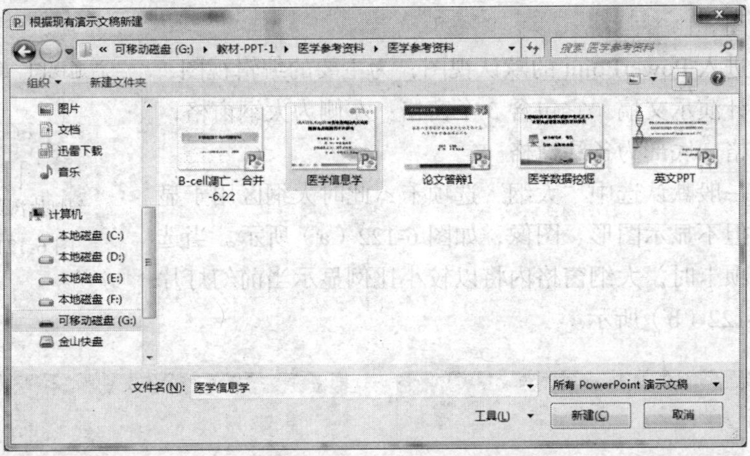

图 6-119　选择需要的演示文稿

（5）Office.com 模板。

除了利用 Office 自带的模板创建新演示文稿外，我们还可以利用 Office 网络模板库中不断更新的模板来创建演示文稿。单击【文件】选项卡→【新建】→【可用的模板和主题】→【Office.com 模板】，选择“在 Office.com 上搜索模板”或选择已有的 Office.com 模板，如图 6-120 所示。值得注意的是，已有的 Office.com 模板虽然可供选择，但它们并不是 PowerPoint 自带的，需要联网下载才能使用。

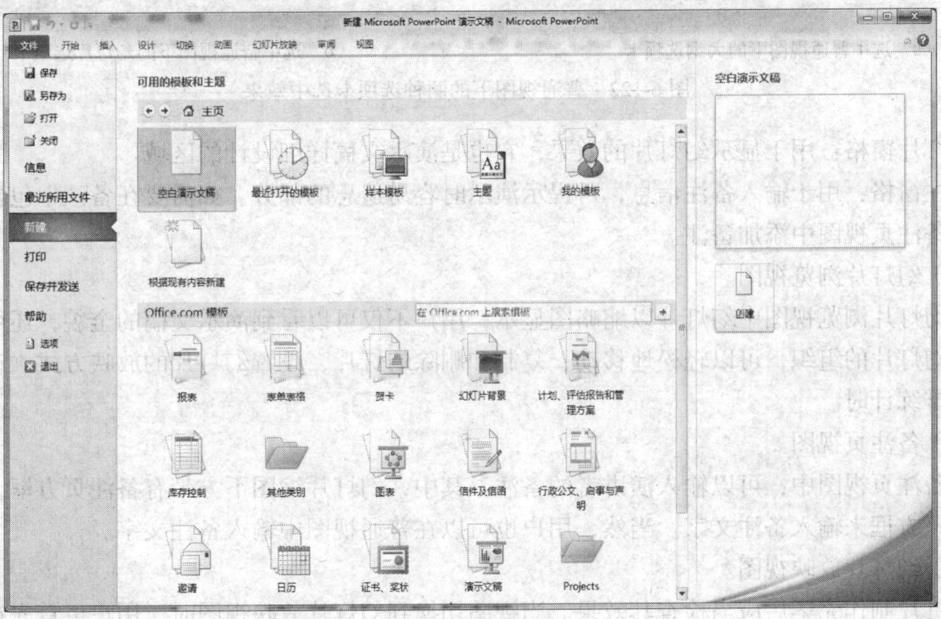

图 6-120　“Office.com 模板”选项卡

2. 浏览演示文稿

PowerPoint 能够以不同的视图方式显示演示文稿的内容，使演示文稿易于浏览、便于编辑。PowerPoint 提供了多种基本的视图方式，如普通视图、幻灯片浏览视图、阅读视图和备注页视图等。各种视图间的切换可以通过水平滚动条上视图切换工具栏的 4 个按钮来实现，如图 6-121 所示；也可从【视图】选项卡下进行选择。

（1）普通视图。

普通视图是进入 PowerPoint 的默认视图，为主要的编辑视图，可用于撰写或设计演示文稿。它包含 3 个窗格：左侧为大纲窗格，右侧为幻灯片窗格，底部为备注窗格。

大纲窗格：一般默认选中“大纲”选项卡，此时大纲区用于显示大纲的内容，但不显示图形、图像，如图 6-122（a）所示。当选中“幻灯片”选项卡时，大纲窗格内将以较小比例显示当前幻灯片的内容，如图 6-122（b）所示。

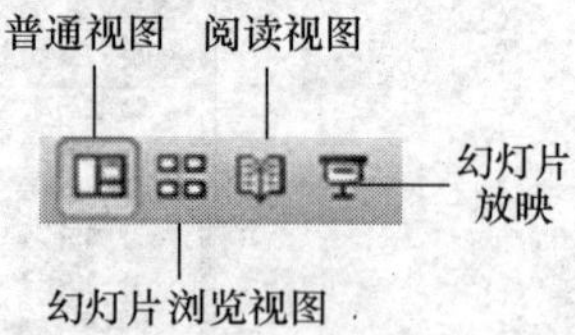

图 6-121　视图工具栏

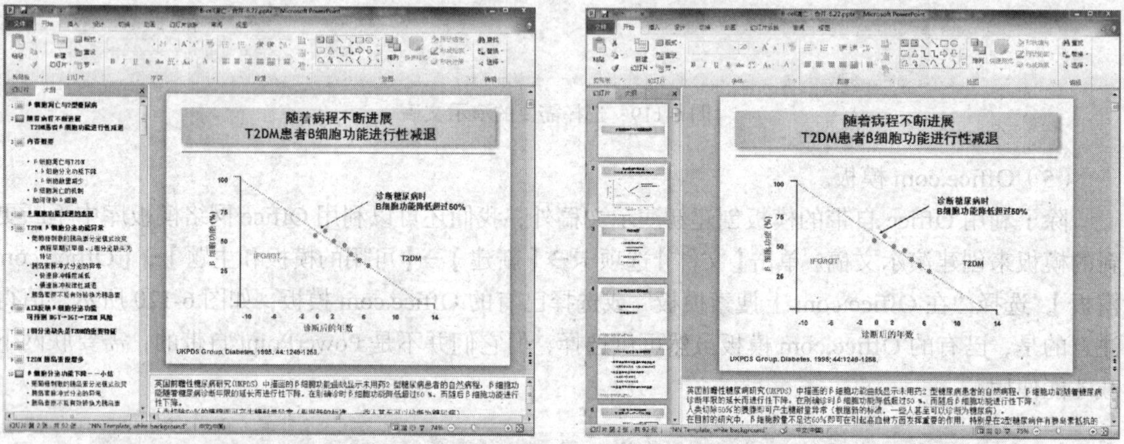

（a）选中普通视图下的大纲选项卡　　（b）选中普通视图下的幻灯片选项卡

图 6-122　普通视图下的两种选项卡选中效果

幻灯片窗格：用于显示幻灯片的效果，它也是演示文稿详细设计的区域。

备注窗格：用于输入备注信息，可提示演示时容易遗忘的部分。如需要在备注中包含图形，必须从备注页视图中添加备注。

（2）幻灯片浏览视图。

在幻灯片浏览视图中幻灯片以缩略图显示，用户不仅可以看到演示文稿的全貌，还可以方便地进行幻灯片的组织，可以轻松地移动、复制和删除幻灯片，设置幻灯片的放映方式、动画特效和进行排练计时。

（3）备注页视图。

在备注页视图中，可以输入演讲者的备注。其中，幻灯片缩图下方带有备注页方框，可以通过单击该方框来输入备注文字。当然，用户也可以在普通视图中输入备注文字。

（4）幻灯片放映视图。

幻灯片制作完毕后应当检查其效果。当视图切换到幻灯片放映视图时，用户可首先在屏幕上进行审阅，此时幻灯片在计算机上呈现全屏外观，按【Esc】键可退出全屏显示。

3. 调整幻灯片

调整幻灯片指对幻灯片进行插入、删除、复制、移动、隐藏等操作，一般在“幻灯片浏览”视图中进行。

（1）选择幻灯片。

进行删除、移动或复制幻灯片前，先要选择需进行处理的幻灯片。若选择单张幻灯片，单击它即可，此时被选中的幻灯片出现一个带背景颜色的框；若选择多张幻灯片，可按住【Shift】键（连续选择）或【Ctrl】键（不连续选择）同时单击要选择的各幻灯片。也可以选择“编辑”菜单中的【全选】命令或【Ctrl+A】组合键选择所有幻灯片。

（2）插入幻灯片。

将光标定位在要插入新幻灯片任意位置，此时该位置显示为闪烁的黑色实竖线，单击【开始】选项卡→【幻灯片】分组→【新建幻灯片】按钮，在弹出的“Office 主题”下拉框中选择新幻灯片的版式，可在光标所在位置或当前幻灯片之后插入一张新幻灯片。

（3）删除幻灯片。

按【Delete】键，即可删除已选择的幻灯片，其后的幻灯片会自动向前排列。若误删除，则可以单击演示文稿主界面顶部“快速访问工具栏”中的撤销按钮。

（4）复制和移动幻灯片。

使用“开始”菜单下的【复制】/【剪切】和【粘贴】命令可以复制/移动幻灯片。此外，上述基本操作所对应的常用快捷键、鼠标拖曳的方式在对幻灯片进行操作时依然有效。

（5）隐藏幻灯片。

如果不想放映演示文稿中的全部幻灯片，就可对幻灯片进行隐藏操作。选定要进行隐藏的幻灯片，单击【幻灯片放映】选项卡→【设置】分组→【隐藏幻灯片】按钮，或右键单击“大纲/幻灯片”窗格中某幻灯片，从快捷菜单中选择“隐藏幻灯片”命令，被隐藏的幻灯片数字编号上出现带有斜线的方框，即表示该幻灯片已被隐藏。若要取消隐藏，只需对该幻灯片再执行一次隐藏操作即可。

4. 保存演示文稿

创建演示文稿并对其进行编辑后，需要将演示文稿保存到电脑上的指定位置。单击【文件】选项卡→【另存为】按钮，弹出“另存为”对话框，设置文件的保存位置，在“文件名”文本框中输入要保存文稿的名称，即可将演示文稿保存到本地，如图 6-123 所示。

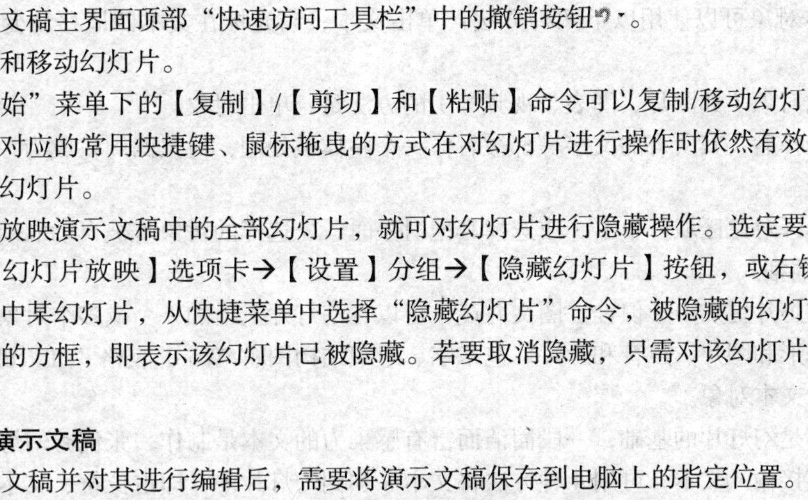

图 6-123　设置保存名称和位置

5. 打开演示文稿

一般情况下，可通过现有文稿打开其他演示文稿，或者利用最近使用的文档列表打开。

方法一：单击【文件】选项卡→【打开】，弹出“打开”对话框，找到需要打开的文件所在路径并选中，单击“打开”按钮即可。

方法二：单击【文件】选项卡→【最近所用文件】按钮，在“最近使用的演示文稿”列表中选中需要打开的演示文稿，右击选择“打开”命令，即可打开演示文稿。

6.3.3 编辑对象

对象是幻灯片中的基本成分，幻灯片中的对象被分为文本对象（标题、项目列表、文字说明等）、可视化对象（图片、剪贴画、图表等）和多媒体对象（视频、声音剪辑等）三类，各种对象的操作一般在普通视图下进行，操作方法也基本相同。

1. 对象的选择与取消

选择文本对象可以使用以下两种方法：单击文本；当光标在文本四周移动变为十字箭头时单击。

选择其他对象（如图片、图表、视频等）的方法是：单击对象。

对象被选择后，其所有的文字等都被看作一个整体被处理，对象四周将成为一个方框，方框上有八个控点。

当在被选择对象区域外单击，或选择其他对象时，先选择的对象将被自动取消。

2. 对象的插入

为了使幻灯片更加声形俱佳、图文并茂，可以在幻灯片上增加一个或多个对象。这些对象可以是文本、图形和图片、声音和影片、艺术字、组织结构图、Word 表格、Excel 图表等。

（1）插入文本对象。

文本内容是幻灯片的基础，一段简洁而富有感染力的文本是制作一张优秀幻灯片的前提。幻灯片上不能直接输入文本，可用 4 种方法将文本添加到幻灯片中，即占位符、文本框、艺术字和自选图形。单击【插入】选项卡→【文本】分组→【文本框】按钮，选择“横排文本框”或“竖排文本框”按钮；在幻灯片合适位置按住鼠标左键拖出一个文本区域之后，即可在该文本区域中输入文字。但要注意的一点是，只有在幻灯片中的占位符中输入的文字才能在大纲视图中显示出来。

（2）插入图片。

与 Word 中的插入操作相似，单击【插入】选项卡→【图像】分组→【图片】按钮，在弹出的“插入图片”对话框中选择所需的图片，即可将图片插入当前幻灯片中。插入其他对象如音频、视频、剪贴画、艺术字等的方法和插入图片的方法基本相同，只是选择的分组和按钮不同。

（3）插入图表。

与 Word 中的插入操作相似，单击【插入】选项卡→【插图】分组→【图表】按钮，在弹出的“插入图表”对话框中选择需要的图表类型，单击“确定”按钮，弹出名为“Microsoft PowerPoint 中的图表”的 Excel 表格，修改数据表中横行和竖行上的数据，按回车键确认修改就可以建立数据表所对应的图表，如图 6-124 所示。

3. 对象的编辑

对各种对象都可以进行移动、复制、删除等操作，但要先选择需操作的对象。

（1）对象移动：选中对象后按下鼠标并拖曳；也可用 ↑、↓、←、→进行微调。

（2）对象缩放：在对象边界上控点，光标变成双向箭头时拖曳；也可用 Shift+↑、↓、←、→进行微调。

（3）删除对象：选中对象后按【Delete】键或右键单击选择“剪切”命令。

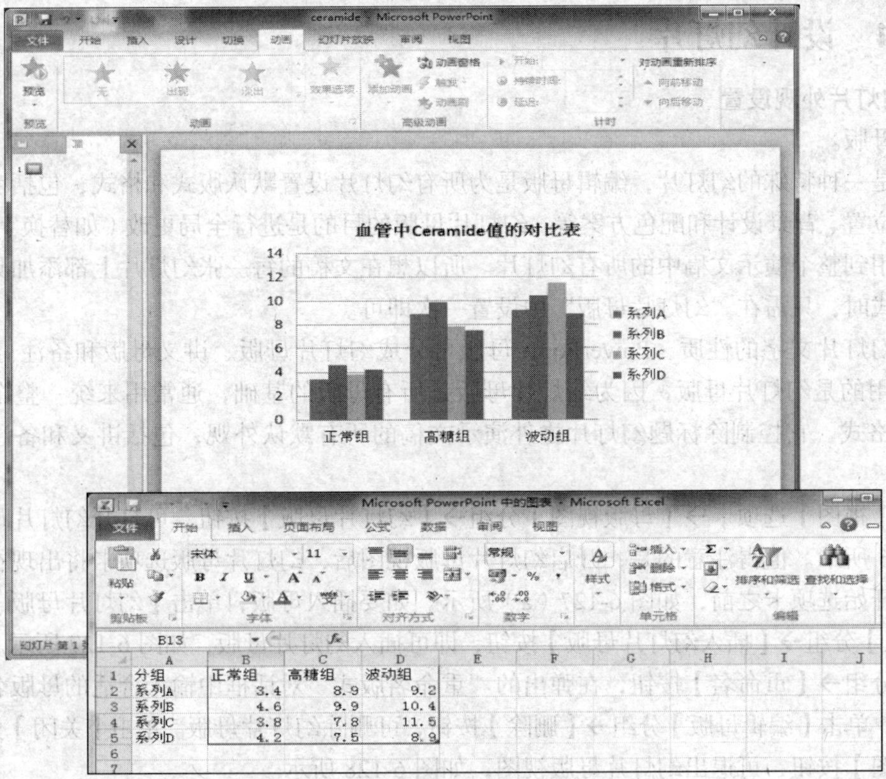

图 6-124　在幻灯片中插入图表

（4）对象旋转/翻转：选中对象，在格式菜单中选择“旋转”按钮，在弹出的级联菜单中选择旋转或翻转方式。

4. 对象的格式化

对象的格式化方法与 Word 中大致相同，可以通过【开始】选项卡和【格式】选项卡下的相关工具来完成，此处不再叙述，如图 6-125 所示。

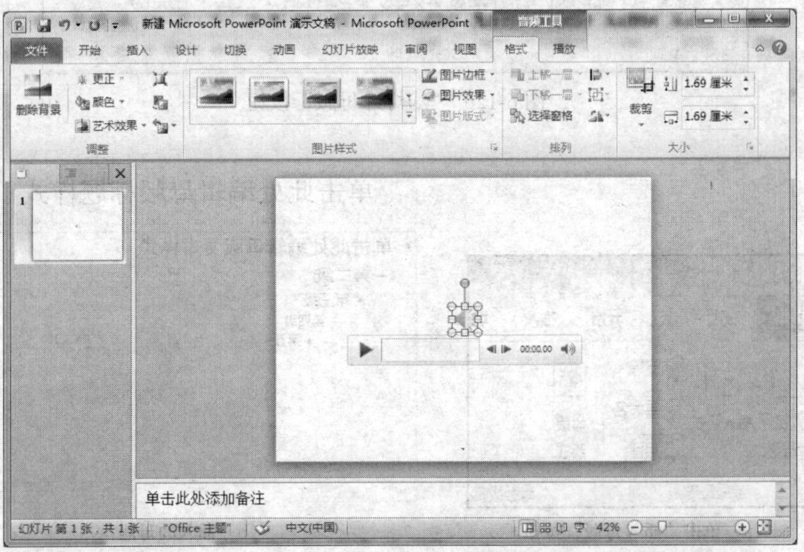

图 6-125　格式菜单

6.3.4 设计幻灯片

1. 幻灯片外观设置

（1）母版。

母版是一种特殊的幻灯片，编辑母版是为所有幻灯片设置默认版式和格式，包括字形、占位符大小和位置、背景设计和配色方案等。幻灯片母版的目的是进行全局更改（如替换字形），并使该更改应用到整个演示文稿中的所有幻灯片。所以想在文稿的每一张幻灯片上都添加具有相同的对象或格式时，只需在“幻灯片母版”中设置一次即可。

根据幻灯片文字的性质，PowerPoint 母版可分成幻灯片母版、讲义母版和备注母版 3 类。其中最常用的是幻灯片母版，因为幻灯片母版是所有母版的基础，通常用来统一整个演示文稿的幻灯片格式。它控制除标题幻灯片之外演示文稿的所有默认外观，包括讲义和备注中的幻灯片外观。

单击【视图】选项卡→【母版视图】分组→【幻灯片母版】按钮，可打开幻灯片母版视图，如图 6-126 所示。值得注意的是，开启幻灯片母版视图后，幻灯片母版选项卡将出现在文件选项卡之后，开始选项卡之前，如图 6-127（a）所示。如要插入母版，单击【幻灯片母版】选项卡→【编辑母版】分组→【插入幻灯片母版】按钮，即可插入幻灯片母版，如图 6-127 所示。单击【编辑母版】分组→【重命名】按钮，在弹出的“重命名版式”对话框中输入合适的母版名称，可重命名母版。单击【编辑母版】分组→【删除】按钮，可删除幻灯片母版。单击【关闭】分组→【关闭母版视图】按钮，可退出幻灯片母版视图，如图 6-128 所示。

① 更改文本格式。

在幻灯片母版中选择对应的占位符，如标题样式或文本样式等，可以设置字符格式或段落格式等。

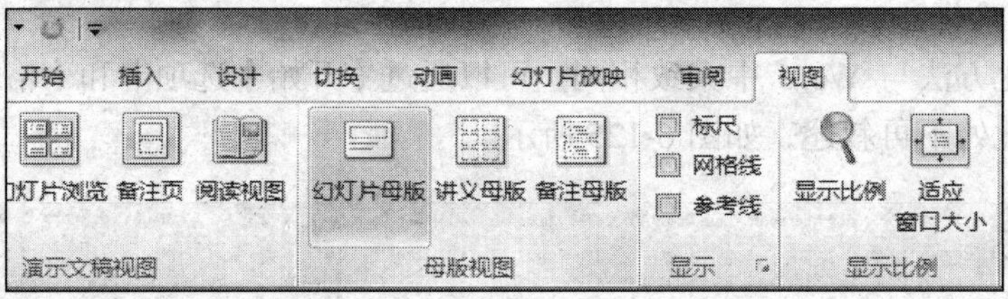

图 6-126 “幻灯片母版”按钮

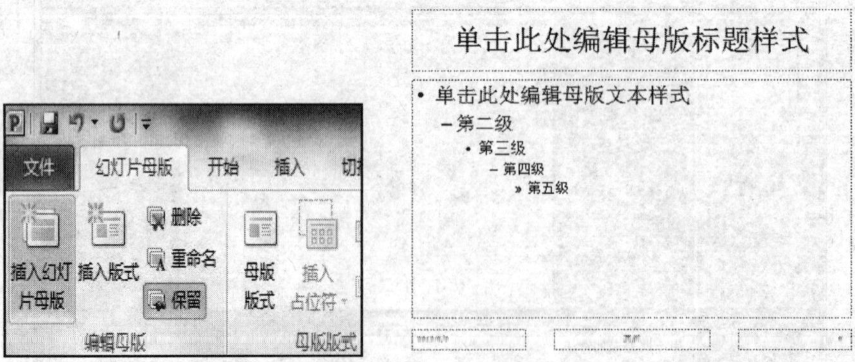

（a）单击“插入母版”按钮　　（b）插入的母版

图 6-127 插入幻灯片母版

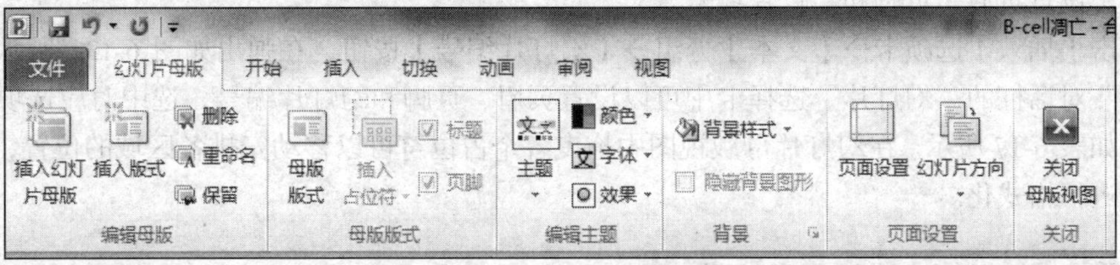

图 6-128　关闭幻灯片母版按钮

如果要在标题区或文本区添加各幻灯片共有的文本，必须使用文本框。因为文本框是独立的对象，在母版中独立的对象将出现在每一页幻灯片上。而在母版占位符中输入的文本则不会在所有幻灯片中显示，因为此时输入的文本属于占位符的一部分。

② 向母版插入对象。

要使每一张幻灯片都出现某个对象，可以向母版插入这个对象，如公司徽标、报告名称等。单击【幻灯片母版】选项卡→【母版版式】分组→【插入占位符】按钮，在其下拉列表中选择所需要的对象按钮，即可完成对象的插入。注意，通过幻灯片母版插入的对象不能在幻灯片状态下编辑。如果删除母版上的占位符，则幻灯片上相应区域将失去格式控制而变成一块空白，该对象也从幻灯片上消失。

③ 设置幻灯片背景。

在设计幻灯片母版的过程中，用户还可以设置幻灯片母版的背景。在幻灯片母版视图中，单击【背景】分组→【背景样式】按钮，在弹出的列表中选择一种背景颜色即可设置幻灯片背景，如图 6-129 所示。若要设置幻灯片背景的填充效果，可在【背景样式】按钮弹出的列表中（见图 6-129）单击“设置背景格式...”按钮，打开如图 6-130 所示的“设置背景格式”对话框，分别在“填充”、“图片更正”、“图片颜色”、“艺术效果”选项卡中设置幻灯片背景填充效果。

注意：设置幻灯片背景的填充效果，除了可在【幻灯片母版】选项卡中设置外，还可在幻灯片编辑状态下设置。具体方法：右击幻灯片空白区域（占位符不能覆盖的区域），在弹出菜单中单击“设置背景格式”按钮，即可弹出如图 6-130 所示“设置背景格式”对话框。

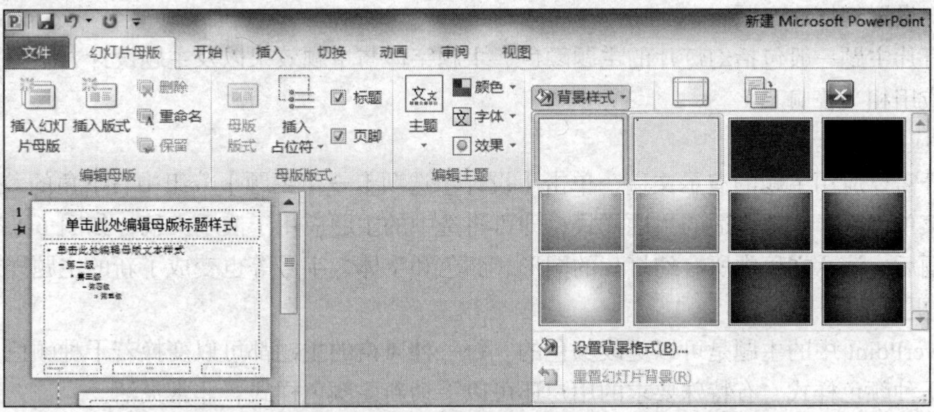

图 6-129　设置母版背景

（2）设置页眉、页脚和幻灯片编号。

单击【插入】选项卡→【文本】分组→【幻灯片编号】按钮，在弹出如图 6-131 所示“页眉和页脚”对话框的“幻灯片”选择卡中可以设置页眉、页脚和幻灯片编号，选中对应选项后实现的功能如表 6-17 所示。在幻灯片母版视图中拖曳各个占位符可以移动安排各区域的位置，还可以对它们进行格式化。

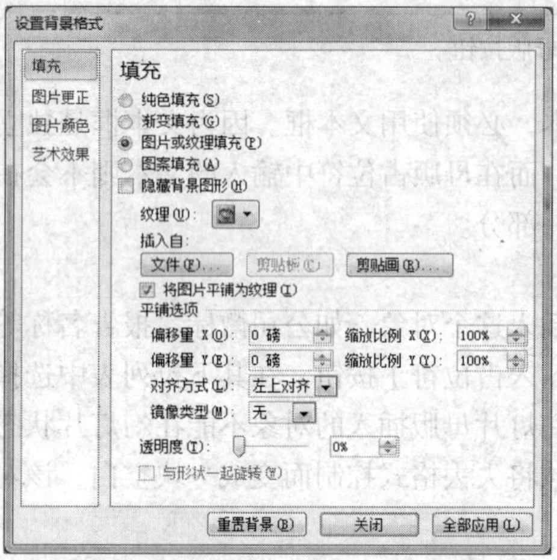

图 6-130 “设置背景格式”对话框

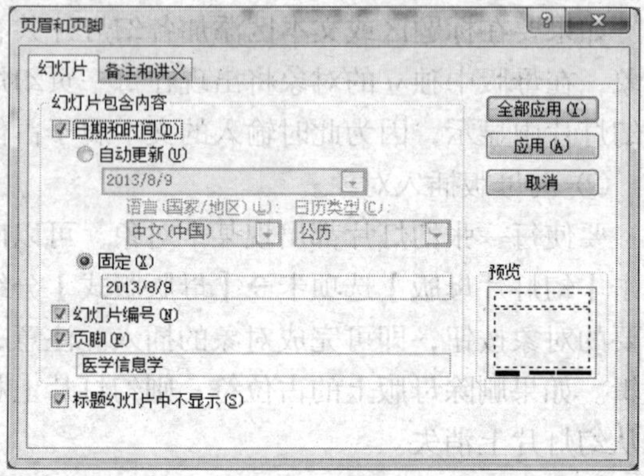

图 6-131 “页眉和页脚”对话框

表 6-17 “页眉和页脚”对话框中对应选项的功能

选中选项	有效功能
日期和时间	在“日期区”将显示日期和时间
自动更新	时间域的时间将随制作日期和时间的变化而改变 （用户可在其下拉列表框中选择一种显示的形式）
固定	在日期区将显示用户自己输入的一个日期或时间
幻灯片编号	在“数字区”将自动加上一个幻灯片数字编码
页脚	可在“页脚区”输入内容，作为每页的注释
标题幻灯片中不显示	在标题幻灯片（一般是第一张）上将不会显示编号、日期、页脚等内容

（3）设置幻灯片主题。

幻灯片主题一般包括幻灯片的主题颜色、主题字体与主题效果以及主题设计方案等，在实际操作中应用相当普遍。

① 应用主题。

打开需要应用主题的演示文稿，单击【设计】选项卡→【主题】分组中右下角的 按钮，在弹出的菜单中选择一款合适的主题样式，即可将选中的主题应用于演示文稿，如图 6-132 所示。更改主题后，演示文稿中所有幻灯片的图形、颜色和字体、字号等也变成了新的主题样式。

② 更改主题。

PowerPoint 中的主题是可以更改颜色的。每一种风格的主题都可以变换若干种颜色，程序内置了若干种颜色样式，有特殊要求的用户还可以手动新建颜色样式，非常灵活。

单击【设计】选项卡→【主题】分组→【颜色】按钮，在下拉菜单中选择“新建主题颜色”

命令，在弹出如图 6-133 所示“新建主题颜色”对话框中可以设置主题颜色。同样，单击【设计】选项卡→【主题】分组→【字体】按钮，在下拉菜单中选择“新建主题字体”命令，在弹出如图 6-134 所示“新建主题字体”对话框中可以设置主题字体样式。

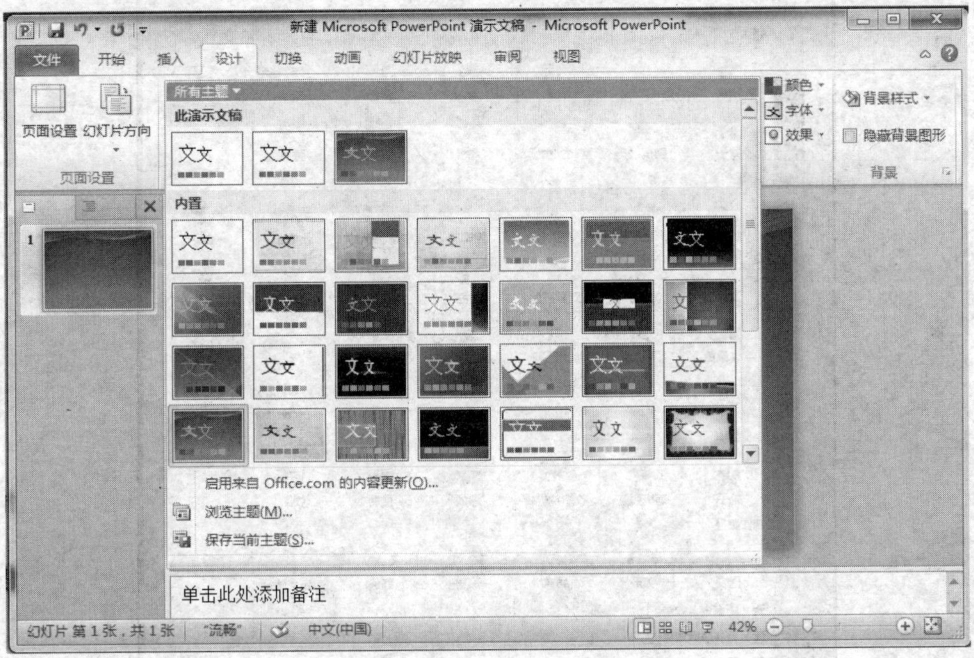

图 6-132　“主题”列表框

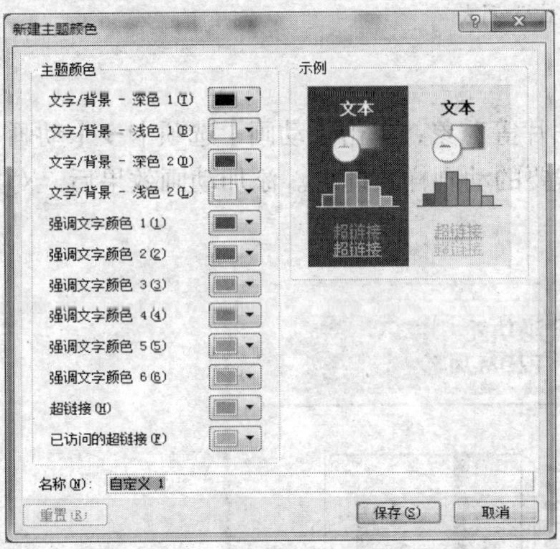

图 6-133　“新建主题颜色”对话框

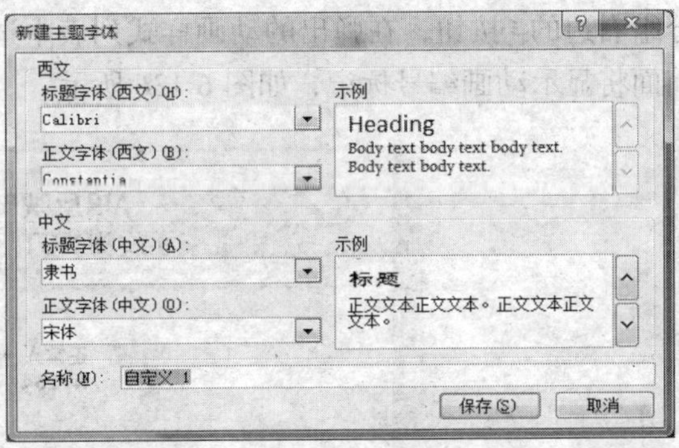

图 6-134　“新建主题字体”对话框

2. 幻灯片动画设计

在文稿进行放映时，要使幻灯片上的每个对象如文本、图形、图像、表格等以一定的次序或动作进入幻灯片，或强调某对象，或以某种动作退出幻灯片，甚至希望带有音效，就必须给这些对象添加相应的动画效果，为演示文稿添加动画效果能使幻灯片的演示生动活泼、锦上添花。PowerPoint 中可以创建进入、强调、退出以及动作路径等不同类型的动画效果，如图 6-135 所示。

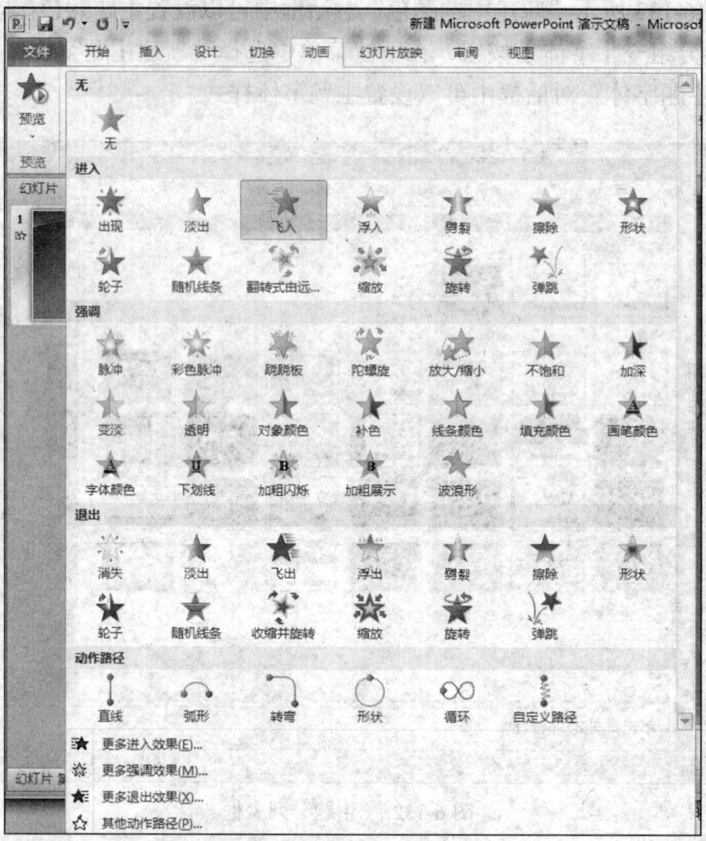

图 6-135 “动画样式”列表

① 创建动画。

打开演示文稿，选中要设置动画效果的文字或图片等对象，单击【动画】选项卡→【动画】分组右边的按钮，在弹出的动画样式列表中选择需要的动画样式即可。添加动画效果后，对象前面将显示动画编号标记，如图 6-136 所示。

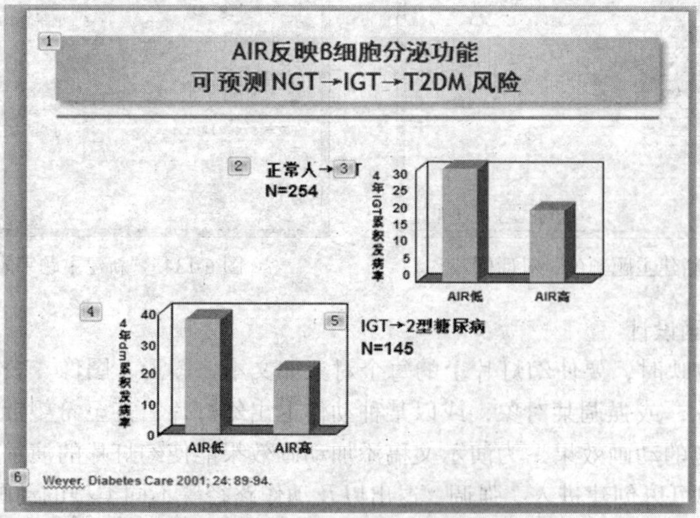

图 6-136 添加动画效果后的幻灯片

注意

设置动画时，如果在图 6-135 的“动画样式”列表中没有找到需要的动画，可以单击列表下面的“更多进入效果”、“更多强调效果”、“更多退出效果”、“其他动作路径”按钮，说不定可以找到自己所需要的。如果想要为不同对象设置相同的动画，可以按 Shift 键选中多个对象，按以上步骤设置动画。

② 添加高级动画。

创建动画后，用户还可以单击【动画】选项卡→【高级动画】分组→【动画窗格】按钮，在弹出的“动画窗格”面板中设置动画的声音、定时及顺序等。

打开动画窗格，选择已添加动画效果的对象，单击右侧的下拉箭头，打开如图 6-137 所示的菜单；单击菜单中的“效果选项”命令，打开“效果选项”对话框，如图 6-138 所示；在“效果”选项卡中，可对其“声音”、“动画播放后”等进行设置，在“计时”选项卡中可设置开始、延时、速度、重复及触发器等。

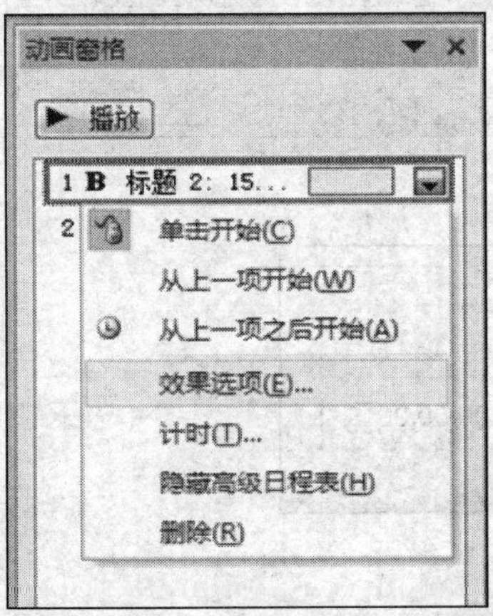

图 6-137 “高级动画”下拉菜单

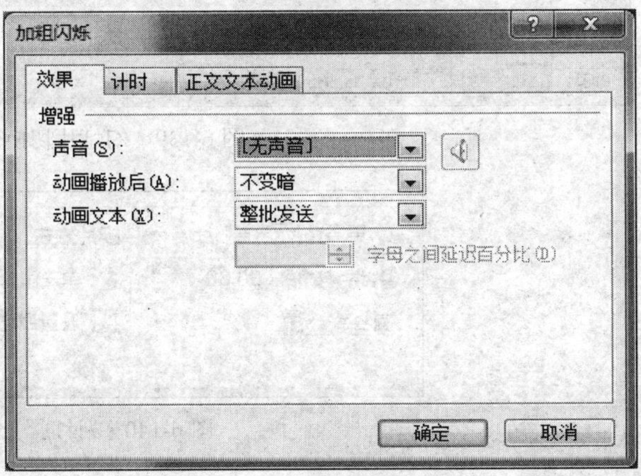

图 6-138 “效果”选项卡

注意

图 6-137 所示下拉菜单中各选项的功能如下：

单击开始：在幻灯片上单击时动画事件开始；

从上一项开始：设置的动画效果会与前一个动画效果一起播放；

从上一项之后开始：设置的动画效果会跟在前一个动画效果之后播放；

效果选项及计时：对动画添加声音、动画播放后的选择、动画延迟时间、动画所需时间、是否重复、文本是否成批发送等；

删除：删除选定的动画效果。

3. 幻灯片切换

幻灯片切换方式是指演示文稿播放过程中每张幻灯片进入和离开屏幕时产生的视觉效果。其设置方法如下：

（1）选择要进行设置的幻灯片，单击【切换】选项卡→【切换到此幻灯片】分组右下角的▾按钮，在弹出的列表中选择需要的效果图标，即可设置切换效果，如图 6-139 所示。

（2）添加幻灯片切换效果后，在【切换】选项卡最右边的【计时】分组中，可设置幻灯片切换时的声音、持续时间、换片方式及是否全部应用等，如图 6-140 所示。

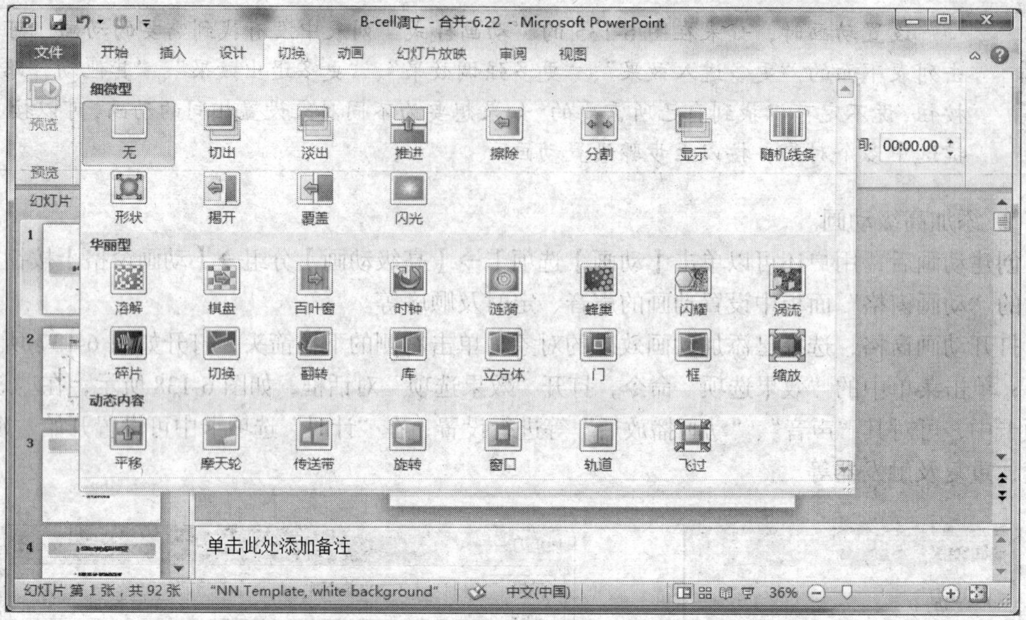

图 6-139　幻灯片切换效果列表

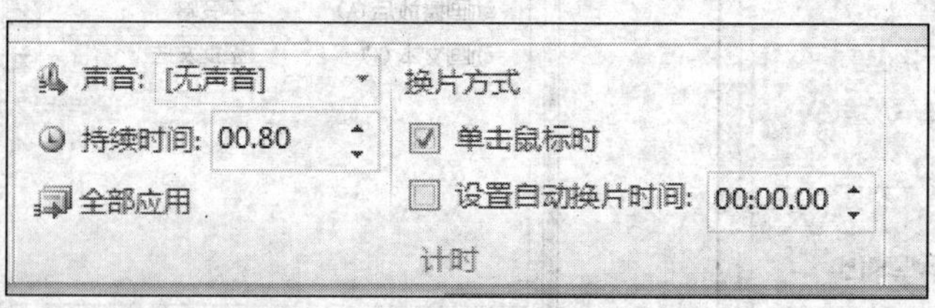

图 6-140　“计时”选项组

6.3.5　演示文稿的放映

1. 放映演示文稿

制作好演示文稿后，就可以对演示文稿进行放映。通常情况下，我们可以通过以下两种方式放映演示文稿。

方式一：单击【幻灯片放映】选项卡→【开始放映幻灯片】分组→【从头开始】或【从当前幻灯片开始】按钮，即可放映幻灯片。

方式二：单击“视图按钮”中的按钮切换到幻灯片放映视图，此时将从当前幻灯片开始放映。

> **注意**　无需启动 PowerPoint，直接右键单击演示文稿文件名，在弹出的菜单中选择“显示”命令，即可开始放映演示文稿。

2. 设置放映方式

放映幻灯片是制作演示文稿的最终目的，根据演示文稿的用途和放映环境可以选择不同的放映方式。PowerPoint 为用户提供了三种幻灯片放映方式：“演讲者放映（全屏幕）”、“观众自行浏览（窗口）”和“在展台浏览（全屏幕）”。其设置方法如下：

（1）单击【幻灯片放映】选项卡→【设置】分组→【设置幻灯片放映】按钮，弹出“设置放映方式”对话框，如图 6-141 所示。

（2）选择放映类型。默认状态为“演讲者放映”。

（3）设置放映选项。可以设置“循环放映，按 Esc 键结束”、“放映时不加旁白”、“放映时不加动画”等。

（4）设置幻灯片的放映范围，可以选择放映的页面数，缺省时为“全部”。

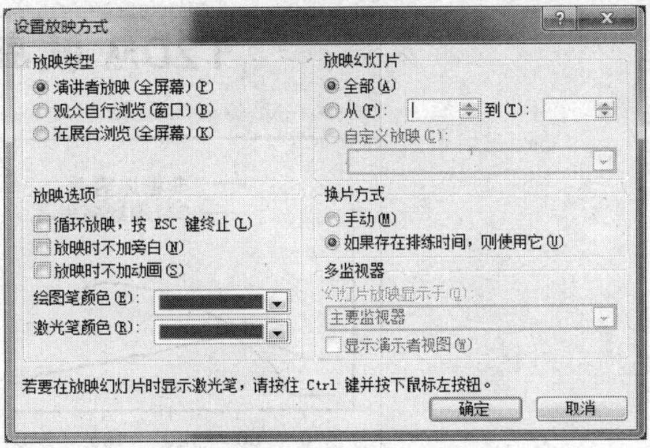

图 6-141 “设置放映方式”对话框

（5）用户还可根据需要设置换片方式为手动或“排练计时”播放。

3. 自定义放映

自定义放映使用户可以从演示文稿中挑选出若干幻灯片进行放映，并自己定义幻灯片的播放顺序。其设置方法如下：

（1）单击【幻灯片放映】选项卡→【开始放映幻灯片】分组→【自定义幻灯片放映】按钮，弹出“自定义放映”对话框，如图 6-142 所示。

（2）在该对话框中单击“新建”按钮，打开“定义自定义放映”对话框，如图 6-143 所示。

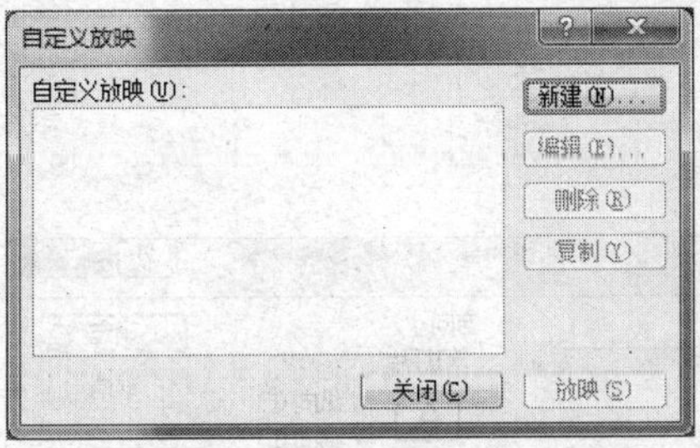

图 6-142 “自定义放映”对话框

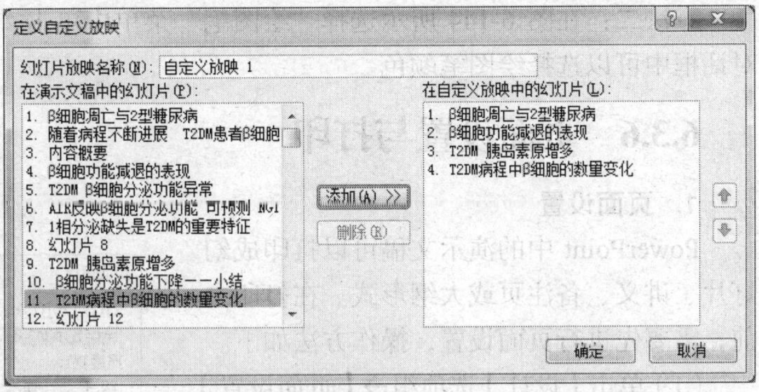

图 6-143 “定义自定义放映”对话框

（3）在“幻灯片放映名称”文本框中输入自定义放映的名称；“在演示文稿中的幻灯片”列表框中选择要放映的幻灯片，单击“添加”按钮，将其添加到“在自定义放映中的幻灯片”列表框中。

（4）利用列表框右侧的上箭头、下箭头按钮可以调整幻灯片播放的先后顺序。

（5）完成所有设置后，单击“确定”按钮，返回“自定义放映”对话框，此时新建的自定义放映的名称将出现在列表中。用户可以同时定义多个自定义放映，并利用此对话框上按钮对已有的自定义放映进行编辑、复制或修改。单击“放映”按钮，即可放映。

4. 放映时使用绘图笔

在演示文稿放映过程中，当我们需要做一些标记时，绘图笔就成了不可缺少的工具。

（1）打开绘图笔：在幻灯片放映过程中右键单击，在弹出的菜单中选择“指针选项”→“笔”或“荧光笔”，如图 6-144 所示。此时光标变为笔的样式，拖曳即可在幻灯片上添加墨迹。

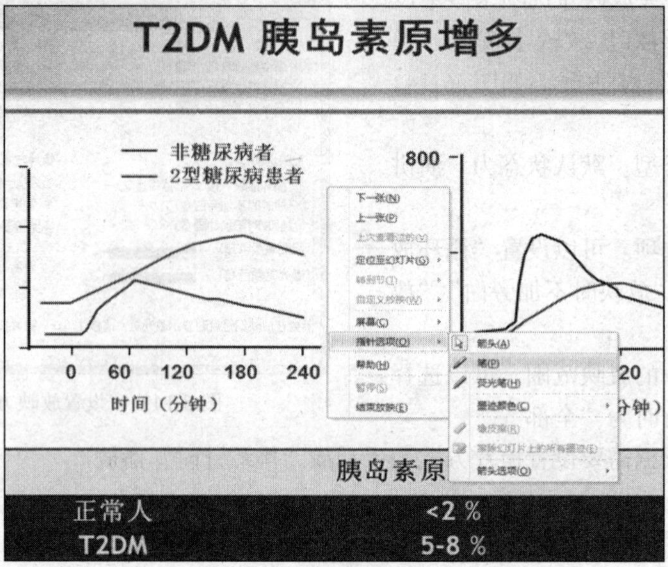

图 6-144　选择“绘图笔”

（2）更改绘图笔颜色。

方法一：在图 6-141 所示“设置放映方式”对话框中单击“绘图笔颜色”右边的下拉按钮，在弹出的“颜色”对话框中可以选择绘图笔颜色。

方法二：在图 6-144 所示选择“绘图笔”菜单中单击“墨迹颜色”按钮，在弹出的“颜色”对话框中可以选择绘图笔颜色。

6.3.6　页面设置与打印

1. 页面设置

PowerPoint 中的演示文稿可以打印成幻灯片、讲义、备注页或大纲形式。在打印之前，需要先进行页面设置，操作方法如下。

（1）单击【设计】选项组→【页面设置】分组→【页面设置】按钮，弹出如图 6-145 所示的“页面设置”对话框。

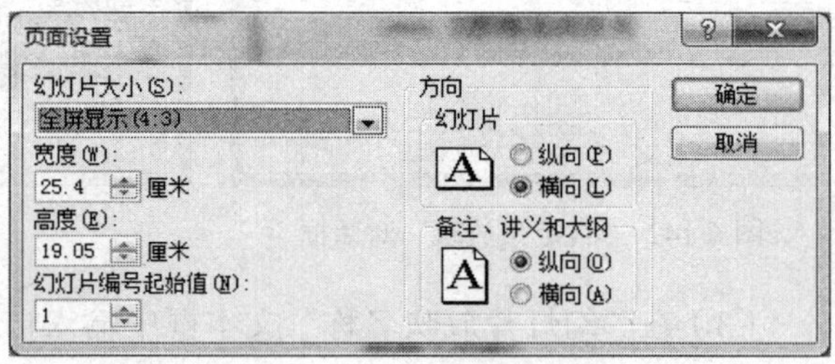

图 6-145　“页面设置”对话框

（2）在“幻灯片大小”下拉列表框中可以选择幻灯片的打印尺寸，再分别设置其宽度和高度，在“幻灯片编号起始值”栏中可根据需要设置幻灯片的起始值编号。

（3）设置幻灯片的打印方向，以及备注、讲义和大纲的打印方向。

（4）单击【确定】按钮，即可完成设置。

2. 打印演示文稿

在打印之前，需要对打印范围、打印内容进行设置，其操作方法如下。

（1）单击【文件】选项卡→【打印】按钮，即可弹出如图 6-146 所示的打印设置页面。

（2）在“打印”区域可以设置打印份数。

（3）在“打印机”区域可以设置打印机。

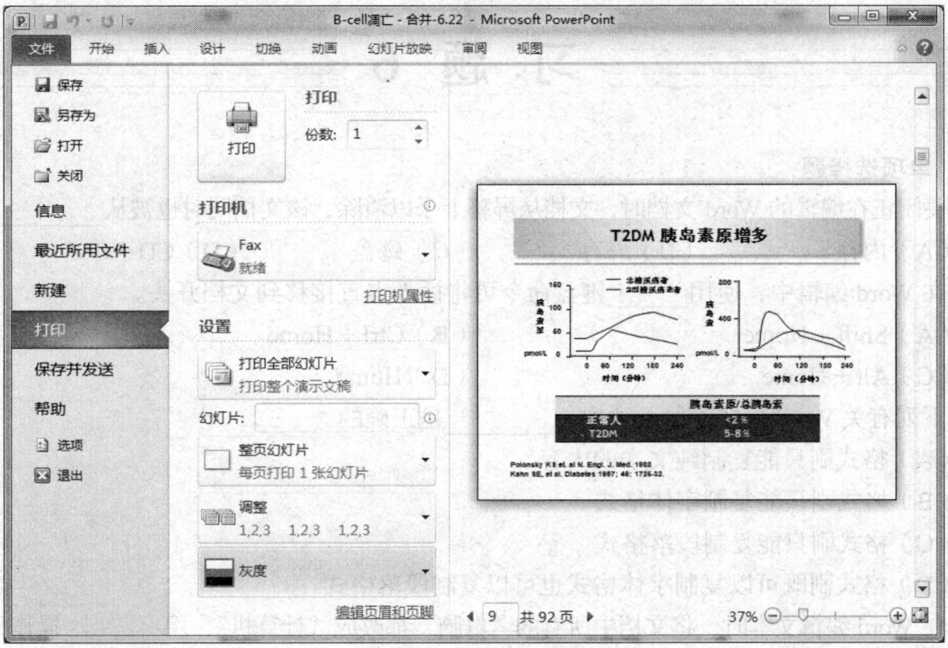

图 6-146　打印设置页面

（4）在“设置”区域可以设置打印的范围（全部幻灯片、当前幻灯片、自定义范围）、打印的内容（幻灯片、备注页、大纲）、每页打印的幻灯片数及是否彩色打印等。

3. 打包演示文稿

（1）打包成 CD：单击【文件】选项卡→【保存并发送】→【将演示文稿打包成 CD】→【打包成 CD】按钮，弹出如图 6-147 所示“打包成 CD”对话框。单击“复制到文件夹”按钮，选择文件保存路径，即可将打包后的 CD 文件保存到本地电脑上；单击“复制到 CD”按钮，将直接调用本地刻录设备进行刻录。

（2）打包成讲义：单击【文件】选项卡→【保存并发送】→【创建讲义】→【创建讲义】按钮，弹出如图 6-148 所示“发送到 Microsoft Word”对话框，选择使用的版式，单击“确定”按钮，即可将演示文稿打包成讲义。

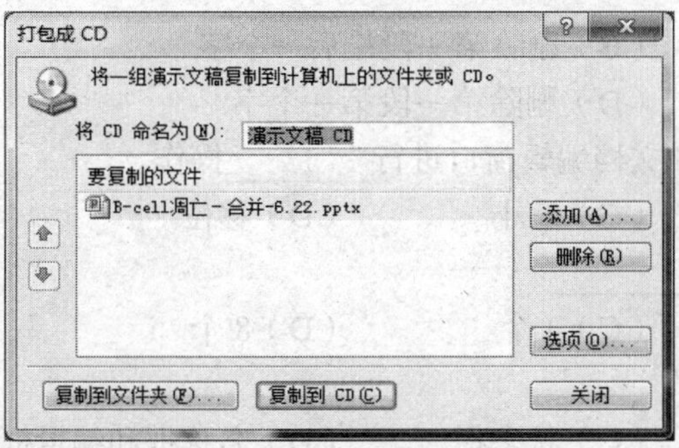

图 6-147　“打包成 CD”对话框

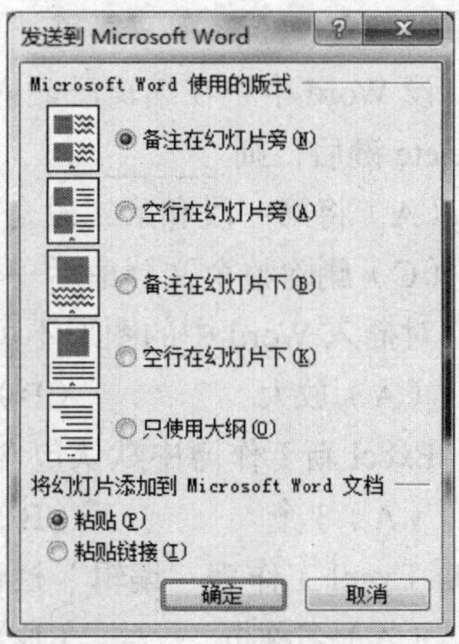

图 6-148　“发送到 Microsoft Word”对话框

习 题 6

一、单项选择题

1. 关闭正在编辑的 Word 文档时，文档从屏幕上予以清除，该文档同时也被从________中清除。

（A）内存　（B）外存　（C）磁盘　（D）CD-ROM

2. 在 Word 编辑中，使用______键盘命令可将插入点直接移到文档开头。

（A）Shift + Home　（B）Ctrl + Home

（C）Alt + Home　（D）Home

3. 下列有关 Word 格式刷的叙述中，________是正确的。

（A）格式刷只能复制纯文本的内容

（B）格式刷只能复制字体格式

（C）格式刷只能复制段落格式

（D）格式刷既可以复制字体格式也可以复制段落格式

4. 在 Word 编辑文本时，将文档中所有的“电脑”都改成“计算机”，用________操作最方便。

（A）中英文转换　（B）替换　（C）改写　（D）翻译

5. 当【开始】选项卡中的【剪切】和【复制】命令项呈浅灰色而不能被选择时，表示的是________。

（A）选定的文档内容太长，剪切板放不下

（B）剪切板里已经有信息了

（C）在文档中没有选定任何信息

（D）正在编辑的内容是页眉或页脚

6. 在 Word 中，保存、另存为、关闭、退出命令都可以将正在编辑的某个文档存盘保存，但处理方法有所不同，“另存为”是指________。

（A）退出正在编辑文档，但不退出 Word，并只能以原文件名保存在原来位置

（B）退出正在编辑文档，退出 Word，并只能以原文件名保存在原来位置

（C）不退出正在编辑文档，只能以原文件名保存在原来位置

（D）不退出正在编辑文档，可以以原文件名保存在原来位置，也可以改变文件名或保存在其他位置

7. 设 Word 中正在编辑已输入两段落的文档，现将插入点移到第一段最后一行上，单击 End 键、Delete 键后，则________。

（A）将第一段和第二段合并为一段　（B）删除第一段最后一个字

（C）删除整个文档最后一个字　（D）删除第一段第一个字

8. 对插入 Word 中的图形不可直接在 Word 文档编辑窗口进行________操作。

（A）放大　（B）涂改　（C）缩小　（D）移位

9. Excel 新工作簿中默认包含的工作表有________。

（A）3 个　（B）16 个　（C）4 个　（D）8 个

10. Excel 工作表“编辑”栏包括________。

（A）名称框　（B）编辑框　（C）状态栏　（D）名称框和编辑框

11. 如果某单元格输入=“计算机文化”&“Excel”，结果为________。

（A）计算机文化&Excel　　（B）"计算机文化" & "Excel"
（C）计算机文化 Excel　　（D）以上都不对

12. 要在当前工作表（Sheet1）A2 单元格中引用另一个工作表（Sheet2）A2 到 A7 单元格的和，则在当前工作表的 A2 单元格输入的表达式应为________。
（A）=SUM（Sheet4！A2：A7）　　（B）=SUM（Sheet4！A2：Shee4！A7）
（C）=SUM（（Sheet4）A2：A7）　　（D）=SUM（（Sheet4）A2：（Sheet4）A7）

13. 在 Excel 工作表中，________是单元格的混合引用。
（A）B10　　（B）B10　　（C）B$10　　（D）以上都不对

14. 关于合并和居中的叙述，下列错误的是________。
（A）仅能向右合并　　（B）也能向左合并
（C）左右都能合并　　（D）上下也能合并

15. 在 Excel 中，若想选定不连续的若干个区域，则________
（A）选中一个区域，拖曳到下一个区域
（B）选中一个区域，Shift+单击下一个区域
（C）选中一个区域，Shift+箭头移动到下一个区域
（D）选中一个区域，Ctrl+选定下一个区域

16. 在 Excel 中，当修改工作表中的某个数据后，包含有该数据的图表将________。
（A）原图表保留，要求用户建立新的图表
（B）原图表作废，要求用户建立新的图表
（C）自动修改该项所对应几何图形的尺寸
（D）不自动修改，由用户对其进行修改

17. 默认情况下，Excel 工作表中的表格线________被打印出来。
（A）一定会　　（B）肯定不会　　（C）有可能会　　（D）以上都不对

18. 在 Excel 中，"排序"对话框中提供了指定 3 个关键字及排序方式，其中________。
（A）3 个关键字都必须指定　　（B）3 个关键字都不必须指定
（C）主要关键字必须指定　　（D）主次关键字必须指定

19. PowerPoint 演示文稿的扩展名是________。
（A）DOCX　　（B）XLSX　　（C）PPTX　　（D）POTX

20. 下列不是 PowerPoint 视图的是________。
（A）普通视图　　（B）幻灯片视图　　（C）备注页视图　　（D）大纲视图

21. 如要终止幻灯片的放映，可直接按________键。
（A）Ctrl+C　　（B）Es　　（C）End　　（D）Alt + F4

24. 演示文稿打包后，在目标盘片上产生一个名为________的解包可执行文件。
（A）Setup.exe　　（B）Pngsetup.exe　　（C）Install.exe　　（D）Pres0.ppz

25. 打印演示文稿时，如在"打印内容"栏中选择"讲义"，则每页打印纸上最多能输出________张幻灯片。
（A）2　　（B）4　　（C）6　　（D）8

26. ________不是合法的"打印内容"选项。
（A）幻灯片　　（B）备注页　　（C）讲义　　（D）幻灯片浏览

27. 如果要应用幻灯片版式建立组织结构图，默认情况下创建的组织结构图的 1 级下包含

________个下属。

（A）1　　（B）2　　（C）3　　（D）4

二、填空题

1. Word 选择________________命令，可以绘制表格的边框。

2. 表格中数据的对齐方式，在水平方向上有________、________、________、________和________5 种，在垂直方向上有________、________和________3 种。

3. 删除光标前面的字符按________键，删除光标后面的字符按________键，如果要删除内容先______________________________再______________________________。

4. 选中不连续的多个区域，按住________键配合鼠标操作。

5. 函数 AVERAGE（A1:A3）相当于用户输入的________公式。

6. Excel 工作表中显示的灰色网格线不是实际表格线，可以使用______命令，为所选定的单元格区域加上实际表格线，才能打印出表格线。

7. 在 Excel 中，若只需打印工作表的一部分数据，则应________。

8. 在 PowerPoint 中，可以对幻灯片进行移动、删除、复制、设置动画效果，但不能对单独的幻灯片内容进行编辑的视图是________。

9. 如要在幻灯片浏览视图中选定若干张幻灯片，那么应先按住________键，再分别单击各幻灯片。

10. 在________和________视图下可以改变幻灯片的顺序。

三、简答题

1. 简述合并和拆分单元格的操作步骤。

2. 在 word 中字符修饰包括哪些？怎么设置？

3. 简述如何创建文本框的链接。

4. 简述进行分类汇总的步骤。

5. 简述进行查找与替换的操作步骤。

6. 什么是 Excel 中的公式、函数、数组？它们的功能分别是什么？

7. 在 PowerPoint 中，有哪几种视图？各适用于何种情况？

8. 在 PowerPoint 中，同一个演示文稿能同时打开两次吗？如果能，有什么区别？

本章参考文献

[1] 杨树勤. 卫生统计学（第 3 版）. 北京：人民卫生出版社，1986

[2] 杨阳. Office 2003 三合一实用教程. 北京：科学出版社，2004

[3] 柏松. 得心应手：中文版 Excel 2003 实例与技巧. 北京：航空工业出版社，2004

[4] 王世伟. 医学计算机与信息技术应用基础. 北京：中国铁道出版社，2006

[5] 苏少华. 电子表格软件 Excel 在常用医学统计学中的应用. 国际医药卫生导报，2007

[6] 洪恩在线电脑乐园 http://www.hongen.com/pc/index.htm

第 7 章 数据库概论

引言

近年来，随着微电子技术以及光电技术的飞速发展，在智慧地球、数字城市、互联网、物联网、无线网、云网络等各种新兴技术应用的推动下，一个数据大爆炸时代也已经翩然而至，如何更加有效地利用数据库管理系统对数据进行科学管理是我们必须重视和探索的课题。

本章介绍了数据管理技术的发展历程，也介绍了数据库相关的一些概念，如数据、数据库、数据仓库、数据库管理、数据库管理系统和数据库系统等，还介绍了数据的层次模型、网状模型和关系模型，并且以 Microsoft Office Access 2010 版本为蓝本介绍数据库中表、查询、窗体和报表的相关操作，让读者从理论到实际都对数据库有初步理解和掌握。

内容结构图

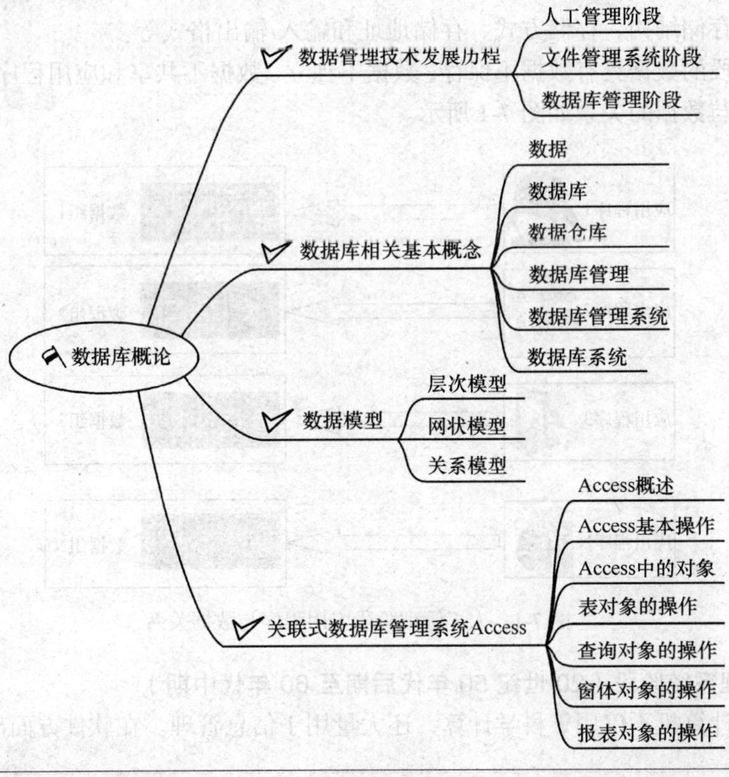

学习目标

通过本章内容的学习，学生应该能够做到如下几点。

✓ 了解：Microsoft Office 2010 中 Access 的基本界面，数据库打开、关闭等基本操作和菜单栏、工具栏的使用方法。

✓ 理解：数据库相关基本概念，数据模型的定义，数据库中4个对象之间的关系以及各自的操作。

✓ 应用：掌握建立数据库，按照实际情况创建表的方法，能够对数据库和表进行修改等高级操作，掌握查询的基本方法，并且能够利用设计视图、简单查询向导建立查询，熟悉用交叉表查询向导建立查询，了解查找重复项查询向导和查找不匹配项查询向导方式；掌握建立窗体、报表的基本方法。

7.1 数据管理技术发展历程

数据处理是利用计算机硬件和软件技术对各种数据进行有效的收集、存储、组织、加工、检索、应用和维护的过程。它是计算机领域一个重要的应用，也是数据管理的核心。

数据管理的水平是和计算机硬件、软件的发展相适应的。世界上第一台计算机诞生之初主要用于科学研究和工程技术领域的数值计算，但随着社会生产力和信息技术的不断发展，滚雪球般增长的信息量使得人们迫切需要能够快速处理大量数据信息的数据管理技术。半个多世纪以来，随着计算机技术的发展，数据管理技术主要经历了三个发展阶段。

1. 人工管理阶段（20世纪50年代中后期之前）

这一阶段是计算机管理的初级阶段，数据的管理完全由用户自己负责，程序员在编制程序时还要考虑数据的存储结构、存储方式、存储地址和输入/输出格式等。

人工管理阶段的数据具有数据不保存、数据不独立、数据不共享和应用程序管理数据的特点。该阶段应用程序与数据的关系如图7-1所示。

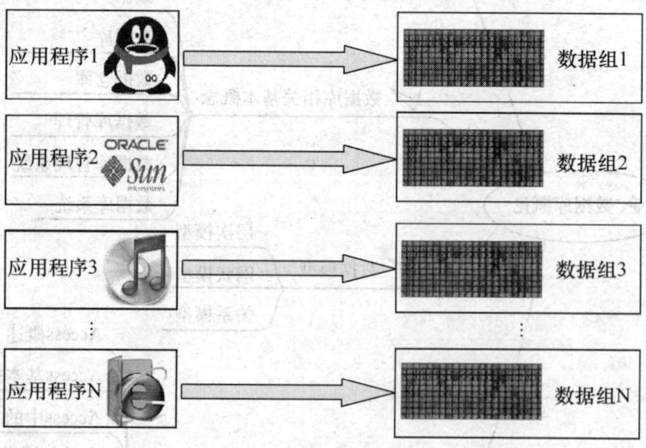

图7-1 人工管理阶段应用程序与数据关系

2. 文件管理系统阶段（20世纪50年代后期至60年代中期）

在这一阶段计算机不仅用于科学计算，还大量用于信息管理。在软件方面出现了操作系统，而且有了专门的管理数据软件，称为文件系统。从处理方式来讲，不仅有了文件批处理，而且能够联机实时处理。硬件方面出现了独立的存储设备，能够满足长久存储数据的需要，如磁盘、磁鼓等。文件管理系统成为应用程序和数据文件之间的接口。

文件管理系统阶段的数据具有长期保留、独立性、可以实时处理的优点，但是仍有数据共享性差、程序和数据结构之间独立性弱、数据的完整性和安全性等无法保证和不易操作的缺点。该阶段应用程序与数据的关系如图 7-2 所示。

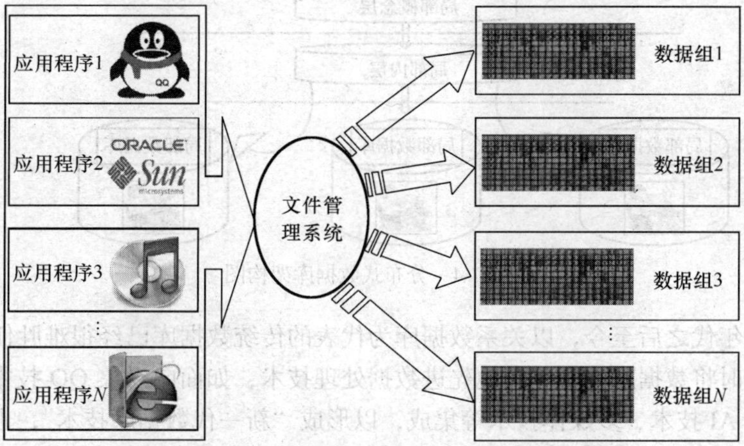

图 7-2　文件管理系统阶段应用程序与数据关系

3. 数据库管理阶段（20 世纪 60 年代后期以后）

随着计算机用户规模越来越大，硬件方面已有了大容量的磁盘，数据量急剧增加迫切要求对数据进行集中控制、提供数据共享，数据库技术应运而生，并出现了统一管理数据的专门软件系统——数据库管理系统。它克服了前面各种管理方式的缺点，使数据库管理技术进入一个新阶段。该阶段应用程序与数据的关系如图 7-3 所示。

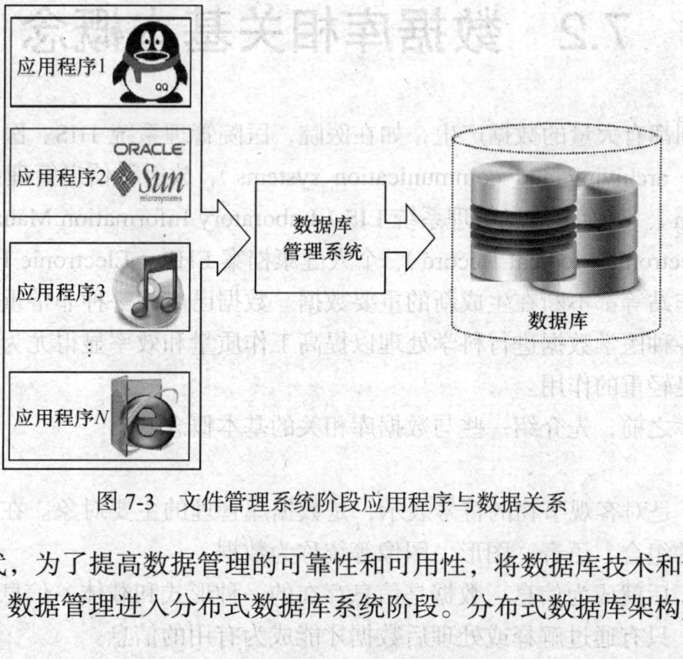

图 7-3　文件管理系统阶段应用程序与数据关系

20 世纪 70 年代，为了提高数据管理的可靠性和可用性，将数据库技术和计算机网络分布式部署技术紧密结合，数据管理进入分布式数据库系统阶段。分布式数据库架构如图 7-4 所示。

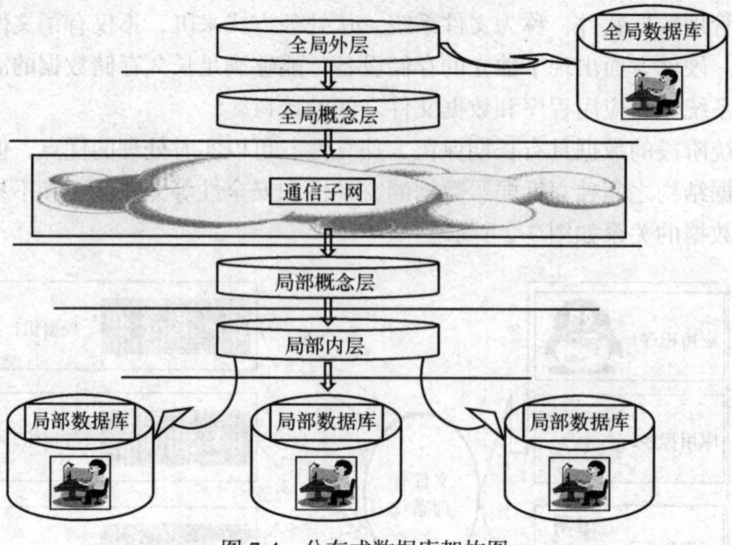

图 7-4　分布式数据库架构图

20 世纪 80 年代之后至今，以关系数据库为代表的传统数据库已经很难胜任大数据领域日益增长的需求，此时将数据库技术与其他先进数据处理技术，如面向对象 OO 技术、数据挖掘 DM 技术、人工智能 AI 技术、多媒体技术等集成，以形成“新一代数据库技术”，也可称为“高级数据库”管理阶段。

在数据库管理系统阶段，由于数据有了统一的管理系统，此阶段数据管理具有结构化、共享程度高、灵活性强、独立性高、安全性高的优点。

数据库技术经过 40 多年的发展，已经形成了总量超过数百亿美元的一个软件产业。在数据量日益剧增的今天，数据库已经广泛应用于工业、医学、军事、教育、科研、农业等诸多领域，也影响着我们日常工作和生活的方方面面。从文件系统到数据库系统，标志着数据库管理技术的飞跃。

7.2　数据库相关基本概念

如今每时每刻都有大量的数据产生，如在医院，医院管理系统 HIS、医学影像归档和通信系统 PACS（Picture archiving and communication systems）、放射科信息管理系统 RIS（Radiology Information System）、实验室信息管理系统 LIS（Laboratory Information Management System）、电子病历 EMR（Electronic Medical Record）、个人健康档案 EHR（Electronic Health Record）、护士工作站、医生工作站等都不断在生成新的重要数据。数据已成为一种非常重要的资源。在医院如何利用数据库对各种医学数据进行科学处理以提高工作质量和效率显得尤为重要，数据库在其他领域同样起着举足轻重的作用。

在介绍数据库之前，先介绍一些与数据库相关的基本概念。

1．数据

数据（Data）是对客观事物的符号表示，是数据库管理的主要对象。在计算机系统中，各种字母、数字符号的组合、语音、图形、图像等统称为数据。

数据经过加工后就成为信息。数据是信息存在的一种形式和载体，信息是数据的内涵，是对数据的语义解释，只有通过解释或处理后数据才能成为有用的信息。

2. 数据库

数据库（DataBase，DB）通常是指为满足某一组织中许多用户的许多应用系统的需要，长期存储在计算机内的、有组织的、可共享的、统一管理的数据集合。数据库的数据结构独立于使用它的应用程序，对数据操作和处理由统一的软件进行控制。

3. 数据仓库

数据仓库（Data Warehouse，DW 或 DWH）是由数据仓库之父 William.H.Inmon 于 1990 年提出的。数据仓库是在数据库已经大量存在的情况下，为了进一步挖掘数据资源以及决策需要而产生的，它并不是所谓的“大型数据库”。

4. 数据库管理

数据库管理（Database Manager）是指单位的信息技术管理相关人员为了更加有效地利用数据资源，保证数据库系统的正常运行和提高对部门服务的质量，对数据库中的数据信息进行建立、修改和存取的技术管理工作过程。负责这些技术管理工作的个人或集体称为数据库管理员（Database Administrator，简称 DBA）。数据库管理的主要动作内容有：数据库的结构优化、数据库的数据重组、数据库的容灾备份、数据库的安全管控等。

5. 数据库管理系统

数据库管理系统（Database Management System，DBMS）是一种可以对数据库进行有效操作和管理，帮助用户科学高效地建立、检索、使用和维护数据库的大型系统软件。

数据库管理系统是数据库系统的基础，其主要有数据定义和操作、数据库的管理、操作和安全保护功能。目前市场主流 DBMS 品牌有 Oracle、MS SQL Server、Sybase、DB2、INFORMIX、INGRES、MySQL、Foxpro、Access、Paradox 等，在实践教材中将对其进行介绍。

6. 数据库系统

数据库系统（Database System，DBS）是指一个完整的、能为用户提供信息服务的系统，通常由软件、硬件、数据库和人员组成。其软件主要包括操作系统、各种高级程序查询语言、编译系统、数据库应用程序以及数据库管理系统。硬件指构成计算机系统的 CPU、内存、外存、输入/输出设备等各种物理设备，包括存储所需的外部设备。数据库系统组成结构如图 7-5 所示。

至此，我们对数据库中几个相关基本概念有了初步认知和了解，它们之间的关系如图 7-6 所示。

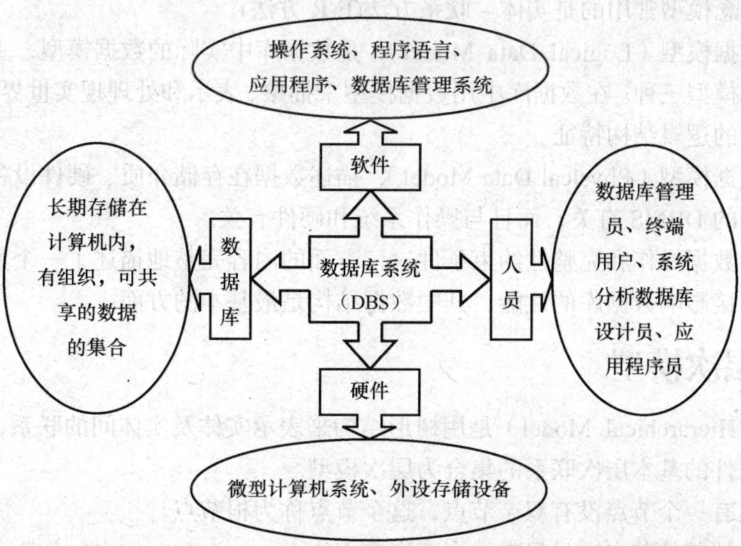

图 7-5　数据库系统组成结构图

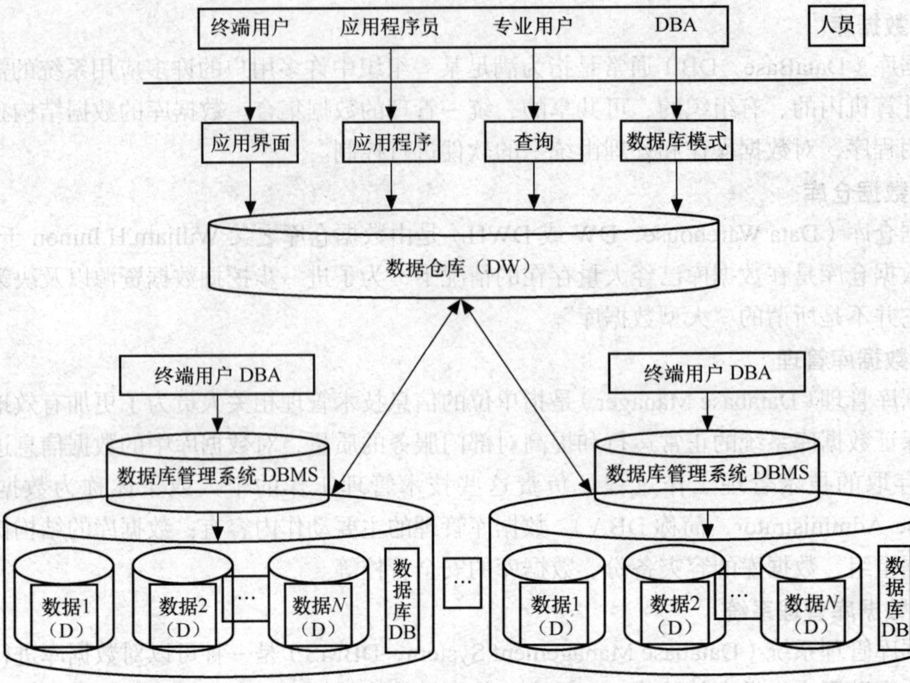

图 7-6　数据库系统各成员间关系示意图

7.3　数据模型

数据模型（Data Model）是数据特征的抽象描述，是实现数据抽象的主要工具。在数据库中用数据模型这个工具来抽象描述和处理现实世界中的数据信息。

数据模型的研究包括以下三个方面。

（1）概念数据模型（Conceptual Data Model），是在数据库设计的初始阶段，主要用来描述实体属性特征。概念模型常用的是实体 – 联系方法(E-R 方法)。

（2）逻辑数据模型（Logical Data Model），是数据库中实际的数据模型，主要有层次模型、网状模型和关系模型三种。在数据库中用数据模型来抽象、表示和处理现实世界中的数据和信息，主要是研究数据的逻辑结构特征。

（3）物理数据模型（Physical Data Model），描述数据在存储介质、硬件设备中的组织结构，不但与数据所在的 DBMS 有关，而且与操作系统和硬件有关。

数据结构、数据操作和完整性约束条件这三方面的内容完整地描述了一个数据模型。数据模型的设计优劣直接影响数据库的性能，其中数据结构是最基本的方面。

7.3.1　层次模型

层次模型（Hierarchical Model）是用树形结构来表示实体及实体间的联系，如图 7-7 所示。满足下面两个条件的基本层次联系的集合为层次模型。

（1）有且只有一个节点没有双亲节点，这个节点称为根节点。

（2）根以外的其他节点有且只有一个双亲节点。

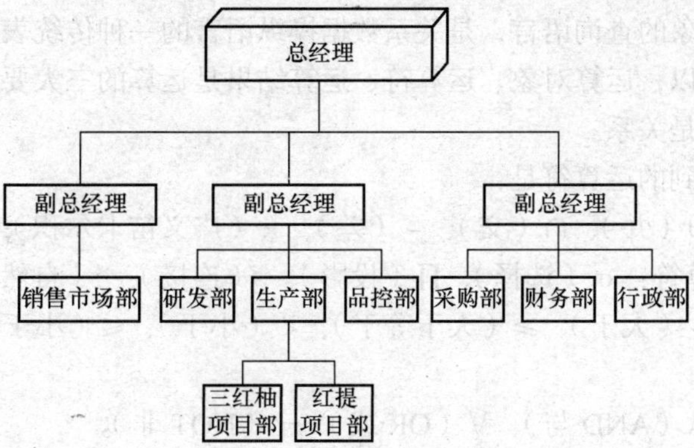

图 7-7 层次模型示意图

7.3.2 网状模型

用网状结构来表示实体及实体间的联系，如图 7-8 所示。满足下面两个条件的基本层次联系的集合为网状模型。

（1）允许一个以上的节点无双亲。

（2）一个节点可以有多于一个的双亲。

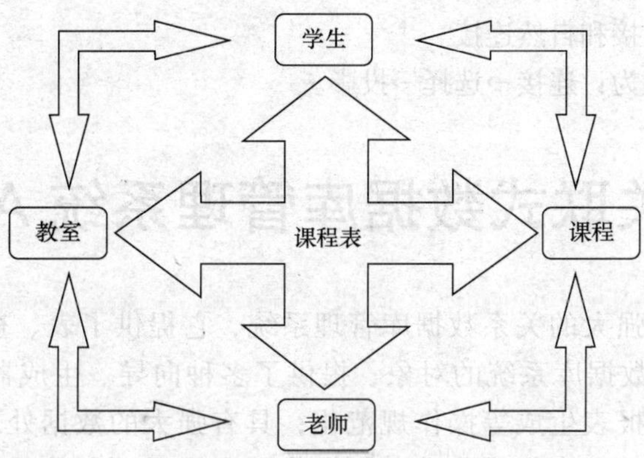

图 7-8 网状模型示意图

7.3.3 关系模型

关系模型（Relational Model）用一组二维表表示实体及实体间的关系，是目前应用最广泛的数据模型。20 世纪 80 年代以来，计算机厂商新推出的数据库管理系统产品几乎都是关系型数据库，著名的关系数据库管理系统有 DB/2、ORACLE、SYBASE、INFORMIX 等。学生关系模型如表 7-1 所示。

表 7-1 学生关系模型表

学号	姓名	性别	政治面貌	专业
201209080601	雷亮	男	党员	12 级计算机
201209080602	孔玲	女	团员	12 级计算机
201209080603	唐飞	女	团员	12 级计算机
201209080604	彭维	男	团员	12 级计算机
201209080609	李芳姗	女	团员	12 级计算机

关系代数是一种抽象的查询语言，是关系数据操纵语言的一种传统表达方式，是用对关系的运算来表达查询的。所以，运算对象、运算符、运算结果是运算的三大要素。关系代数的运算对象是关系，运算结果也是关系。

传统关系代数所用到的运算符是：

① 集合运算符：∪（并）、∩（交）、-（差）、×（广义笛卡尔积）；

② 专门的关系运算符：σ（选择）、∏（投影）、⋈（连接）、*（自然连接）、÷（除）；

③ 算术比较符：>（大于）、≥（大于等于）、<（小于）、≤（小于等于）、=（等于）、<>（不等于）；

④ 逻辑运算符：∧（AND 与）、∨（OR 或）、¬（NOT 非）。

专门的关系运算有选择、投影和连接。

1. 选择

选择（Selection）是限制（Restriction）运算，其运算对象是一个表。该运算按给定的条件，从表中选出满足条件的行形成一个新表作为运算结果。

2. 投影

投影（Projection）运算从表中选出指定的属性值组成一个新表，是从列的角度进行运算的。

3. 连接

一般的连接（JOIN）操作是从行的角度进行运算，把两个表中的行按给定的条件拼接而形成新表。常用的包括等值连接和自然连接。

三者的执行顺序依次为：连接→选择→投影。

7.4 关联式数据库管理系统 Access

Access 是一种功能强大的关系数据库管理系统，它提供了表、查询、窗体、报表、页、宏、模块 7 种用来建立数据库系统的对象；提供了多种向导、生成器、模板，把数据存储、数据查询、界面设计、报表生成等操作规范化；具有强大的数据处理、统计分析能力以及完善的数据库管理功能、高度集成化和方便操作的图形界面，使得普通用户不必编写代码就可以完成大部分数据管理的任务。本节选择目前应用非常广泛的 Access2010 作为蓝本进行介绍。

7.4.1 Access 概述

Microsoft Office Access 是微软把数据库引擎的图形用户界面和软件开发工具结合在一起的一个数据库管理系统。Microsoft Office Access 以自己的格式把各种数据存储在基于 Access Jet 的数据库引擎中。Access 在很多地方得到了广泛应用，其主要用途体现在以下两个方面。

（1）数据分析。Access 有强大的数据处理、统计分析能力，利用查询功能可以方便进行各种汇总、分类、平均等统计，从而提高数据分析人员的工作效率。

（2）软件开发。例如利用 Access 可以开发企业生产管理系统、销售管理系统、客户资源管理系统、进销存管理系统等各类专业管理系统。由于 Acccss 简单易学，非计算机专业人员也能够在其中轻松进行二次开发，低成本地满足了企业行政管理人员同时进行专业数据管理工作的需要。

7.4.2　Access 基本操作

1. Access 2010 的启动和退出

（1）启动 Access 2010。

- 从【开始】菜单启动 Access 2010。
- 使用桌面快捷方式启动 Access 2010。

（2）退出 Access 2010。

退出 Access 2010 的方法有以下几种。

- 单击 Access 2010 窗口右上角的【关闭】按钮。
- 选择【文件】菜单，在弹出的下拉菜单中选择【退出】命令。
- 单击 Access 2010 窗口左上角的图标，在下拉菜单中选择【关闭】。
- 按 ALT + F4 组合键直接退出 Access 2010。

2. 认识 Access 2010 工作界面

图 7-9 所示为一个典型的 Access 2010 工作界面。

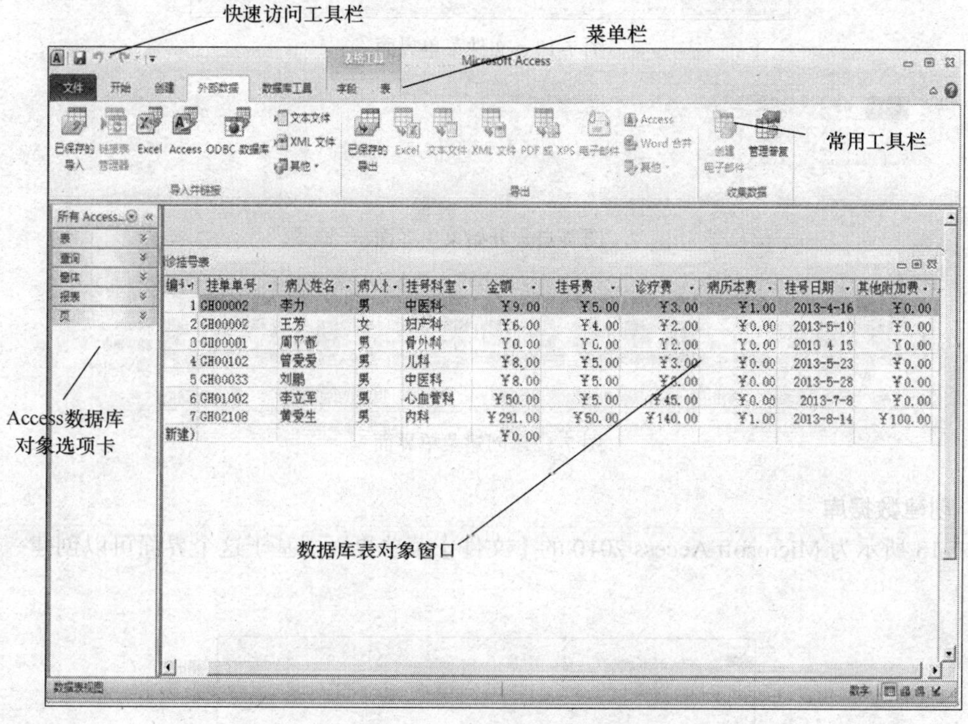

图 7-9　Access 2010 工作界面

快速访问工具栏，包括保存、撤销、恢复和自定义快速访问工具栏下拉框，为用户提供快速访问途径；菜单栏包括文件、开始、外部数据、数据库工具、字段和表菜单选项，在常用工具栏中有对菜单栏中各个选项功能有详细描述和选择。在 Access 2010 左下部分为 Access 数据库对象选项卡，包括表、查询、窗体、报表和页对象，其中可以对每个对象进行详细操作，在本章将对此进行详细描述。在 Access 2010 右下部分为各个对象内容显示区域，如图 7-9 中显示的为“门诊挂号表”中的内容。

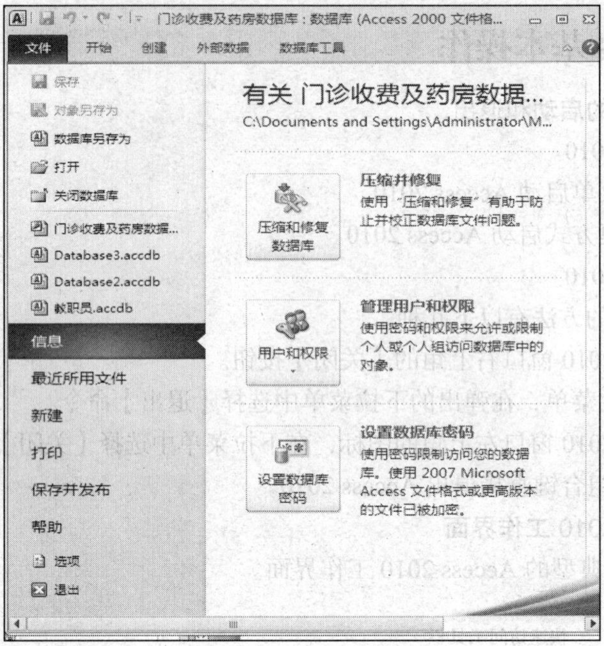

图 7-10　文件菜单界面

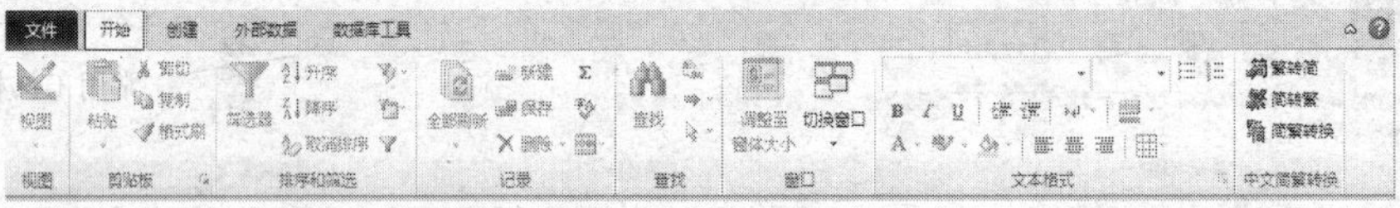

图 7-11　开始菜单界面

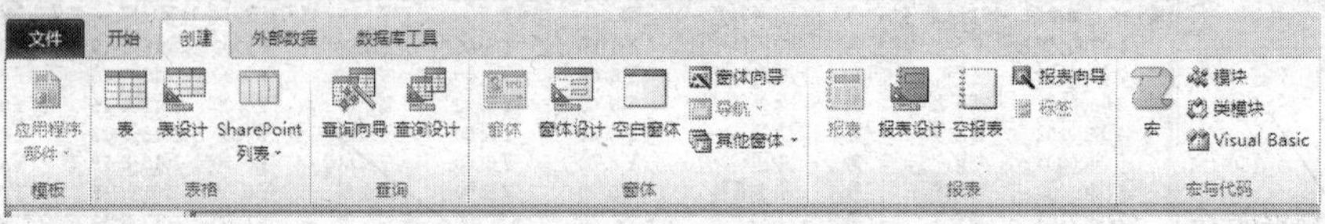

图 7-12　创建菜单界面

3. 创建数据库

图 7-13 所示为 Microsoft Access 2010 的【文件】菜单界面。基于这个界面可以创建一个新的数据库。

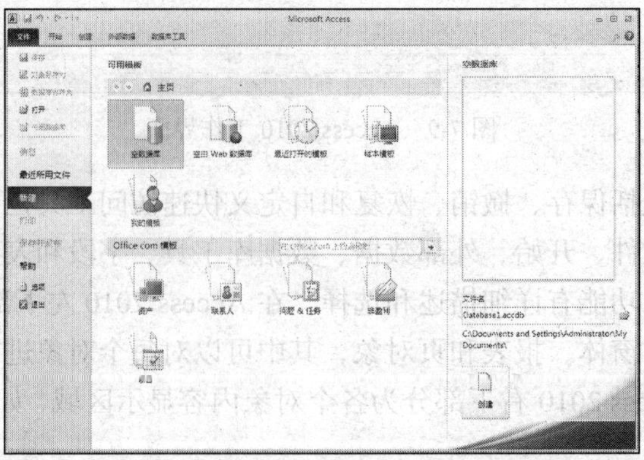

图 7-13　Access 2010 工作界面

（1）利用模板新建数据库。

为了方便用户的使用，Access 2010 提供了一些标准的数据框架，又称为“模板”。这些模板不一定符合用户的实际要求，但在向导的帮助下对这些模板稍加修改，即可建立一个新的数据库。另外，通过这些模板还可以学习如何组织构造一个数据库。Office Online 模板页可通过在线查找所需要的各种专业数据库模板，如图 7-14 所示。

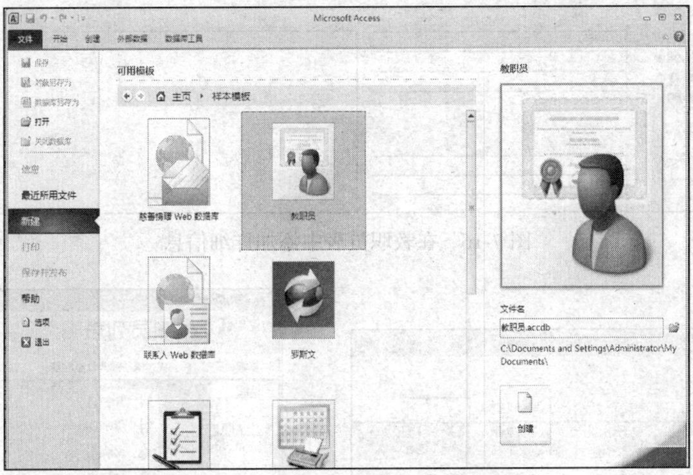

图 7-14　Access 本机数据库模板

选择【可用模板】中的【样本模板】，在出现的对话框中选择【教职员】，单击右边的【创建】，如图 7-15 所示。

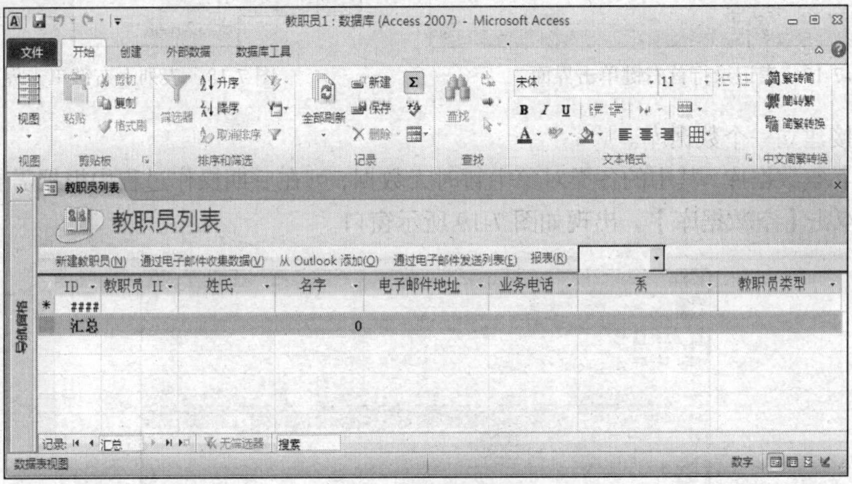

图 7-15　教职员模板

单击行记录，可以对每行进行数据编辑，向导如图 7-16 所示。

在行首右键单击，可以添加新记录和对行高进行调整，如图 7-17 所示。

在选中字段上右键单击，可以选定列中的内容进行排序或者对列进行冻结、隐藏等操作，如图 7-18 所示。编辑完成数据的建立保存即可。

通过模板建立数据库虽然简单，但是有其自身的不足，即不能量身定制一些复杂的数据库。当用户对数据库有了进一步掌握后，一般就不再去用向导创建数据库了。

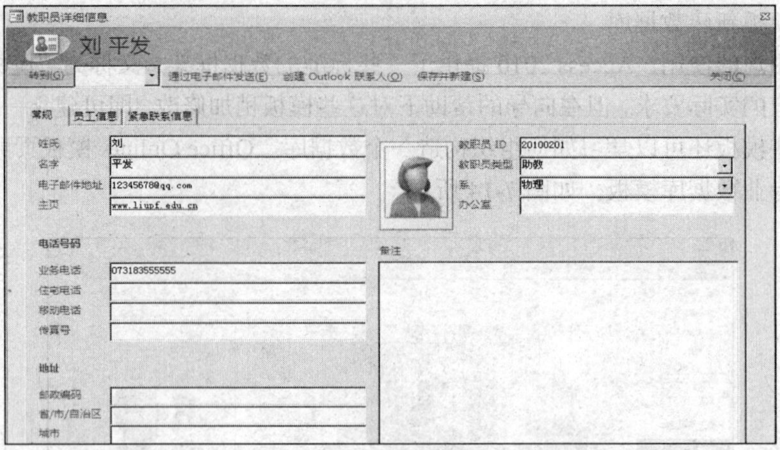

图 7-16　在教职员表中添加详细信息

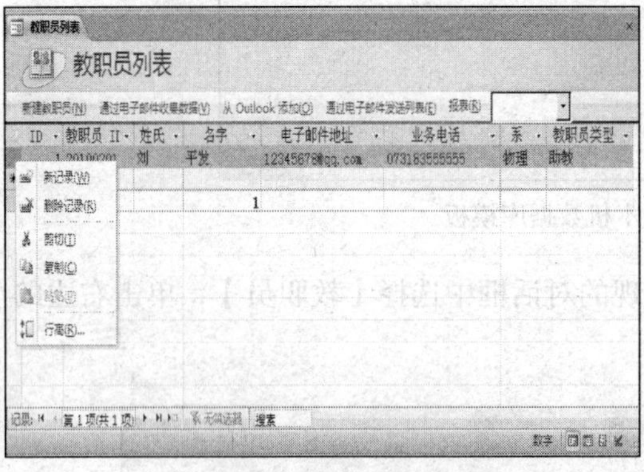

图 7-17　表记录行首右键单击界面

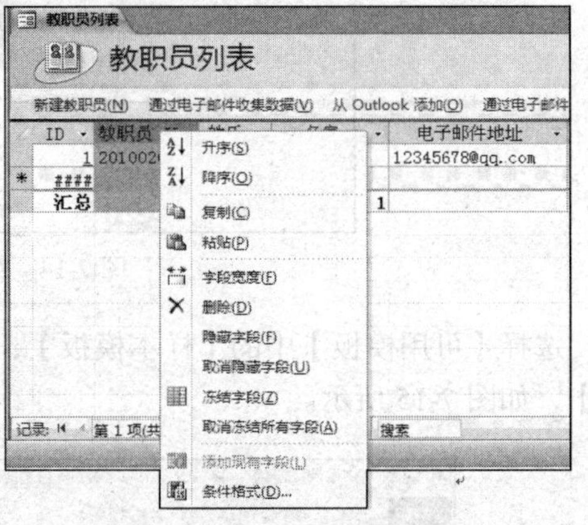

图 7-18　表列上右键单击界面

（2）直接建立一个数据库。

选择建立空数据库，其中的各类对象中暂时无数据，可在后期操作过程中根据需要逐步建立。在图 7-9 中双击【空数据库】，出现如图 7-19 所示窗口。

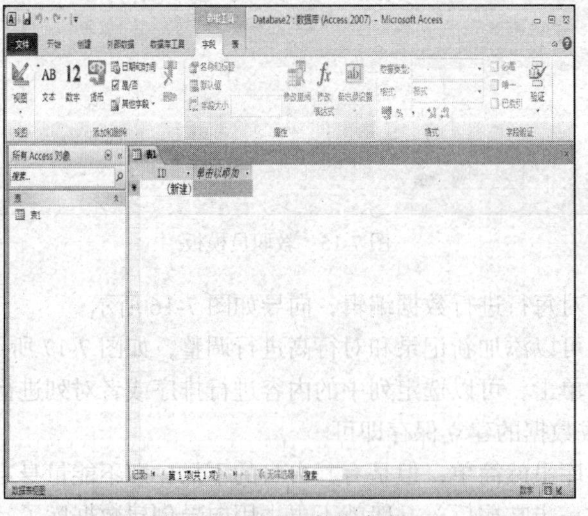

图 7-19　新的空数据库窗口

Access2010 也提供了【最近打开的模板】或者【我的模板】新建数据库。

4. 打开已存在的数据库

在 Access 2010【文件】菜单中，单击【打开】，则可以打开需要打开的数据库，如图 7-20 所示。

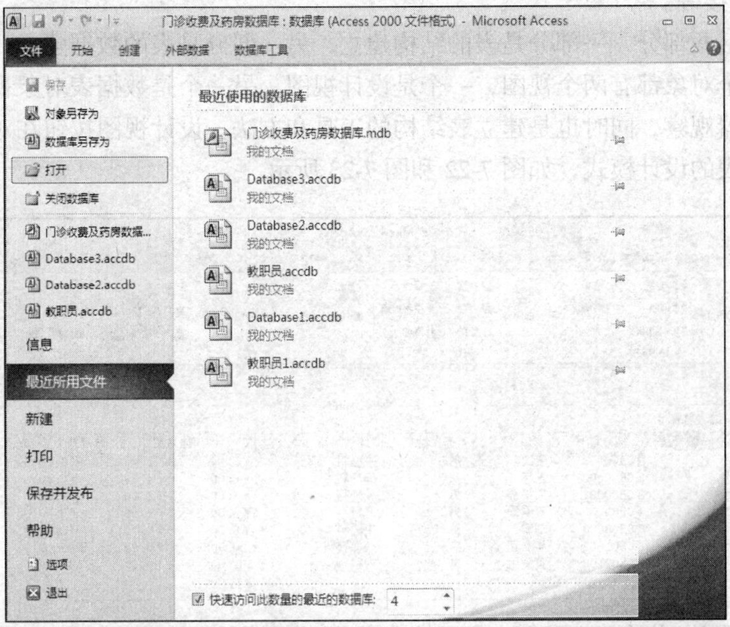

图 7-20　在【文件】菜单中打开数据库

7.4.3　Access 中的对象

Access 数据库最基本的组成结构就是对象。Access 2010 所提供的对象均存放在同一个数据库文件（.mdb）中。Access 数据库由七种对象组成，分别是表、查询、窗体、报表、页、宏和模块。

1. 表（Table）

表主要用于存储数据。它是数据库的基本对象，保存数据库中的数据，是数据库的核心，也是创建其他对象的基础。表由记录组成，记录由字段组成，表用来存储数据库的数据，故又称数据表，如图 7-21 所示。

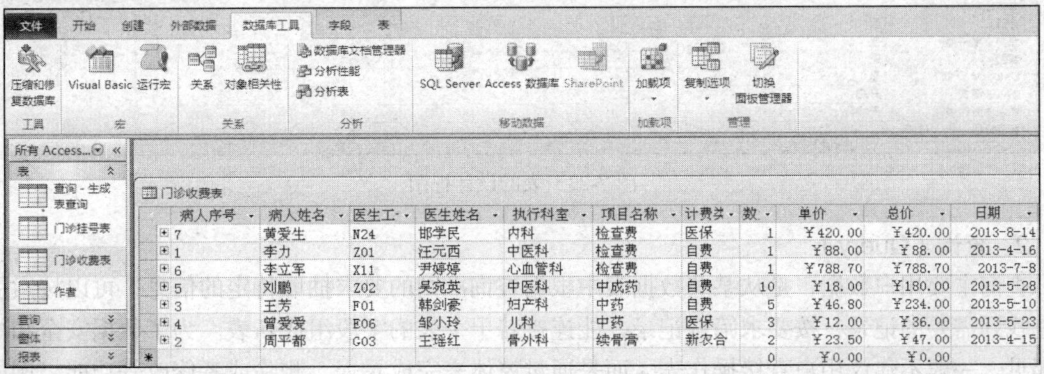

图 7-21　表

每个表都必须有主关键字，其值能唯一标识一条记录的字段，以使记录唯一（记录不能重复，它与实体一一对应）。表可以建立索引，以加速数据查询。

具有复杂结构的数据无法用一个表表示，可用多表表示。表与表之间可建立关联。

每一个字段都包含某一类型的信息，如数据类型有文本、数字、日期、货币、OLE 对象（声音、图像）、超链接等。

表的建立包括两部分，一部分是表的结构建立，另一部分是表的数据建立。

数据库的每个对象都有两个视图，一个是设计视图，另一个是数据表对象视图。表的设计视图可通过表设计器观察，同时也是建立表结构的工具和方法。设计视图按钮在对话框右下角，点击即可进入当前表的设计模式，如图 7-22 和图 7-23 所示。

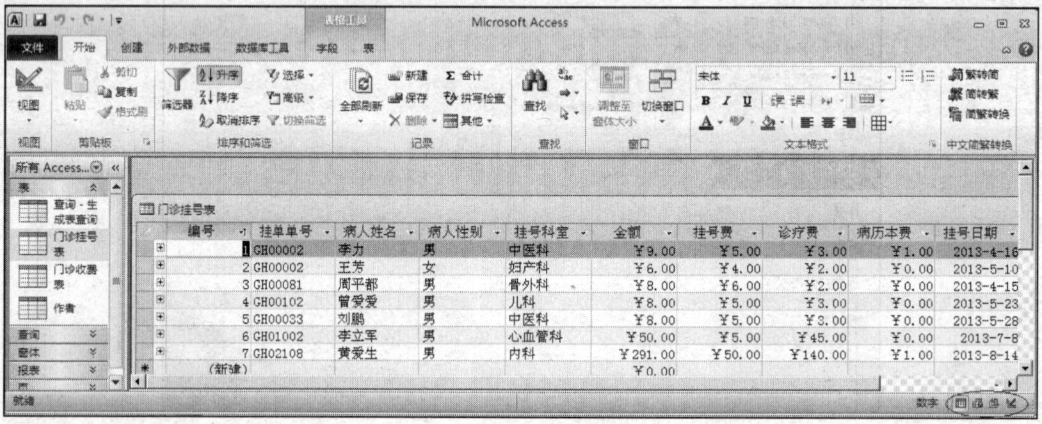

图 7-22　设计视图按钮

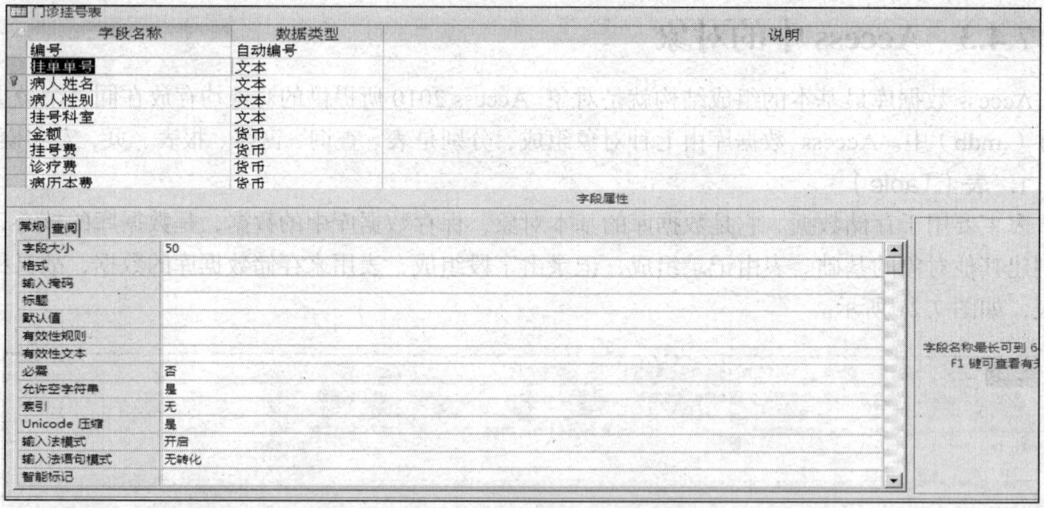
门诊挂号表
字段名称
数据类型
说明
编号 自动编号
挂单单号 文本
病人姓名 文本
病人性别 文本
挂号科室 文本
金额 货币
挂号费 货币
诊疗费 货币
病历本费 货币
字段属性
常规
查阅
字段大小 50
格式
输入掩码
标题
默认值
有效性规则
有效性文本
必需 否
允许空字符串 是
索引 无
Unicode 压缩 是
输入法模式 开启
输入法语句模式 无转化
智能标记

图 7-23　表的设计视图

2. 查询（Query）

查询主要用户数据，是从某些数据表中根据查询准则的要求抽取特定的信息，可以按索引快速查找到需要的记录，按要求筛选记录并能连接若干个表的字段组成新表。为了数据安全和准确性起见，一般不建议用户直接操作表，而是通过窗体来完成录入、删除或者修改等功能。例如，查询所有男性病人挂号的基本数据，如图 7-24 所示。

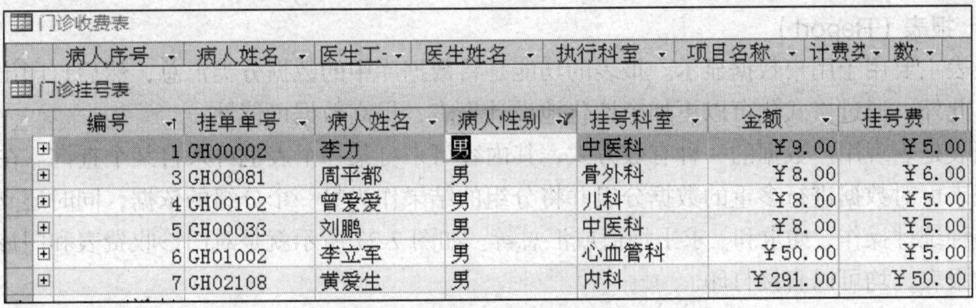

图 7-24　查询男性病人信息

3. 窗体（Form）

窗体主要用于用户与程序的交互。窗体可以对数据的输入和输出显示格式进行控制，提供了一种方便地浏览、输入及更改数据的窗口，如图 7-25 所示。

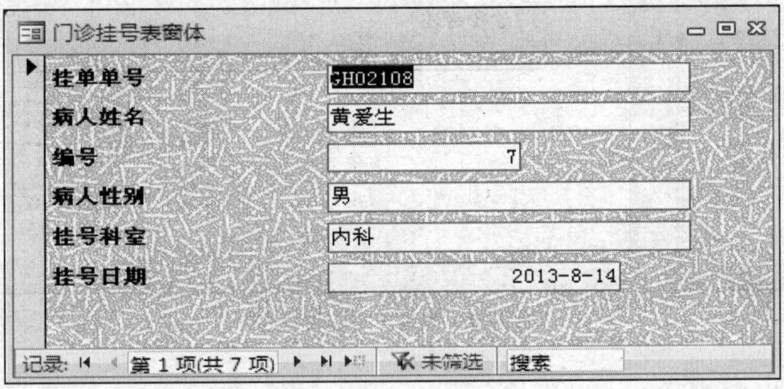

图 7-25　窗体

窗体也可以将多个有关系的表进行联合创建，从而更加方便信息查询。图 7 26 所示就是将门诊挂号表与门诊收费表联合创建的窗体。

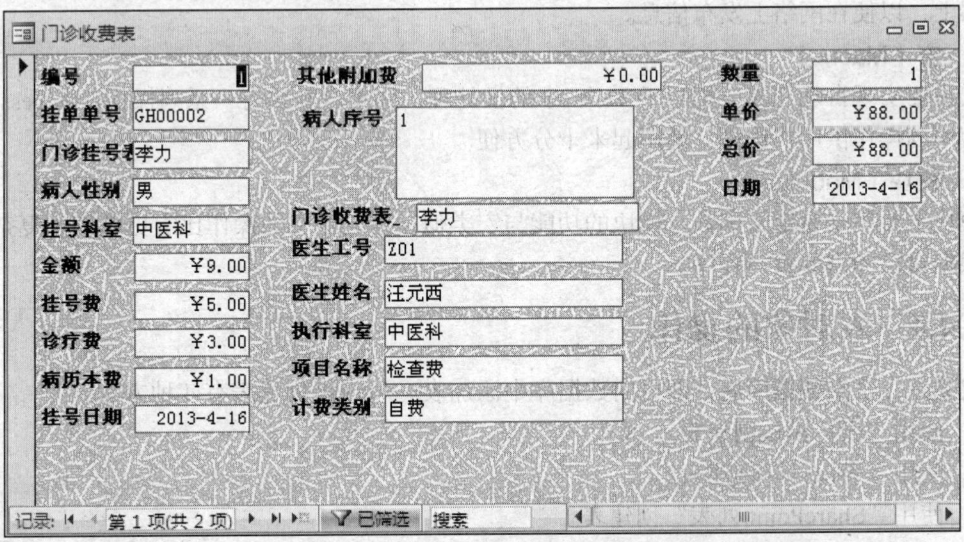

图 7-26　联合窗体

4. 报表（Report）

报表主要用于用户数据显示。报表的功能是将数据库中的数据分类汇总，然后打印出来以便分析。此外，通过格式化可以更加个性化地设计报表，提高数据可读性。

报表是表现用户数据的一种有效方式，其内容可来自某一个表也可来自某个查询。在 Access 中，报表可对数据进行多重的数据分组并将分组的结果作为另一个分组的依据，同时还支持对数据的各种统计操作，如求和、求平均值或汇总等。如图 7-27 所示就是对门诊收费表和门诊挂号表生成的报表，均可以直接打印。

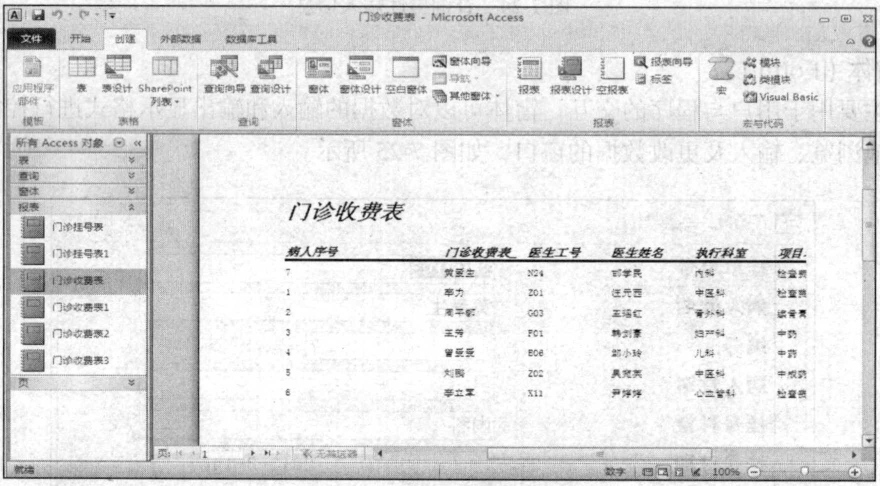

图 7-27　报表（门诊收费表）

5. 页

页主要用于数据共享。页是一种特殊的直接连接到数据库中数据的一种 Web 页。它使得 Access 2010 与 Internet 紧密结合起来。在 Access 2010 中用户可以直接建立 Web 页。通过 Web 页，用户可以方便、快捷地将所有文件作为 Web 发布程序存储到指定的文件夹，或将其复制到 Web 服务器上，以便在网络上发布信息。

6. 宏（Macro）

宏主要实现自动完成。相当于 DOS 中的批处理，用来自动执行一系列操作。Access 列出了一些常用的操作供用户选择，使用起来十分方便。

7. 模块（Module）

模块主要用于自定义函数。模块的功能与宏类似，但它定义的操作比宏更精细和复杂，用户可以根据自己的需要编写程序。

7.4.4　表对象的操作

建立好一个空数据库后，即可向数据库中添加表。Access 创建表有 4 种方法。

- 使用“表”模板创建表。
- 使用“表设计”创建表。
- 使用“SharePoint 列表”创建表。
- 使用“字段”模板创建表。

常用的方法是前两种；最简单的方法是使用“表”模板。

1．表对象的基本操作

（1）使用“表”模板创建表。

对于常用的表格如联系人、资产等信息，用“表”模板更加方便。此处以运用表模板创建“联系人”表为例说明操作步骤。

① 新建一个空数据库，命名为“挂号”。

② 切换到“创建”选项卡，单击“表模板”按钮，在弹出的列表中选择“联系人”选项，如图 7-28 所示，这样就创建好 “联系人”表了。

③ 单击左侧导航栏的“联系人”选项，即建立一个数据表，如图 7-29 所示。接着可以在表的“数据表视图”中完成数据记录的创建、删除等操作。

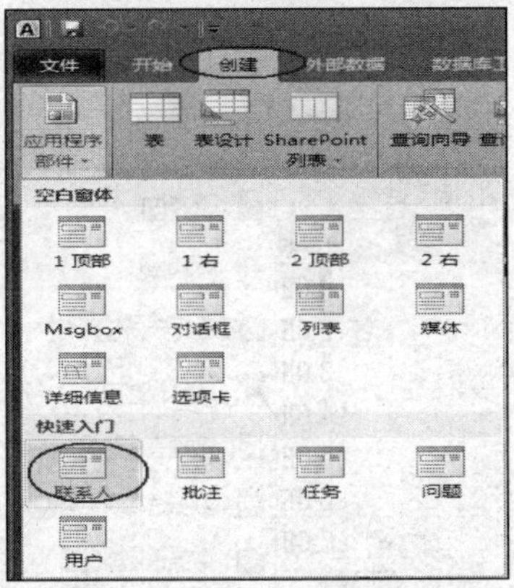

图 7-28　创建“联系人”表

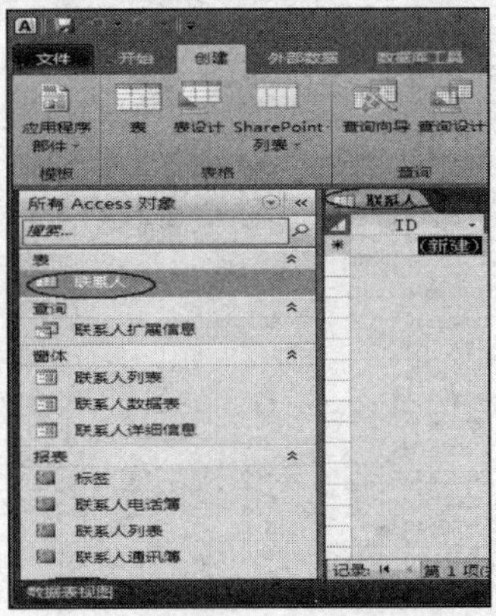

图 7-29　表操作

（2）使用“表设计”视图创建表。

在表模板中提供的模板类型是非常有限的，而且运用模板创建的数据表不一定符合用户要求，因此必须进行修改。在更多的情况下，必须自己创建新表，这就需要用“表设计器”。用户需要在表的“设计视图”中完成表的设计与修改，如图 7-30 所示。

使用“设计视图”创建表主要是设置表各种字段的属性，即创建表结构。表中数据记录要在“数据表视图”中输入。以创建“学生基本情况表”为例说明操作步骤。

① 新建数据库“挂号”。

② 切换到“创建”选项卡，单击“表格”组中的“表设计”按钮，进入表设计视图。

③ 在“字段名称”栏中输入字段的名称“学号”；在“数据类型”选择该字段的数据类型，这里选择“数字”选项；“说明”栏可根据需要输入。

④ 用同样的方法输入其他字段名称，并设置相应的数据类型，如图 7-31 所示。

图 7-30　表的设计视图

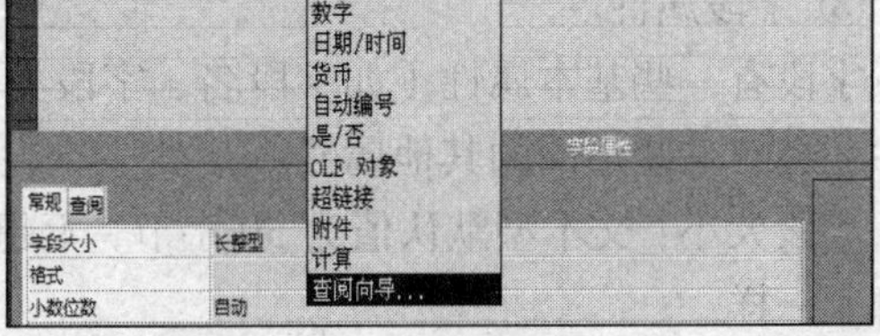

图 7-31　输入字段名称、数据类型和说明栏

⑤ 选择要设为主键（能唯一标识一条记录的字段）的字段，在“设计”选项卡的“工具”组中单击“主键”按钮 ，即可将其设为主键。

⑥ 在“常规”选项卡中可以定义字段的字段大小、格式、小数位数、输入掩码、标题、默认值、有效性规则、必需、索引等参数。

⑦ 将所有字段设置完后保存。

表结构定义完成后，可以在数据库窗口中看到已建立的表对象。

绝大多数用户都是利用设计视图来设计表的，设计视图界面如图 7-32 所示。采用【设计视图】模式后，在当前表工具栏上右键单击，显示菜单如图 7-33 所示。

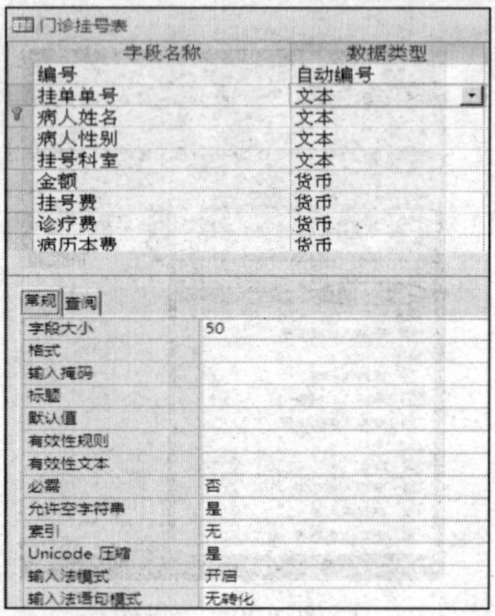

图 7-32　设计视图界面

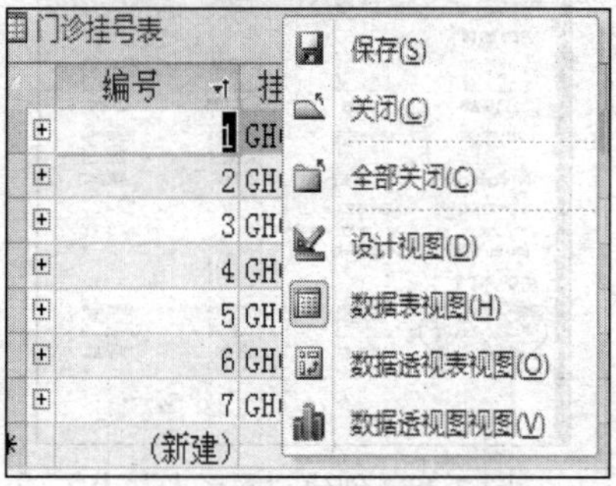

图 7-33　设计视图工具对象

在弹出的“表”对话框中，可以进行字段、数据类型以及字段属性设置，下面对图 7-32 设计视图中的各个选项进行说明。

① 字段名称。

字段名称是通过在表设计器的字段输入区输入字段名和字段数据类型而建立的。表中的记录包含许多字段，分别存储着关于每个记录不同类型的信息（属性）。

在设计字段名称时，某些字符不允许出现在字段名称中。

句点“.”、惊叹号“!”、方括号“[]”。否则出现以下提示框。

字段名称中可以使用大写或小写，或大小写混合的字母。字段名可以修改，但一个表的字段在其他对象中使用了，修改字段将带来一致性的问题。

字段名称最长可达 64 个字符（包括空格），用户应该尽量避免使用过长的字段名。

② 数据类型。

Access 2010 为字段提供了十种数据类型，使用 DataType 属性可以指定保存在表字段中数据的类型。每一字段只能包含单一数据类型的数据。

③ 字段属性。

字段有一些基本属性（如字段名、字段类型、字段宽度及小数点位数）。另外对于不同的字段，还会有一些不同的其他属性。

字段大小：文本型默认值为 50 字节，不超过 255 字节。不同种类存储类型的数字型，大小范围都不一样。

格式：利用格式属性可在不改变数据存储情况的条件下，改变数据显示与打印格式。文本和备注型数据的格式最多可由三个区段组成，每个区段包含字段内不同的数据格式之规格。格式对不同的数据类型使用不同的设置。

- “时间/日期”数据类型；
- “数字”和“货币”数据类型；
- “文本”和“备注”数据类型；
- “是/否”数据类型。

掩码：输入掩码为数据的输入提供了一个模板，可确保数据输入表中时具有正确的格式。比如，在密码框中输入的密码不能显示出来，只能以“*”形式显示，那么只需在【输入掩码】文本框内设置为“*”即可。

标题：标题用来在报表和窗体中替代字段名称。要求简短、明确，以便于管理和使用。

默认值：默认值是新记录在数据表中自动显示的值。默认值只是开始值，可在输入时改变，其作用是减少输入时的重复操作。

有效性规则：数据有效性规则用于对字段所接受的值加以限制。有些有效性规则可能是自动的，如检查数值字段的文本或日期值是否合法。有效性规则也可以是用户自定义的。

有效性文本：有效性文本用于在输入的数据违反该字段有效性规则时出现提示。其内容可以直接在【有效性文本】框内输入，或光标位于该文本框时按 Shift+F2 组合键，打开显示比例窗口。

2. 设定表之间的关系

数据库中的各表之间并不是孤立的，彼此之间存在或多或少的联系，这就是“表间关系”。这也正是数据库系统与文件系统的重点区别。

（1）表的主关键字。

数据库中的每一个表都必须有一个主关键字，用于保证表中的每条记录都是唯一的。

定义主键的方法很简单。更改主键时，首先要删除旧的主键，而删除旧的主键则先要删除其被引用的关系。

（2）表间关系。

可以在包含类似信息或字段的表之间建立关系。在表中的字段之间可以建立 3 种类型的关系：一对一、一对多、多对多；而多对多关系可以转化为一对一和一对多关系。

一对一关系存在于两个表中含有相同信息的相同字段，即一个表中的每条记录都只对应于相关表中的一条匹配记录，如雇员表和人力资源表。

一对多关系存在于当一个表中的每一条记录都对应于相关表中的一条或多条匹配记录时，如产品表与销售表。

① 创建关系。

在表与表之间创建关系，不仅在于确定了数据表之间的关联，还确定了数据库的参照完整性。即在设定了关系后，用户不能随意更改建立关联的字段。参照完整性要求关系的一张表中的记录在关系的另一张表中有一条或多条相对应的记录。

不同表之间的关联是通过表的主键来确定的。因此当数据表的主键更改时，Access 2010 会进行检查。

创建数据库表关系的方法如下。

- 单击数据库工具菜单的【关系】按钮，打开关系窗口，如图 7-34 和图 7-35 所示。
- 拖放一个表的主键到对应表的相应字段上。根据要求重复此步骤。

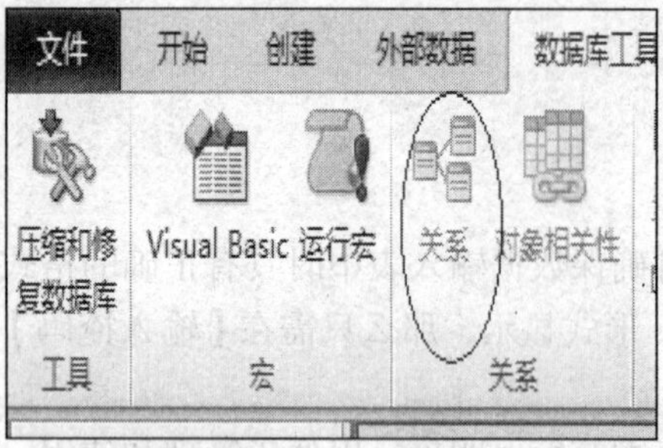

图 7-34　关系界面

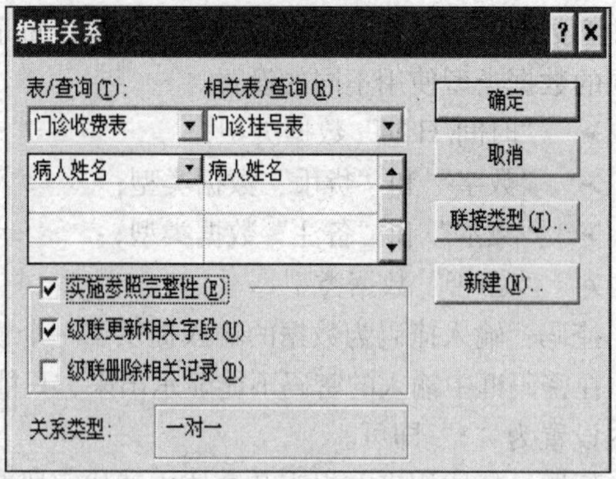

7-35　编辑关系

② 查看关系。

关系可以查看和编辑。打开【关系】窗口，即可查看关系；而双击表间的连线，可以编辑任何连接关系，此时弹出编辑窗口。

③ 表间关系的修改与删除。

用户可以编辑已有的关系，或删除不需要的关系。如上所述，双击关系连线，可编辑关系；而右击连线，选择删除或者编辑，可删除关系。

3. 修改表结构

当用户对字段名称进行修改时，可能影响到字段中存放的一些相关数据。如果查询、报表、窗体等对象中使用了这个更名的字段，那么这些对象中也要相应地更改字段名的引用。更名的方法有两种，一是设计视图，二是数据表视图，如图 7-36 所示。

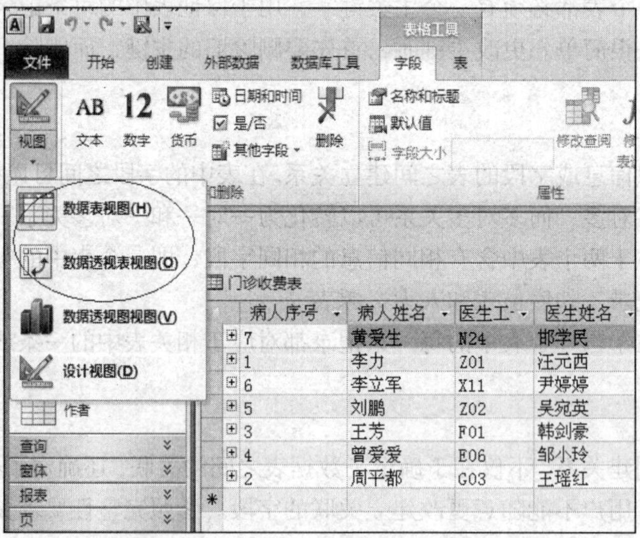

图 7-36　视图窗口

（1）插入新字段。

插入新字段也可在设计视图和数据表视图中分别通过拖曳光标完成。

（2）移动字段。

用户可以通过表设计视图来进行移动字段的操作。

（3）复制字段。

Access 2010 提供了复制字段功能，以便在建立相同或相似的字段时使用。它通过剪贴板操作完成。

（4）删除字段。

删除字段可以在两种视图中完成。应当注意，删除字段将导致该字段的数据无法恢复。

（5）修改字段属性。

用户可以在设计表结构之后，重新更改字段的属性。其中，最主要的是更改字段的数据类型和字段长度。

4. 表对象的高级操作

（1）行操作。

选中表中任意一行，右键单击，选择【行高】，打开“行高”对话框，可以调整行高，通过对话框方式或直接用鼠标完成此操作。

（2）列操作。

由于屏幕大小限制，有时需要隐藏某些字段。隐藏列的操作十分简单：使某一列宽为 0 即将该列隐藏。恢复隐藏列的操作需在数据视图下右键单击，选择【取消隐藏列】命令，弹出【取消隐藏列】对话框，如图 7-37 所示。

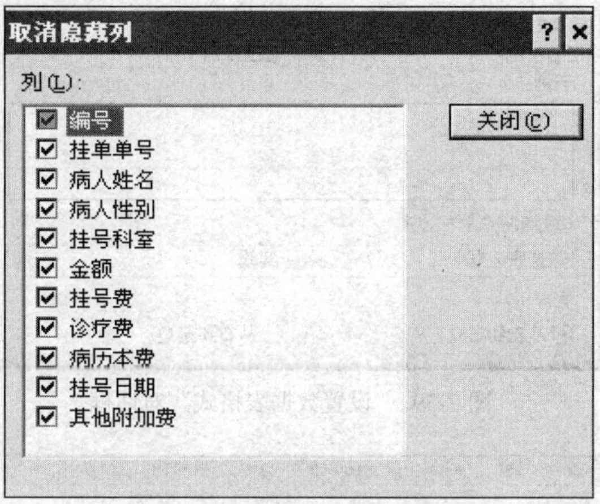

图 7-37 “取消隐藏列”对话框

（3）更改数据表的显示方式。

➢ 改变字体。

用户可根据需要来选择不同的字体。其操作方法为在【开始】菜单中，单击【文本格式】中的【字体】和【字号】直接进行设置，如图 7-38 所示。

➢ 设置单元格效果。

用户可以对数据表的单元格效果进行设置。其操作方法为在【开始】菜单中，单击【文本格式】右下角图标 ，将弹出【设置数据表格式】对话框，如图 7-39 所示。

（4）修改数据表中的数据。

➢ 插入新数据。

打开数据库窗口，双击要编辑的数据表，进入表的“数据表视图”，移动光标到左侧选择栏，当光标变成右箭头时，右键单击，在弹出的快捷菜单中选择“新记录”命令，即可添加记录，如图 7-40 所示。

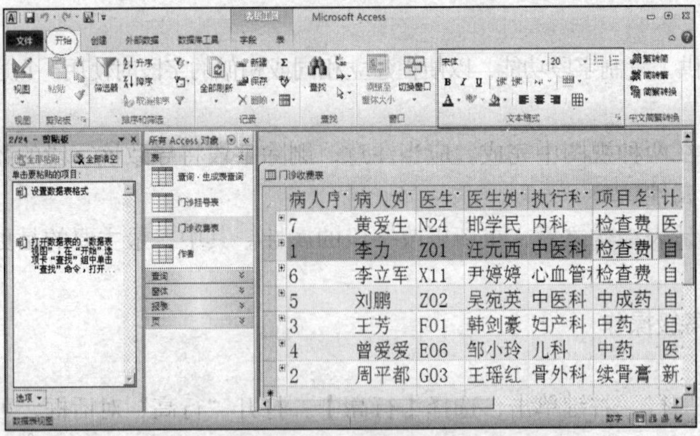

图 7-38　文本格式设置

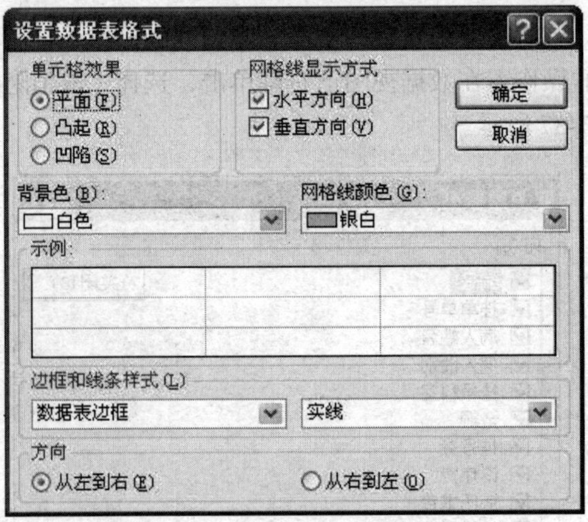

图 7-39　“设置数据表格式”对话框

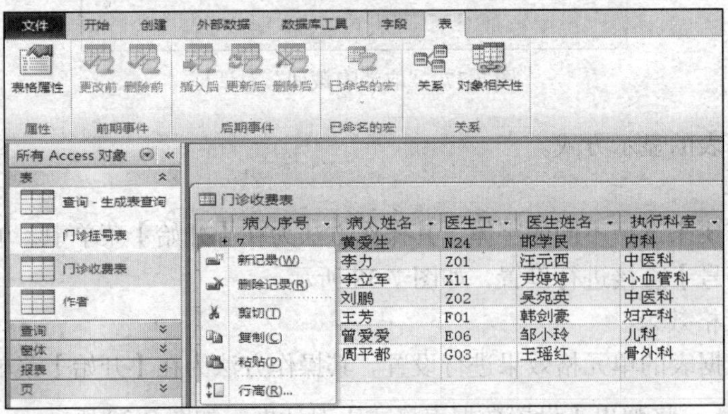

图 7-40　插入新记录

➢　修改数据。

在数据表视图中，用户可以方便地修改已有的数据记录。

➢　替换数据。

打开数据表的“数据表视图”，在“开始”选项卡“查找”组中单击“查找”命令，打开“查找和替换”对话框，操作方法与 Office 2010 其他组件中的查找、替换操作相似。

➢ 复制、移动数据。

利用剪贴板功能可以很方便地进行复制、移动数据操作功能。

➢ 删除记录。

可以利用右键【删除】进行删除操作，也可以快捷键方式完成该操作。

（5）排列数据。

Access 2010 根据主键值自动排序记录。在数据检索和显示期间，用户可以按不同的顺序来排序记录。在数据表视图中，可以对一个或多个字段进行排序。升序的规则是按字母顺序排列文本，从最早到最晚排列日期/时间值，从最低到最高排列数字与货币值，如图 7-41 所示。

要取消排序结果，选择“开始”菜单中“排序和筛选”选项卡中的“取消排序”命令即可。

（6）筛选数据。

筛选数据是只将符合筛选条件的数据记录显示出来，以便用户查看。筛选方法有 5 种，分别为按窗体筛选、按选定内容筛选、输入筛选、高级筛选/排序、内容排除筛选。

在数据表视图下，【开始】菜单栏上【排序和筛选】中可以进行筛选，如图 7-42 所示。

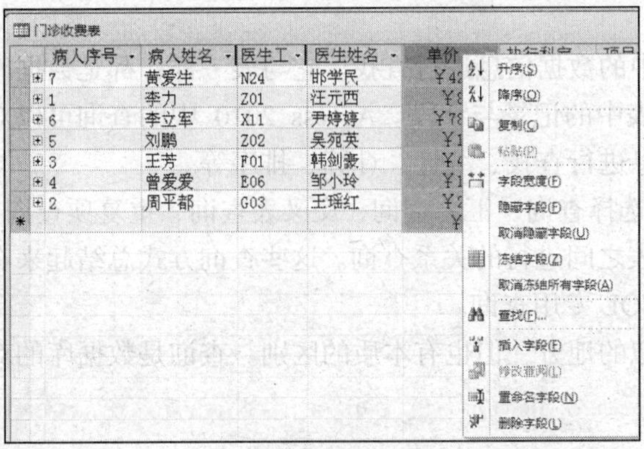

图 7-41 数据表排序

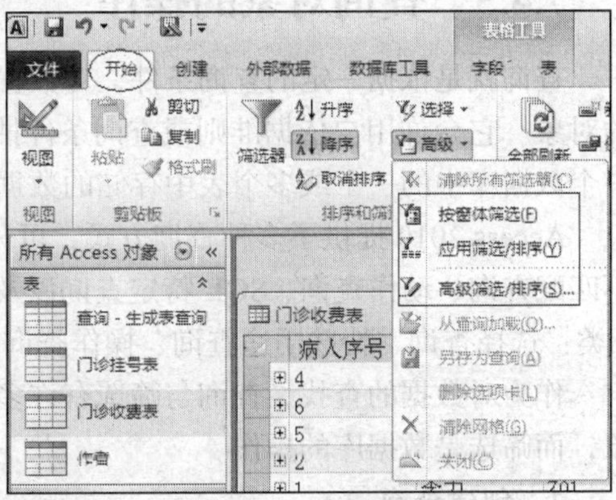

图 7-42 排序和筛选

例如，输入筛选根据指定值或表达式，查找与筛选条件相符合的记录。其操作过程如下：

在数据表视图中单击要筛选的列的某一单元格，右键单击，弹出快捷菜单，如需筛选出“门诊挂号表”中挂号科室为“中医科”病人信息，在如图 7-43 所示位置右键单击。

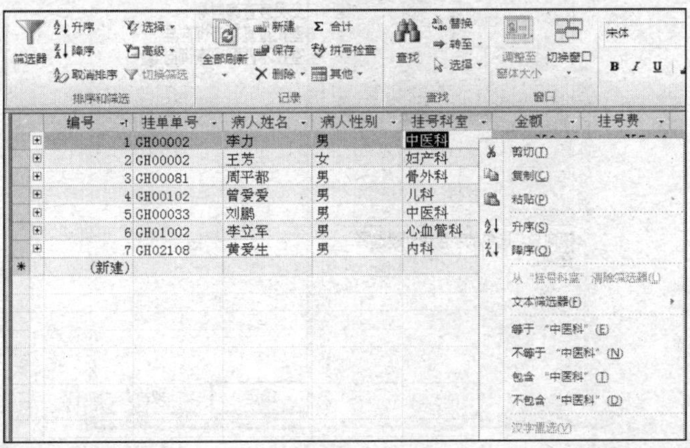

图 7-43 输入筛选

选择【等于“中医科”】后，则表格中只显示挂号科室为“中医科”的人员信息，筛选结果如图 7-44 所示。

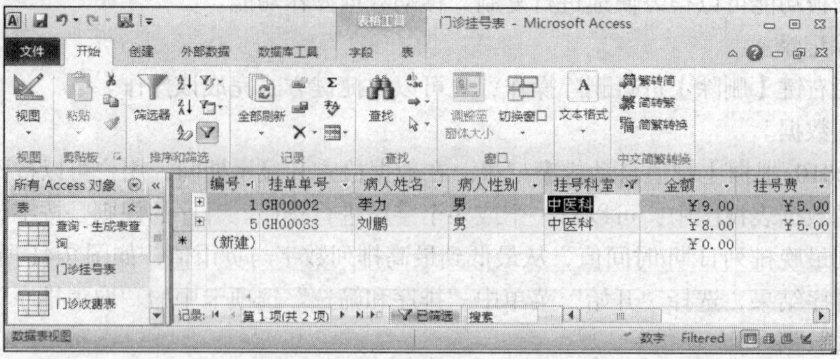

图 7-44　选择筛选结果

要取消排序结果，单击“开始”菜单中“排序和筛选”选项卡中的“取消筛选”按钮即可。

7.4.5　查询对象的操作

查询就是依据一定的查询条件，对数据库中的数据信息进行查找。它与表一样，都是数据库的对象。它允许用户依据准则或查询条件抽取表中的记录与字段。Access 2010 中的查询可以对一个数据库中的一个或多个表中存储的数据信息进行查找、统计、计算、排序等。

Access 2010 提供了多种查询方式，可分为选择查询、汇总查询、交叉表查询、重复项查询、不匹配查询、动作查询、SQL 特定查询以及多表之间进行的关系查询。这些查询方式总结起来有 4 类：选择查询、特殊用途查询、操作查询和 SQL 专用查询。

作为对数据的查找，查询与筛选有许多相似的地方，但也有本质的区别。查询是数据库的对象，而筛选是数据库的操作。

1. 创建查询

用户可以打开数据库窗口，选择【查询】对象，然后单击工具栏中的【新建】按钮，弹出“新建查询”对话框，如图 7-45 所示。

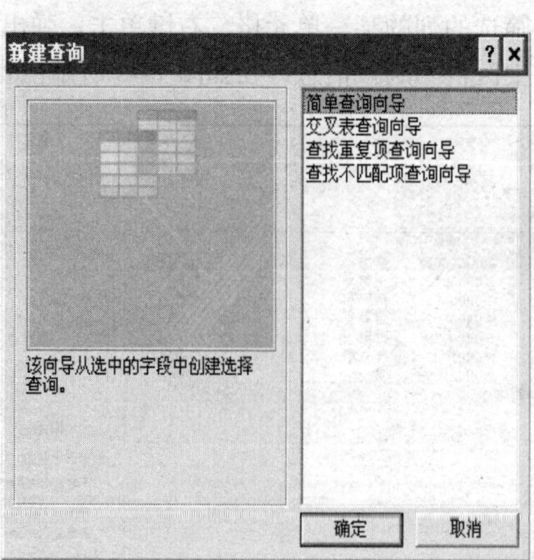

图 7-45　新建查询

（1）设计视图。

单击“设计视图”弹出 “显示表”对话框，如图 7-46 所示。选择需要生成查询的表，如“门诊挂号表” –【添加】后关闭，“选择查询”对话框。

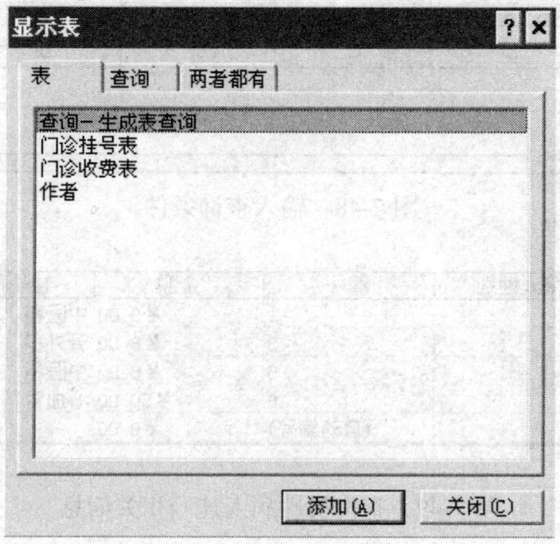

图 7-46　显示表

“查询”对话框主要分为上下两部分，上面放置数据库表、显示关系和字段；下面给出设计网格中有如下行标题的注解。

- 字段：查询工作表中所使用的字段名；
- 表：该字段所来自的数据表；
- 排序：是否按该字段排序；
- 显示：该字段是否在结果集工作表中显示；
- 条件：查询条件；
- 或：用来提供多个查询条件。

选择查询界面如图 7-47 所示。

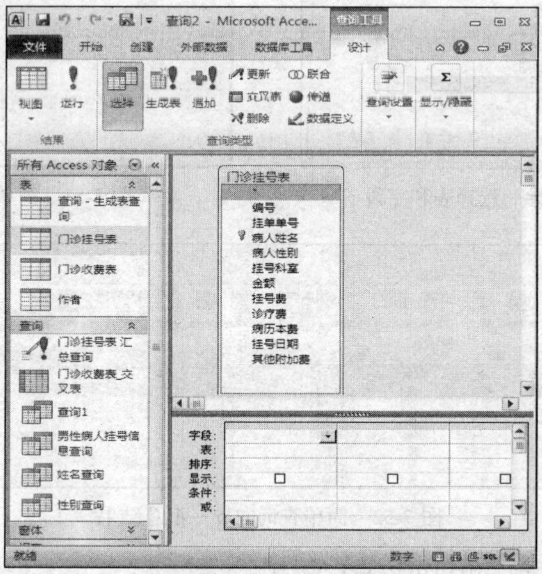

图 7-47　选择查询界面

例如需要查询男性病人挂号信息，在设计网格中选择字段如图 7-48 所示。

设置完成后点击“运行”按钮 ！，即可显示男性病人挂号相关信息，如图 7-49 所示。

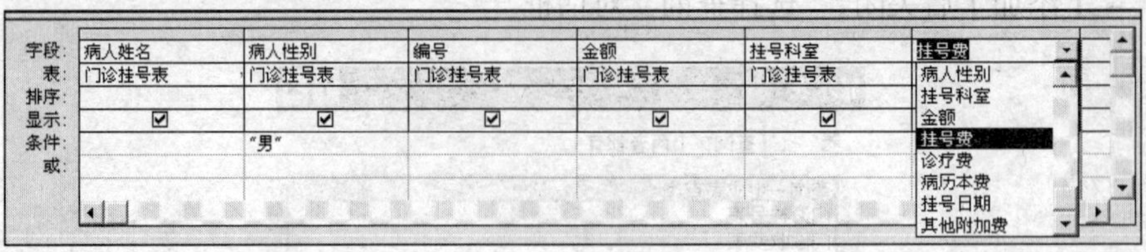

图 7-48　输入查询条件

	病人姓名	病人性别	编号	金额	挂号科室	挂号费
▶	李力	男	1	￥9.00	中医科	￥5.00
	周平都	男	3	￥8.00	骨外科	￥6.00
	刘鹏	男	5	￥8.00	中医科	￥5.00
	李立军	男	6	￥50.00	心血管科	￥5.00
*			(自动编号)	￥0.00		

图 7-49　查询男性病人挂号相关信息

（2）简单查询向导。

在“新建查询”对话框中选择【简单查询向导】，如图 7-45 所示。

在“简单查询向导”对话框中，选择需要建立查询的表和表中的字段，操作步骤如图 7-50 所示。

图 7-51 所示为汇总选项，选择需要的汇总方式后显示结果如图 7-52 所示。

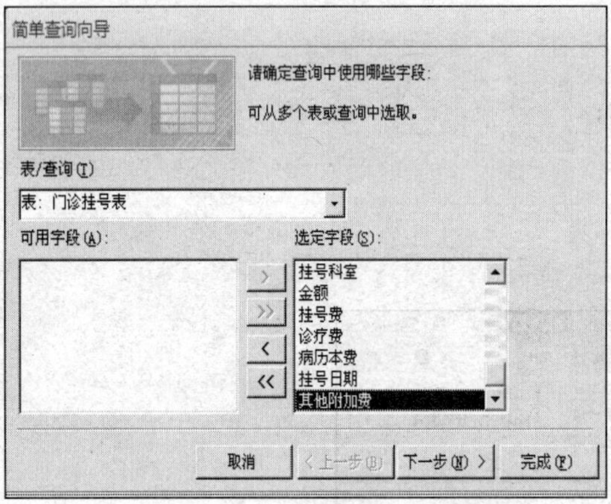

图 7-50　简单查询向导—选择表和字段

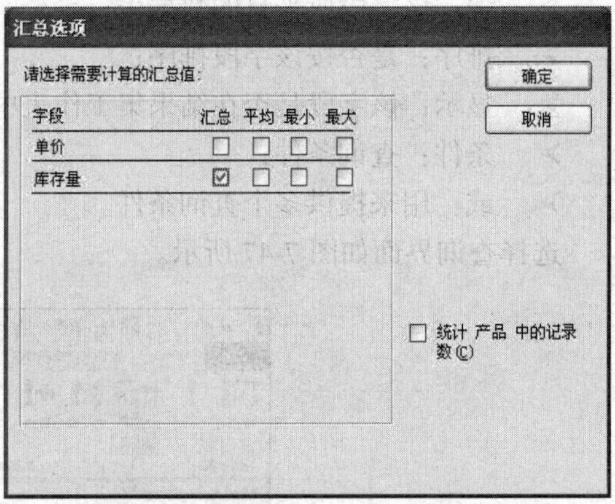

图 7-51　简单查询向导—汇总选项

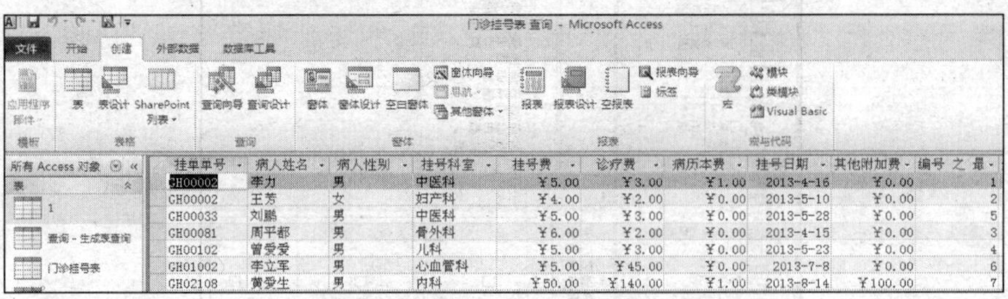

图 7-52　简单查询向导—汇总结果

使用其他方法生成查询，用户可以自行练习。

2. 操作查询

操作查询用于同时对一个或多个表执行全局数据管理操作。操作查询可以对数据表中原有的数据内容进行编辑，对符合条件的数据进行成批修改。因此，此时应该对数据库中的数据进行备份，以防损坏。

在设计视图中可以选择对查询的操作方式，如图 7-53 所示。

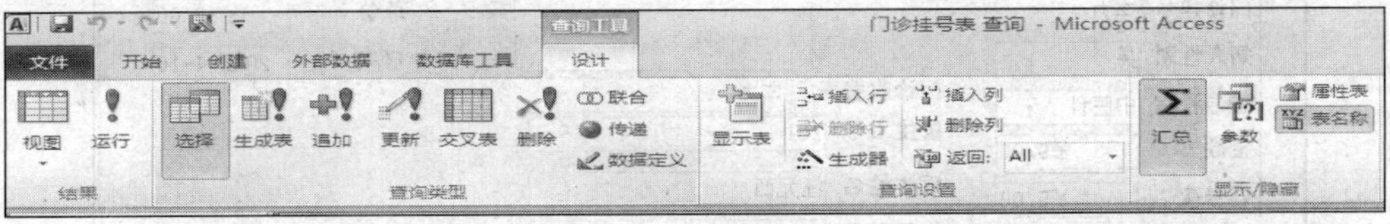

图 7-53 选择查询方式

使用 SQL 专用查询以及对查询进行更新、追加、删除等操作在实践指导中进行介绍。

7.4.6 窗体对象的操作

1. 窗体的功能

窗体和报表都用于数据库中数据的维护，但两者的作用不同。窗体主要用来输入数据，报表则用来输出数据。

2. 窗体设计

单击功能区“创建”按钮，在“窗体”组中有多种创建窗体的方法：“窗体”、“窗体设计”、“空白窗体”、“窗体向导”、“导航”、“其他窗体”等，可根据需求和用途选择创建窗体的类型。

在 Access 2010 中，表是由字段和记录构成的。类似的，窗体的基本构件就是“控件”。控件比构成表的字段和记录更灵活些，它能包含数据、运行一项任务，或是通过添加诸如直线或矩形之类的图形元素来强化窗体设计，还可以在窗体上使用许多不同种类的控件，包括复选框、矩形块、文本框、分页符、选项按钮、下拉列表框等。

自动创建窗体向导创建的窗体包含窗体所依据的表中所有字段的控件。当字段显示在窗体中时，Access 2010 会给窗体添加两类控件：文本框和标签。

使用自动创建【窗体向导】创建窗体，按照提示进行操作，单击完成即可自动生成窗体，如图 7-54 和图 7-55 所示。

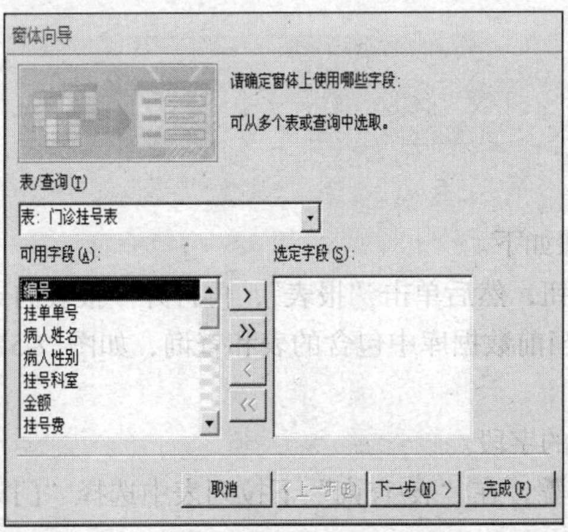

图 7-54 新建窗体向导

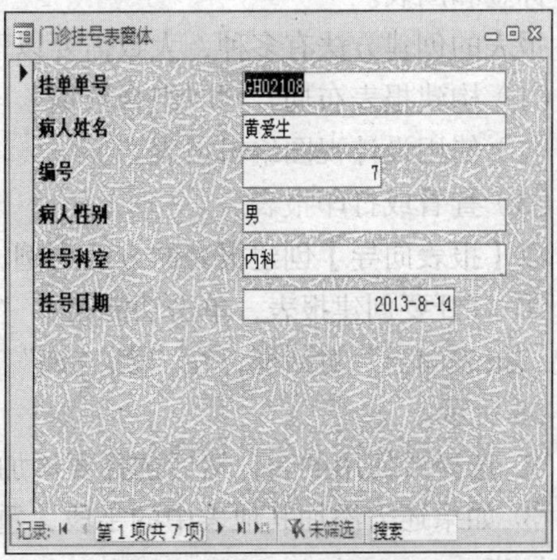

图 7-55 生成窗体

在窗体中还可以同时选择多个表，将多个字段信息放在一个窗体中进行查询，如将门诊挂号表和门诊收费表中的所有字段同时选择进行自动创建窗体，则生成窗体如图 7-56 所示。

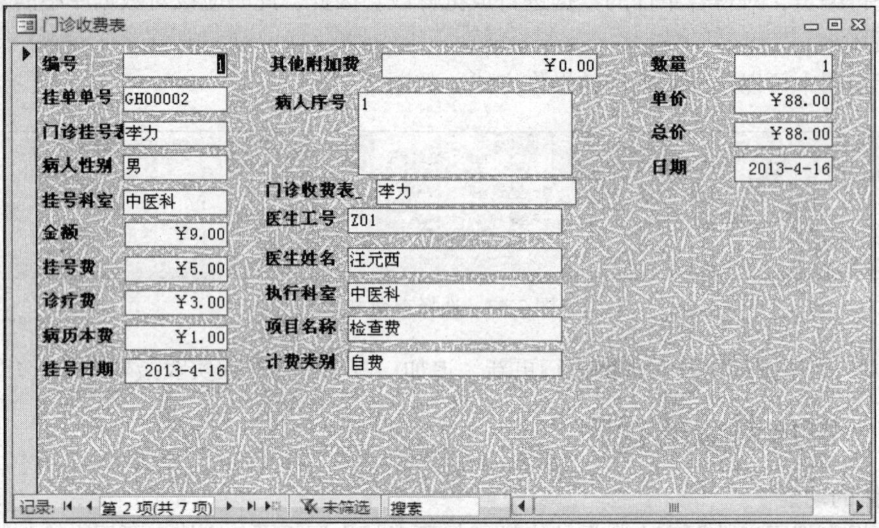
门诊收费表
编号
1
挂单单号
GH00002
门诊挂号表
李力
病人性别
男
挂号科室
中医科
金额
￥9.00
挂号费
￥5.00
诊疗费
￥3.00
病历本费
￥1.00
挂号日期
2013-4-16
其他附加费
￥0.00
病人序号
1
门诊收费表_
李力
医生工号
Z01
医生姓名
汪元西
执行科室
中医科
项目名称
检查费
计费类别
自费
数量
1
单价
￥88.00
总价
￥88.00
日期
2013-4-16
记录: 第 2 项(共 7 项)
未筛选
搜索

图 7-56　联合表生成窗体

另外在“视图”按钮中单击【数据透视视图】按钮，可对表中字段进行汇总统计，以方便分析。

在窗体中右键单击，可以对字段中内容进行筛选，如要显示挂号科室为“中医科”病人和医生的相关信息，可以在【筛选目标】中填入“中医科”后按回车键则只显示两位挂号科室为“中医科”的信息。

7.4.7　报表对象的操作

报表可以帮助用户以更好的方式表示数据。报表既可以输出到屏幕上，也可以传送到打印设备上。

1．创建报表

根据报表中包含类型与布局不同，报表可以分为列表式报表、纵栏式报表、邮件合并报表、邮件标签和图表。

报表的创建方法有多种，大致需要以下步骤。

（1）构建报表布局，同时组合数据。

（2）使用设计视图编辑报表。

（3）查看或打印报表。

以【报表向导】创建报表的方法为例，具体步骤如下。

① 打开要创建报表，单击功能菜单“创建”按钮，然后单击“报表”，再打开“报表向导”，弹出“报表向导”对话框，在“表/查询”中列出了当前数据库中包含的表和查询，如图 7-57 和图 5-58 所示。

② 选择要使用的表，然后选择要添加到报表中的字段。

③ 如果还需添加其他表中的字段，重复上述步骤，在“表/查询”下拉列表中选择“门诊收费表”表。

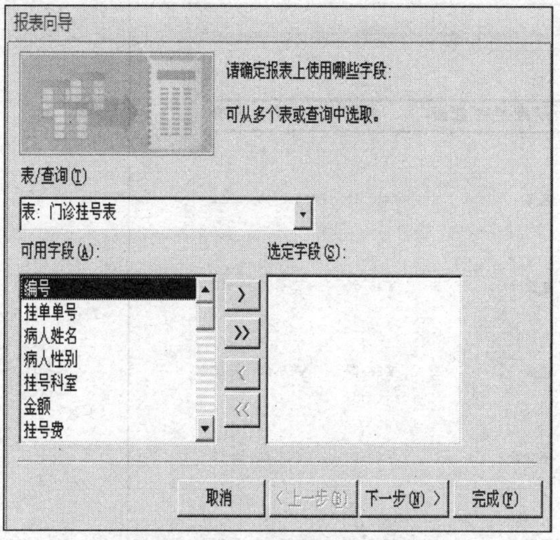

图 7-57　报表向导

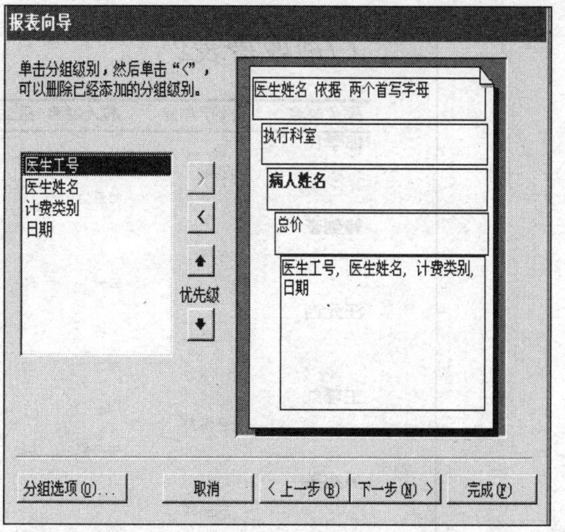

图 7-58　报表向导—调整字段优先级

排序完成后单击【下一步】按钮，在出现的对话框中按照需要进行设置，如图 7-59 和图 7-60 所示。

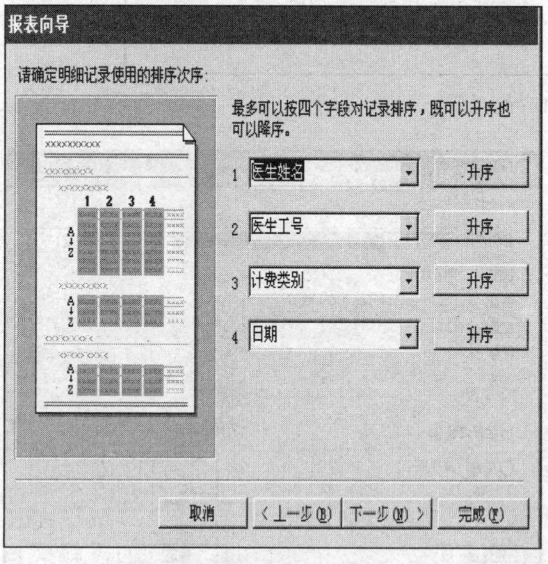

图 7-59　报表向导—字段排序

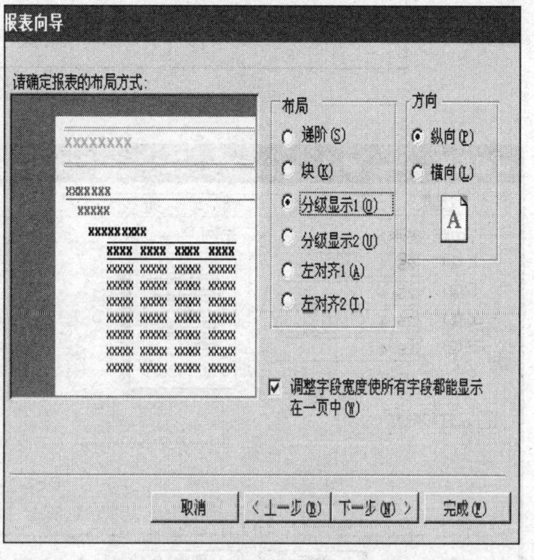

图 7-60　报表向导—布局选择

在“样式”中选择【正式】，单击【完成】按钮，则可生成自定义的报表，以适合显示与打印，如图 7-61 所示。

2. 预览及打印报表

（1）预览报表。

单击数据窗口中【对象】栏下的【报表】按钮，选中所需预览的报表后，单击工具栏中的【预览】按钮，即可进入【打印预览】窗口。打印预览与打印真实结果一致。如果报表记录很多而一页容纳不下，在每页的下面有一个滚动条和页数指示框，可进行翻页操作。

（2）打印报表。

打印报表最简单的方法是直接单击工具栏上的【打印】按钮，直接将报表发送到打印机上。但在打印之前，有时需要对页面和打印机进行设置，如图 7-62 和图 7-63 所示。

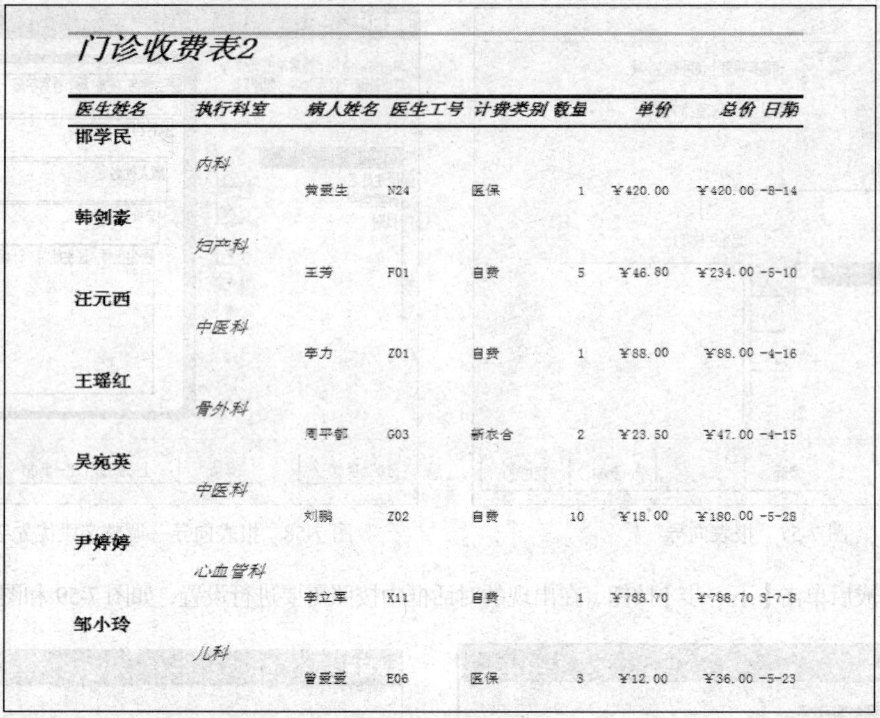

门诊收费表2

医生姓名	执行科室	病人姓名	医生工号	计费类别	数量	单价	总价	日期
邯学民								
	内科							
		黄爱生	N24	医保	1	¥420.00	¥420.00	-8-14
韩剑豪								
	妇产科							
		王芳	F01	自费	5	¥46.80	¥234.00	-6-10
汪元西								
	中医科							
		李力	Z01	自费	1	¥88.00	¥88.00	-4-16
王瑶红								
	骨外科							
		周平都	G03	新农合	2	¥23.50	¥47.00	-4-15
吴宛英								
	中医科							
		刘鹏	Z02	自费	10	¥18.00	¥180.00	-5-28
尹婷婷								
	心血管科							
		李立军	X11	自费	1	¥788.70	¥788.70	3-7-8
邹小玲								
	儿科							
		曾爱爱	E06	医保	3	¥12.00	¥36.00	-5-23

图 7-61　报表向导—显示

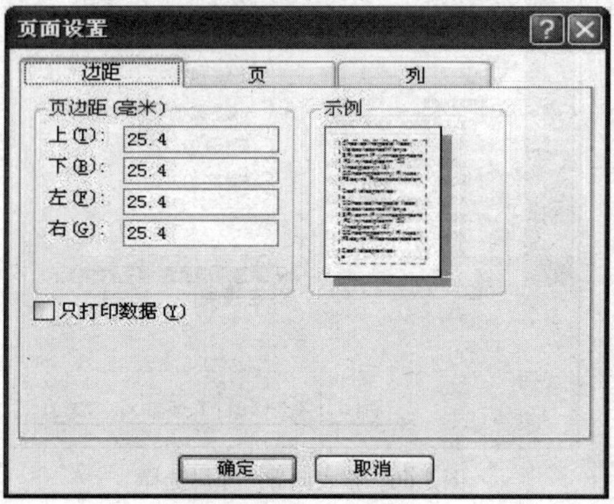

图 7-62　页面设置

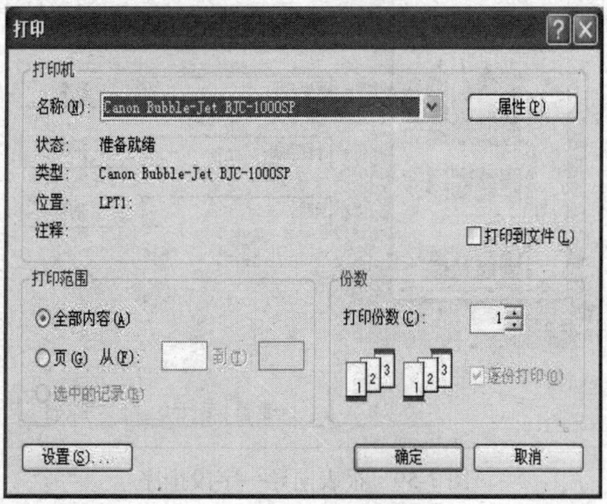

图 7-63　打印

小　结

本章主要讲述了 Microsoft Office 办公自动化软件家族中的关联式数据库 Access 2010 的相关知识。简要介绍了数据库相关的基本概念，系统地概述了数据库 Access 的特点，并对数据模型中的层次模型、网状模型和关系模型进行了阐述。重点介绍了 Access 2010 数据库的数据库创建方法以及 Access 中四个常用对象：表、查询、窗体和报表的创建以及常规操作，使读者熟悉和掌握 Access 2010 的基本使用方法和技巧。

习 题 7

一、单项选择题

1. 在数据管理技术的发展过程中，经历了人工管理阶段、文件系统阶段和数据库系统阶段。其中，数据独立性最高的是（ ）阶段。

（A）人工管理 （B）文件系统 （C）数据库系统 （D）数据项管理

2. 在 Access 2010 中，（ ）不能对数据进行录入和编辑。

（A）数据访问页 （B）窗体 （C）报表 （D）表

3. Access 2010 是一种（ ）。

（A）数据库 （B）数据库系统

（C）数据库管理软件 （D）数据库管理员

4. Access 2010 数据库 7 个对象中，（ ）是实际存放数据的地方。

（A）表 （B）查询 （C）报表 （D）窗体

5. 使用查询向导，不可以创建（ ）。

（A）单表查询 （B）多表查询 （C）带条件查询 （D）不带条件查询

6. 在数据库中存储的是（ ）。

（A）数据模型 （B）数据关系

（C）数据及数据之间的联系 （D）二维码信息

7. 主窗体和子窗体通常用于显示多个表或查询中的数据，这些表或查询中的数据一般应该具有（ ）关系。

（A）一对一 （B）一对多 （C）多对多 （D）关联

8. 下述关于数据库系统的正确叙述是（ ）。

（A）数据库系统减少了数据冗余

（B）数据库系统避免了一切冗余

（C）数据库系统中数据的一致性是指数据类型一致

（D）数据库系统比文件系统能管理更多的数据

9. 关于主键，下列说法错误的是（ ）。

（A）Access 2010 并不要求在每一个表中都必须包含一个主键

（B）在一个表中只能指定一个字段为主键

（C）在输入数据或对数据进行修改时，不能向主键的字段输入相同的值

（D）利用主键可以加快数据的查找速度

10. Access 2010 中的窗体是（ ）之间的主要接口。

（A）数据库和用户 （B）操作系统和数据库

（C）用户和操作系统 （D）人和计算机

11. 报表的作用不包括（ ）。

（A）分组数据 （B）汇总数据 （C）格式化数据 （D）输入数据

12. 数据库管理系统的工作不包括（ ）。

（A）定义数据库 （B）对已定义的数据库进行管理

（C）为定义的数据库提供操作系统　　　　（D）数据通信

13. 在对某字符型字段进行升序排序时，假设该字段存在这样四个值："中国"、"美国"、"俄罗斯" 和"日本"，则最后排序结果是（　　）。

（A）"中国"、"美国"、"俄罗斯"、"日本"　（B）"俄罗斯"、"日本"、"美国"、"中国"

（C）"中国"、"日本"、"俄罗斯"、"美国"　（D）"俄罗斯"、"美国"、"日本"、"中国"

14. 关系数据模型（　）。

（A）只能表示实体间的 1∶1 联系　　　　（B）只能表示实体间的 1∶n 联系

（C）只能表示实体间的 m∶n 联系　　　　（D）可以表示实体间的上述三种联系

15. 查询向导的数据可以来自（　）。

（A）多个表　　（B）　一个表　　（C）一个表的一部分　　（D）表或查询

二、简答题

1. 层次模型、网状模型和关系模型这三种基本数据模型各有哪些优缺点？
2. 创建数据库和表、查询、窗体的方法有哪些？

本章参考文献

[1] 邵佩英. 分布式数据库系统及其应用. 北京：科学出版社，2005

[2] 朱欣娟. 基于 VFP 和 SQL 的数据库技术及应用（Database Technology and Application Based on VFP and SQL）. 西安：西安电子科技大学出版社，2004 年 1 月第 1 版

[3] 冯博琴，顾刚，夏秦，薛涛，杨忠孝. 大学计算机基础（Windows XP+Office 2003）. 北京：人民邮电出版社，2009.6

[4] 张建林. 管理信息系统. 杭州：浙江大学出版社，2004 年 2 月第 1 版

[5] 李武，姚珺. 数据库原理及应用. 哈尔滨：哈尔滨工程大学出版社，2010

[6] Microsoft Office Online Access Help

[7] 创新研究室. Office 中文版实用教程 Access 2010 循序渐进. 北京：电子科技大学出版社，2006

第8章 医疗卫生信息系统

引言

医疗卫生信息系统是指专门为医疗卫生领域开发的、用于医疗卫生管理、服务、教育及科学研究的软硬件信息系统。本章仅从医疗卫生从业者通识教育的角度出发，概括性地介绍几种医疗卫生信息系统的基本概念及相关知识。

内容结构图

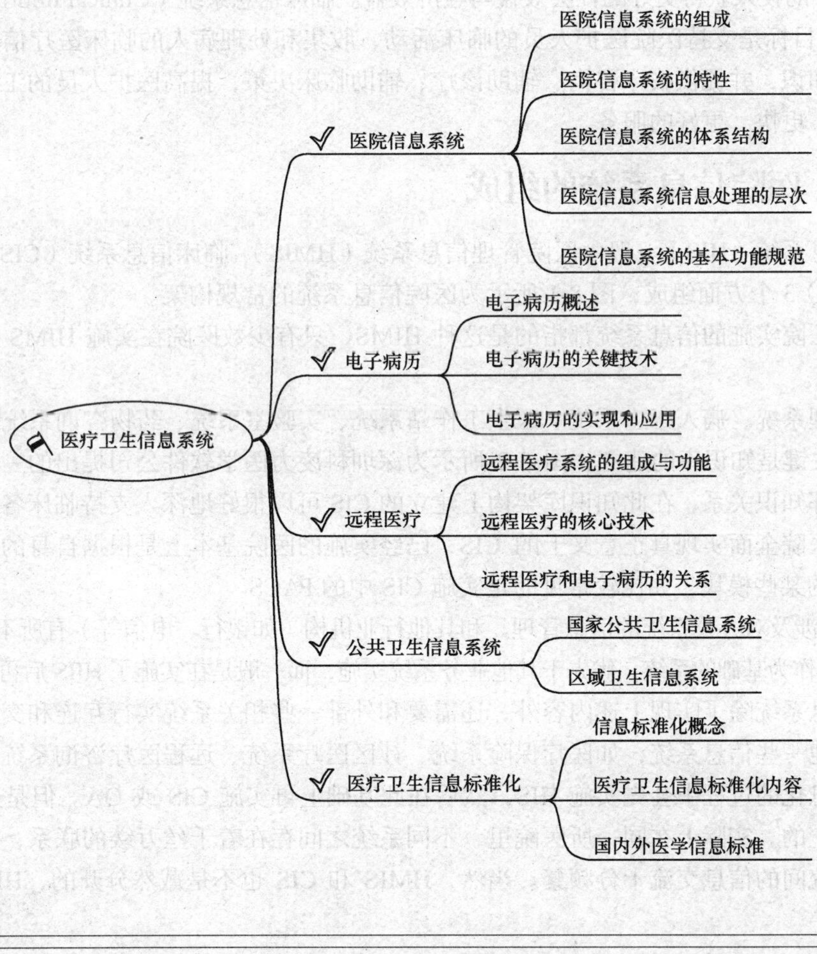

学习目标

通过对本章内容的学习，学生应该能够做到以下几点。

✓ 了解：计算机的起源与发展历程，计算机在医疗卫生领域中的应用。

✓ 理解：计算机与医学信息的关系。

✓ 应用：通过学习本章提供的关于计算机在医学中的应用案例，学会分析与把握基于计算机及网络技术的医学发展方向。

8.1 医院信息系统

医院信息系统是指利用计算机软硬件技术、网络通信技术等现代化手段，对医院及其所属各部门的人流、物流、财流进行综合管理，对在医疗活动各阶段产生的数据进行采集、存储、处理、提取、传输、汇总、加工生成各种信息，从而为医院的整体运行提供全面的、自动化的管理及各种服务的信息系统，包括医院管理信息系统、临床信息系统。医院管理信息系统（Hospital Management Information System，HMIS）的主要目标是支持医院的行政管理与事务处理业务，减轻事务处理人员的劳动强度，辅助医院管理，辅助高层领导决策，提高医院的工作效率，从而使医院能够以少的投入获得更好的社会效益与经济效益。临床信息系统（Clinical Information System，CIS）的主要目标是支持医院医护人员的临床活动，收集和处理病人的临床医疗信息，丰富和积累临床医学知识，并提供临床咨询、辅助诊疗、辅助临床决策，提高医护人员的工作效率，为病人提供更多、更快、更好的服务。

8.1.1 医院信息系统的组成

医院信息系统（HIS）一般由医院管理信息系统（HMIS）、临床信息系统（CIS）和办公自动化系统（OA）3 个方面组成，图 8-1 所示为医院信息系统的常规构架。

大多数医院实施的信息系统都指的是这种 HIMS，只有少数医院在实施 HIMS 的同时又在实施 CIS 或 OA。

医嘱处理系统、病人床边系统、医生工作站系统、实验室系统、药物咨询系统等属于 CIS 范围。CIS 的关键是知识库的建立，图 8-2 所示为深圳科凌力医学软件公司提出的一种基本临床信息系统的内部知识关系，在此知识库架构上建立的 CIS 可以很好地深入支持临床各项工作。目前中国还没有医院全面实现真正意义上的 CIS，已经实施的医院基本上是根据自身的实际情况分步实施 CIS 中的某些模块，如比较常见的是实施 CIS 中的 PACS。

OA 主要涉及对办公系统的信息管理。和其他行业机构（如银行、电信等）有所不同，医疗机构并不是把 OA 作为基础的系统，优先于其他业务系统实施，而一般是在实施了 HIIS 后再考虑实施 OA。

医院信息系统除了实现上述内容外，还需要和外部一些相关系统实行互连和交流。这一功能又会涉及其他一些信息系统，如医疗保险系统、社区医疗系统、远程医疗咨询系统等。通常，医院在实行信息化的过程中会先实施 HIS，然后在此基础上再实施 CIS 或 OA。但是这 3 个系统又不是完全独立的。实际上在同一所医院里，不同系统之间存在着千丝万缕的联系，各自的功能相互依存，系统间的信息交流十分频繁。当然，HMIS 和 CIS 也不是截然分开的，HMIS 中常常会涉及一些病人的临床信息，特别是它所收集的病人主索引、病案首页等信息往往是 CIS 以病人为中心的临床医疗信息的基础。而 CIS 一旦建立，也往往会使 HMIS 工作得更准确和更有效率。

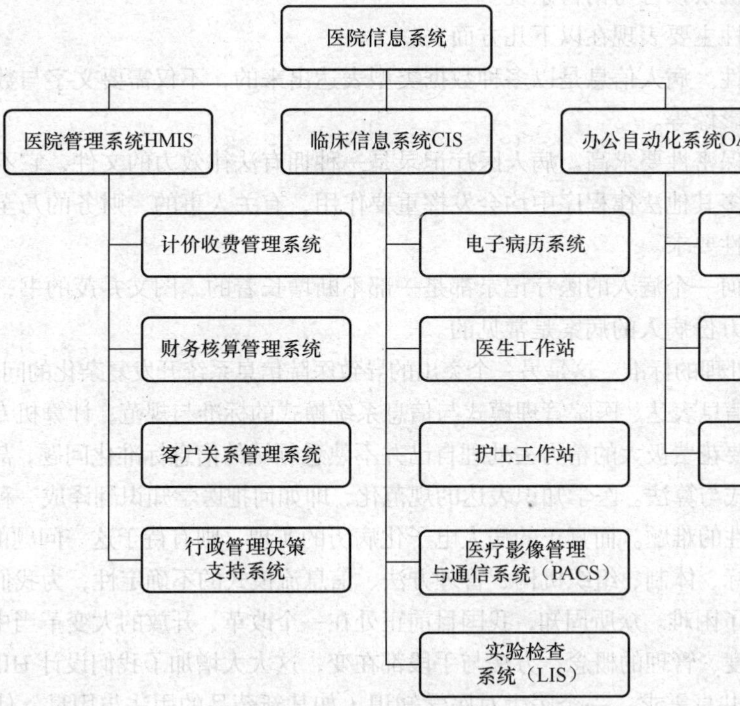

图 8-1　医院信息系统的常规构架

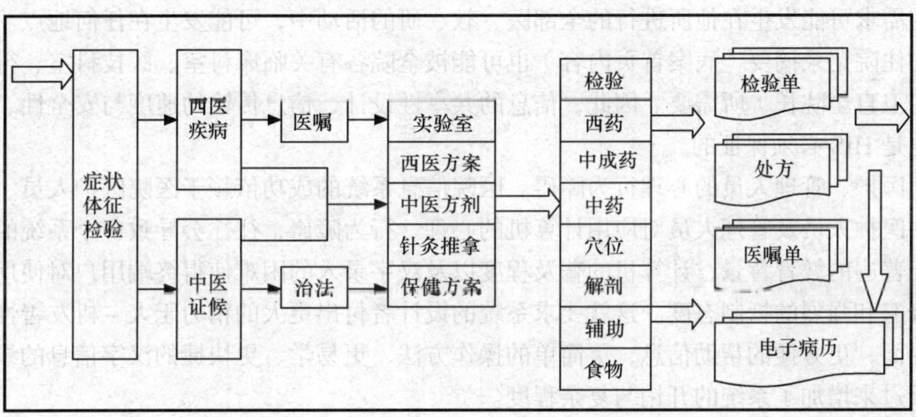

图 8-2　基本临床信息系统的内部知识关系

8.1.2　医院信息系统的特性

医院信息系统属于迄今世界上现存的企业级（Enterprise）信息系统中最复杂的一类。这是由医院本身的目标、任务和性质所决定的。它不仅要同其他所有 MIS 一样追踪管理伴随人流、财流、物流所产生的管理信息，从而提高整个医院的运作效率，而且还要支持以病人医疗信息记录为中心的整个医疗、教学、科研活动。系统的复杂性表现在：在许多情况下，它需要极其迅速的响应速度和联机事务处理能力。在一个急诊病人入院抢救的情况下，迅速、及时、准确地获得他的既往病史和医疗记录的重要性是显而易见的。当每天高峰时间门诊大厅中拥挤着成百上千名患者与家属，焦急地排队等待挂号、候诊、划价、交款、取药时，系统对 OLTP 的要求可以说不亚于任何银行窗口业务系统、机票预订与销售系统。

医院信息系统的特性主要表现在以下几方面。

（1）医疗信息复杂性。病人信息是以多种数据类型表达出来的，不仅需要文字与数据，而且时常需要图形、图表、影像等。

（2）信息的安全、保密性要求高。病人医疗记录是一种拥有法律效力的文件，它不仅在医疗纠纷案件中，而且在许多其他法律程序中均会发挥重要作用，有关人事的、财务的乃至病人的医疗信息均有严格的保密性要求。

（3）数据量大。任何一个病人的医疗记录都是一部不断增长着的、图文并茂的书，而一个大型综合性医院拥有上百万份病人的病案是常见的。

（4）缺乏医疗信息处理的标准。这是另一个突出的导致医院信息系统开发复杂化的问题。目前，医疗卫生界极少有医学信息表达、医院管理模式与信息系统模式的标准与规范。计算机专业人员在开发信息系统的过程中要花费极大的精力去处理自己并不熟悉领域的信息标准化问题，甚至要参与制定一些医院管理的模式与算法。医学知识表达的规范化，即如何把医学知识翻译成一种适合计算机的形式，是一个世界性的难题。而真正的病人电子化病历的实现，则有待于这一问题的解决。

（5）医院的总体目标、体制、组织机构、管理方法、信息流模式的不确定性，为我们分析、设计与实现一个 HIS 增加了困难。众所周知，我国目前正处在一个改革、开放的大变革当中，医院的性质、体制、机构、制度、管理的概念、方法与手段都在变，这大大增加了我们设计 HIS 的难度。

（6）高水平的信息共享需求。一个医生对医学知识（如某新药品的用法与用量、使用禁忌，某一种特殊病例的文献描述与结论等）、病人医疗记录（无论是在院病人，还是若干年前已死亡的病人）的需求可能发生在他所进行的全部医、教、研的活动中，可能发生在任何地点。而一个住院病人的住院记录摘要（病案首页内容）也可能被全院各有关临床科室、医技科室、行政管理部门（从门卫直至院长）所需要。因此，信息的共享性设计、信息传输的速度与安全性、网络的可靠性等也是 HIS 必须保证的。

（7）医护、管理人员的心理行为障碍。医院信息系统的成功依赖于医院医护人员、管理人员的介入。医护人员及管理人员对应用计算机的心理、行为障碍，往往会导致一个系统的失败。在中国由于普遍的教育背景，计算机的普及程度以及汉字录入的困难使得终端用户对使用计算机采取更为普遍和强烈的抵制态度。这就要求系统的设计者付出更大的精力于人 – 机友善性的设计，更好的界面，更方便的帮助信息，更简单的操作方法，更易学、更快捷的汉字信息的录入等。当然，这反过来增加了系统的开销与复杂程度。

因此，鉴于医院环境的独特性，使得信息系统在医院的实现应具有其特殊的功能要求：要有一个大规模、高效率的数据库管理系统的支持，要有很强的联机事务处理（OnLineTransactionProcessing，OLTP）支持能力，典型的 7 天/24 小时不间断系统，绝对要求安全、可靠，易学易用的友善人—机界面，可剪裁性和可伸缩性，能适应不同医院的发展计划需求，开放性与可移植性，适应不同硬软件平台，模块化结构，可扩充性。

8.1.3　医院信息系统的体系结构

当前，运行中的医院信息系统体系结构有 3 种：主机加终端的分时系统，微机网络加文件服务器系统和客户机/服务器系统。

主机加终端的分时系统是美国、西欧、日本自 20 世纪 70 年代到 20 世纪 80 年代末在开发综合医院信息系统时的基本选择。许多著名的 HIS 都是基于这样的体系结构开发出来的。这就是所谓传统集中式信息管理基于主机的模型。尽管这样的系统可处理的数据量、运行效率，对完整的关系数据库的支持以及数据的整体可用性等方面可以满足 HIS 的需要，但近年业界普遍认为这样集中式系统一次性投入太大，应用系统被过多地束缚在厂家的软、硬件产品之上，失去了系统的开放性、灵活性、可伸缩性，笨拙的软件开发工具影响了应用软件的开发速度，越来越多的信息系统主管认为基于 Mainframe 集中式的 HIS 的寿命不会很长。

微机网络加文件服务器系统是当今中国医院信息系统体系结构的主流选择。中国医院计算机应用经历了单微机单任务、多微机多任务进入微机网络的文件服务器阶段，应该承认有了很大的进步。微机网络支持分布式处理，而且直接继承了 PC 系统的全部优点，用户可以在充分使用自己 CPU 的同时共享昂贵的外部设备（如海量外存器、激光打印机及绘图仪），亦能实现多用户的数据共享。实际上，已有一些中、小型的医院在这种体系结构基础上成功地部分实现了 HMIS。但是这样的系统也许可以承担大型医院部门一级（如财务处、人事处或病人入/出院管理等）的信息管理任务，但此类结构的先天不足会使其难以担负起建立整个医院完整的信息系统的重任。因为通常此类系统均不是建立在真正关系数据库管理服务之上，因而系统无法为开发者和用户提供完整的关系数据库管理服务，如数据库管理员、数据字典、数据库结构化查询语言、数据的完整一致性与保密性保证，支持多任务、多线索，联机事务处理控制、查询优化的能力。文件服务器负责应答用户端计算机（工作站）有关数据存取的需求，但它往往是以简单的文件方式，如用对单一文件加锁、解锁方式实现共享，用传输整个文件的方式提供服务。这不但给局域网增加了不必要的流通负担，同时也没能充分发挥后台服务器 CPU 的能力，工作站仍然承担全部所需处理，和单个微机情况相同。在这样的体系结构下，如果设计者为减轻网络的通信负担和加强数据的安全性，采用数据物理上分布于不同客户端的方法，那将为系统的设计与实现、数据完整一致性的保证、满足高层用户对各类数据的综合查询与辅助决策、多个用户对彼此间数据的共享与同步更新带来无穷的麻烦。

客户机/服务器体系架构的关键点在于“一分为二”，即把数据存取与应用程序分离开，分别由数据库（服务端）及工作站（客户端）来执行，这样既保证了整个系统的运行性能，又增加了系统的易开发性、可扩充性和可维护性。客户机/服务器体系架构的 HIS 具有极高的性能，在这类 HIS 中，服务端一定有一个完整的高性能的关系数据库管理系统，服务器的 CPU 只管关系数据库管理系统的使用，不管任何客户端的应用功能。关系数据库管理系统支持并发控制，能确保多个用户同一时间内处理相同的表、行、列数据，这就显著地改善了运行性能，特别是医院中以高频率更新数据的应用环境。在该体系架构中，所有数据管理和存取都很方便，扩充升级也方便灵活。前后台任务的分离使得前端的应用程序不依赖于后台的软、硬件平台。无论用户升级更换后台的操作系统，还是更换服务器硬件，应用程序都无须变动。这一方面保护了用户对应用程序及使用培训方面的投资，同时也为用户提供了一种低消耗的逐步更新设备的途径。

8.1.4　医院信息系统信息处理的层次

完整的医院信息系统对信息的处理大体上可分为 3 个不同的层次：数据的收集过程，数据的集中加工、处理与分析过程和决策咨询与决策支持过程。一般来说，数据的收集过程与基层科室的事务处理活动相联系；数据的集中处理与分析过程与中层科室的工作任务相联系；决策、支持过程则与高层领导相联系。

1. 数据收集与联机事务处理

通常，信息流是伴随着各式各样窗口业务处理过程发生的，这些窗口业务处理可能是医院人、财、物的行政管理业务，也可能是有关门/急诊病人、住院病人的医疗事务。例如，人事处要办理医院职工工资的调整与变化；总务处要负责全院各部门的物资、材料、办公用品、低值易耗品的供应、采购与发放；病房的医生要不断地为住院病人开出医嘱；护士要不断地整理医嘱或各种摆药单、领药单、注射单、治疗单、化验检查单，并执行和记录这些执行的过程；而门诊的药房药剂士要为处方划价，要为病人配药和发药；门诊收费处则要完成划价收费业务，在各种处方、化验、检查单上加盖已收费标记和付给病人账单（报销单）。在所有这些繁杂、琐碎的业务活动过程中，大量的信息便产生了。我们开发的 HIS 要支持这些日常的、大量的前台事务处理。事务处理级的计算机系统（如门诊收费系统、病房医嘱处理系统等）应该同时担负双重的任务。

对于窗口业务人员来说，这些系统是帮助他们完成日常繁重窗口业务的工具。借助计算机系统，使他们凌乱的工作变得有条理，解脱他们需要记忆大量信息（药品的规格、价钱，疾病的名称与编码等）的困难。保证他们遵守某些规范，减轻他们汇总、统计、报告、传递这些信息的负担。因此，尽量符合这些事务处理级工作人员的工作秩序与工作习惯、功能完整、操作简单、响应迅速、界面友善、易学易用成为这类软件必须满足的功能要求。应该让使用者感到该系统是专门为帮助他们完成窗口业务而设计的。系统所拥有的任何其他功能（指支持窗口业务处理之外的功能）应该尽量是后台的、隐藏的、不被终端用户所感知的、不增加或尽量少增加窗口业务处理人员的负担。

对于整个医院信息系统来说，窗口事务处理的计算机系统同时又是完整的 HIS 数据收集端口。它们是 HIS 伸向信息发源地的触角、感受器。例如，办理病人入出转（ADT）业务的系统必然向住院处实时提供病人入出转的信息，同时也是住院病人动态统计的主要信息来源。门诊收费系统在完成病人交费过程的同时也收集到了相应的为门诊提供医疗服务的各门诊科室及辅助科室的门诊收入与工作量信息。所有这些数据都是上一层直至最高一层信息系统用以进行统计、分析等数据加工的原料。从数据采集的角度，HIS 要求窗口业务系统收集的信息完整、准确、及时和安全。

2. 支持科室级信息的汇总与分析

医院的中层科室担负着繁重的管理任务。例如，医务处负责全院医疗工作的计划、组织与实施，医疗动态的监督控制，医疗质量的检查管理；人事处负责全院机构设置与调整，考勤考核，各级各类专业技术职务的评审；护理部负责全院护理工作的组织实施，全院护理质量的管理，护理人员的管理……随着这些管理级工作的日趋科学化，中层科室会越来越多地依赖于它们从基层收集来的基本数据进行汇总、统计与分析，用来评价他们所管理的基层部门与个人的工作情况，据以做出计划，督促执行，产生报告和做出决定。

计算机化的信息系统要支持中层科室的数据收集，综合、汇总、分析报告与存储的工作。科室级的信息系统要能够定期自动地从基层科室收集数据，按照需要对数据进行各种加工处理，产生出能够支持中层科室管理工作的分类统计报表和报告。例如，统计室应该能收集来自住院处的病人 ADT 数据，来自收费处的病人收费数据，来自病案室的有关住院病人的诊断、手术等临床数据，定期地产生住院病人的动态报告、床位使用情况报告和单病种分析报告。医务处则应该从住院处、统计室、病房、手术室等不同部门收集到有关信息，产生有关医疗动态、医疗质量控制的各种报表。

科室级的信息系统特点如下。

（1）通常不与窗口事务处理工作相联系。

（2）较少有实时的数据录入任务。

（3）定期对收集到的信息进行加工处理。加工处理的算法通常是固定的，目的是科室管理业务的需要或者定期上报的报告与报表的需要。

3. 支持医院最高领导层对管理信息的需求

医院的最高领导层要实现对全院的科学化管理，必须得到计算机信息系统的全面支持。经过中层科室加工分析的数据不仅要产出上交高层领导的报表和报告，用以直接辅助医院最高领导层的决策，而且要通过计算机的信息系统把加工后的数据直接传递给最高领导层。HIS 的最高一层模块：医疗和财务信息的综合查询与辅助决策模块接收并重新组织这些数据，把全院各职能部门包括临床的、行政的、医疗的、财务的各方面，各部门的信息沿两条主线——医疗、财务组合起来，提供一些非常方便、灵活的检索与查询的手段，满足医院最高领导层不断变化着的对信息的各种需求。这一层信息系统的特点如下。

（1）它不同任何具体的事务处理相联系，即除了接收下层的数据和提出各种查询、统计请求外，没有数据录入。

（2）它的主要功能是提供灵活的检索、查询、统计、分析能力。

（3）系统产出的报表、报告是随需求而变化的，是不定期、不固定内容的。

（4）系统往往同一些财务管理、经济核算、质量控制、动态分析等专门化的与医院管理有关的模型和算法相联系。例如，医疗质量的监督与评价、医院财务执行情况的监督与评价、各部门医疗工作量负担的监督与评价等。

（5）系统强调产生报告的形式（如图形、图表等），要灵活、通俗、易懂。

8.1.5　医院信息系统的基本功能规范

根据国际医院信息化发展趋势及我国医院信息化发展的现状与需求，我国卫生部信息化工作领导小组办公室组织专家反复论证、讨论，于 2002 年形成了新的《医院信息系统功能规范》。《医院信息系统功能规范》不仅是对开发厂商的评审标准和依据，同时也是各级医院进行信息化建设的指导性文件，以及用于评估医院信息化建设程度的基本标准。医院自身的目标、任务和性质决定了医院信息系统是各类信息系统中最复杂的系统之一。《医院信息系统功能规范》根据数据流量、流向及处理过程，将整个医院信息系统划分为临床诊疗部分、药品管理部分、经济管理部分、综合管理与统计分析部分、外部接口部分等 5 个部分。各部分功能综述如下。

1. 临床诊疗部分

临床诊疗部分主要以病人信息为核心，将整个病人诊疗过程作为主线，医院中所有科室将沿此主线展开工作。随着病人在医院中每一步诊疗活动的进行，产生并处理与病人诊疗有关的各种诊疗数据与信息。整个诊疗活动主要由各种与诊疗有关的工作站来完成，并对这部分临床信息进行整理、处理、汇总、统计、分析等。此部分包括：门诊医生工作站、住院医生工作站、护士工作站、临床检验系统、输血管理系统、医学影像系统、手术室麻醉系统等。

2. 药品管理部分

药品管理部分主要包括药品的管理与临床使用。在医院中药品从入库到出库直到病人的使用，是一个比较复杂的流程，它贯穿于病人的整个诊疗活动中。这部分主要处理的是与药品有关的所有数据与信息。共分为两部分，一部分是基本部分，如药库、药房及发药管理；另一部分是临床部分，如合理用药的各种审核及用药咨询与服务。

3. 经济管理部分

经济管理部分属于医院信息系统中的最基本部分，它与医院中所有发生费用的部门有关，处理的是整个医院中各有关部门产生的费用数据，并将这些数据整理、汇总、传输到各自的相关部门，供各级部门分析、使用并为医院的财务与经济收支情况服务。其包括门急诊挂号，门急诊划价收费，住院病人入、出、转，住院收费、物资、设备，财务与经济核算等。

4. 综合管理与统计分析部分

综合管理与统计分析部分主要包括病案的统计分析、管理，并将医院中的所有数据汇总、分析、综合处理，供领导决策使用，如病案管理、医疗统计、院长综合查询与分析、病人咨询服务。

5. 外部接口部分

随着社会的发展及各项改革的进行，医院信息系统已不是一个独立存在的系统，它必须考虑与社会上相关系统的互联问题。因此，这部分提供了医院信息系统与医疗保险系统、社区医疗系统、远程医疗咨询系统等接口。

8.2 电子病历

8.2.1 电子病历概述

1. 什么是电子病历

电子病历（Electronic Patient Record，EPR）是指医务人员利用计算机信息技术，以电子信息为载体，记录病人发病情况、病情变化和诊疗过程的病案，是临床诊断治疗、科研教学的基础资料。可从以下几方面来认识它。

（1）电子病历应当包含纸张病历的所有信息。从存储记录的意义上来说，电子病历是病历信息的又一种记录方式和存储媒介。病历在病人诊断治疗的过程中，起着信息传输媒介的作用。在医生和护士间、医生和医生间、临床科室和医技科室间、临床科室和药品材料等供应部门间，传递的内容都属于或应追加到病历中。

（2）从信息传输的意义上来说，电子病历代替纸张实现了病历信息的电子交换和电子采集。病历在医疗科研、教学和医院管理方面起着提供数据源的重要作用。纸张病历在服务方面是被动式的，而电子病历则可以是主动式的，如病历检索、智能知识库、医疗数质量统计、医疗评价、经济统计分析等。这是电子病历的服务功能。

（3）电子病历不仅包括静态的病历信息，还包括提供的相关服务。支持电子病历这些功能的软硬件系统，称为电子病历系统。它能实现病人信息的采集、加工、存储、传输、服务。由于病历信息贯穿于病人在医院就诊的各个环节中，因此实现电子病历实质上是整个医院以病人为中心的计算机信息化。

与电子病历相近的术语有：基于计算机的病人记录（CPR）、计算机化的医学记录（CMR）、电子医学记录（EMR）、数字式医学记录（DMR）、个人健康记录（PHR）、电子健康记录（HER）等。各种不同的名称意味着涵盖的范围不同、研究的重点不同。

电子病历的意义绝不限于病历本身的管理。例如，采用扫描技术将纸张病历存入光盘的病历存储系统，尽管是病历管理的一种重要手段，但不是这里讨论的电子病历。电子病历和医院信息系统有着密切的关系。

2. 电子病历与 HIS 的关系

国内现阶段的 HIS 仍以面向医疗和经济管理信息为主，而这些管理信息是围绕病人在医院内的诊疗活动产生的。因此，病人信息是医院信息管理的基本信息，而管理信息是派生信息。纸张病历作为病人信息的载体，集中反映了病人的诊断治疗过程。HIS 应用的规模及深度的发展都直接反映在对病历内容覆盖范围的发展上。因此，可以说病历是 HIS 之本。HIS 以管理信息为主向以病人信息为中心方向发展，计算机更多地参与为临床医疗工作服务。如辅助医生的病历书写、面向病案管理的病案电子化存储、各种检查检验申请与结果的传递、病案信息的检索与提取等，直接对病历电子化提出了要求。远程医疗和远程教学的发展，病人信息的传递将直接受惠于电子病历系统。因此，电子病历也是计算机应用向临床发展的迫切要求，大力发展电子病历是 HIS 的发展趋势。

电子病历系统不是一个独立于 HIS 的新系统，因为病人信息来源于 HIS 中的各个业务子系统中。比如，病案首页来源于住院登记、入出转、病案编目等系统中。各个业务系统在完成自身的功能、管理自身业务数据的同时，也在收集着病人信息。因此，脱离了 HIS，也就不存在电子病历系统。可以说，电子病历渗透于 HIS 中。

尽管电子病历依附于 HIS，但从电子病历的角度来看 HIS，与传统的 HIS 有许多不同之处：从电子病历的角度看病人信息，是完整的、集成的；而从传统的 HIS 的每个子系统来看病人信息是局部的、离散的，相互之间信息有冗余、有遗漏，它们往往没有按照一个统一的原则进行设计和管理。在内容上，电子病历对病人信息与以管理为主的信息系统有不同的侧重和要求。比如，以统计和检索为目的的病案首页管理对病人的诊断只要录入保存 ICD 码即可，而从电子病历的角度则必须要完整地保留医生的诊断描述，诊断描述与 ICD 分类码不能相互取代。再如，以划价收费为目的的医嘱管理，只要按照价表项目标准录入和保存医嘱项目，要求医嘱必须是按价表“规范”的，而从电子病历的角度看医嘱则可以是自由的、不受价表的约束等。

电子病历强调病人信息的原始性和完整性。如图 8-3 所示为美国通用电器公司（GE）提出的 HIS 集成方案，它的核心是 EPR。EPR 的外围是标准接口群。通过接口标准，就可以实现电子病历的核心地位，组织起各种各样独立运行的临床软件，再将这些软件运行的结果分别记录到 EPR。

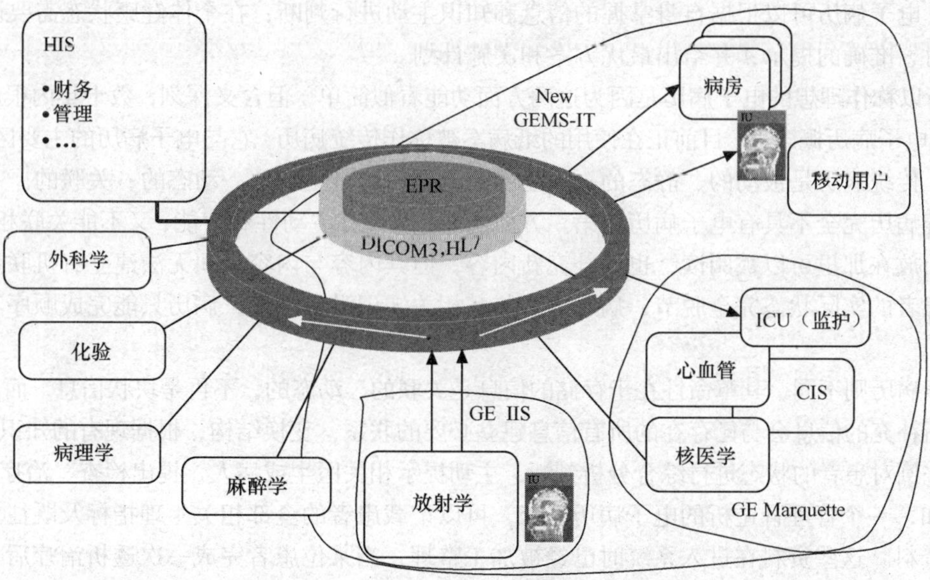

图 8-3 GE 提出的 IHE 数字化医院框架图

任何临床仪器设备的结论都是通过表述为知识才起到对疾病的判定作用；从知识的角度接入 CIS 的结论，临床诊疗过程才能主次分明、秩序井然。任何 CIS 都只有建立在知识库的基础之上，完善地处理好各种类型的临床知识，CIS 才能达到它辅助医生的目的。这是一项庞大的知识工程。

3. 电子病历与传统病历的比较

如图 8-4 所示为一种病历的形成过程。根据目前的研究，理想的电子病历应当具有以下两方面功能。

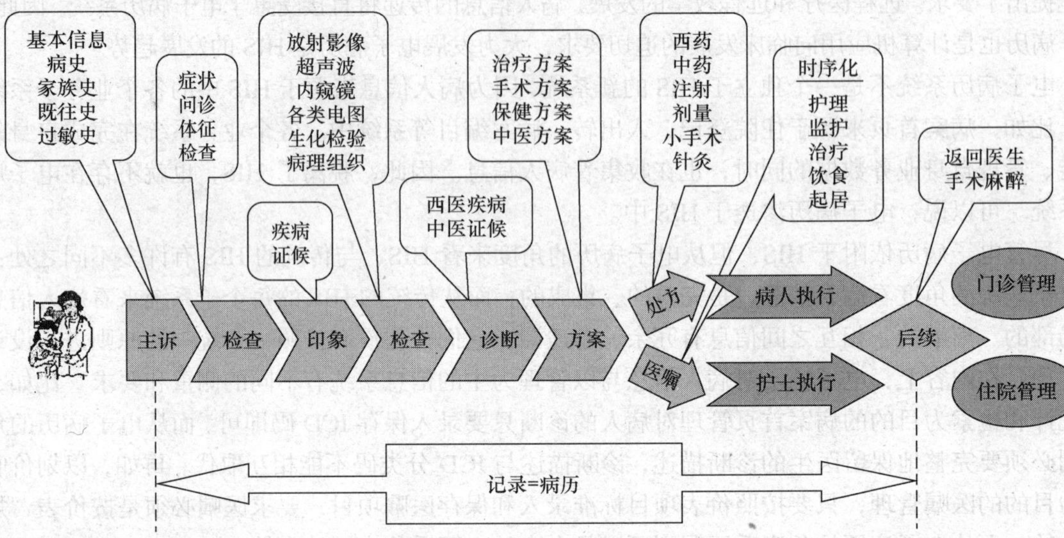

图 8-4 病历的形成过程

（1）医生、患者或其他获得授权的人，在需要了解一个个体的任何健康资料或相关信息时，在任何情况下都可完整、准确、及时获取，并可得到准确的释义，在需要时可以最大限度地得到详细、准确、全面的相关知识。

（2）电子病历可以根据自身掌握的信息和知识主动进行判断，在个体健康状态需要调整时，做出及时、准确的提示，并给出最优方案和实施计划。

之所以称作理想的电子病历是因为这两方面功能看似简单，但含义深刻，数十年内很难完全实现。引入电子病历概念后，目前正在使用的纸病案被称作传统病历，它与电子病历的主要区别如下。

（1）传统病历是被动的、静态的、孤立的，电子病历是主动的、动态的、关联的。

传统病历完全不具有电子病历的第二方面功能，既没有主动性和智能，又不能关联相关知识。传统病历放在那里可以被阅读，也可补充新内容，但其内容与内容之间无法建立有机联系，病历内容与患者的实际状态完全脱节，病历内容与其相关知识没有连接，病历只能完成顺序不变的记载作用。

电子病历则不同，其革命性在于存储的信息是关联的、动态的，不再是块状信息，而是知识的集合。新补充的信息会与已存在的所有信息建立必要的联系，变换结构，根据现有的知识、规律、规则、先例对患者的状态进行综合分析判断，主动提示相关医生或病人、提出检查、治疗计划等。

例如，一个管理肾透析的电子病历系统，可以记载患者的全部相关生理指标及既往全部透析情况等资料。这些资料在进入系统时已经被加工整理，当某位患者完成一次透析治疗后，系统会根据仪器的即刻检测和医生输入的新检查结果，综合既往情况立即提出一套详细的下一阶段治疗计划或相关建议，包括是否需要增加检查项目，是否需要辅助用药、用药的计量等。

（2）传统病历无法保证数据完整，电子病历则可保证完整、准确、及时获得信息资料。

传统病历的这种缺陷源自诸多方面。

首先，检查、治疗、监护等技术的发展，甚至包括管理技术的发展都在否定传统病历。按照病案管理的初衷，所有患者相关资料最后都应集中到病案中进行统一保管。X 线片最先脱离病案而单独管理，病理切片、涂片更是从来没有归入病案，CT、B 超、核磁等各种成像造影检查，手术监护、透析治疗、康复治疗等种种检查治疗获得的大量信息均被保存在病案之外，进入病案的只是简短的报告或部分简略的影像资料，有的除了医嘱和病程日志外甚至什么具体资料都没有留到病案中，这些信息资料被分散保管在各专业部门或被丢弃。

其次，由于传统病历纸介质条件的限制，即便有些资料，如一段多普勒超声录像，希望与病案一同保管，也是不可能的。信息系统投入使用后，医嘱等信息被存入计算机，尽管仍有打印页装订到病案中，但查看纸面信息的人越来越少。综合上述情况，从总趋势上不难看出，通过病案保管的患者信息占患者总信息的比例正在迅速变小，在一个不太久的未来，纸质病历必然会失去其存在意义。

最后，交通的发达使人们的地域观念减弱。医疗体制改革，使患者可以选择多家医院就诊。一个人可以在北京的东城或西城的不同医院看病，也可以在深圳、西安的医院看病。采用传统病历，任何一家医院想全面得到其他医院关于该病人的病历资料都是十分困难的。这种困难不仅限于形式，不同医院的检查结果、习惯用语、质控标准等，其他医院的医生基本上无从获知。

电子病历可以全面管理各种信息资料。可以集中管理，也可以分散管理并在理论上收集完整的各种分散管理的资料。例如，一位患者做 CT 检查时，放射科的医生可以即刻看到其影像，主管医生则可以通过电子病历系统在病房同时观看，但此时由于放射科医生尚未给出诊断报告，相关影像资料主要保存在放射科。当诊断做出后，相关资料通过计算机网络自动传入电子病案室永久保存，此时主管医生能体会的只是内容的不同，具体资料位于何处不需要也不必关心。不同医院的电子病历可以通过网络和必要的协议、标准在医院间完成数据传输交换，医生则可得到全面的资料，同样也不必关心病历的保存位置。

（3）传统病历无法得到必要的释义，无法进行知识关联。

所谓释义，就是解释含义。对于病案，释义包括以下两方面内容。

一是不同医院不同医生或工作人员使用的术语或检查仪器记录的信息，其实际含义需要解释，以使不同的人能够正确获知其准确含义。例如，一家医院的病案在另一家医院中被阅读时就需要做必要的释义。患者或保险公司人员等非医疗人员阅读病历更需要随时释义。

二是对于由于专业、资力或新进展造成的生疏术语或新概念或新的检查、治疗项目、新药等，需要解释说明理论根据、含义、正常值、适应症等。释义功能需要借助人工智能技术，特别是知识工程。知识关联对于医院实习生、进修医生及低年资医生具有重要意义。知识关联也利于解决由于专科细化造成的病历阅读困难，利于低级别医院的医生共享应用高级别医院的病历资料。这类功能传统病案完全无能为力。

（4）传统病历不能保证及时获取与共享。

除了前述由于病案属于不同医院而造成的取用不便外，同一家医院内部也会由于病案正被借用、尚未归档、丢失等原因造成病历不能及时到位。采用电子病历则可彻底改变这一局面，一位患者的病历不仅可以多人同时获取，而且可以异地、不同医院获取。如果接入无线网，则医生可在任何时候（如在旅途或在会议中）获取病历。

不少人将电子病历简单地归结为纸张病历的电子化存储，并且认为目前用电子病历取代纸张病历不论在技术上或是在法律上时机都不成熟，因此推断目前发展电子病历没有太大意义。从前面的论述中可以得出：电子病历绝不仅是病历的电子存储，它实质上是医疗过程的全面信息化。取代纸张病历也不是发展电子病历的唯一目标，甚至不是主要目标，更不能用这一目标来衡量电子病历的意义所在。按照前述的电子病历概念，它已不是静态的病历本身，而是动态的智能的信息源。

8.2.2 电子病历的关键技术

EPR 的实现，首先要结构化。这不仅包括病历数据的结构化，也包括病历系统模型的结构化，这样电子病历才具有通用性、可行性。EPR 的结构化是国际医学信息学界的前沿课题，也是本节阐述的重点。EPR 失去结构化，就降低为一个“智能化”的病历文字处理系统。我们现行的 EPR 大都属于这种“智能化”的病历文字处理系统。除了对医嘱、检查治疗项目等可进行结构化数据录入外，对于病历的主体还是自由文本的输入，通常由医院或医生本人自行设计并手工录入针对某一类或某一种疾病的病历“模板”，将其保存于系统中，下次再遇到类似病历，调出后做相应修改即完成。例如，上一个心肌梗塞病人的主诉为“持续性心前区疼痛 3 小时”，如遇另一病人主诉为“突发性胸骨后疼痛 4 小时”，只需改变个别文字即完成。这样录入的数据与原来纸质病历数据在本质上是等同的，而不是真正的电子病历。

因此，要将病历中大量复杂的各种信息组织到 EPR 中去，首先要考虑 EPR 的基本构建。它包括以下几部分。

1. 电子病历系统模型的结构化

我国现行的“病历书写规范”以及卫生部于 2002 年推出的“病历书写暂行规定”，对病历的格式有严格的规定（例如，“病案首页”、“住院病历”、“体温单”、“麻醉记录”等），但对于各种专科病历，由于它们之间在内容及形式上都有极大差别，而无法制定统一的病历格式。例如，在入院记录的体格检查栏目中，眼科要记录视力、色觉、结膜、巩膜、晶体、玻璃体、眼底的情况，并在眼部示意图上标示；而烧伤科则要按新 9 分法体表面积计算方法，在人体体表图示上标示；产科则要记录宫高、胎心、宫颈位置、骨盆测量，并在产程进展图上标示。

因此，EPR 系统模型的结构化是首先要解决的问题，方法如下。

（1）设计结构化的专科或专病病历模型，由于各科的病历和表格都有固定的格式和内容，所以可以制定相应的病历格式模型，并随时调用。

（2）由于患者可能同时存在数个疾病，住院期间要解决数个问题。例如，一个糖尿病患者可能合并高血压、白内障，所以病历模型应该是动态的，医生可以自由组合、动态产生。

通常医院都有一个通用的 EPR 模型，它可以扩充子记录，也可去除母记录，从而“拼装”组合成一个新的 EPR，以适应不同的专业和病种。因此，通用 EPR 总模型十分重要，它必须实现对病人数据结构化表达以及对病人数据的合理解释、分析。

2. 电子病历数据的结构化和代码化

真正意义的 EPR 不仅需要将其中的信息转化为结构化的数据，还需要数据的语义具有可交换性，即 EPR 不仅为所在医院的系统所拥有，而且可以跨医院、跨地区被其他医生所阅读和利用。这样就需要使数据代码化，使得结构化的数据对编码系统产生一对一的映射，即对数据进行规范化的分类和编码。这种分类和编码被公认的范围越大，数据的标准化程度越高、适用性越强。目前，被国际公认的医学数据代码有《国际疾病分类编码 ICD—10》、《人类与兽类医学系统术语》（SNOMED）、Read 临床分类代码等。国内承认的数据代码还有《临床术语标准》、《全国医疗服务收费项目规范》等。《临床术语标准》收录了 50 万条词汇，基本包含了所有的临床医疗词汇，比较全面详细。《全国医疗服务收费项目规范》虽然是为了计价收费制定的，侧重于设备和材料因素，由于术语中包含了设备和材料的名称、规格、疾病的名称、解剖部位、操作方法等，因此可以借鉴和应用。

关于 EPR 数据标准化和分类编码的实施，可遵循如下原则。

（1）数据标准化和信息分类编码应符合我国法律、法规及有关规定。

（2）对已有的国际标准、行业标准、部颁标准的数据字典，严格予以采用。

（3）对于省、市地方制定的数据字典（如各城市医保部门出台的药品字典、诊疗项目字典）应参考执行。

（4）随着医学技术的发展，超出上述标准的数据可以自行扩充，但应严格按照标准的编码原则扩充，一旦新的标准或补充标准出台后立即改用标准编码。

（5）对于已开发应用的 EPR，由于技术限制，原有系统字典无法更换为上述标准时，必须建立自定义字典与标准字典的对照表。

3. 电子病历数据的录入方法

根据计算机信息处理的原理，可以将 EPR 包含的信息分为两大类，一类是易于形成结构化数据的信息，另一类是难以形成结构化数据的自然语言。下面分别介绍它们的输入方式。

（1）结构化数据的录入。

病历中大量的信息可由医护人员直接进行结构化数据的录入，而结构化数据录入的基本条件是结构化的系统模型、知识驱动性内容、预定义词汇表、合成表达规则。

例如，主诉定义是：“患者就诊的主要原因，即他最感不适的症状、部位及其持续时间。”那么针对主诉录入，首先应具有一个包括“症状”、“部位”、“时间”的结构化模型，它常表现为一个或多个表格。其次是表格中的每一栏内容。例如，症状，常有疼痛、咳嗽、胸闷……对于这包罗万象的症状，应是知识驱动性的内容，即按其医学知识内涵进行组织整理，从而做到标准、完整，避免杂乱无章。它可以根据用户的需要、个性特点及使用方便而不断修订完善。再次是预定义词汇表，即所有这些症状都应该是预先定义好的、实行了分类和编码的、可扩充和维护的。最后是合成表达规则，即将特定的症状、部位、时间内容根据系统的合成表达规则形成一个标准的主诉语句。为确保这个语句表达含义的正确性，系统常会生成一些提示性的问题，供录入者选择、修改、确认。例如，一位急性心梗患者主诉是“心前区持续疼痛 3 小时”，数据录入时，将在主诉表格的症状栏里选择“疼痛”，在部位栏里选择“心前区”，在时间栏里选择“3 小时”。而“持续性”可以是症状栏二级菜单的内容。

（2）自然语言的处理。

自然语言处理（Natural Language Processing，NLP）的目的是从自由文本上自动提取代码化的医学数据。NLP 的优点是医生在书写病历时不必改变他们习惯的记录方式，可以自由地表达各种信息。可以用手写文本或磁带录音。对于录音，NLP 系统可利用语音识别系统来分析自然语言中的句子，处理其中包含的医学信息，从而进行数据的录入。NLP 最基本的功能是对所用术语产生索引，这些索引可提取含一个或多个指定术语的文本，NLP 可将它们联系起来处理，进行推论。

NLP 语音识别处理系统对医学术语的准确编码要求提高，必须对每一医学术语的语义学、同义词以及相互如何合成有意义的表达式，有全方位的深入研究，要有医学知识的强大背景，否则这些自然语言难以为计算机所理解。自然语言的处理是迄今未能真正解决的世界性难题。

4. 电子病历数据中时间的表达

通常病历是按时间顺序的记录，病历中所有的信息均在各自的规范中以时间为轴线排序。之所以强调 EPR 数据的时间顺序表达基于以下原因。

（1）疾病是随着时间演变的。每一种疾病都按时间进程有其固有的变化规律，而这种变化又会因环境的不同、体质差异、治疗的介入而呈现个性化的变化规律。例如，一名患儿淋雨受凉后咳嗽、发热、咽痛，到社区医院就诊，初步诊断是急性上呼吸道感染。7 天后发展为高热、咳脓痰、喘息，胸部 X 摄片发现两肺纹理紊乱，右上肺片状阴影，疑诊：①肺炎②肺结核。给予结核菌素试验和痰内结核菌培养。3 天后（初诊第 10 天）结核菌素试验（PPT）可疑阳性，选择可以杀灭结核菌的药物进行试验治疗。初诊后第 21 天结核菌快速培养结果提示结核菌生长。此时，确诊为右上肺浸润性肺结核，给予规范的抗结核方案，治疗 3～6 个月。

（2）医生对疾病的认识是随时间而日益深入和准确的。如上例，患者第 1 次就诊医生认为是上呼吸道感染，第 2 次 X 线胸部摄片和 PPT 实验提示结核可能，第 3 次结核菌培养确诊为结核。在这 21 天时间中医生对疾病的认识逐步深入并达到确诊。

（3）医疗行为必须放在时间的背景下才可以作出合理的解释，承担合理的法律证据。上述患者在出现症状第 21 天，才得到规范的抗结核治疗，这是否是医生的责任？我们只有依照时间轴线上出现的信息，来衡量医生是否及时采取了相应的正确检查、诊断、治疗手段才能予以判断，这位医生采取的各项医疗行为基本正确，并没有延误诊断治疗。

（4）EPR 记录的时间差异性。EPR 中记录的医疗信息还具有时间差异性。例如，医生在为一患者做体格检查时，发现心浊音界明显扩大。第 2 天心电图报告发现 S-T 段呈弓背向下样抬高，低电压趋势，提示心包积液可能。第 3 天做超声心动图检查，提示中等量心包积液。第 5 天为患者做心包穿刺时却抽取不到积液，是否是体格检查和实验室检查错误呢？事实上该患者为一突发性心包积液者，初诊时存在大量心包积液，很快被吸收。因此，EPR 中一个数据可以有 3 个时间来标记，第一是录入时间，第二是被正确理解的时间，第三是该正确理解被实施的时间。医生记录的时间和内容必须被系统及时、可靠地记录下来，不能被事后篡改。在我国颁布了相关医疗诉讼规定及举证倒置行为后，时间的标记尤显重要。

（5）绝对时间和相对时间。病历信息的时间顺序可以有两种表达方式。①绝对时间：如“2000 年 1 月 7 日患者李 × × 行右肺切除手术”。绝对时间通常表示事件发生的一个特定点，较清楚明了。②相对时间：如“患者李 × × 入院后第七天做了右上肺切除手术”。相对时间常用于医疗行为或医学知识的连贯性表示，表示一个事件全程中各个点之间的距离，易于对照、理解，易于解释它们之间的相关联系和影响，是病历中经常使用的时间表达法。

（6）时间的精确度。时间精确度在 EPR 中可以相差很大，如在记录过去病史时，我们常用年、月表示，如“5 年前出现心前区疼痛”、“3 个月前体检心电图正常”。但对于现病史中心肌梗塞等危重病人的抢救记录和心电监护，则是以分钟来记录的。

（7）EPR 对时间记录的规定。首先 EPR 系统对时间标记有标准格式，对每一医疗行为发生（如医嘱下达时间），都自动于后台记录到年、月、日、时、分、秒。另外，EPR 通过一系列安全措施（详见下节）使被记录的时间不能人为去修改，确需修改的，系统将自动留下修改记录，包括修改内容、时间和记录人。

5. 电子病历的安全性

由于电子病历较传统病历来说是开放式的，在具有大量优点的同时，也存在具大的安全隐患。网络系统的安全性目前已上升到很高的高度，而电子病历的开发、应用，又离不开网络，离不开软件，即使是局域网。各大医院通过不同的方法建立院内局域网，这对于电子病历的安全问题有欠考虑周到之处，特别是没有考虑到病案的特殊性。在案或所存的病人信息有被伪造、破坏的可能，从而引起不必要的麻烦或带来灾难性的损害。如何保证电子病历的安全，就显得日益重要。实现 EPR 的安全性，第一，要防止医学数据库在存储和传输过程中丢失、盗窃或损坏。例如，对数据传输予以加密。第二，保持 EPR 中数据的原始性和完整性不被他人随意修改。比如，录入者可采用数字签名技术来保护医疗文件的真实，即医生完成医疗记录后，通过自己独特的密钥（可以是自定的，也可以是分配的）或是“生理钥匙”（指纹、虹膜）进行处理，相似于传统纸质病历的每页签名，而防止他人篡改自己的记录。第三，保持 EPR 时间的原始性和标准性，即自己已完成的记录经签字确认后也不允许修改，这时可采用第三方机构发放包含时间信息的电子证书（电子证书使用的时间为当地标准时间，可精确到秒）。个人密钥加电子证书的共同处理，使医疗文件留下了医生本人及第三方共同见证，而无法单方修改。第四，为防止患者信息被未授权者使用，可建立 EPR 的授权认证机制。授权机制可按相关法规制度对不同的用户授予不同的权限（如读、写、改），对 EPR 不同内容（如医嘱、病程记录、检测报告）进行不同的设制，从而防止对信息的误用和滥用。认证机制就是确认用户的合法身份，除传统的用户名/口令技术以外，可以使用 IC 卡电子钥匙进行“刷卡”进入 EPR，还可以利用指纹、虹膜识别技术等认证手段。

8.2.3　电子病历的实现和应用

电子病历（EPR）的实现是一项复杂的工程。要实现 EPR，首先要建立一个 EPR 的格式化模型，这个模型必须符合我国现行关于病历书写规范的规定，而且这个模型不是固定不变的，可以根据不同专科、不同病种进行动态组合。其次要实现 EPR 中的数据高度结构化和代码化。来自病人或医疗过程中的数据应该尽可能以结构化的形式为医生直接获取，并直接录入 EPR 中，当然也应留有自然语言的文本输入方式，以备特殊情况下使用。对于自然语言处理的主要方式倾向于通过 EPR 的语音识别系统，自动提取并以结构化数据录入。最后是系统设计及平台。系统设计可采用 Internet/Intranet 的体系结构，各种应用程序之间的通信由各个工作站按 ISD 标准自动管理。这种系统集成的平台可在 Unix 或 Windows 环境下，基于 Internet，特别是 WWW 的技术开发。基于 Web 应用程序的优点有：平台的独立性，完好的、方便的用户界面，大网络环境，同时可将前台压力转移到后台数据库中去。

数据交换是 EPR 的基本功能，XML、DTD、HL-7 等先进技术在 EPR 设计中将起到重大作用。XML（eXtensible Makeup Language，可扩展标记语言）为 EPR 信息系统提供了良好的交换载体，但 XML 仅是描述信息的元语言，要使交换的内容为对方所“理解”和处埋，还必须有交换双方约定一致的描述结构，即 DTD（Document Type Definition，文件类型定义）。制定有关信息文件类型定义（DTD）标准，是应用 XML 进行信息交换的关键，在这方面 HL-7（Health Level Seven）作用重大。HL-7 是由美国研究开发的一个专门用于医疗卫生机构及医用仪器设备数据信息传输的标准。HL-7 标准适用于医院内部信息系统之间的数据交换，便于医院内部信息的流通和管理；也适用于医院之间、医院与医疗保险公司之间、医院与上级行政主管部门之间大量信息交换的需要。采用 HL-7 可使 EPR 中的医学数据在应用系统内无障碍交换。

EPR 的存储介质是 IC 卡，IC 卡是一张镶嵌着一块可读写永久性存储器芯片的集成电路、用 PVC 材料做成的卡片，IC 卡的 EPR 可将患者的医疗数据存储进去，卡上可含有纸质病历的所有信息。患者不仅可以持卡在医院进行挂号、记账、收费，还可以持卡异院、异地就诊，不仅使医疗信息共享，提高会诊的正确率，还可以避免转院带来的巨大资金和资源浪费。

由于 EPR 的数据是结构化和代码化的，可以方便地进行检索、查询，并通过统计分析或智能化处理达到各种目的，因此其应用是十分广泛的。EPR 应用主要包括如下几个方面。

（1）质量评估。EPR 包含的海量医疗数据可以被医生、护士及其他医务人员引用，进行医疗、护理各种质量评估。例如，我们可以对服用某一种降压药的所有患者资料进行综合评估，判断短期（1～5 天）及长期（3～5 年）的降压效果，用药剂量与体重关系，对肝功能、肾功能、血脂是否影响，药物的各种副作用，还可以与服用其他降压药的病人进行长期比较，观察它们之间在治疗效果和医疗费用上的差异，从而对该种降压药作出综合评价，并判断它的市场前景。

（2）决策支持。EPR 中包含的大量信息通过评估系统（Cqitiquing System）所生成的结果，可以作为我们对医疗管理、医院建设的决策依据。例如，通过多种高血压药品的评估，可以对不同种类降压药的疗效和副反应做出横向比较，从而决定对不同类型高血压患者的最佳治疗方案。而专家系统则为每一患者的诊断和治疗方案提出具体的指导意见。

（3）教学材料。EPR 为医学院校的临床各科教学提供了方便而全面的教学案例，教师不仅能够通过屏幕调用病案记录，还能够同时调用体温表、X 线胸片、超声图像、病理图片以及各种介入治疗的摄像，提高教学质量。EPR 还为继续医学教育提供良好的教材，EPR 可以通过互联网进行网上教育、远程教育，为更多的人提供最好的教师，直观的教学图像、场景。

（4）科学研究。EPR 不仅实现了医疗共享，也实现了科研共享。EPR 的结构化数据可以让科研人员跨学科、跨医院、跨地域集中更多可靠、准确的数据，进行大样本、长时间的精确研究，得出高水平的科研成果。

（5）加强医院及政府行政管理。EPR 中大量的信息分析处理是医院和行政主管部门管理决策的重要依据。例如，医院分析 EPR 检查项目的数据，可以得出主要医疗设备（如螺旋 CT）的效益，决定医院是否要添置这些设备。EPR 中对地区性某一疾病（如肺结核）的发病率、治愈率等数据可作为流行病评估依据，并为疾病控制提供相应的法规依据。

8.3 远程医疗

1903 年，荷兰著名医生、心电图机的缔造者、诺贝尔奖金获得者 Einthoven，采用弦线检流计通过电话线记录了 1.5km 外的心电图；1910 年，Barrer 又建成了一个连接几个医院的有线传输 ECG 的监护中心，他们开创了远程医疗的先河。近 100 年间，通信技术的进展极为迅速：传输信号从模拟向数字转变；传输线从铜线、电缆向光纤转变；通信网从电话网、数据网向综合业务网转变；SDH、ATM 逐步取代 PDH、STM；固定和移动通信网的同步发展；多路及多址技术也已经逐渐成熟。数字化、多媒体、高可靠性、大容量、高速已经成为国家和全球信息高速公路的主要特征。这为远程医疗（包括远程诊断和干预）的应用创造了条件。

远程医疗技术所要实现的目标主要包括：以检查诊断为目的的远程医疗诊断系统、以咨询会诊为目的的远程医疗会诊系统、以教学培训为目的的远程医疗教育系统和以家庭病床为目的的远程病床监护系统。应用的目的和需求不同，在远程医疗系统中配置的设备和使用的通信网络环境也有所不同。远程医疗诊断系统主要配置各种数字化医疗仪器和相应的通信接口，并且主要在医院内部的局域网上运行。终端用户设备包括电子扫描仪、数字摄像机以及话筒、扬声器等。远程医疗教育系统与医疗会诊系统相似，主要是采用视频会议方式在宽带网上运行。无论哪一种远程医疗系统，计算机和多媒体设备都是必不可少的。

8.3.1　远程医疗系统的组成与功能

1．远程医疗系统的组成

远程医疗系统的组成包括医疗中心和医疗站点、医疗信息中心。医疗中心和站点包括地区中心站、远程站即远端医疗站点，配备有现代化的医疗设备；还有专家、医疗人员和医疗对象（家庭和个人、战士、野外工作、宇航、水下及特殊环境等工作人员）。医疗信息中心包括医学中心数据库、远程医疗信息系统等，这是远程医疗的基础。其中包括足够的医疗信息，通常是以数字化格式存储的 X 光片、MR、CT 及其他图像、化验分析单、检验报告、处方、账单等，可供各站点共享使用。

2．远程医疗系统的功能

远程医疗系统从功能上基本可分为远程医疗监护、诊断和会诊、手术及治疗。远程医疗监护可对远端患者的主要生理参数，如心电、血压、体温、呼吸、血氧饱和度等进行监测，可提供医学咨询和指导。可用于对慢性病、老年病患者、残疾病人的居家监护，对野外工作、探险队、宇航人员的医疗监护。例如，简单的系统有远程心电监测、心电 BB 机等。较高级的系统可以传输静态医学图像、诊断单、化验单、生理参数监测（ECG、血压、体温、血氧饱和度）等。远程诊断和会诊是目前广泛发展的远程医疗，它需借助于 PACS 和医疗信息系统，使医疗中心的专家通过观察远端患者的医学图像和检测报告进行诊断和会诊。它可以传输医学图像、诊断、化验单、生理检测报告等，可以远程监护患者状态。医生根据这些信息进行远程诊断、医疗指导，实现远程诊断和会诊。为医疗水平较低的远端医疗场所的医生提供咨询建议，共同做出正确诊断。远程手术及治疗是一种可控交互式远程医疗系统，使用虚拟现实和医用机器人（智能机械手），对远端患者施行必要的手术治疗和处理，这是目前国外生物医学工程研究热点之一。为了实现远程手术，对医学电视、遥控、精密机械、传感技术、高速数据传输、数据压缩等方面都提出了新的挑战。就远程医疗系统的实际功能来看，远程医疗系统的功能和水平主要取决于医疗信息的含量和容量、传输以及实施远程医疗救助的能力。

8.3.2　远程医疗的核心技术

远程通信技术、信息学技术和医疗技术是远程医疗的 3 大支撑技术。

1．远程通信技术

远程医疗中传送的医学信息主要有数据、文字、视频、音频和图像等形式。其中，数据和文字信息的数据量小，对通信要求不高。视频和音频信号数据量较大，而且在远程会诊和交互式会议中需要同时传送视频和音频信号，因此对通信要求较高。医学影像信息根据实际应用要求的不同分为静止图像和运动图像。静止图像一般为一幅或几幅医学影像，如 X 光片或 CT 图像，传输的实时性要求不高。运动图像要求显示一系列变化的图像，对实时性要求高，对通信网的带宽和传输速度也都有较高的要求。根据远程医疗应用中传送的信息量大小和实时性要求的不同，远程医疗中采用的通信技术通常如下。

（1）日常使用的程控电话网，其传输速率较低，典型值为 9 600bit/s，目前能达 14 400bit/s、19 200bit/s 甚至 38 400bit/s，常用于传送文字和数据，费用低。

（2）交互电视，这是窄带网络，传输速率为 384kbit/s，可以同时传送视频和音频信息，常用于远程会议，对精神病患者进行远程诊断等对图像分辨率要求不太高的场合。

（3）局域网，最常用的传输速率为 10Mbit/s，能实现多种信息的传送。

（4）光纤网，这是高速网络，传输速率为 100Mbit/s，传输距离可达几十千米，抗干扰性好，但成本高。

（5）综合业务数字网（Integrated Services Digital Network, ISDN），是一种全数字网络，分为窄带 ISDN（N-ISDN）和宽带 ISDN（B-ISDN）两种。N-ISDN 可利用现有的电话电缆为物理传输介质，用一个单一接口提供各种服务。其接口为 2B + D，包括两条 64kbit/s 双工的 B 通道和一条 16kbit/s 双工的 D 通道，总速率为 144kbit/s，可以同时传送音频和视频信号，实现远程会诊讨论。B-ISDN 采用光纤传输，速率从 150Mbit/s 到几个 Gbit/s，能实现高清晰度电视服务。

（6）卫星通信技术（Mobile Satellite Communication，MSC），通信速率在 10kbit/s～100kbit/s 之间。其优点是信息传送距离远，常用于远程教育、监护和急救。

2. 信息学技术

远程医疗研究中另一个重要的关键技术是信息学技术，包括各种医疗信息的检测、采集、存储、显示、处理、查询、管理技术以及各种数据库技术。主要技术如下。

（1）视频会议技术。视频会议系统的出现使得远程医疗迅速发展，它是远程医疗系统的一个十分重要的组成部分。国际电信联盟制定的视频会议系统的国际标准有 H.320、H.323、H.324 以及多点会议标准 T.120 等。符合这些标准的视频会议系统产品较多，如全军远程会诊网选用的视频会议产品是 VDOPhone+NetMeeting，其特点是符合 H.324 标准，专门为低速率的电话线路设计，集成性能好，具有共享白板、交谈、应用程度共享和协作、多点会议切换等较强的远程交互功能。

（2）多媒体数据库技术。远程医疗系统所处理的医学信息包括高分辨率的静态和动态图像、声音、文字、生理参数和辅助信息等，这些信息需要合理地存储在存储介质中。远程医疗会诊软件一般采用多媒体数据库方式。首先，将病人信息存储在病人方的计算机中，然后通过远程传送软件传送信息，自动存入会诊中心的数据库中，双方可以随时调用病人的各种信息，并具有病人信息检索、统计、维护和安全性保证等功能。其次，采用 Internet 技术，客户/服务器（Client/Server）体系结构，以支持分布式并发和多媒体处理的数据库作为主要的后台数据服务器，用以存放病历资料、医学信息及管理信息等。

（3）医学图像和信号采集技术。医学图像信息和生理信号在病人信息中占有很大的比重，而且信息量大。在远程医疗技术中，医学图像信息和生理信息的采集和传输是难点，一般采用的技术方法如下。

① 扫描的方法。将影像胶片、B 超照片、心脑电图记录纸等用扫描仪转换成数字信号，再由计算机处理生成标准图像格式文件保存，然后通过通信网络传送出去。

② 采用 DICOM 3.0 格式直接从影像设备采集医学影像信息并将其数字化。DICOM 3.0 是国际上制定的医学影像设备图像传输接口的标准。PACS 系统、数字化 B 超、影像工作站等都具有 DICOM 3.0 接口，可以从这些设备直接获得数字化的医学图像，并通过通信网络传送到远程会诊中心。

③ 采用模-数转换技术等采集生理信号，将其数字化保存和传输。

④ 采用视频会议系统的彩色摄像头，对插在医用阅片灯箱中的 X 光片、CT 片等进行摄像采集。

（4）数据压缩技术。没有成熟的压缩技术，高清晰度的医疗图片就无法在 Internet 上快速传输，医生就无法进行准确及时的诊疗。霍赫伯格解释说，高清晰度医疗图片往往数据量极大，一张高清晰度图片往往要压缩上百倍才能实现快速传输，因此数据压缩技术十分关键。

3. 医疗技术

用于远程的医疗技术包括医疗专业人员的诊疗技术和临床检测工程技术，如对心电图、血压、血氧等生理和电生理参数的检测技术，B 超、CT 等医学成像技术，血、尿、体液的各种生化含量指标的检测技术。由于远程医疗的特点是患者在远地，有些面对面就诊时可以获取的信息可能无法或无法直接获取（如触摸等），因而对医生提出了更高的要求，同时也对工程师们提出了新的课题。对于医院内和医院间两个层次的远程医疗应用，现有的临床检测技术所面临的问题是如何数字化以及连网传输。目前，医院所使用的大部分检测设备尚缺乏这些功能，只有部分新的设备提供连网接口。对于医院与院外层次上的应用，还应发展无创医学检测技术以适应院外医学信息检测的需要。总之，现有的医疗技术要应用于远程医疗还有许多技术上的问题有待解决。

8.3.3　远程医疗和电子病历的关系

远程医疗与电子病历具有非常密切的关系。标准化的、完整的电子病历支持病人资料在不同医疗机构间的交换与共享，很容易应用于远程医疗中。而远程会诊要得到准确的会诊结果，必须建立在完整的病历资料的基础之上。

远程医疗系统需要查阅医院的电子病历系统。如果医院中已经有电子病历系统，那么远程医疗系统只要访问这些系统就可以获得所需的信息。国外文献中记载的远程医疗系统中多半采用这种方式，但在中国拥有真正的、能进行医院远程数据交换的电子病历系统的医院并不多。如果远程医疗系统的客户医院尚未拥有电子病历系统，则需要为这个远程医疗系统专门开发一个病历管理子系统用来管理在远程医疗中产生的病历资料。

当前的远程医疗系统并不能得到一个病人的所有病历资料，因此运行中的远程医疗系统中的病历管理系统与完整的电子病历系统相比，其数据结构与功能要简单得多，一般也没有提醒和预警等功能。随着医学、管理学、信息科学的进一步融合发展，建立功能强大的、信息完整的、可全方位支持专家会诊与治疗的电子病历系统并不遥远。

8.4　公共卫生信息系统

加强我国的公共卫生体系建设，建立健全突发公共卫生事件应急机制、疾病预防控制体系、医疗救治体系和卫生执法监督体系是关系到大众健康的一项特别重要的工作。公共卫生信息系统是国家公共卫生建设的重要组成部分，是上述机制和体系建设的重要环节和纽带。

8.4.1　国家公共卫生信息系统

中国公共卫生系统主要由各级医疗行政部门、医院、疾病预防与控制机构、卫生监督机构组成。相应的，国家公共卫生信息系统主要实现对这些机构所涉及的各种信息进行规划和管理，包括疫情和突发公共卫生事件监测系统、突发公共卫生事件应急指挥中心与决策系统、医疗救治信息系统、卫生监督执法信息系统 4 大部分。国家公共卫生信息系统基础网络建设是一项十分巨大的工程，网络纵向连接国家省、地、市、县、区、乡镇 5 级，触角延伸到村；横向连接各级卫生行政部门、各级医疗卫生机构、形成整个国家和区域公共卫生信息系统的互连互通、资源共享的基础信息服务平台，县及县以上卫生行政部门、医疗、预防、卫生监督机构以及乡镇卫生院社区卫生服务中心和基层医疗机构将依托国家公用数据网接入 3 级公共卫生信息网络平台，形成国家和区域公共卫生信息虚拟专网。中国国家公共卫生信息系统构成如图 8-5 所示。各信息子系统的建设内容如下。

1. 疫情和突发公共卫生事件监测系统建设

建立全国包括各省统一的疫情和突发公共卫生事件报告平台和数据中心，完善疫情专报和分

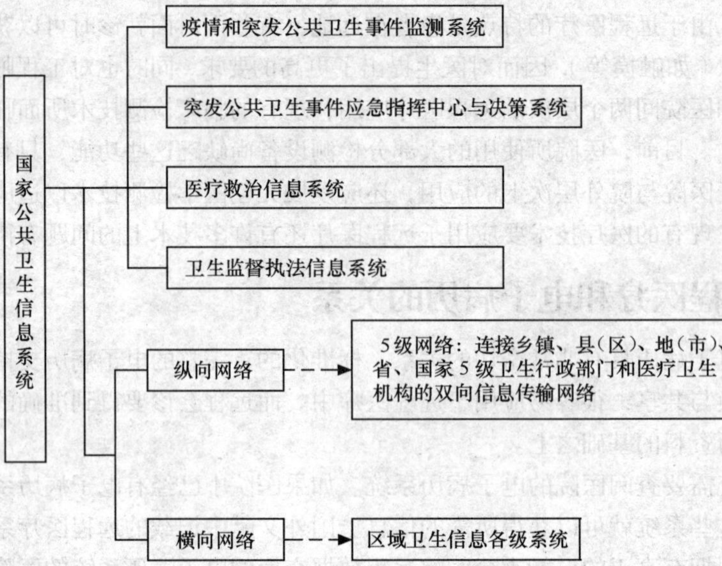

图 8-5　中国国家公共卫生信息系统构成

析预警系统，将传统疫情定期报告的逐级统计转为法定报告单位和报告人直接上网、在线报告，各级卫生行政部门和 CDC 可随时接收或下载本地区疫情和突发公共卫生事件的报告满足预警和快速反应的要求。其结构如图 8-6 所示。

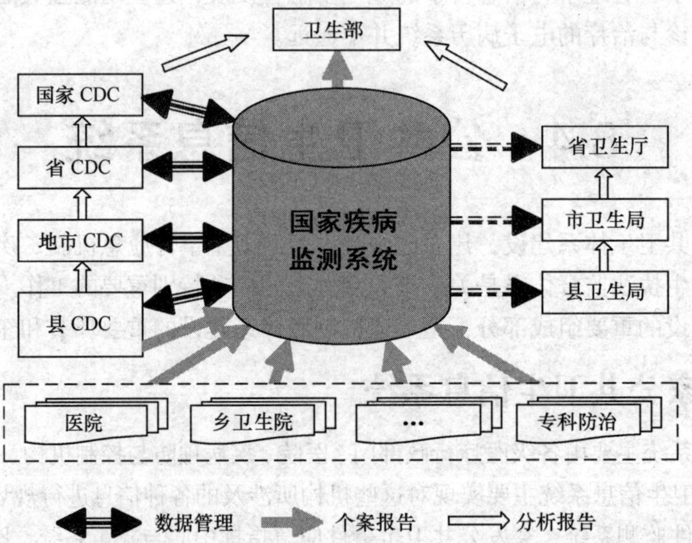

图 8-6　国家疫情与突发公共卫生事件监测系统结构

2. 医疗救治信息系统建设

建立全国统一的医疗救治信息系统，建设基本功能规范和信息交换标准。根据平时医疗工作管理和战时调度指挥的需要，完成医疗救治信息系统软件的开发，按照全国统一的标准和分级管理的要求，建立国家、省、地市 3 级医疗救治资源数据库，研究解决现有医院信息系统、院前急救信息系统、血站和血液管理信息系统、医学情报检索、远程医疗系统与医疗救治管理信息系统的数据交换问题，选择重点地区和医疗机构建立疾病症状监测和病情监控预警信息系统。其结构如图 8-7 所示。

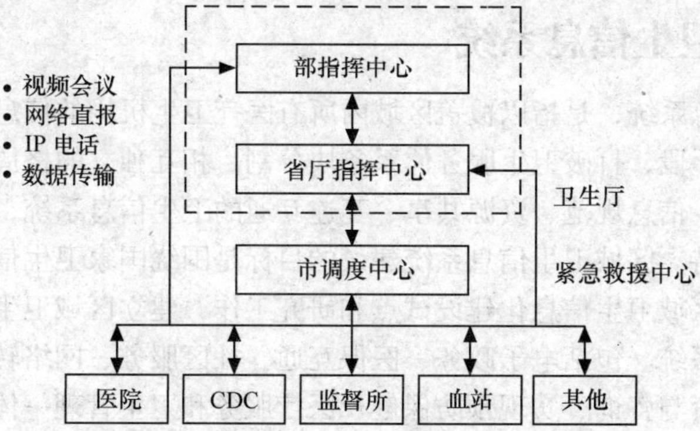

图 8-7　医疗救治信息系统结构

3. 卫生监督信息系统建设

规范卫生监督执法信息报告的时间和程序，建立卫生监督执法信息数据库，开发和建立全国与各省统一的卫生监督执法报告和数据中心。在国家和省两级建立动态的卫生监督执法数据库，研究和建立卫生监督执法过程中科学的现场数据采集方式。利用 IC 卡、POS 机等技术简化数据录入过程。根据卫生监督执法工作的需要，完成卫生监督执法管理系统软件的开发和运用。研究和建立卫生监督机构与监督对象、疾病预防控制、医院和其他医疗卫生机构的数据接口问题，保证信息交流和监督实施。

4. 突发公共卫生事件应急指挥中心与决策系统建设

按照突发公共卫生事件应急条例的要求，建立突发公共卫生事件应急指挥系统。全国形成统一的指挥体系，按照属地化管理原则，各级政府负责本地突发公共卫生事件应急指挥中心与决策系统建设，在国家、省、地市 3 级公共卫生信息网络平台上进行功能扩充，将疾病与突发公共卫生事件监测信息、医疗救治信息、卫生监督执法信息和相关信息统一在网络平台。采用科学的危机处理方法、先进的信息处理技术和现代的管理手段，实现对突发事件的辨别、处理和反应，对事件处理全过程进行跟踪和处理，实现突发事件相关数据采集、危机判定、决策分析、命令部署、实时沟通、联动指挥、现场支持等功能，以在最短的时间内对危机事件做出最快的反应，采取合适的措施预案有效地动员和调度各种资源进行指挥决策。其结构如图 8-8 所示。

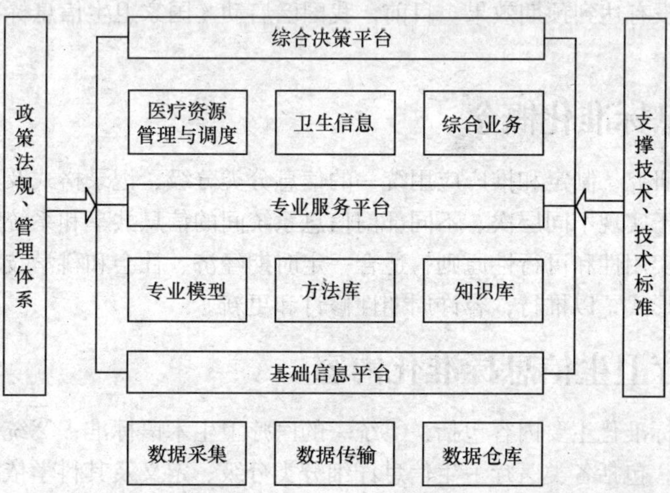

图 8-8　突发公共卫生事件应急指挥中心平台结构

8.4.2 区域卫生信息系统

所谓区域卫生信息系统，是指以覆盖区域内所有医疗卫生机构的信息网络和卫生信息标准为基础，通过规范化的手段，打破卫生服务体系条块分割、相互独立的格局，整合区域内卫生信息资源，构建标准统一、信息规范、资源共享、互连互通的卫生信息系统，以支持区域性的医疗卫生工作管理和决策支持。区域卫生信息系统建设的目标是围绕国家卫生信息化建设规划，开展以地、市范围为单元的区域卫生信息化建设试点和研究工作，建立区域卫生信息化示范区，逐步建立健全区域卫生信息系统。包括电子政务、医保互通、社区服务、网络转诊、居民健康档案、远程医疗、网络健康教育与咨询、实现预防保健、医疗服务和卫生管理一体化的信息化应用系统；制定卫生信息收集、传输和利用的标准与规范；建立和完善国际与地区公共卫生资源、健康与疾病预防保健服务数据库，不断扩大信息资源的利用程度。

区域卫生信息系统的框架结构是区域卫生信息系统规划建设中的重要核心问题。区域卫生信息系统框架结构合理性问题必须从两个方面来考虑：一是承认区域内相对独立的卫生服务特点，从区域卫生发展的角度衡量区域卫生信息系统框架结构的合理性；二是从较高的层次协调区域之间卫生信息系统建设的关系，实现大区域内卫生信息系统建设的整体效益，这两者之间要最大限度地协调起来。

从工程的标准化角度来看，我国产业界缺乏统一的信息化技术标准，这使得不同医院之间很难实现信息共享。制定与完善相关标准和规范，是促使医院采纳相同的技术标准，避免形成信息“孤岛”的有力措施，更是实施区域信息化体系建设的重要保证。

8.5 医疗卫生信息标准化

医疗卫生信息标准化是确保医疗卫生信息系统及其相关产品在设计、研发、生产、建设、使用、测评中，解决其一致性、可靠性、可控性、先进性的技术规范和技术依据。没有医学信息的标准化，相应的系统、产品和工程就不能实现互连、互通、互操作，产品的一致性、可靠性和先进性就无法保证。我国医院在信息化上起步不算太晚，总投资也不少，但是由于缺乏总体规划、标准化等原因，远没有达到预期效果。目前，我国已启动《国家卫生信息标准基础框架》等多个标准化建设项目。

8.5.1 信息标准化概念

信息标准化是研究、制定和推广应用统一的信息分类分级、记录格式及其转换、编码等技术标准的过程，以利于实现不同层次、不同部门信息系统间的信息共享和系统兼容。信息标准的制定应遵循科学性、实用性和可行性原则，适合一定时期经济、社会和科学技术发展阶段，并为社会所公认和用法令形式予以推行，容许周期性修订和更新。

8.5.2 医疗卫生信息标准化内容

医疗卫生信息标准化主要内容包括：①统一的医疗卫生术语标准；②统一的医疗卫生信息分类体系和分级标准，包括各类医疗卫生信息详细分类分级、定义及其科学依据；③统一的医疗卫生信息记录格式标准及不同标准格式之间的转换；④统一的医疗卫生信息编码体系和编码标准等。国际标准化组织（ISO）所属的卫生信息学技术委员会（TC215 Health Informatics）研制的相关标准和指南已多达 29 项，其内容涉及公共基础设施、医疗通信设备、病人数据、电子处方、健康指标等。

8.5.3　国内外医学信息标准

许多国家和地区投入大量人力和物力开展医学信息标准化工作，也取得了令人瞩目的成绩。例如，美国国家标准学会的卫生保健信息标准委员会（The American National Standards Institute's Healthcare Informatics Standards Board，ANSI HISB）不但参与制定和推广使用 ISO 的标准，而且根据美国的实际需要和行业特点制定自己的标准；欧洲标准化组织（European Committee for Standardization）的卫生信息学分会（CEN/TC251 Health Informatics）分信息模型（Information Models）、术语和知识库（Terminology and Knowledge Representation）、安全保密和质量（Security, Safety and Quality）和互用性技术（Technology for Interoperability）4 个工作小组开展工作，已经开发出用于信息交换、信息安全、设备通信等方面的相关标准达 35 个之多；英国国家卫生部设有专门的卫生信息管理机构，负责制定有关的临床数据标准、技术标准和管理信息标准，并密切结合英国实施的国家卫生保健制度（National Health Services，NHS）出版了《NHS 数据字典与数据手册》，保证了在 NHS 系统内实现信息的共享、交换和有效利用。这些国家和地区制定的不少医疗卫生信息化标准已经被广泛承认与应用，如 HL7、DICOM、ICD、SNOMED、UMLS 等。

1．医疗信息交换标准——HL7

HL7（Health Level Seven）标准是目前医疗机构电子数据交换标准中应用最为广泛的国际标准，采用 HL7 标准的 HIS/RIS（Hospital/Radiology Information System）、医疗仪器、设备可以做到无障碍互连，便于实现医院内部应用模块之间、应用与设备、医院与医保、医院与社区以及医院之间的医疗信息交换。其功能及应用范围从早期的入院、出院和转移（Admission、Discharge and Transfer，ADT），逐渐扩展到了指令（应用程序之间接受、传递预定信息的行为，如向药房取药、向实验室或影像科取报告、向膳食科要食品等）、查询、财务（不同医院之间或医院与医保之间的开户、收费、付款、赔款、担保等）、浏览报告、医学记录管理、服务预约、病人介绍、患者护理等，成为医疗信息整合、利用、交换和共享的前提。我国已于 2000 年建立了 HL7 中国协作中心。

2．医学数字成像与通信标准——DICOM

医学数字成像与通信（Digital Imaging and Communications in Medicine，DICOM）标准是一个专门用于数字化医学影像采集、传输、显示和存储的重要标准。该标准为医学影像及其相关数据的通信提供了一个开放的环境，使不同厂商的不同设备之间相互通信成为可能。目前，已被全世界主要的医学影像设备制造商和医学信息系统开发商广泛接受，并实际成为全世界 PACS（Picture Archiving and Communication System，图像存档与通信系统）普遍遵循的唯一标准。其具体应用于 PACS 网关，可将不同格式的数字图像乃至模拟数据转化为统一的 DICOM 格式，以便于利用 DICOM 提供的接口，提供图像的存档、查询、提取、发送和打印等一系列服务，对临床诊断、治疗、科研和教学具有重要意义；也可对 DICOM 格式图像进行译码，进行相应的灰度变换，获得所包含的信息，并将其显示在工作站上；同时，还可以根据 DICOM 标准对数据进行处理以增强安全性，确保病人数据的保密性和图像数据不被篡改。

3. ICD-10

ICD-10 是世界卫生组织（WHO）对国际疾病分类法（International Classification of Diseases，ICD）的第 10 次修订版，是通过不断拓展、细化、补充形成的用于疾病发生率、死亡率、流行病学及保健评估、临床诊断与手术操作的分类、存储、检索及统计应用的国际标准。ICD-10 在欧洲已经得到广泛的应用，在美国有其专用的临床修订版（ICD-10-CM）被嵌入医院计价、补偿和财务系统中，更适合其临床需要。在我国，ICD-10 的中文版本早已正式出版并被列为国家标准，于 2001 年开始实施，并要求出院病案首页的疾病名称都要按照 ICD-10 进行编码分类，成为疾病与健康相关问题统计分类的重要标准和基础工作。

4. SNOMED

系统医学术语集（Systemized Nomenclature of Human and Veterinary Medicine，SNOMED）是一部国际性的医学系统术语的信息编码全集。它以疾病的病变部位、病理变化及功能障碍为核心，结合病因学、症状学、诊断学、治疗学等临床重要组成部分，按照医学本身的逻辑系统形成若干独立的编码体系（轴），每个轴可以用于描述同一个诊断。例如，肺（解剖轴）、肉芽肿（形态学轴）、发热（症状轴）、结核杆菌（病因学轴）均可加到肺结核（诊断轴）诊断上。SNOMED 已被译成 13 种文字，其中文版即将由卫生部医院管理研究所翻译出版。在世界范围内，它不仅广泛应用于病理、肿瘤、影像等科室，而且正在成为临床病案信息索引的标准。

5. UMLS

统一的医学语言系统（Unified Medical Language System，UMLS）是美国国立医学图书馆（National Library of Medicine，NLM）在 1986 年启动的迄今规模最大的医学信息标准化项目之一。UMLS 试图建立一个可持续发展的生物医学语言集成系统和计算机化的信息资源指南系统，以帮助医疗卫生专业人员和研究工作者检索和获取相关的生物医学信息。UMLS 由超级叙词表（Meta-thesaurus）、语义网络（Semantic Network）、信息源图谱（Information Source Map，ISM）和专家词典（Specialist Lexicon）4 个部分构成一个有机的整体，提供了标准与其他知识资源之间的交叉参照，可以解决类似概念的不同表达及交换中的难题，克服不同系统语言的差异性，帮助使用者从电子病历、书目数据库、影像数据库、全文数据库、专家系统等各种联机信息源中检索和获取特定的情报，具有极大的使用价值。

我国有关主管部门在“九五”期间就开始了军队卫生信息标准研究的推进工作，并成功研制出《军队卫生信息标准体系表》和《军队卫生信息分类代码表汇编（一）》。2001 年，卫生部有关部门、中国电子学会医药信息学分会和复旦大学医学院就与瑞典的卡罗林斯学院（Karolin-ska Institute）协作，由该院的欧洲医学信息标准化工作委员会主席、ISO/TC215 的委员——克莱恩（Klein GO）博士负责提供 CEN/TC251 和国际医学信息标准化工作的信息，协助中国创建一个自己的医学信息学标准体系。2002 年，卫生部制定的《医院信息系统基本功能规范》作为全国医院信息化建设的统一技术标准正式出台，规范了临床诊疗、药品管理、经济管理、综合管理和统计分析的基本功能及其与医疗保险、社区卫生服务、远程医疗系统的外部接口，有力地推动了医院信息化建设的进程，提高了医院信息系统软件的标准化水平。随后，在卫生部印发的《全国卫生信息化发展规划纲要（2003—2010 年）》中，将“统一标准”作为医疗卫生信息化建设的基本原则，明确了标准化工作是信息化建设的基础工作，也是进行信息交流与共享的基本前提，强调了“统一规范、统一代码、统一接口”在医疗卫生信息化建设中的重要作用。2004 年，我国成立了卫生信息标准化专业委员会，逐步明确了我国医学信息标准化建设的必经之路——认识、共识、推广应用。至今已经启动和即将启动的相关标准研究项目有数十个之多，如《国家卫生信息标准基础框架》、《国家医院信息基本数据集标准研究》、《国家公共卫生基本数据集标准研究》、《社区卫生信息基本数据集标准研究》等。

小　结

本章介绍了医院信息系统的基本知识，阐述了医院信息系统的组成、特性、体系结构、信息层次及相关内容。接着介绍了电子病历、远程医疗、公共卫生信息系统、医疗卫生信息标准化等概念、发展状况及相互之间的关系，为医疗卫生从业者提供了较为清晰的医疗卫生信息化工作框架图。

习　题　8

1. 什么是医院信息系统？它包含有哪些内容？涉及哪些计算机技术？

2. 上网分别检索如下关键词：

HIS　LIS　PACS　NIS　CIS　EPR　EHR　DICOM　HL7

并以一个或几个术语为核心，写出一篇综述，介绍相关技术的内容及发展现状。要求制作成 Word 文档或 Powerpoint 演示文档。

3. 请阐述发展电子病历的意义及面临的困难。

4. 请查阅文献了解我国区域卫生信息化建设的现状与问题。

本章参考文献

[1] Bemmel，J.H.，Musen，M.A.　医学信息学．上海：上海科学技术出版社，2002

[2] 丁宝芬．实用医学信息学．南京：东南大学出版社，2003

[3] 王明时．医院信息系统．北京：科学出版社，2008

[4] 朱岁松．医院信息化建设与管理：以技术眼光看管理．北京：军事医科出版社，2005

[5] 李包罗．医院管理学（信息管理分册）．北京：人民卫生出版社，2006

[6] 李科威．智能化数字医院设计与实现　http：//www.clinixoft.com/

[7] 南京富士通．医院电子病历系统 http：//www.fujitsu.com/cn

[8] 王保华，何平．远程医疗——技术、应用、评估和前景．北京：航天医学与医学工程，1999 年第 4 期第 12 卷

[9] 殷红．远程医疗会诊系统的流程设计与组网方案．北京：中华医学实践杂志，2003 年 8 月第 2 卷第 8 期

[10] 王才有．国家公共卫生信息系统规划与发展．卫生部信息化工作领导小组办公室 http：//www.moh.gov.cn

[11] 李文凯．关于中国医疗卫生信息标准化建设的观察及思考．HL7 China 第五次学术研讨会

第 9 章 中医药信息处理

引言

20 世纪 80 年代初，计算机技术就开始了在中医药领域的应用，以中医专家系统的构造为切入点，从不同层次和角度对临床信息的获取、存储、分析、处理等各个方面做了大量的工作，为以后计算机与网络技术在中医药领域的深入应用奠定了基础。而从中医药现代化提出以来，在如何以整体、动态、辨证的观点解释生命、把握疾病及用药遣方等中医理论方面，科学家们越来越清楚地认识到，只有以信息系统视角研究同样是系统的、复杂的中医药理论体系，在合理整合和充分利用各种数据资源的基础上，进行科学分析、特征提取和规律探索，才能逐步揭示其本质和内涵。毫无疑问，中医药学已经成为信息技术应用与服务的重要领域。

内容结构图

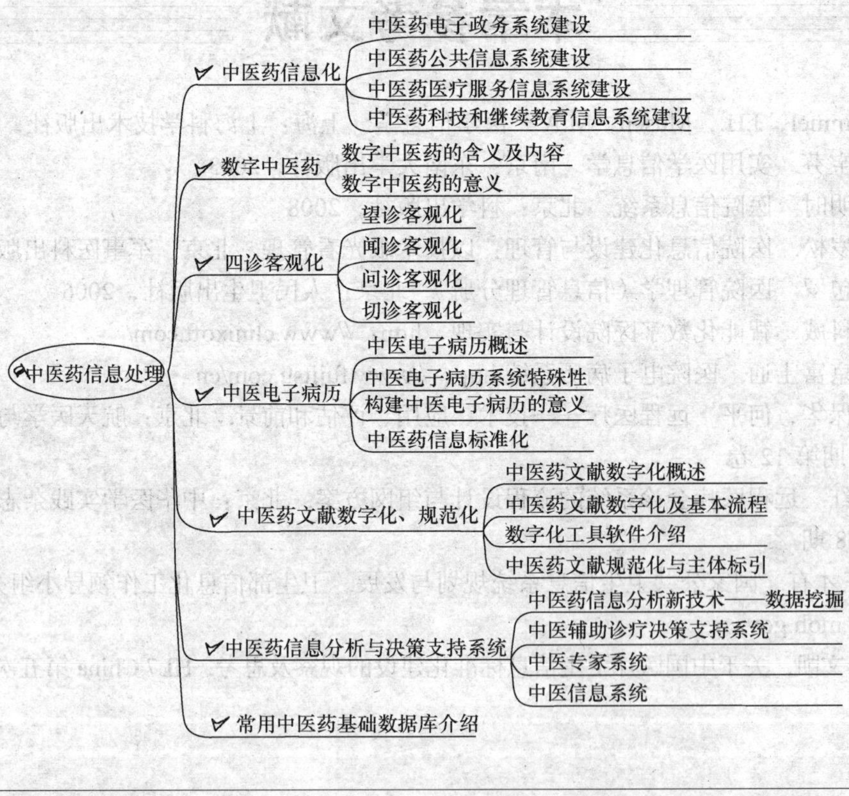

学习目标

通过对本章内容的学习，学生应该能够做到以下几点。

✓ 了解：计算机在中医药领域中应用内容与发展状况。

✓ 理解：计算机与数字中医药的关系。

✓ 应用：掌握本章所提到的计算机在中医药领域应用的相关知识及方向，使自己在未来的学习活动中能够有一个与时俱进的视角，能够正确分析与把握基于计算机及网络技术的中医药发展方向。

9.1　中医药信息化

数字化医疗、“数字医院（e-Hospital）”、“数字医学（e-Medicine）”是 21 世纪以及我国加入 WTO 后中医学所面临的医学信息技术的综合挑战。从某种意义上说，正是由于计算机科学技术、信息技术的发展及其应用改变了传统中医药学的发展面貌，使之从“经验医学”、“主观医学”向定量、数字化、智能化和管理信息化、一体化的方向发展。正如 PITAC 美国总统信息咨询委员会 2001 年度报告所述：“最新信息技术的发展具有巨大的潜力，它可以使当今的医疗健康系统焕然一新。信息技术可以确保人们在任何时间、任何地点获得与医疗相关的信息和服务，允许医疗健康从业者方便地获得患者的信息。”显然，信息技术给中医药科技工作者带来了机遇与挑战，大力开展中医药信息化工作是迎接挑战和抓住机遇的重要议题。

近年来，中医学科本身正在分化，与其他学科产生交叉，出现多学科融合发展的学科革新迹象。今天的中医学如同 20 世纪 90 年代的分析化学和生物科学，为解决研究领域出现大量新难题，正在突破原有的学科概念和界限，前所未有地依靠信息技术。因此，发展中医信息学是中医学科拓展的历史必然。中医信息学目前尚未形成学科体系，但其对中医药现代化发展的作用却是不可忽视的。这不仅因为中医药学与现代医学均是通过信息的收集和处理完成诊断与治疗的，而且还由于中医药学因其处理信息的方法与信息学的基本方法极为相似，均是遵循了整体的准则和功能的准则，因而能够更好地利用信息科学的方法与技术。

中医药信息是医药卫生事业的重要基础信息，大力推进中医药信息化是中医药事业发展的重要保障。随着信息技术的不断创新和信息网络的广泛普及，中医药信息化建设取得了一定成效。中医药政务信息化建设已经启动，在网络建设和现代办公技能等方面取得一定进展；中医药应用网络初具规模，中医医院信息管理、中医医疗质量监测网络、中医药继续教育网络、中药信息网络等建设初见成效；中医药信息资源建设得到加强，中医药统计信息、中医药文献、中医药法规等数据库初步建立；国家和有关部门相继制定颁布了一些中医药信息方面的技术标准和规范。这些都为中医药信息化建设进一步发展奠定了良好的基础。但从整体上看，各地区中医药信息化发展还不平衡，中医药信息化建设与中医药事业发展还不相适应。一些地方和部门对中医药信息工作认识不足，基础建设还相对薄弱，中医药信息标准与规范尚待完善，中医药信息队伍建设有待加强。根据《2006—2020 年国家信息化发展战略》和《中医药事业发展“十一五”规划》，2007 年 3 月国家中医药管理局发布了中医药信息化建设“十一五”规划纲要，明确了我国“十一五”期间中医药信息化建设的主要任务，基本内容如下。

9.1.1 中医药电子政务系统建设

中医药电子政务系统建设包括办公自动化、中医药政府网站、中医药行政管理网络。实现办公自动化的目的是建立统一的公文处理和信息交换平台，实现机关办公业务的自动化、数字化和网络化，节约行政管理成本，提高工作效率。建设中医药政府网站有助于积极推行政务信息公开，增强中医药管理的透明度，完善服务功能，扩大服务范围，提升公共服务能力，为公众咨询、网上办理中医药业务提供统一平台，推动政府职能转变和服务型政府建设。中医药行政管理网络的建设可以开展政务信息资源目录体系应用工作，实现各级中医药行政管理部门的互连互通，从而进行数据处理、资源共享、网上办公等。

9.1.2 中医药公共信息系统建设

中医药公共信息系统建设包含中医药统计信息网络、中医医疗质量监测网络、中医药信息基础数据库、中医药数字图书馆和博物馆等的建设。

中医药统计信息网络：包括中医药综合统计信息网络报送体系、中医药统计信息网络报送规范以及在全国范围内推广使用的统一中医药统计信息管理软件的建设。

中医医疗质量监测网络：包括中医医疗质量监测系统项目管理、中医医疗质量监测中心信息化建设、中医医疗质量监测系统及数据库和信息管理系统等的完善，建立本地区的医疗质量监测中心，实现监测数据库上报的网络化。

中医药信息基础数据库：建立完整的中医药数据体系，完善并充分发挥中医药统计信息数据库、中医药文献数据库、中医药专业技术标准与规范数据库、中医药机构数据库、中医药专业技术人才数据库、中医药政策法规数据库、中医药科研数据库、中医药教育数据库、中医药数据库、中医方剂数据库、中医临床数据库、公共与行政管理数据库、中医药国际交流与合作数据库等基础数据库在中医药事业发展中的作用，形成可持续发展机制。利用现代信息技术，进一步加强中医古籍文献数据的挖掘和集成，加速中医药资源的数字化进程。

中医药数字图书馆和博物馆：建立中医药电子文献资源共享平台，提供中医药文献信息资源的网络服务。充实并完善中医药数字图书馆和博物馆，充分发挥中医药数字图书馆和博物馆的网络宣传和教育作用，提高中医药信息资源的管理水平和公众对中医药的认知度。

9.1.3 中医医疗服务信息系统建设

中医医疗服务信息系统建设包括中医医院信息管理系统、中医药医疗服务信息网络、智能化辅助中医诊疗系统、电子病历等。

中医医院信息管理系统：根据医院的功能定位和发展趋势，制定医院信息系统建设规划，整合开发具有中医药管理特色、适合中医、中西医结合以及民族医疗机构特点的医院信息管理系统。改进和不断完善医院信息管理程序和机制，在全国范围内基本实现中医医院管理信息化，不断提高信息化应用和管理水平。

中医药医疗服务信息网络：加强中医药医疗服务信息网络建设，规范中医药医疗服务信息网络管理，开展网络预约挂号、社区卫生服务、远程医疗会诊、专家在线咨询等，不断提高中医药医疗信息网络服务水平，为广大人民群众提供方便、优质的中医医疗保健服务。

智能化辅助中医诊疗系统：整理开发名老中医及专家诊疗系统，规范智能化辅助中医诊疗系统的研究，努力建立并积极推广能够体现中医辨证规律、充分运用中医中药理论特点的智能化辅助中医诊疗系统。研究开发中医诊疗仪器和设备，促进中医诊疗技术现代化。

电子病历：完善和规范中医电子病历信息标准，积极推广和应用电子病历，建立具有中医特点的包括四诊、辨证、立法、处方等内容的电子病历信息系统，为实现医疗信息共享创造必要的条件。

9.1.4 中医药科技和继续教育信息系统建设

中医药科技信息系统建设：进一步加强中医药科技信息系统的研制工作，完善和推进中医药行业的科技管理信息化和网络化。推进中医药学科数据体系建设，制定中医药科学信息术语标准，完善科技信息查新系统，搭建中医药科技信息研究支撑平台，开展中医药科学数据分析与挖掘研究，提高科研数据库的使用能力。整合科技资源，建立基于 Internet 网的中医药科研成果推广平台和国际传统医学科技信息管理与利用平台，提高科技项目管理水平和效率。

中医药继续教育信息系统建设：充分利用现代信息技术和网络教育资源，采取政府主导、企业参与、多方协作的模式，逐步建立和完善全国中医药继续教育信息网络。积极开发和推广中医药电子课件和传媒系统，充分利用中医药校园网络资源，满足乡村医生、社区医生、专科医生等中医药专业技术人员接受中医药教育的需要。利用信息网络技术，加强对继续教育项目申报、审定、实施、检查与评估的管理，提高中医药继续教育管理水平。

9.2 数字中医药

中医药是我国几千年来传统文化的瑰宝。中医与西医学研究的根本不同在于研究的切入点，中医是从外在的功能状态入手研究人体生命活动及其相关物体的变化规律。现代医学则注重形，注重研究人体的形态结构，从系统、器官、组织、细胞、分子结构等方面入手，其关键技术和方法是现代技术还原论，主张分析、分离、鉴别；而中医学注重神，注重研究人体的功能状态及其证候，中医诊断的采集方法是四诊，通过望闻问切获得信息的维度，然后四诊合参，使信息融合、理解，最后做出判断，其关键技术和方法是系统论、整体观、信息学。研究切入点的不同决定了中医诊疗的优势，如早期诊断、个体化诊疗、调节性治疗等，但这也决定了信息的采集能力必然是低下的。在过去的几千年来，中医药学对信息的采集、存储、分析主要是依靠人体的感官、大脑进行的，基本都是手工操作，停留在物理纸张信息、语言信息的存储利用阶段。尽管随着现代科技的发展，模拟信息有所应用，但远远不能满足中医药学发展对信息利用效率的要求。可以说，中医药学近百年停滞不前，关键的原因之一就在于对中医药学中海量数据信息的采集、存储、使用与理解的技术落后，不足以支撑中医药学对信息量、信息处理利用效率与能力的要求，数字中医药正是为了解决传统中医药研究中信息采集、加工的不足而提出的。实现中医药现代化必须从这一关键技术的跨越式发展、从数字信息技术的利用与发展做起。

9.2.1 数字中医药的含义及内容

数字中医药即利用统一性的数字化技术手段，对所发现的人体现象、变化规律及其相关物质的完整重现和认识，是一个利用数字化技术进行中医药数据、信息及知识的获取、存储、处理的综合系统，也是集中医药科研、临床实践、应用开发及服务于一体的复杂开放式系统。在数字中医药系统中，所有数据、信息的采集、表示、存储、处理及系统内数据、信息传输都是数字型的，都是计算机可以解读与表达的。换言之，数字中医药是可以充分利用计算机来解读和表达中医药的理论与实践，使中医药的海量信息能够得到高效、准确的采集、存储与利用，使中医药对人体把握的深度、准确度成数十倍地提高。

数字中医药系统涉及中医药学的各个方面，是对中医药数字化重现与认识的具体体现。从数字化完整重现与认识中医药学来看，数字中医药系统包括数字中医、数字四诊、数字中药、数字疗法、数字文献、数字中医人体以及数字医院服务平台、数字临床研究平台、数字中药质量控制平台等子系统。各个子系统的研究目标和任务都不一样，如数字中医是以临床实践的病人与医生为主体，就其所涉及的病人、疾病、医生、治疗方法等进行数字的重现与认识；数字中药则是围绕着来源于天然的植物、动物、矿物中药，对其物理性状、化学性质以及中医对其的认识与应用的数字化重现与认识；数字四诊系统则是利用现代的传感、摄录、计算机等手段，延伸人体感官的功能与能力，形成一个人机交互、以人为主，从定性到定量的综合采集、分析系统。显然，数字中医药的核心应该是中医药信息学，它涉及的主要研究内容是以信息科学的方法论作为指导的。数字中医药的研究必须对其包含的各个子系统结构进行深入研究与构建，这将是一个巨大的系统工程，是一项几代人要为之奋斗的长期任务。由于各个子系统研究的复杂性不一样，目前已经开展进行的有关课题主要有以下几方面：①中医药一体化语言系统；②数字中医药古代文献；③数字中药；④中医药个体化诊疗信息平台建立等。

9.2.2 数字中医药的意义

数字中医药是一个多学科的产物，是传统中医药学研究人体复杂系统的方法、思路的数字化重现，它的研究与建立必将对系统科学、复杂科学、信息科学的发展做出巨大的贡献。2003年12月，第2届数字中医药与中医药跨越式发展论坛在京举行，其中“用数字信息技术推动中医药现代化的发展”成为该次论坛的重要议题。会议认为，在以往的医学信息化的探索中，因为种种原因的局限，使得“信息技术在中医药的应用还远远不能满足发展的需求”。因而加快中医药数字化建设的进程成为广大中医药科技信息工作者的共识和努力的方向。数字中医药的战略意义在于：①解决制约中医药发展的关键技术、方法与手段问题；②解决长期困扰中医药的“继承与创新”问题；③整合多学科、多部门、多地域的中医药研究力量，打造世界领先学科与领域；④使中医药“早期诊断”、“个体化诊疗”、“综合调节”的优势充分发挥；⑤建立具有中国特色的系统性、复杂性科学、信息学。

9.3 四诊客观化

传统的中医诊断方法主要靠医者对病情的主观判断分析和患者对所感病状的主观描述来辨识病情的本质，并对所患病、证做出概括性判断。病情资料来源受主、客观因素的影响较大，而且往往症状描述模糊、可重复性差，影响了辨证的准确性，以致对不同的患者，医者会有不同的看法及治法；对同一患者，不同的医者也有不同的看法和治法。为此，进行中医诊断客观化的研究就成为中医客观化研究的一个重要课题。

9.3.1 四诊客观化概述

中医四诊客观化是中医药现代化的重要内容，它关系到中医辨证规范化、病证诊断标准化、辨证微观化及教学手段现代化。四诊（望、闻、问、切）是中医收集病史资料的基本方法，这些数据一般都是由临床医生主观决断的，缺乏量化的依据。因此，不便于教学及重复实验，也无法实现数字化。中医四诊信息客观化是中医临床诊断数据数字化的基础。

以中医的脉诊为例，中医脉象是中医采集患者临床数据的重要手段之一。几千年来，由于科学技术条件的限制，中医一直依靠医生指面的感觉来收集患者的脉象数据，并运用形象化的概念来确定其收集到数据的性质。例如，通过指面感觉到的"替替然如珠之应指"，来确定脉象的性质属"滑"；以"举之有余，按之不足"来确诊"浮脉"；以"举之不足，按之有余"来确诊"沉脉"；再如脉象的"迟数"，是以医生均匀地呼吸时，一呼一吸指下感觉到的患者脉搏跳动的次数来进行判别，"迟脉"一息三至，即每分钟脉搏次数少于 60 次，"数脉"一息六至，即每分钟超过 100 次等。我们分析一下上面所提到的几个中医脉象的概念，不难看出中医的名词术语和对病证的描述带有很大的主观性。像"滑"脉这样的概念，其本身比较笼统，无法进行量化；脉象"浮沉"的概念，究竟什么样算"浮"，什么样算"沉"，全凭医生的主观感觉，没有客观的量化标准；再如脉象"迟数"的概念，虽然有量的概念，那么每分钟脉搏次数是 61 次或 62 次，这些能不能算"迟"，从"迟"到"不迟"、从"数"到"不数"之间没有明确的边界，由此可见中医脉象的"迟数"概念边界很模糊，没有精确的判别标准。总之在中医的脉诊中，掺杂了医生的判别经验及感觉等许多主观因素。这一切不仅造成对疾病定位方面的分歧（辨证分歧），而且给中医的教学工作也带来了很大的困难。中医脉诊客观化势在必行，也就是研制能替代中医指面收集脉象数据的脉象仪的工作势在必行。同样，中医四诊中的"望"、"闻"、"问"诊也存在类似的问题，需要进行客观化的研究。

中医与西医的诊断方法有所不同，中医对问诊内容比西医要求多而详细，闻诊中西医要求差不多，望诊和切诊两大诊法内容接近，但中医要求更详细，特别是望诊中的舌诊和切诊中的脉诊是中医诊法中的两大特色。中医四诊方法有许多独特之处，但不可否认的是四诊时中医大夫的主观因素占有较大的比例，影响了辨证的准确性和可靠性。所以应充分利用现代生物工程技术、信息技术、模糊数学、图像识别与生物传感技术等，开展中医临床信息技术多维综合采集分析系统的开发研究，并结合现代功能性检测仪器，以提高中医诊断的现代化、客观化程度。近几十年来，国内外对四诊客观化的研究日益深入，其中取得了不少进展，尤其是在舌诊、脉诊方面。但研究中亦遇到诸多困惑与难题，需要作出新的思考和进一步的研究。

9.3.2　望诊客观化

望诊，即医生运用视觉观察病人的神色形态、局部表现，舌象、分泌物和排泄物、舌质的变化来诊察病情的方法。中医望诊的客观化研究，主要采用色差仪对面色做光电比色，将光电信号转换输入计算机，进行系统回归分析处理，而取得患者望诊的客观定量结果，以提高观察的精确率，克服中医师视觉差异及临床经验不同造成视觉的误差。如气血虚患者面部红光低于正常人，而气虚、血虚组患者面部红光低于正常人，而气虚、血虚二者间无显著差别。目前进行研究的有测色仪、热像仪、红外热像图等。

有人通过大样本调查，用测色仪对中国成人、新生幼儿、儿童和青少年的面色肤色色度进行测定，结果显示新生儿随年龄增长反射率增高而成人随年龄增长色度增加，反射率却逐步下降。测量面部体表温度研究提示，健康人面部温度均匀，而患者则不均匀。近来采用热像仪为研究手段较多，国内有人应用热像仪做了 100 例面部红外热像图，认为可作为阴阳、寒热辨证的定性定量客观指标。日本学者以红外热像图为手段对面部进行望诊测试，结果与患者受测当日所填十二经虚实调查表符合率达 70%以上，其中糖尿病竟达 100%。

目前在望诊方面的研究主要集中在舌诊上。舌诊是中医诊断方法的特色之一。中医舌诊客观化的研究难度比较大，需要在中医基础理论的指导下，对观察到的舌形、舌态、舌质、舌苔、舌面的光质、津液多少等内容进行处理，需要将视觉形象输入计算机，然后在中医专家的指导下进行各种定性及定量的分析。由于研究过程中涉及的学科较多，相应地探索过程中所遇到的困难也增多。从事舌诊研究的医务人员正与工程技术人员一起紧密协作，从仪器、方法及原理等方面着手对中医舌象进行探索。目前国内舌诊研究的方法主要有：舌荧光检查；舌印检查；舌活体显微镜检查；血流变学检查；舌血流测量仪器检查；电子显微镜检查；舌苔脱落细胞学检查；纤维胃镜检查；舌面酸碱度测定等。国外研究方法有：应用放射自显影技术研究舌上皮代谢情况；应用同位素标记测定舌上皮更新率及舌细胞内 DNA 合成；用分析电镜作 X 线微量分析法测定舌乳头上皮的透明角度颗粒的元素成分；用氨基酸测定仪分析舌上细胞蛋白质中各种氨基酸含量及动物实验研究等。

在中医舌诊研究方面取得了一些成果。比如山东中医药大学借用计算机图像处理及显微放大技术，从微观层次观察舌质变化规律，发现常见消化系统疾病中医所辨证候之间舌像的变化均存在显著差异；中国中医研究院西苑医院运用 YHG 型微循环容积波仪，该仪器采用现代光电检测技术，结合微电脑快速、准确、简便的特点，可以对人体各部位微循环容积波（OPG）与心电信号进行无损伤的动态观察，记录该部位组织的微循环状态，通过对血瘀症患者微循环容积波观察，分析与舌诊之间的内在联系。另外，清华大学精密仪器与机械学系研制出 “中医舌诊自动识别系统”。该系统以 Munsell 颜色系统为色标，运用色度学、近代光学技术、数字图像处理技术和计算机技术，建立了中医舌诊自动识别系统，该系统将计算机软件技术与临床辨舌经验相结合，利用样本训练系统，根据模糊数学理论进行分析，通过临床 366 例验证，符合率达 86.34%。

9.3.3 闻诊客观化

闻诊，即医生通过听声音和嗅气味来诊断疾病的方法。目前中医闻诊客观化研究主要是采用声频频率分析、音调显示，区别健康人与病人由频率、声压、音色组成的声频图的不同，通过计算机作多元回归分析来进行准确的闻诊判别。日本有学者提出闻诊客观化的标准是声音，并对声音的构型进行分析，其通过调查婴儿 356 种痛苦哭泣声，认为声音的高低与临床诊断有很大的相关性。有关闻诊客观化的研究国内报道较少，国外研究亦处于声音判别水平，尚有待进一步的研究。

9.3.4 问诊客观化

问诊，即医生通过对病人或陪诊者进行有目的的询问，了解疾病的起始、发展及治疗经过、现在症状和其他与疾病有关的情况，以诊察疾病的方法。问诊是医生与病人之间通过语言进行信息交流的主要方式。中医问诊的客观化研究，主要是采用数学模型使传统中医问诊的信息与病、证之间建立起量化的关系。其方法包括最大似然法计量诊断、逐步回归和逐步判别计量鉴别诊断、运用模糊数学进行鉴别诊断。中医问诊的客观化研究随着不同数学模型的采用，提高了中医学诊断思维逻辑的严密性。有学者认为中医学是一门具有模糊概念的科学，其与模糊数学的结合更贴近了研究的本质，这为中医问诊的定量研究展示了前景。日本学者编制了东洋医学调查表，其分为五脏体系、经络体系、俞募穴体系、脉诊体系共 215 个信息，同时还提出了对症的因子进行分析。此外，当前开发的许多中医诊断系统中也大都含有问诊程序。

中医问诊的客观化研究取得了一定进展，但也有人对此提出了质疑。中医有无必要这样做呢？诚然病人所述的自觉症状确实是最不“客观”的东西，至少与色、脉、舌诊的感知途径不同。即便如此，问诊不是获得病史的单向信息过程，而是医患之间多通道、多信息（包括某些感情）的双向交流和反馈过程。问诊是医者从不同角度综合把握病情的过程，问诊中始终含有治疗信息，其中医生的仪表、气质、人格、心理状态和非医学知识结构等因素产生的心理效果均非仪器所能代替的。笔者认为，在可预见的未来，问诊不宜仪器化，还是保持医患交流的传统方式比较好。

9.3.5　切诊客观化

切诊，即医生用手触按、扣击病人肌肤、胸腹、筋骨以及脉搏，以了解病情的诊断方法。切诊包括脉诊和按诊。脉诊，是医生用手指切按患者动脉，根据脉动应指的形象了解病情、辨别病证的诊察方法。按诊，是医生用手直接触摸、按压或扣击病人某些部位，以测知局部冷热、润燥、软硬、压痛、痞块或其他异常变化，以推断疾病的部位、性质和病情轻重等情况的一种诊病方法。目前在切诊客观化方面的研究主要集中在脉诊上，另外还有学者对按诊中的腹诊客观化进行了研究。

1．脉诊

脉诊是中医学中最具特色的诊断方法，具有重要的诊断价值和临床价值。中医脉象的特征，医生诊脉时的指下感觉，几千年来一直是以形象化的一些自然现象或简单图形为比喻和描述。随着科学技术的日益发展，科研人员开始利用现代化的诊断仪器和分析方法，对传统的中医脉诊进行客观化研究与探讨，并取得了较大的进展。目前脉诊客观化的研究得到了医学界和生物医学工程学等领域有关专家和学者的广泛重视，其研究方法和手段也日益深入，如对脉图的定量分析法，从国内当初大多采用的时域分析法到现在使用的频谱分析法，使得脉象反映的各种意义更加精确。

中医脉诊的位置是在患者左右手腕关节桡动脉搏动处。从近代医学的角度来看，人体循环系统承担着协调全身各组织的能量代谢，输送氧气、营养物质，运走代谢废物，交流体液信息等重要的工作，还承担运送抗体、激素等物质以协调整体的动态平衡。从整体的角度对疾病进行综合分析，显然循环系统所占的比重很大；从整个循环系统来看，由于心脏的舒张收缩、脏器血管血容量的变化、血液流向末端时变窄的血管端点所引起的阻抗、管道内脉波的反射、血液的黏滞性、血管壁的黏弹性等因素使脉象携带着有关心脏运动、内脏循环、外周循环等丰富的动态特征。中医将脉诊时指下获取的这些特征归纳为 28 种脉象，并与浮中沉的切脉指法及寸关尺的按脉位置相结合，然后将这些数据映射到中医脏腑分类的证型空间中去，结合四诊的其他数据，通过综合、对比、分析，最后在中医的症状空间中给出一个明确的脉象诊断。

脉诊客观化研究的时间较长。我国学者从 20 世纪 50 年代初开始，将脉搏描记器用于中医脉象的研究，试图把古老而深奥的中医脉象和现代技术结合起来，以改变主观、抽象的“在心了了、指下难明”的状况，试图使中医脉象图像化、客观化、数据化。早期国内采用脉象仪、脉管扫描器、脉象心电仪、压力传感器、硅胶传感器等，这些基本是脉图的描绘。后来逐步发展运用微传感器进行脉象的立体研究、流体力学研究。近来应用超声多普勒和超声心动图的研究报道日渐增多。其中有些研究已经取得了一定的研究成果，如平脉、病脉、脉象机理及动物实验研究等方面，国内外都分别有专家进行了研究，并取得了一定的成绩。如在病脉研究方面，有人曾对气虚病人的弱脉和虚脉进行研究，发现其与健康人及阳虚者的脉象存在显著差异。德国有人运用脉象仪描绘了符合中国脉学的寒、热、虚、实脉象图，并对四季六气变化与脉象关系进行了讨论。此外，还有人将脉图作为贫血辨证的参考依据，用简易脉图法计算 N 值和 H 值，用于判断贫血的严重程度。有人根据弦脉及“尺脉重按阳性征”诊断高血压 1 400 人次，符合率高达 89.6%。

近十几年来，国内外中医学、西医学、数理、生物、工程学等多学科学者运用各种测试技术和方法，研制出多种性能、传导方式各异的不同类型传感器的脉象（脉诊）仪，有 MX-3C 型、MX-811 型、ZM-Ⅲ型、MXY-Ⅰ型、BYS-14 型四导脉象仪、MTYA 型脉图仪等。如在传导方式方面，有固体、气压、液压传导等，并且采用了压电晶体、半导体应变片、高分子压电薄膜和液态可变电阻等压电材料。在脉象描记、分析上，有经光电容积式、压电元件式、空气压力式、电阻抗式、超声多普勒式等不同形式的换能器，来描记出脉搏图像的变化，并运用电子计算机对脉搏图的信息进行自动提取和分析，通过微处理器的软件进行时域和频域分析等。总之，经过几十年的努力，无论在脉象仪的研制、脉图分析方法、脉搏波及脉象形成机理的研究；三部九候的临床、分析方法及机理研究，正常脉象的生理变异及脉图研究；还是在脉象、脉图与病、证关系研究等方面都取得了显著的成绩。

21 世纪，由于科学技术的飞速发展及电子计算机的普及应用，进行脉诊客观化研究的科研人员日趋增多。但从众多的研究报道看，脉诊客观化研究尚没有取得突破性进展。就脉象研究来说，脉诊究竟确定 28 脉还是 36 脉？是浮中沉三部九候定位还是寸关尺脏腑配属？另外中医诊断的个体差异性与时间性，如性别、体质强弱、年龄大小等不同则脉象有别；脉象与人们的饮食、起居、情志等活动密切相关，并随着昼夜的消长及季节变化而改变。对于患者来说，脉象是随着病情的发展而变化的。即使是正常的脉象，也因人、因时、因地而异；所描记的脉象图，无论从频域还是时域上去分析，都有很大的差别，从波形的谱线上很难找出一致的规律。微观性与模糊性、多维性与复合性、中医诊断强调的整体性与辨证性，我们不能根据得到某个脉象图就茫然下结论，古人早有“舍症取脉”和“舍脉取症”之说。人体发病是一个复杂的过程，经常有某种假象掩盖着疾病的本质，这就要求有一个辨证分析的过程。有很多情况，脉与症不相符合，但不能轻易地取、舍，应密切注意病情的变化。这些都是脉诊的客观化研究需要解决的难题。

目前脉象仪的研制虽最成熟，但各种脉象仪、脉诊仪所描记的脉图不能反映脉象的全部信息，更不能很全面、深刻地反映疾病信息；加之使用的仪器、分析方法及参数标准不统一，导致脉象图谱名同而图形有别，重复性不好。目前开发的各种脉象仪、脉诊仪在反映循环节律、频率方面尚不能代替心电图，在反映循环动力方面甚至不能代替血压计，更勿论其他循环功能检查，即便最简单的用以判断生死，它也不如心电图可靠；再考虑到为获得一个脉象指标所付出的经济代价，则脉象仪的性价比太小。这些都使得目前开发的各种脉诊仪（脉象仪）难以在临床上推广运用。此外，在脉诊研究的思路、方法方面尚没有很好地解决。如在临床研究方面，多从寸关尺三部中的一部脉位捕获脉象信息进行脉波图像的比较分析，注重疾病与脉象、脉图的关系研究，缺乏多维、交叉的脉象综合分析研究。所有这些都给脉诊客观化研究带来了问题。

2. 腹诊

腹诊亦名诊腹、按腹，即医生用手触摸、按压患者腰腹部，以了解腹内脏腑异常变化和全身状况的按诊方法。腹诊属按诊范畴，是具有中医特色的诊法之一，它是“望、闻、问、切”四诊综合运用并以切（按）诊为主的腰腹部诊察法。腹诊客观化仪器研制以日本学者研制的人工指标起步，但因其本身及客观因素对检测的干扰性很大，至今仍未普遍采用。国内学者研制出国家“七五”攻关项目——QZ-1 型中医腹诊参数检测仪。经临床验证，其技术先进、使用方便，且无损伤性，易为患者接受。实验验证可为腹诊客观化提供重要科学依据。有人采用表浅血流量仪及红外热图仪对瘀血腹证的表浅血流量及腹部温度进行观察，认为血瘀导致腹部表浅血流量的减少，是瘀血腹证产生的机制之一。近年日本学者采用温热摄像仪分析腹证，对被认为具有显著腹证者，如防风通圣散证等按类别抽样检查，进行腹部体表温度的温热摄像，发现其特征（如压痛点）与汉方古典医籍中所描绘的图像基本一致。关于腹证动物模型的研制，采用四氯化碳给兔皮下注射法，模拟了胸胁苦满的动物模型。而此方面，国内少有报道。目前腹诊客观化的研究正朝着影像化、立体化、光电化的方向发展。

综上所述，中医四诊的客观化（以脉诊和舌诊为主，尤以脉象研究为多）已从多思路、多视角、多途径、多方法开展了研究，有些取得了较大的成绩和突破。然纵观近数十年的研究成果，深感四诊客观化的研究仍难尽人意，某些方面甚至限制了人们对个体的认识。因此，如何在保持中医四诊特色的前提下，采用现代的新技术、新方法，从多学科、多指标、多角度来研究、发展延伸传统的中医四诊，实现中医四诊资料的客观化和个体化诊疗，是今后进一步研究的方向和目标。

9.4 中医电子病历

随着信息科学、计算机技术的发展和医院信息系统的开发应用，传统的纸质病历正在开始向电子病历转移。病人所有有关的信息都直接输入计算机保存，病历档案不再是单纯的文字和数值的集合，还要求对病人有关的声音、照片、图像等多媒体信息能进行综合的分析和处理。中医电子病历作为临床医疗信息的出发点，是整个中医医院信息系统的核心，具有自动处理、决策支持等纸质病历所不具有的多种功能。因此它的作用越来越引起人们的重视，成为从更深层次上保证医院信息系统长期稳定发展的基础。

9.4.1 中医电子病历概述

中医电子病历主要是指在中医医院中使用，符合中医临床记录特点、满足所有的医疗、法律和管理需求的计算机化的病历。中医电子病历也是中医临床信息的采集系统，是中医临床研究工作站建立的基础，也是中医现代化研究的基础与主要工具。中医电子病历除具有一般电子病历的所有特征外，还具有其特殊的作用与地位。

9.4.2 中医电子病历系统的特殊性

中医电子病历系统除了要求具有电子病历所有的特征（如病人信息的集成、病人信息的结构化、病历的安全性和法律问题等）外，其在病历内容、病历结构、病历处方、病历规范化方面又有其特殊性，主要表现在以下 4 个方面。

（1）信息量大。中医病历相对西医病历来说其包含的信息量更大，它既包括西医检查和现代医学诊疗的所有信息，又包括中医四诊、辨证、立法、处方的病历信息。此外，还包括满足医疗、法律、管理要求的内容以及满足中医临床教学和研究要求的内容。有时还包括临床疗效评价、自我评价和自我经验总结与应用的内容。中医电子病历除了上述内容外，还要求包含中医普通病历无法保存的所有信息，如中医门诊的中药处方。

（2）结构特殊。结构化是电子病历的核心议题，电子病历的发展方向是将病历的内容在更大的程度上结构化。在病人信息中，一部分信息是结构化的，如病人的基本信息、医嘱、检验报告等；一部分信息是半结构化的，如病人的症状体征、查体结果等；还有一部分则基本是自由化的，如病程记录。病人信息的复杂多样性和描述的自由性构成了结构化的最大障碍。中医电子病历的结构化除要满足医疗、法律、管理的要求；满足中医临床信息全面、准确采集的要求；满足高度结构化的要求；满足因特网发展的要求；还要求满足对于中医四诊信息中主观性较大的定性描述进行客观量化记录的要求。

（3）规范滞后。中医在四诊、辨证、诊断方面缺乏客观、定量的指标，而且医生用语往往不规范，有时是意同名不同，甚至有名同意不同的情况。就像脉诊和舌诊，全凭医生的主观感觉和经验，在病历中无法得到正确的记录。由于以上诸多原因使得中医的病历资料既不全面又不准确，给中医临床治疗、研究、经验总结和病历管理带来很多困难，严重地妨碍了中医医院信息管理的开展，同时也使中医电子病历规范化研究的任务变得更为艰难。

（4）处方用药过程特殊。中医处方及中药的临床医嘱与西医处方和用药有很大的不同。最为突出的是中医处方的并开药和协定处方；另外，中医医嘱一般是以中药一剂下达医嘱，但随后是很长的处方，而且每味药的剂量、单位、用法也不尽相同。其遣方用药的流程与西医也不相同，这些作为电子病历系统的一部分都需要特殊处理，并进行中医电子病历系统的特殊流程分析。

9.4.3 构建中医电子病历的意义

中医电子病历是数字中医药实施和发展的基础。实现中医电子病历须解决的主要问题是对中医、中药和病历系统进行规范化、标准化。目前在欧美等发达国家，电子病历的临床应用已逐步展开，国内关于西医电子病历的基础研究也已经启动，中医电子病历的研制、开发在很多方面可以借鉴西医的经验，以解决具有中医特色的患者信息采集、记录等问题。但由于中西医病历的差别较大，真正完整的中医电子病历系统的建立更具有特殊的意义和难度。中医电子病历的推进不仅给中医病历的使用和管理带来方便，更为重要的是，它能较好地实现医院信息共有化、临床作业效率化，提高对病人的服务质量，使得实现中医院综合信息系统成为可能，而且对中医的继承和发展以及中医药现代化的实现起着非常重要的作用。研究、开发中医电子病历，对电子病历系统的实现将会有深远的意义，因此我们应该尽快对中医电子病历进行系统的研究开发和推广应用。其主要作用体现在以下几方面。

（1）有利于带动和推进中医诊断的现代化。由于电子病历不仅能保存文字、数值，还能存储图像、声音等多媒体信息，因此我们可以开发出一些具有实用价值的望、闻、问、切中医诊断仪器，使得舌苔的颜色、形状，声音的强弱、大小，脉象的波形等以客观、定量的数据保存到病历中，给我们的诊断、研究和教学带来好处，从而推进中医诊断的客观化和现代化研究。

（2）促进中医研究的继承和发展。中医治病最基本的原则是“辨证论治”，诊治经验显得十分重要，虽然现在还有不少名老中医仍在门诊，但由于中医症状和语言的不规范，缺乏有关病人详细的信息资料，仍无法对他们的经验进行归纳、总结。使用电子病历不但可以记录病人每次治疗过程中的所有资料，而且可以利用诊疗支援功能在电子病历输入时，通过对中医信息关系数据库的搜索，对一些不规范症状和语言、多重内涵的诊断用语、中药和种异名等问题进行自动处理或以各种方式的提问得以纠正和规范。有了这些基本条件，我们就可以应用各种数学方法对传统的中医理论、方法进行分析、研究、整理，利用著名老中医的经验进行模拟诊断，继承和发展我们的中医事业。

（3）推进中医药信息化建设的进程。中医电子病历系统的建立使医疗管理由终末管理向过程环节管理发展，是中医医院科学管理的基础信息源。由于电子病历可以在网络上实时传送，因此可以进行远程诊断、远程教学等，如实现病人转诊所需的病历共享。电子病历建立以后，医生随时可以通过网络获取全面的病历信息，对病人的医疗过程进行分析和跟踪，有助于提高卫生保障和服务水平。中医电子病历系统具有智能化的服务功能，其可为诊疗方案的确定及临床路径的采用提供有利的手段，从而极大地提高医疗质量。此外，中医电子病历系统的建立还将为病历数据的加工、处理和转换，临床路径（Clinical Path Way）的管理方法以及面向问题的病案、循证医学等管理思想提供有效的支持。

随着远程医学在医疗领域的广泛应用和开展，以及相关技术和通信环境的改善，设备及通信成本的降低，远程医学的优势及其有效性将日益得到人们的重视。电子病历在实现医疗资源的共享和有效利用，改善医疗质量及提高效率方面具有很大的潜力。无论是医用人工智能系统、远程医学系统还是综合医院信息系统，都不能没有电子病历的支持。

9.4.4　中医药信息标准化

中医电子病历及相关中医药信息系统的设计均需要遵照中医药相关的信息标准进行设计与开发。因此，在从事中医药信息化的过程中首要的任务是做好中医药标准化工作。

中医药标准化是中医药事业发展的重要技术支撑，对于促进中医药学术发展，提高中医药临床疗效，规范行业管理，推进依法行政，推动中医药现代化，加快中医药走向世界具有十分重要的意义。中医药标准体系是中医药标准化建设的主要任务，它包括以中医药技术标准和管理标准为主体框架的标准体系。中医药技术在基础标准方面，主要围绕中医药基本理论，开展中医基础理论术语标准、临床诊疗术语标准、中药理论与应用基础标准、中医药名词术语分类与代码等，开展中医药信息基础标准、中医药信息管理与共享服务标准、中医医疗机构信息网络系统标准、中医药数字化技术规范等，为中医药信息交换和共享提供技术支撑。典型的中医药信息标准有：中华人民共和国国家标准中医临床诊疗术语：疾病部分（GB/T 16751.1—1997）、证候部分（GB/T l6751.2—1997）、治法部分（GB/T l6751.3—1997），中医药管理标准建立涵盖中医药医疗、教育、科研、国际交流合作等各个方面的管理标准体系。主要围绕推进中医药依法行政，规范行业管理，围绕提升中医医疗机构建设和服务管理水平，促进基础条件和就医环境改善，加强中医医疗机构建设与质量管理标准。

9.5　中医药文献数字化、规范化

中医药学是一门传统的科学，其整体理论构架以及医家个人的学术思想和经验都具有明确的传承性和连续性。作为中医药宝库的中医药文献具有极大的理论价值和临床价值，要发展中医药学术思想，就必须对作为中医药学术主要载体的中医药文献进行整理，对其中蕴含的科学信息进行发掘和利用。进行中医药文献的数字化、规范化研究成为目前科技文献工作者研究的热点之一。

9.5.1　中医药文献数字化概述

中医药文献数量浩如烟海，其中所蕴含的科学信息更是难以计量。我国的文献整理工作大约始自西汉末年的刘向，此后历代医家和学者都陆续进行了文献整理工作。新中国成立以来几次很有规模的中医药文献整理取得了一定的成就，经过整理的中医药文献已经有 1 000 余种，传统文献学的研究方法在这一方面得到了广泛的应用，在中医药文献特别是中医古籍的整理工作中发挥了重要的作用。但是，中医药学毕竟是由历史传承而来的，与现代科学的概念是有区别的，也正因如此，中医药学的学术发展才显得十分迫切。如果仍然单纯采用传统的方法来整理中医药文献，首先在时间上必定旷日持久，显然无法满足中医药学术发展的需要。其次传统的文献整理方法主要是针对具体文献而言的，即使有足够的时间、物力、财力和人力将中医药文献全部整理一遍，相对于具体的文献也只是增加了一个新的版本，不同的文献彼此之间仍然是一种相对无序的关系，其中所蕴含的科学信息仍然不易被人们获取和利用。再次中医药学在中国古代传统文化中经历了漫长的历史，其思维模式、理论结构、说理方法在今天已经失去了与之相适配的文化环境，现代人所接受的教育或者常识已经很难理解中医药学的理论和经验。即使是经过专门学习，也还需要较长时间的实践经历，才能适应按照传统方法对中医药文献进行整理的工作。

随着计算机技术的深入发展和普遍应用，中医药文献整理出现了新的气象，如全文检索系统的开发、电子版图书的出版等，为中医药文献整理注入了新的活力。近年来，国内外学者提出了中医药文献数字化的概念。数字化文献可以进行知识的发掘、分析、重组和利用，其在承续电子版文献形貌的前提下更揭示了其蕴含的精神实质。

近年来建立在数据挖掘（文本知识发现）、知识发掘理念上的知识库技术成为中医药文献整理的前沿，是促进中医药学术发展的必备前提。从目前来看，知识库技术是达到这一目标的较好选择。由于知识库技术具有强大的数据采集、数据存储和知识发现、知识发掘功能，在统一的规划和合理的设计指导下，结合传统文献学的工作方法，因而有可能在相对较短的时间内完成中医药文献整理的主体或主要工作，使中医药文献中所蕴含的科学信息能够方便快捷、直接有效地为人们所利用。加之一些实用文献数字化软件工具的问世，为中医药学文献数字化工作提供了可靠的信息技术平台，使得对浩如烟海的中医药文献和其中所蕴含的科学信息进行整理、发掘、重现和利用成为现实。

9.5.2 中医药文献数字化及基本流程

中医药文献数字化就是将中医药文献和其中所蕴含的知识通过数字手段进行再现的过程。中医药文献数字化是当前中医药文献研究中的重要内容，是在传统的中医药文献整理基础上的一种进步。中医药文献的数字化是一项需要耗费巨大的人力和物力的系统工程，由于中医药文献经历了漫长的历史过程，中医药文献数字化要涵盖全部中医药文献，便不可避免地要遇到时代差异的问题，不同时代的文献都带有该时代的印记，需要在总体设计之下选择合适的数字化文献对象，分别设计针对不同时代中医药文献的具体工作方法，以使中医药文献数字化的广泛性得以进一步展现。虽然中医药文献数字化是以计算机技术和 IT 技术为依托，以知识库为模式，能够对成千上万的中医药文献进行文献学加工和数字化处理，使得其所涵盖的中医药文献具有前所未有的广泛性。但它并没有脱离文献整理的范畴，我们必须对数字化处理之前的中医药文献进行加工，加工者只有在正确理解原文的前提下，才能进行知识发现和提取，才能使这种正确的信息或者知识经过数字化处理以后得以重现。实现中医药文献数字化的意义是显而易见的，但任务的艰巨程度也是空前的。

实现中医药文献的数字化需要多方面的知识和技术支持，目前来说必须应用和学习的技术包括以下 7 个方面。

（1）文献学知识：包括目录、版本、校勘、文字、音韵、训诂之类的文献整理知识等。

（2）数字化转化技术：包括各种载体文献输入（含光学扫描、图像识别、图像柔化处理）版面还原和图像压缩、转换技术等。

（3）数据加工和处理技术：包括数据的自动标引（分类标引、主题标引）技术、多语种处理技术、简体和繁体数据库转换技术、不同信息源的处理技术等。

（4）存储和管理技术：包括文本、静态图像、动态图像、地图、录音资料等的存储和管理技术。

（5）数据采掘技术：即高层次的数据获取和收集技术。包括在大量的、不完全的、有噪声的、模糊的、随机的数据中，采掘、提取隐藏在其中的、人们事先不知道的但又是潜在有用的信息和知识。

（6）数据仓库技术：高层次的数据存储管理技术。其基本特征包括：数据量巨大，可达 GB 或 TB 级；数据按主题归类；数据具有集成性；数据具有稳定性和一定的时限性。

（7）数据库开发应用技术：高层次的数据库系统开发、检索技术。包括：关系数据库、多媒体数据库、文献全文检索、高级检索技术。

文献数字化工作是一项浩大的系统工程，我们要构建数字化系统，实现网络信息资源共享，必须首先组建数字化的信息资源库。其工作流程包括：数字化文献对象的选择、文献数字化前加工处理、文献数字化获取、图像文献加工处理、图形文献格式转换、文字识别等过程。由于文献数据源类型的不同和所采用的数字化工具软件的差异，文献数字化的操作流程也不尽相同。其基本流程如图 9-1 所示。

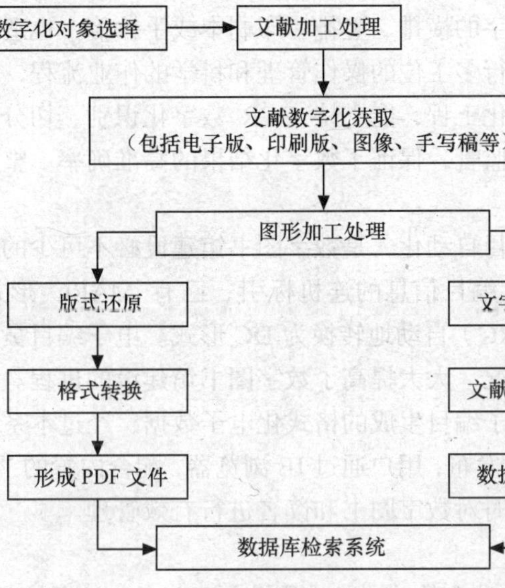

图 9-1　中医药文献数字化基本流程图

9.5.3　数字化工具软件介绍

“工欲善其事，必先利其器”，要实现中医药文献的数字化，必须借助一定的工具软件的支持。目前数字化工具软件的性能和功能特点各不相同，下面介绍几种常见的工具软件。

1．数码翰林

数码翰林是由北京书同文电脑技术开发有限公司（http://www.unihan.com.cn/）开发与整合的数字化工具软件，它是专门针对大型文献资料和书籍进行数字化工程的强大工具，是大型典籍、专题文献等电子出版物的编纂、出版平台。这套工具软件在书同文公司参与开发的各项工程应用中经历了实战验证。无论从《四库全书》、《汉语大词典》、《人民日报》、《科技日报》、《道藏》等古今文献数字化工程，还是各个数字图书馆工程均获得完满的成果。国内外多家图书馆和研究机构购买并应用该工具，实现了数字图书馆和汉字语料库的建设。目前这一版本包括：数码大师、电子编目员和发布系统 3 个部分。

数码大师（Digitizer）：数码大师是数码翰林软件工具的主要组成部分，负责完成数字化工程前期对实体资源信息实施数字化加工。数码大师具有以下特点。

第一，其选用国际标准 ISO/IEC 10646（GB 13000/Unicode）作为数字化的字符集。第二，其将 OCR 技术实用化，通过对纸张载体或缩微载体进行扫描或数码相机拍摄而成的文字图形信息实施切分、识别、转换生成编码文字，实现图文数码转换。第三，其开发了精密有效的校对软件辅助人工校对。其研发有：大型古籍电子文件联机无纸校对平台（简称“校得快”）以及大型古籍电子版面与文字聚类校对软件（简称“校得准”、“校得精”）。目前其正着力于采用二元语法（Bigram）、多元语法（n-Gram）知识研发更高水平的校对软件。第四，其采用 XML 作为文献内容的标识语言。用 XML 置以标识，使实体资源底层数据实现数字化，从页面影像信息转换成文字信息。第五，其开发了数据库+知识工具库多种信息关联的全文检索引擎。第六，其实现了简繁汉字关联与精密转换。可根据不同地区的需要把整部简化字文献精确地转换成繁体字文献，反之也行。

总之，书同文“数码大师”可实现文献载体的扫描、获取、文字识别、编码文字转换、文字校对，并可实施半自动的 XML 标识，使实体资源底层数据实现数字化，从页面影像信息转换成文字信息。它不仅适用于简繁文字的横排、竖排、印刷本或手抄稿，也适用于日文及英文数字的识别。它具有在网络环境下，进行多工位的操作管理和科学的作业流程，它既可用于小批量的数字加工，又可用于大规模的数字化工程，能支持 OCR 数字化识别、切分校对、聚类校对、图文校对，对工程实施有效的自动化监管，保证了数字化结果的高准确率。整套工具可以支持数百个工位的流水线作业。

电子编目员：图书资料的编目自动化，是数字图书馆建设必不可少的环节。该工具可以很好地完成数字化识别、联机校对、编目信息的连机标引、已有 MARC 形式的机读目录（无论是 CNMARC/UNIMARC 或 USMARC）自动地转换为 DC 形式。电子编目员的出现，彻底改变了手工编目枯燥乏味、效率不高的状况，大大提高了数字图书馆建设的进程。

发布系统：将数码大师和电子编目生成的格式化电子数据，经过本系统配置后，既可以 Web 的方式在 Internet 或者 Intranet 上发布，用户通过 IE 浏览器，配合内置的“书同文全文检索引擎”，即可对数据进行浏览和检索，同时对数字图书和读者进行有效管理。

2. DIPS 数字文献处理系统

DIPS 数字文献处理系统是由北京快威科技有限公司开发的。该系统是面向图书、情报、档案等领域数字化服务的开发平台，能够高效快捷地开发出因特网环境下的中英文全文检索数据库系统。系统结构先进，面向用户：采用 Internet/Intranet 工作模式，结构灵活、开放性好、便于维护。面向内部管理：采用 C/S 体系，具有实时、安全、功能强等特点。系统具有加工高效、检索全能、管理灵活、系统安全的主要特征。其系统结构流程如图 9-2 所示。

3. 图书文献数字化制作系统

图书文献数字化制作系统是由北京灵文科技有限公司（http：//www.lingwen.com.cn）研发的文献数字化工具软件，其包含有图像压缩扫描模块、图像处理模块、数据库模块和发布部分四大主要功能模块。其系统主要特点是：开放的数据库结构、资料的远程共享、巨量存储。

当前的数字化工具软件除了以上所介绍的外，还有其他同类的产品，感兴趣的读者可上网搜索或向专业机构进行咨询。

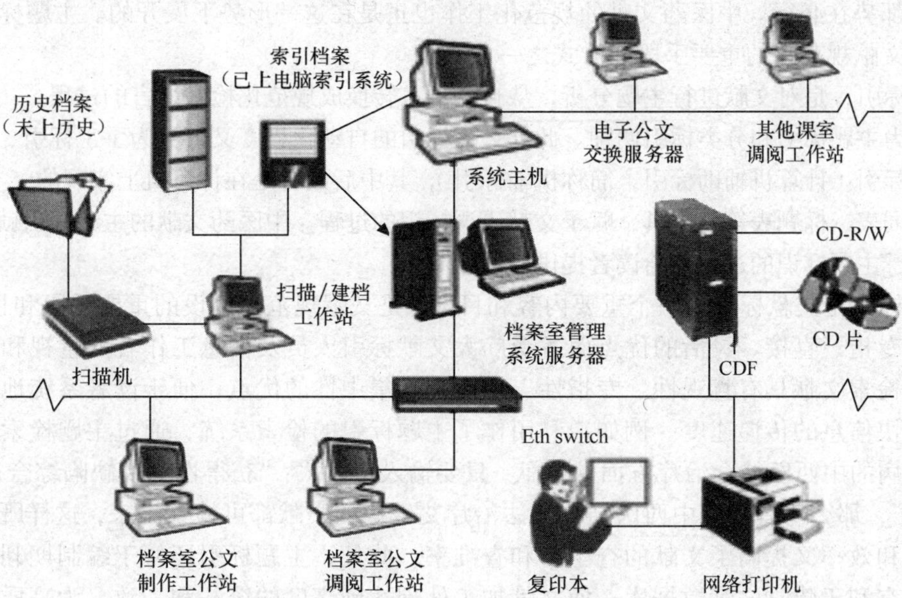

图 9-2　DIPS 数字文献处理系统结构流程图

9.5.4　中医药文献规范化与主题标引

众所周知，在计算机内部，任何形式的数据，不论是数字、符号、文字、图画、声音、动画还是影像，都必须转换成二进制形式的编码后才能由计算机来处理。我们要用计算机来处理中医药学的数据，那么必须将这些与中医药有关的数据转化为计算机能够处理的文字、图像、声音或电信号等数据，然后对这些数据进行数字化处理。实际上，在实现中医药数据的数字化之前，必须完成的第一步是实现中医药数据的客观化与规范化。例如，中医四诊信息的客观化、中医药学术术语的规范化等。然而由于风俗习惯的不同，地区、气候、环境、方言等的差异及丰富的汉语词汇等，这些内容夹杂在一起，反映到中医药文献中，就是使得中医药文献中出现了许多不规范的内容。相同的疾病、治法、方药、穴位等往往出现不同的名称。例如，“获得性免疫缺陷综合征”，其不同的名称就有“艾滋病”、“爱滋病”、“AIDS”，一些文献中写成“获得性免疫缺损综合征”。在中医的针灸学中，任脉的“关元”穴，其别名至少就有 5 个，如“下纪”、“三结交”、“次门”、“大中极”等，另在气功学中其常被称为“丹田”。在中医方剂学中，众多的方剂中存在许多异方同名、同方异名等问题。甚至不同的方药，在同一本书内可以有相同的方名。在【太平圣惠方】卷七、卷三十、卷五十四均有“汉防己散”，但药物组成及功用各不相同。此外，中医方剂中还存在方名同而功能不同的情况，如四君子汤，在【太平惠民和剂局方】卷三中的“四君子汤”主温养脾胃，而【素问·病机气机气宜保命集】卷的“四君子汤”却是益气补肺的。另外，中医方剂的用法、禁忌、病证、治则、药名、中药炮制方法等均存在表述不规范、不统一的问题。在中药学中，别名就更多了，几乎每一味中药都有不同的别名。就拿常用的中药“大黄”来说，其异名就有“黄良、火参、肤如、将军、川军、峻（藏名）”；按形状区别有“锦纹大黄、掌叶大黄、葵叶大黄、鸡爪大黄、马蹄大黄”；按来源产地区分又有“南大黄、北大黄、西宁大黄、四川大黄”，此外还有“药用大黄”、“苦大黄”等不同的异名。所有这些都给中医药信息的检索、利用带来了困难。中医药领域内各种信息的客观化、规范化、标准化工作都势在必行。中医药文献的规范化工作也正是在这一形势下展开的。主题标引就是实现中医药文献规范化的重要手段和方式之一。

所谓标引，是对文献进行主题分析，从自然语言转换成规范化检索语言的过程。一般而言，标引可分为主题标引和分类标引两种。此外，依标引的自动化程度又可分为手工标引、自动标引和半自动标引（计算机辅助标引，简称机辅标引），其中后两者是在计算机上实现的。主题标引，是以主题词表、标题表等为工具，赋予文献语词标识的过程。中医药文献的主题标引就是对中医药文献赋予主题标识的过程，给读者提供检索便利。

主题标引是文献标引的一个重要内容和目标，是文献规范化建设的重要手段和目标之一，它因具有专指、直接、灵活的优点而备受广大文献标引人员及信息工作者的重视和青睐。从主题途径检索文献具有直观性、专指性、适应性和集中性的优点；便于读者系统地查找专题文献，加快信息的传递速度。例如，利用作了主题标引的检索系统，通过主题检索途径查找有关艾滋病的中西医结合治疗方面的文献，只要输入检索式："获得性免疫缺陷综合征/中西医结合疗法"，那么所有采用中西医结合方法治疗艾滋病的文献都可检索出来，这样既提高了检索的速度和效率又提高了文献的查全率和查准率。此外，主题标引还便于编制期刊的年度主题索引；有利于建立文献数据库；使文献加工处理达到高度的统一和一致，为高质量的文献查询提供了极大的便利。

目前在中医药领域，有关主题标引的研究大多是围绕手工标引方式进行的。近年来国内也有人对中医药文献的自动标引进行了研究，如浙江大学与中国中医研究院学者以文本知识发现技术，即文本挖掘技术为基础，采用基于规则的深度理解式抽取方法和事例机器学习的方法、统计学习分类方法（如 Support Vector Machine，SVM）及文本分类的方法实现主题词、副主题词的自动抽取和主/副主题词的概念组配，提出了一个基于文本挖掘技术的主题自动标引系统性解决方案，比较以往基于词频统计和加权分析的自动标引系统有明显的改进和创新。此外杭州电子工业学院和浙江大学学者从中医药学语言是一种次语言（Sublanguage）的角度出发，采用基于反馈的增量式规则学习方法对中医药文献的自动标引进行研究，为有效提取文献的副主题词进行主/副主题词的自动组配探讨了一种可行的方法。

自动标引是今后的发展方向。但由于中文自身和中医药文献的特点，目前自动标引技术尚无法从根本上有效地解决中文本身的语法、语义表达及词语切分等问题，加之计算机还不能像标引人员一样进行主题分析、概念提取和选择主题词的工作，中文自动标引达不到预期的标引效果，难以达到实用的程度。为此，有人提出将计算机的快速、准确和人脑的智慧结合起来的计算机辅助标引方式。如湖南省中医药科技信息中心以文献的题名和中文文摘作为分词和标引的语料，采用最大匹配词典切分法、设立切分标记法和统计算法，并利用语义规则学习库实现主/副主题词组配及特征词标引，尝试建立了计算机辅助主题标引系统。系统有效地实现了文献的词典切分和匹配转换，初步解决了医学文献主题标引中的关键问题之一，即主/副主题词的自动组配。经过初期的系统试运行和标引测试评价，系统在标引速度、一致性和合法性检查等方面效果满意，对中医临床文献的主题标引效果较好，具有一定的实用性和可扩充性。图 9-3 和图 9-4 所示为其机辅标引（具有自动标引功能）和合法性检查模块的截面图。

随着科学技术，尤其是信息处理和数据库技术的不断发展，中文本身的语法、语义分析技术，词语切分匹配技术，以及人工智能技术等的发展和成熟，对中文科技信息的处理也将向人工智能化方向发展，人工很少参与或不参与的计算机完全自动标引系统的研究将成为中医药文献主题标引研究的热点。

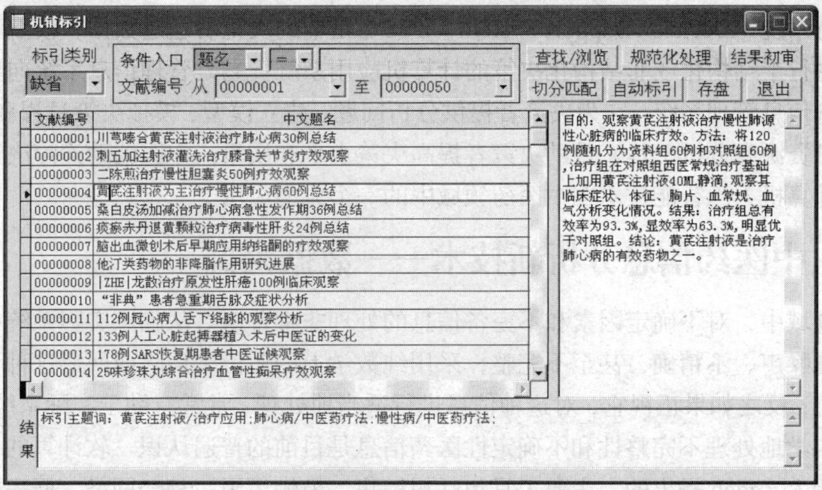

图 9-3　计算机辅助主题标引系统机辅标引模块图

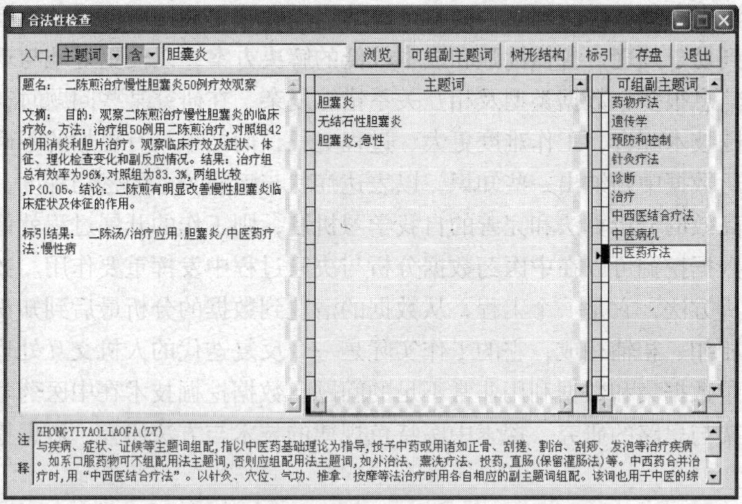

图 9-4　计算机辅助主题标引系统合法性检查模块图

总之，中医药文献数字化、规范化建设是一项复杂的系统工程，它不仅需要丰富的资源、先进的设备、雄厚的资金作后盾，而且需要有一大批热爱这项工作的复合型高级专业技术人才。实现中医药文献数字化、规范化需要各中医药学科研院所、图书情报单位通力协作，为之付出艰辛的劳动和努力，不断加快中医药学文献数字化、规范化建设的步伐。

9.6　中医药信息分析与决策支持系统

中医药信息分析是一种对已获得的中医药临床、科研、管理、服务等信息的深度加工，包括中医药信息的整理、研究、结果的表达以及价值的评价，是一项系统工程，所涉及的方法包括信息收集方法、加工整序方法、信息研究方法、信息表达和信息评价方法等。中医药信息分析过程中涉及的计算机技术主要有：统计分析技术、数据库技术、模式识别技术、机器学习技术、人工智能技术等，具体体现就是一些相关软件工具的使用，如 Excel、SAS、SPSS、Matlab 等。

决策支持系统（Decision Support System，DSS）是辅助决策者通过数据、模型和知识，以人机交互方式进行半结构化或非结构化决策的计算机应用系统。它是管理信息系统向更高一级发展而产生的先进信息管理系统。它为决策者提供分析问题、建立模型、模拟决策过程和方案的环境，调用各种信息资源和分析工具，帮助决策者提高决策水平和质量。中医辅助诊疗决策支持系统是决策技术与计算机人工智能技术在中医药领域中的一个典型应用。

9.6.1 中医药信息分析新技术——数据挖掘

在中医领域中，对不确定因素和不完备信息的处理非常普遍。从临床实际系统中采集到的数据常常包含着噪声、不精确，甚至不完整，采用纯数学上的假设来消除或回避这种不确定性，效果往往不理想；反之如果正视它，对这种信息进行适当地处理，常常有助于实际系统问题的解决。通过软计算科学地处理不完整性和不确定性医药信息是目前的普遍认识。软计算的概念是由模糊集理论的创始人 Zadeh 提出的，主要工具包括粗糙集、模糊逻辑、神经网络、概率推理、信度网络、遗传算法与其他进化优化算法、混沌理论等。传统的计算方法即所谓的硬计算，使用精确、固定和不变的算法来表达和解决问题，而软计算的指导原则是利用所允许的不精确性、不确定性和部分真实性得到易于处理、鲁棒性强和成本较低的解决方案，以便更好地与现实系统相协调。中医临床积累的信息很多，数据类型及相互关系错综复杂，在研究某些问题时，如果只有分析技术而无相应的外围技术配合，工作难度更大、过程更长，而结果具有更加的不确定性。例如，要从大量的临床病历数据中归纳出一些知识，以表达症状与疾病关系的密切程度，如果不采用合理的数据库技术、高效的分析算法和完善的自我学习机制，则工作的开展过程就像一盘散沙，结果将经不起考验。数据挖掘可以在中医药数据分析与决策过程中发挥重要作用。数据挖掘并不是一种单纯的数据分析方法，它是一个工程，从数据的清洗到数据的分析最后到知识的获取，其间的每一个环节丝丝相扣、相辅相成，它的工作实际是一个反复迭代的人机交互处理过程。它可以解决以往研究中海量数据集和数据利用非常不足的问题。数据挖掘技术在中医药学中的应用主要包括中医药应用框架与思路的研究、探索中医特色规律的技术与方法研究、数据挖掘算法的应用研究等。

1. 数据挖掘的含义

数据挖掘（Data Mining，DM）是一门涉及面很广的、新兴的交叉学科，它包括机器学习、数理统计、神经网络、数据库、模式识别、粗糙集、模糊数学等相关技术。我们通常所说的“数据挖掘”，有时指一些数据挖掘工具，如 Solution 公司的 Clementine、SAS 公司的 SAS Enterprise Miner、IBM 公司的 Intelligent Miner 和中科院计算技术研究所的 MSMiner 等；有时指一些数据挖掘方法，如聚类、预测、分类等；有时指一些数据挖掘主题，如流失分析、购物篮分析、市场细分等。

数据挖掘的含义不同，学者有不同的理解，为了理解数据挖掘的含义，我们有必要先看一下它的字面意思。英文中挖掘（Mine）就是抽取（Extract），通常是指从地下抽取隐藏的贵重资源的挖掘操作。其和数据之间的联系是：对数据进行深入的研究，目的在于从大量的数据中去发现事先未注意到的额外信息，似乎带有一定传奇色彩，像一个神一样，数据进去，就会出来一个对我们有用的结果或增加利润的点子。1995 年在加拿大蒙特利尔召开的第一届知识发现和数据挖掘国际会议上，“数据挖掘”概念第一次由 Usama Fayaad 提出，此后随着数据挖掘概念的逐步建立，其逐渐成为整个推断知识过程——数据库中的知识发现（Knowledge Discovery in Database，KDD）的同义词。但先前的一些定义忽略了一个重要方面——数据挖掘的根本目的，即得到用户根据相关性可以测量的结果——商业利益。在此我们认为数据挖掘更完整的含义是：数据挖掘是通过对大量的数据进行选择、探索和建模，从中发现、抽取出潜在的、不一般的、有价值的知识（规则、联系或模型等）的过程。

2. 数据挖掘的主要功能与方法

（1）概念描述（Concept descriptions）。它是为数据的特征化和比较产生描述（当所描述的概念所指的是一类对象时，也称为类描述），包括特征化和区分。其中特征化是提供给定数据集的简洁汇总，即描述某类对象的共同特征；区分则是区分两个或多个数据集，即描述不同类对象之间的区别。概念描述可用来准确描述顾客、产品、生产、行为等，归纳、总结和对比数据的特征，以帮助我们找到进一步研究和解释的途径。常用的方法有：描述性数据挖掘和预测性数据挖掘，描述性数据挖掘指以简洁概要的方式描述数据，并提供数据的一般性质；预测性数据挖掘即通过分析数据建立一个或一组模型，并试图预测新数据集的行为。

需要注意的是，数据概化和概念描述密切相关。对给定放在数据库中的大量数据以简洁的形式在更一般的抽象层次描述数据，这是很有用的，允许数据在多个抽象层概化，便于用户考察数据的一般行为。

（2）分类和预测（Classification and Prediction）。分类是通过构造模型（或函数）描述和区分类或概念，以此预测类型标志未知的对象类。它是从数据中选出经分类的训练集，在该训练集上运用数据挖掘分类的技术，通过建立一个分类函数或分类模型（也称作分类器），对没有分类的数据进行分类，把数据库的数据项映射到指定的某一类别中。训练集中的类标签是已知的。可用于对一个新的客观事物的特征进行描述，然后按这些特征将这个事物分配到事先确定的类别中。例如，按体温高低对发热程度进行分类：

预测是对连续性字段进行建模和预测，是在已知一些输入的数据后，用估计的方法得到未知的连续型随机变量的数值。如身高、收入、信用卡的余额，患者血压水平的估计等。其包括模型创建和模型使用两个过程。

（3）聚类（Cluster）。是把一个给定的数据对象集合分成不同的簇。即比较数据中各属性间的性质，将性质相近的归为一类，性质差别较大的归入不同的类，以最大化类内相似性与最小化类间相似性。其目的是尽可能地缩小同一类别个体间的距离，使不同类别个体间的距离扩大。聚类可以反映出同类事物的共性特征性知识和不同事物之间的差异性知识。

（4）相关分析（Dependency Analysis）。相关分析主要包括组合规则和关联规则。组合规则（Combination Rules）：即哪些事物会一起出现。在交易数据、关系数据或其他信息载体中，查找存在于项目集合或对象集合之间的频繁模式、关联、相关性、或因果结构。最典型的例子是要确定顾客在超市中同时购买哪些商品，即购物篮分析以及货架摆放位置或组合商品。关联规则（Association Rules）：即找出一个事件中出现的不同项（属性）的相关性。

（5）趋势分析（Tendency analysis）。趋势分析又称为时间序列分析，它是指从相当长时间的发展变化过程中发现规律和趋势。如商品价格的长期变动趋势、流行性疾病的季节性、周期性、不规则性变动规律等，以此预测今后的发展和变化。时间序列分析的模型通常有加法模型和乘法模型；其分析方法有：移动平均法、回归分析法、移动平均数比率法、趋势比率法等。

（6）孤立点分析（Isolated points analysis）。孤立点数据分析又称作孤立点挖掘。孤立点是数据库中包含的与数据的一般行为或模型不一致的一些数据对象。大部分的 DM 方法将孤立点视为噪声或异常丢弃，而在一些应用（如欺骗检测、药物毒性实验），罕见的事件可能比正常出现的那些更有趣，更有意义。其内容包括：基于统计的孤立点分析、基于距离的孤立点分析和基于偏离的孤立点分析。

数据挖掘除以上功能外，还可以做演变分析、偏差分析、类似性分析等。数据挖掘是一门多学科交叉的前沿学科，其强大的功能已经引起了各行各业的广泛关注和普遍重视。数据挖掘包含的内容和方法比较多，而且其各项功能亦不是独立存在的，在数据挖掘中是互相联系，发挥作用的。以上是其主要功能和方法的简要介绍，欲了解其具体的内容，请参考相关的专业书籍。

3. 数据挖掘在中医药学中的应用

随着数据挖掘技术在医学、金融、电信以及商业等领域的广泛应用，数据挖掘技术亦逐渐地被应用到中医药领域。当前其在中医药学中的应用主要体现在以下几个方面。

（1）中医四诊研究。

随着中医四诊客观化研究的深入，人们积累了大量的原始数据，对于这些数据往往难以通过简单的总结来理解数据中包含的大量信息，从而形成了“资料丰富而知识缺乏”的局面。在传统中医理论的指导下，人们往往是事先知道结果，再去寻找其理论根源和实践佐证，这与数据挖掘存在较大的区别，当数据丰富，超越了人们固有的思维习惯时，人们对其认识是不全面的，散在的，通过数据挖掘才能提取出其新颖、未知的知识。在中医四诊研究中，将传统的研究方法与数据库技术、人工智能技术，数据挖掘，统计技术有机结合，将是解决大量四诊数据难以处理这一瓶颈的行之有效的方法，为中医的现代化注入新的活力。天津中医学院研究了数据挖掘在中医脉诊中的应用。其以明清、近现代 3 000 余例病案为研究分析对象，运用计算机数据挖掘技术，将病案分为病名、证型、脉象、舌象及症状几项，然后进行统一化及规范化处理，以中医理论为指导，通过对各项因素的单一统计，相关性分析来探求疾病与其各个构成因素以及各个因素之间的相关影响，从一个全新的角度来认识其本质及规律。

（2）中医证候规范化研究。

中医证候规范化包括证候分类规范、证候名称规范及证候标准规范 3 个方面。其中证候标准规范是关键，只有标准规范才能使辨证论治有“法”可依，从而进一步研究证候实质，并实现中医证候的量化与信息化。针对目前对中医证候的分类与描述存在不同观点的问题，同时避免中医对疾病的分类标准不一造成的症状或证候与疾病归属方面的混乱现象，研究人员可以从疾病入手，对临床积累的大量定性描述，如糖尿病性胃肠疾病病因中的“脾气失运，气血瘀滞”，病机中的“津亏气虚，间挟湿浊”等内容，结合四诊资料中的客观性判断，经过特征抽取与数据转化，使之变为可用机器处理的相应数字变量，然后分析这些定性变量与现代西医定义疾病的客观指标之间是否有关联以及关联的程度等。只要能找出度量其关联程度的统计量及其大小或阈值反映的变量之间的关系，就能通过对大量病例资料的归纳分析，找出症状或证候与现代各种疾病之间的关联规则，从而充实中医对症状的定性和定量分析，进一步为证候的标准化奠定基础。如广东省广州市第八人民医院研究了关联规则在中医疾病证候诊断中的应用，并提出了中医证候诊断方程的表达形式，为证候诊断标准的规范化研究提供新的方法学思路；上海第二军医大学和上海中医药大学使用基于熵的决策树理论对中医证型数据——“慢性胃炎中医证型分析”的调查资料进行了研究，其对自变量和应变量都是定性指标的资料，能够得到自变量对鉴别诊断的重要性，所建立的决策树的判别效果较理想。

（3）中医方剂研究。

中药方剂是以病症为主体，通过辨证立法，以法统方，以方遣药，并经过临床实践确定的。在方剂中，“方、药、证”之间存在着错综复杂的对应关系。由于数据挖掘技术可以反映多维数据之间的相互映射关系，为现代方剂的研究提供了非常有力的研究工具。例如，通过关联规则，用以分析方剂配伍的模式或规则；通过频繁集方法，可以分析药物与症状、药物与病机、症状与病机等不同属性间的相关性；在对功效进行分类的基础上用贝叶斯信念网络实现对复方共性规律的认识；用粗糙集理论可以实现对复方的简化和特征的抽取，寻找方剂配伍规律与主治症之间的特殊对应关系。目前国内用数据挖掘中的相关方法对中医复方配伍数据进行智能分析的研究刚刚起步。如成都中医药大学和西安交通大学学者对从《中医大辞典·方剂分册》中筛选出的 1 355 首脾胃方所含的 414 种药物，按照数据挖掘技术中的聚类分析、对应分析和频繁集方法，从功效、归经、药性和药味等方面进行了分类特征分析，并就脾胃方的核心药物、方剂结构、“药对药”组和“方药证”的对应关联方面进行了数据挖掘，形成有关的技术规则和处理程序。西安电子科技大学和甘肃中医学院在构建方剂、中药和病症数据仓库的基础上，通过对数据仓库内部各种关联和映射关系的定义，利用中药和病症数据仓库专业的分析工具——OLAP，探讨了方剂和其针对的症状之间的内在联系，研制了一种基于数据仓库对中医方剂进行分析、处理的模型。西南交通大学硕士研究生张秀丽利用 Jaccard 系数法聚类分析、计算药物性味聚类的相异度，并以线性关联规则算法研究数据挖掘技术在中药复方分析中的应用。

（4）名老中医诊疗经验研究。

名老中医是在长期医疗实践中历练形成的、具有丰富临床诊疗经验的专家，他们代表着最高学术水平和能力，是中医行业的宝贵财富，为医学事业的发展和人民的健康做出了卓越的贡献。当前随着许多名老中医的年龄老化及相继去世，他们的宝贵经验和学术思想也随之而去，有效地抢救名老中医临床经验的任务迫在眉睫。但由于技术和方法的限制，以往在名老中医经验继承研究中存在着许多不足，如继承研究模式缺陷，中医临床诊疗个体化特性研究方法的缺乏，测量与评价方法和技术的缺陷以及专家系统研究整理名老中医经验的缺陷等，限制了名老中医经验的传承和发展。为此，中国中医研究院提出了建立个体化诊疗信息平台和数据挖掘平台，利用数据挖掘技术，如描述性分析、列联分析、关联规则分析、主成分分析、因子分析和神经网络等方法，分析和挖掘名老中医诊断疾病、辨证用药的特点和规律，名医辨证、所用法则的合理性、准确性等。例如，可通过描述性分析概括出数据的基本特征，得出辨证的基本规律；可用列联分析探讨变量之间的相互关系以及各中医专家辨证思维模式的差异，或从单味药角度反映专家个人的用药特色和规律；利用关联规则分析，从多味药配伍层次反映专家的用药规律；采用因子分析分析专家的处方规律和常用药物组合；将神经网络用于名老中医辨证思维模式的研究等。

（5）中医特色规律研究。

中医在治病过程中，不单重视疾病，而且重视研究患病的人及病人相关的生活环境、人文环境等，即围绕病证，到患病的人再到患病人的生活环境（包括地域、气候、职业、文化、经济及人文环境）等方面。而要研究这些特色、发展这些特色就要从组成这些特色，支持这些特色的各种因素、各类信息知识中去研究挖掘其中的规律，而这些规律也只有在各类信息集合（数据库）的基础上，依据现代数据库技术和数据挖掘方法，通过各类信息纵向和横向的相关分析、统计分析、归纳才能发现。所以，中医辨证规律的总结，症候学规律、用方规律、用药规律，药物剂量规律等规律性研究的技术、方法和能力也只有现代信息挖掘技术才能提供。

（6）中医动物模型研究。

建立中医动物模型是开展中医证候及中药新药药理实验研究的重要方法之一。当前中医动物模型的研究证型达百余种，覆盖面包括八纲、脏腑、气血津液、六经、卫气营血辨证等。但存在的问题也较多，其中主要是：模型建立的因素一般为中医传统病因因素和西医疾病造模因素以及二者的结合。由于中医病因多是非特异性的，一种病因可致多种病证，多种病因又可致同一种病证，实际上中医病因与动物模型的病因很难吻合。国内曾有学者统计，脾虚证的造模方法多达 24 种，指标 80 余个；肾虚证造模方法有 32 种之多，指标达 100 个（其中肾阳虚 21 种，指标 68 个）。所以，目前中医动物模型很难成为揭示中医基础理论和辨证论治的理想载体。因此，在利用现代科学技术手段进行中医证型客观化、规范化的研究中，利用数据挖掘工具寻找证候实质——物质基础之间的关联规则，并将相应的客观指标作为证属性认定的客观标准，在当前的中医动物模型研究中显得尤为必要。因为只有找到这种关联规则，才能彻底打破目前中医的证候模型与西医模型之间的壁垒，建立起既体现中医理论指导，又符合疾病证候的动物模型，并能找到验证模型成功与否的依据。也只有这样才能形成造模方法统一、模型稳定、可重复性强的规范化的中医疾病模型体系。

（7）中药药性理论研究。

中药药性理论是中药配伍应用的核心内容之一，其内容的完善程度将直接影响到组方的准确性和治疗的有效性及安全性。中药的药性与毒性之间有无联系，以及中药的归经与四性、五味之间存在着什么样的联系等，这些问题不仅关系着中医药基本理论的规范化、信息化，而且也与中医理论的科学内涵有关。以前这方面的研究一直是借助统计分析方法，这些统计分析都是简单的二维数据之间的关联分析，维间关系的选取与确定存在一定的主观性和片面性，对与药性各相关因素之间的维内、维间的关联分析，若借助于数据挖掘中关联规则算法，结果无疑会更全面、客观、有效。

（8）中药谱效关系的研究。

目前中药研究的主流模式是以化学药品为参照，以单味药或复方中的已知化学成分及其药理作用研究为基础，确定其质量标准。但从中医药的观点看，中药药效来自多种活性成分间的协同作用，对某些指标成分的控制，难以真正体现中药功效。从长远看，从分解单一成分的“微观分析”向群体成分的“宏观分析”发展将是一种趋势。而现代物质群指纹图谱技术，将标示物质群特征峰的中药指纹图谱与药效结果相对应起来，将中药指纹图谱中化学成分的变化与中药药效结果联系起来，建立起能反映产品内在质量的中药“谱效”关系学，则展现了这种可能性。

随着各种光谱和色谱技术在中药研究领域的广泛应用，中药指纹图谱分析在中药材真伪鉴别、质量评价等方面已取得了大量成果，也为谱效关系的数据挖掘打下了基础。中药指纹图谱中变量参数包括顺序变量（如中药材的性味指标）、数值变量（如药物的色谱、光谱谱图中峰积分值，微量元素含量，计算机扫描图像数值）和名义变量（如成药处方优化分析中某药材有或无），利用数据挖掘的有关技术研究各种变量与药效指标变量之间的相关性，可以进行变量之间的模式聚类，从而全面、系统地揭示中药已知和未知药理作用的物质成分，为中药质控、分类和成药处方解析与优化、寻找新的药源植物与药物设计等提供借鉴。利用谱效关系来追踪中药的药效物质基础这种研究思路已应用于实践中，如沈阳药科大学联合香港科技大学和香港中文大学中医学院学者在吴茱萸汤原方的基础上，进行组方药量变化，对 9 个处方的水煎醇沉液进行 HPLC 指纹图谱和镇痛与止呕 2 个药理实验指标的相关分析，进而确定吴茱萸汤的药效物质基础。

此外，数据挖掘在中医临床个体化诊疗、中医药文献研究等方面都可以发挥很大的作用。数据挖掘技术是一个年轻且充满希望的研究领域，人们对它的研究正日益广泛和深入。在中医药领域内数据挖掘目前尚处于起步阶段。

4. 数据挖掘对中医药研究的意义

中医药是中华民族的瑰宝，进行中医药的数据挖掘是中医药现代化研究的重要组成部分，也是提高医疗服务质量和医院管理水平的需要。中医药学数据挖掘是面向整个中医药文献数据库或中医学信息集合提供知识和决策的，它是医疗决策支持系统、中医智能信息系统的重要组成部分。因此，探索数据挖掘技术在中医药学方面的应用就具有更重要的使用价值和广阔的应用前景。随着理论研究的深入和进一步的实践摸索，数据挖掘必将在中医疾病的诊断和治疗、中医证候规范化、名老中医诊疗经验继承、中药复方配伍、组成和谱效关系、中医药文献整理、中医学科研与教学以及医院的管理等方面发挥不可估量的巨大作用。利用数据挖掘技术研究中医药，在中医药专业知识引导下，针对具体问题，选择合适的数据挖掘方法，利用各种工具的效能和应用的可能性，取长补短，寻找其中的规律性信息，形成用数字描述和表达的中医药内容，这将推动中医药研究的规范化、现代化进程，提高中医药学术水平，拓展中医药生存、发展的空间。

5. 开展基于数据挖掘的工作流程

（1）定义研究范围。这个初始阶段，需明确研究目的。

（2）搜寻并检查数据，作为以后分析挖掘时所用变量的简略一览表。同时从数据总体中抽样生成训练集、验证集和测试集。任务包括：数据来源、数据映射、准备数据评估、数据的必要聚合、数据抽样。

（3）核查数据源，努力去发现在每个待选的自变量和目标变量之间是否有任何关系。通常，数值分析是全面理解数据的第一步，跟着进行的统计分析是为了得到有关数据分布的更好知识。在数据挖掘过程中这是一个关键的阶段，包括：数据质量检查；数据的必要整理；通过图形化呈现工具和其他的统计方法理解数据；分析待选自变量和目标变量之间的关系；数据转换以辅助数据的分析；数据派生为建立模型做准备；整理和呈现数据探索的发现。

（4）建立并确认挖掘模型。研究人员应尝试不同的建模技术或结合不同数据集，衡量模型性能的不同，选出最好的。在这一阶段，中医诊断研究人员的业务领域知识是非常关键的，因为凭此就可以评价和确认模型的结果、理解发现并付诸实际行动。任务包括：为模型的训练和验证准备数据集；在模型的建立中使用适当的建模技术；针对不同的建模技术测试模型性能；必要地精炼挖掘模型；和主题专家一起检验挖掘模型；记录挖掘模型和结果。

（5）用模型的结果来帮助工作，并收集实施结果反馈信息，为模型的退化进行侦测，更进步改善模型性能。包括：模型评分和存储模型结果，性能跟踪和进一步整合其他数据。中医诊断研究会涵盖以上的各个阶段，但完成整个流程所需的时间则要根据多个关键因素而定，如研究专题的复杂程度、对研究结果性能评定的期望、可用的数据完备性及数据质量、人力资源以及人员能力等。

9.6.2　中医辅助诊疗决策支持系统

中医辅助诊疗决策支持系统是指利用计算机技术，辅助中医师记录病情、参与辨证、提示诊断、协助处方以及进行某些远程医疗和教学的计算机辅助系统。中医辅助诊疗决策支持系统是计算机技术与中医药学有机结合的产物，它能够模拟医生的诊断思路，随时向医生提供各种数据和可能的常规诊疗方案以供选择，并能按经典理论作出联想和推论，提示医生进行临床的诊断和治疗，真正起到“记忆延伸”和“医生助手”的作用。中医辅助诊疗决策支持系统的应用可实现：

（1）建立以医生为主体的，具有强大知识库和中西医结合特点的计算机辅助诊疗（决策）系统，以此提高整体医疗水平和医疗质量，规范医疗行为。

（2）提供中医临床术语和诊疗常规的标准化系统，实现无（少）中文输入的计算机病案书写并自动生成其他医疗文件，既能将医生从大量烦琐的手工书写中解放出来，又能确保病历的标准和质量，大大提高医生的工作效率，创造更多效益。

（3）建立以临床诊疗为中心的计算机医院管理信息系统。

（4）建立开放性的数据库结构，使知识库具有良好的扩充和自学功能，医生可自行添加知识库内容，尤其对继承名老中医经验、建立适合自身特点的诊疗系统十分有利。

目前已经开发出一系列的中医辅助诊疗决策支持系统。如湖南中医药大学自主研制的“WF 文锋-Ⅲ中医（辅助）诊疗系统”能对内、妇、儿等科 460 余种疾病进行辅助诊疗，对病情可从辨证、诊病、辨证要素、主症等多个角度进行分析诊断和治疗处理，融汇了中医诊断治疗基本的、常规的知识内容，充分体现了辨证论治的特色，能提出按病分证论治、常见证治、常阈证治、要素证治、主症论治、验方论治、成药治疗等多种诊疗方案供医生选择，其辅助诊疗的功能强、准确性高。同时，该系统创立了以“症状-辨证要素-证候”为核心的辨证统一体系，涵盖了八纲、脏腑、六经、卫气营血、病因等辨证方法，可以满足临床辨证论治的需要，具有科学性、创新性，其在中医医疗、科研以及教学等方面具有广泛的实用性。深圳科凌力医学软件公司开发的“医宝”，也是一个功能非常强大的辅助软件决策支持软件。

图 9-5 和图 9-6 所示分别为一个通用的中医辅助诊疗决策支持系统框图和工作流程图，从中可以了解建立中医辅助决策支持系统所涉及的技术。其涉及的主要概念解释如下。

① 知识库：其中存储的是那些既不能用数据表示，也不能用模型方法描述的专家知识和经验，也是决策专家的决策知识和经验知识，同时也包括一些特定问题领域的专门知识。

② 数据库：由数据库、数据析取模块、数据字典、数据库管理系统及数据查询模块等部件组成。

③ 模型库：主要存储的是专门用于某特定决策问题的模型基本模块或单元模型以及它们之间的关系。

④ 方法库：是存储辨证诊断过程用到的算法、标准函数等方法的部件（如贝叶斯网络、神经网络等）。方法库中的方法一般用程序方式存储。

⑤ 结构化问题：是指能用确定的模型或语言描述的问题。

⑥ 非结构化问题：是不可能用确定的模型和语言描述的问题。

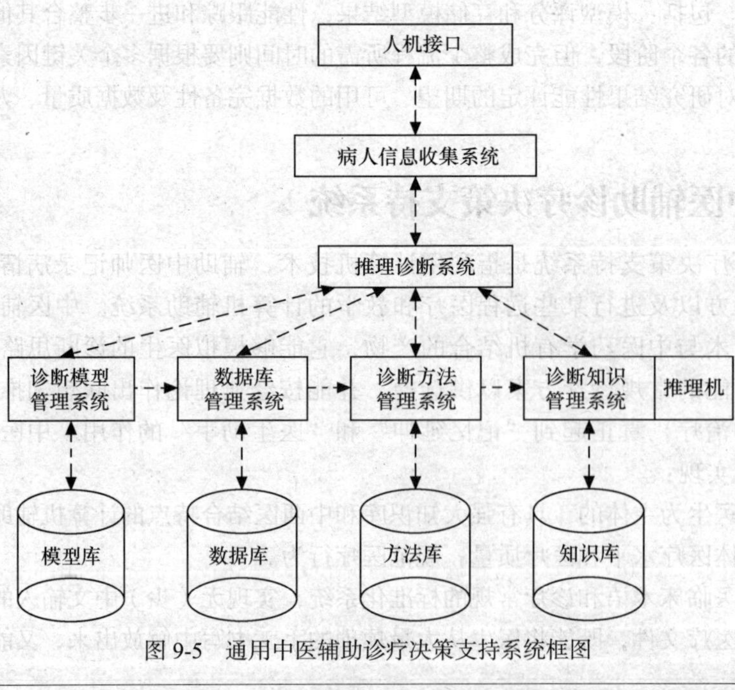

图 9-5　通用中医辅助诊疗决策支持系统框图

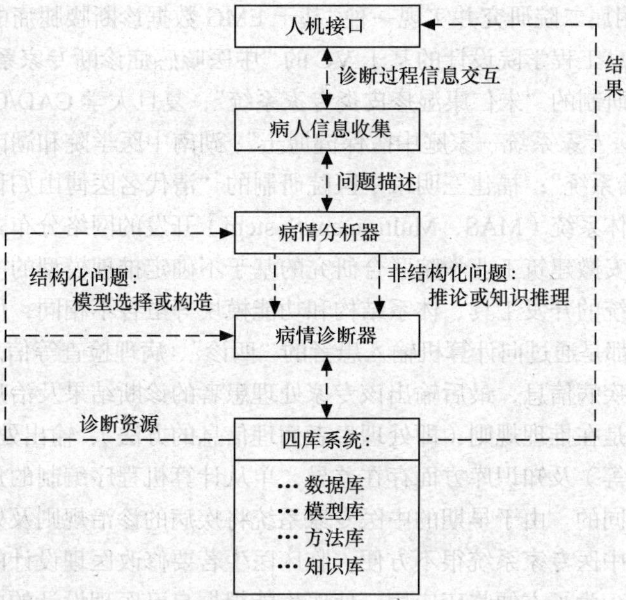

图 9-6　通用中医辅助诊疗决策支持系统工作流程图

9.6.3　中医专家系统

中医专家系统是利用中医专家的知识和某些现成的模型，针对用户提出的问题通过推理进行分析、求解，并按照中医专家的思维特点处理患者的临床信息，输出诊断、方药、医嘱等结果的一种模拟中医诊治疾病的系统。中医专家系统的产生，据资料记载最早在 1964 年，湖北省根据现代控制理论，设计成了一种光电机械式的“辨证机”，用以模拟中医八纲辨证思维获得成功。这一时期的专家系统，主要注重了系统的性能，而忽略了系统的灵活性和可靠性方面的问题。

最具代表意义和影响力的医学专家系统——美国斯坦福大学研究开发的血液病诊断专家系统 MYCIN，将知识工程中的元知识概念、产生式规则、语义网络表达等引入专家系统，从而使得专家系统趋向成熟。此时中医专家系统的研究也得到了较大的发展，先后研制出了一系列的中医专家系统软件。这些系统就其研究领域可分为 3 种类型：一是以诊断多种疾病为目的而研制的通用专家诊疗系统，如临证各科诊疗系统；二是以中医专家对某种疾病的诊疗经验的模拟系统，如肝病和肾病等专家系统；三是根据中医经典著作或统编教材所设计的系统，这类系统在中医计算机教学中有较好的应用前景，如有关中医教育中的一些 CAI 系统。

1977 年，中国科学院自动化研究所基于关幼波先生的经验，研制成功了我国第一个中医肝病诊治专家系统。自此，各种专家系统相继诞生，遍及中医的内、外、妇、儿、五官以及针灸等各科。在诊疗妇科病、肾系疾病、消化系统疾病、心血管系统疾病、儿科疾病、中医骨伤科疾病、眼科疾病、中医痹证、皮肤病及湿疹、呼吸系统疾病、中医体质保健方面以及在多专家多病种、模拟历代名医诊疗等方面都有不同类型的中医专家系统。如上海铁路局中心医院的“辨证论治针灸治疗专家系统”；江西大学研制的“计算机辅助针灸诊疗专家系统 – 2FS 及其壳体 – KZES”；湖北中医学院附属医院研制的“黄绳武痛经专家系统”；湖南省中医药研究院研制的“李聪甫慢性肾炎中医诊疗专家系统”；浙江中医学院研制的“马湘莲教授治疗肾病的专家系统”；洛阳智琪科技有限公司开发的“李家琪博士智能诊治电脑专家系统”；北京理工大学研究的协同式中医诊断专家系统；浙江中医学院附属二院研究并实现一种“基于 EMG 数据诊断腰腿痛的神经网络专家系统”；广西大学计算机与信息工程学院设计的基于 VC 的“中医咳感症诊断专家系统”；广安门医院和吉林大学计算机系联合研制的“朱仁康湿疹皮炎专家系统”；复旦大学 CAD/CAI 多媒体制作中心开发的“多媒体家庭中医专家系统—家庭中医保健博士”；湖南中医学院和湖南省计算所联合研制的“中医内科病辨证施治系统”；福建三明市中医院研制的“清代名医傅山妇科诊疗系统”以及北京理工大学基于多智能体系统（MAS，Multi-agent System）开发的网络分布式协作专家系统；合肥工业大学电气学院和安徽建筑工业学院联合研究的基于不确定推理模型的中医诊断专家系统等。

这些中医专家系统的开发工具、体系结构和功能模块等虽各不相同，但各中医专家系统之间有许多类似之处，即都是通过向计算机输入患者的“四诊”、病理检查等信息，然后运用计算机来模拟专家处理患者的疾病信息，最后输出该专家处理患者的诊断结果及治疗方案。在这一处理过程中，不同的专家只是在推理规则（即处理患者病理信息的方法）、输出处理结果（即中药处方、针灸取穴、用药方案等）及知识库方面存在差异，单从计算机程序编制的角度来看，整个程序大同小异，基本上是雷同的。由于早期的中医专家系统将疾病的诊治规则及处理方案等内容嵌套在程序中，这对于维护中医专家系统很不方便，临床医生若要修改医理设计的内容，必须在编程人员的配合下才能进行。为了方便临床应用，使医生能根据自己医理设计的内容自己编制中医专家系统，软件工程人员开始寻找中医专家系统的通用程序，即专家系统外壳或中医专家生成系统，在这种通用程序系统下，医生只要通过人-机对话的方式，按医理设计的要求添加、补充各种知识和规则就可以生成一个中医专家系统。如贵州省中医研究所开发的“中医专家生成系统”；昆明计算机应用中心开发的“YXTY 医学诊疗通用专家生成系统”；暨南大学医学院开发的“医疗专家系统外壳 DEX”；中国科学院研究开发的“基于人工神经元网络的中医专家系统外壳 NNS”；北京市中医医院与希望电脑公司共同开发的“中医专家系统外壳-SHELL”；南京中医药大学开发的“中医各专家通用诊疗程序”；山西太原工业大学创建的中医通用专家系统等，都是中医专家系统开发较通用的软件。

中医专家系统是运用电子计算机来模拟中医专家的综合、分析、判断等处理中医临床信息的过程，也就是将四诊或其他的诊断信息输入计算机，中医专家系统将模拟医生的思维进行辨证施治，从知识库中提取相关的治疗方案。要完成一个中医专家系统必须建立该中医专家的知识库，建立与这些知识相关的规则库，以及获取知识的推理模型等。研制中医专家系统的过程大致上可分为以下几个步骤。

（1）医理设计。中医专家系统的设计，首先要遵循中医学的理论，同时也要遵循中医学家的学术特点及其真实水平，又必须使计算机能够模拟实现。医理设计包括：确定疾病辩证分型方法；每一种症型中主症、次症及兼症的处理方法；对个体差异以及同病异治和异病同治的处理方法；辩证分型及确立辨证分型标准；设计规范化的症状编码表；确立辩证关系；确定方药的处理规则；复诊情况处理方法确定等。

（2）建立专家知识库。包括症状体征的名称、药物名称及剂量等数据知识；辩证推理、加减推理知识库，如疾病的诊断、处方形成；中医辨证论治的规则库；临床随症加减的规则库；与该中医专家知识相关的知识库及规则库等。

（3）建立数学模型。绘制与中医专家系统辩证逻辑思维相应的数据流图及程序框图，用数学模型模拟中医专家的辨证论治的过程。

（4）程序设计。通过编程，选用相应的计算机语言来实现上列数学模型。

（5）临床验证。通过临床大量病例，验证其准确性和符合率。

由于专家系统实质上是一个问题求解系统，在研制一个专家系统时，知识工程师首先要从领域专家那里获取知识。这一过程实质上是归纳过程，是非常复杂的个人到个人之间的交互过程，有很强的个性和随机性，尤其在中医药领域，因其复杂性特征，知识获取成为专家系统研究中公认的瓶颈问题。因此开发中医专家系统时，必须研究专家经验的继承模式、个体化诊疗模式、疗效的测量与评价模式等技术与方法，以保证知识获取的可靠性。知识工程师从中医专家那里获得知识后，需要进行整理表达，并用常规数理逻辑来表达医学现象和专家的思维活动。建立包括基础和临床医学知识在内的庞大的知识库支撑。当前医用人工智能研究开始从专家系统的开发，转变为大规模知识库的研制。研究与建立基于统一标准的、结构化的数据采集、数据仓库和数据挖掘分析的中医临床个体化诊疗信息平台和相关技术体系，发挥系统全面、实时采集、在线控制处理、即时分析和数据挖掘的优势，在临床过程中专家不受限制地充分发挥个人的经验潜能，采用独特灵机的诊疗方法和综合治疗手段以提高疗效，而患者也可以接受综合有效的诊治方法，只要客观全面地采集老中医临床诊治过程中的信息，将能有效地克服临床研究中信息采集难以全面，观测对象和因素、数据转换质量过程控制困难等问题，突破现有研究方法的瓶颈，使实时保存、整理和挖掘名老中医的临床经验成为可能。

中医专家系统研制涉及多学科、多领域的专业技术。从计算机工程技术的角度来看，在中医专家系统在人工智能技术应用、数学模型及程序设计方面，都有了较大进展，但还是没有实质性的突破。其原因是由于中医专家系统的操作过程离不开中医四诊、辨证论治等信息。而当今中医的四诊信息、名词术语等标准化与规范化建设严重滞后，导致四诊信息输入难以保证其有效性，严重阻碍了专家系统的推广与应用。

9.6.4　中药信息研究

中药信息研究包含中药成分分析、中药三维结构重建、中药复方计算机模拟研究、中药数据库的开发等内容。随着计算机技术和分子图形学的飞速发展，在新药研究中，以数据库为基础工具，应用计算机辅助药物分子设计已成为新药研究的一个重要方面。中药信息关系的复杂性是众所周知的；以中医药理论和复杂系统思想为出发点，综合利用信息学技术、分析化学技术、制药工程技术，通过建立有效的中药研究数据库系统，应用图形工作站、高性能服务器、并行计算网络和常用分析仪器等，可以开展中药药性理论和配伍规律研究、中药有效成分的虚拟筛选研究、中药信息的数据挖掘研究等。开展中药信息研究，需要建立一个支持研究的中药到病除信息系统，围绕它们的化学成分、药理作用、毒副作用、临床疗效、药用有效成分或有效部位等内容进行研究，将有助于加强对中药理论和使用经验及各种方剂组成、药物来源、使用方法、适应病证、临床效果的认识。

9.7　常用中医药基础数据库介绍

目前国内中医药学文献数据库检索系统已基本形成，并逐步趋于成熟，其中包括大型的综合文献数据库、生物医学文献数据库以及中医药专业文献数据库，同时新的数据库亦不断涌现。下面介绍一些常用的中医药基础数据库。

1.《中国医院知识仓库》

《中国医院知识仓库》(China Hospital Knowledge Database，CHKD)，已开发成网上中国医院数

字图书馆（http://www.chkd.cnki.net/），是中国知识基础设施工程（China National Knowledge Infrastructure，CNKI）建设的“CNKI 数字图书馆”的重要数据仓库之一，系由国家新闻出版署批准，清华大学和中华医学会共同主办，中国学术期刊（光盘版）电子杂志社编辑出版，清华同方光盘股份有限公司负责总发行的大型的医学文献型数据库，目前已被全国 1 000 多家医疗卫生机构所采用。“CNKI 数字图书馆”为目前世界上全文信息量规模最大的综合性数字图书馆，其涵盖了我国自然科学、工程技术、人文与社会科学期刊、博硕士论文、报纸、图书、会议论文等公共知识信息资源。CHKD 作为“CNKI 数字图书馆”的一部分，其含有一系列的数据库，包括 CHKD 期刊全文库、CHKD 博硕士学位论文全文库、CHKD 报纸全文库、CHKD 会议论文库、CHKD 政策法规数据库、CHKD 期刊信息库、中国期刊文献引证数据库、中国医院知识仓库（CHKD）专科版以及禽流感专题库等。其中，CHKD 期刊全文库是 CHKD 中最重要的数据库，也是目前全球最大的、连续动态更新的、中文生物医药类专业全文数据库，主要收录 1994 年至今的期刊/杂志文献 1 500 余种，文献总数量超过 3 996 000 篇，且几乎每日都在不断更新、增加；CHKD 博硕士学位论文全文库收录了 1999 年至今的学位论文文献 210 余种，文献总数量超过 59 950 篇，且不断更新、增加。

CHKD 采用通用菜单式操作，直观浅显、灵活多样、操作方便；提供分类浏览（或称分类导航）、期刊浏览（或称期刊导航），并可按《中图法》学科专业类别逐级检索；CHKD 检索功能齐全，检索途径多样，可进行二次检索、高级检索以及执行多种检索途径的逻辑组合检索，并可实现排序功能。此外其还具备知识关联服务：提供引文链接、引用与被引用检索、聚类检索功能以及跨库检索服务，可实现期刊库、报纸库、学位论文库“三库一站式”检索。针对不同的用户和要求，目前 CHKD 提供有：硬盘版（镜像站点）、网上包库（远程访问）和上网检索卡（在线订阅）3 种服务模式，以满足不同用户的需求。

2. 万方数据医药信息系统

《万方数据医药信息系统》（Medical Information System，MIS），MIS 是由科技部主管，中国科技信息研究所联合中国医学科学院信息研究所、解放军医学图书馆、解放军军事医学科学院情报所等多家机构策划和设计，万方数据股份有限公司发行。于 2001 年推出第一版，其包括学位论文全文库、会议论文全文库、论文引文分析库、论文统计分析库、生物医药文献库、法规全文库、中国科技成果库、中外标准数据库、中国高等院校数据库、中国企业与产品库、中国科技信息机构数据库、参考数据库等多个数据库。MIS 的引文分析库集文献检索与引文分析于一体，在国内处于权威地位；学位论文库收录了我国学位论文国家法定收藏机构——中国科技信息研究所收藏的自 1977 年以来的生物医药、卫生、工业技术、社会科学、人文地理等各学科领域的博硕士论文；会议论文库收录了国家级学会、协会、研究会组织的全国性医药及其它领域会议的论文，包括自然科学，工程技术，农林，医学等所有领域；中国生物医学文献数据库，期刊题库收录 1994 年至今的中国 1350 余种医药科技期刊。目前 MIS 亦提供有：镜像站点、网上包库和上网检索卡三种服务模式，以满足不同用户的需求。

3. 中国生物医学文献数据库

《中国生物医学文献数据库》（Chinese Biological Medicine Disc，CBMdisc），是中国医学科学院医学信息研究所研制开发的综合性医学文献数据库，目前开发有光盘版和网络版两种。该数据库收录了 1978 年以来 1 600 多种国内生物医学期刊以及汇编、会议论文的文献记录，1989 年以后的题录与维普全文数据库链接，年增长文献量约 35 万条。其学科覆盖范围涉及了基础医学、临床医学、预防医学、药学、中医学及中药学等生物医学的各个领域。该数据库的全部题录均根据美国国立医学图书馆的《医学主题词表》（MeSH 词表），以及中国中医研究院信息情报研究所出版的《中医药学主题词表》进行了主题标引，并根据《中国图书馆分类法·医学专业分类表》进行了分类标引。

《中国生物医学文献数据库》的检索系统借鉴了美国联机检索系统的经验，注意与目前流行的 MEDLINE 光盘检索系统的兼容性。该系统具有词表辅助检索功能，建有主题词表、分类表、期刊表、索引词表等多种词表。可以用关键词、款目词、主题词、英文主题词检索，并可进行主题词的扩展检索、预扩展检索、加权检索、主题词与副主题词的组配检索及副主题词的游离检索。此外，还可以进行分类号的扩展、概念复分及总论复分检索，可以通过浏览记录选择检索词，也可以用单字、文本词、著者、著者单位、刊名、年代、卷期、文献类型等进行检索，还可以进行截词检索、通配符检索及进行各种逻辑检索。

4. 中文生物医学期刊文献数据库（CMCC）

《中文生物医学期刊文献数据库》（Chinese Medical Current Contents，CMCC），是解放军医学图书馆开发的文献题录型数据库，数据库分年度库和期刊信息库两大类。该库具有多种版本，其中光盘网络版以 Quick 全文资料管理系统作为数据库检索索系统，可运行在 Windows NT 局域网上。CMCC 数据库的文献量大，信息更新快，文献期刊到馆后 3 天左右即可入库；该库收录范围广，基本囊括了全国公开发行的生物医学期刊、汇编、会议沦文的全部文献题题录和摘要，涉及基础医学、临床医学、预防医学、药学、医学生生物学、中医学、医院管理及医学情报等各个方面。目前，该库共收录了 1 290 余种中文生物医学期刊，期刊种类仍在增加。每半月出版一张光盘，每张光盘新增文献量达 2 万余条，年新增文献量约 25 万篇。CMCC 提供了全屏幕格式、打印输出、存盘输出等文献输出方式。CMCC 数据库可进行字段单独检索和混合布尔逻辑运算检索或多项逻辑组配检索，其除了具有数据库通用的“与”、“或”、“非”逻辑运算检索功能外，还具有“同段与”、“与（N）”、“前于”、“段内非”、“非（N）”、“异或”以及逻辑组合运算检索功能。

5. 中国中医药期刊文献数据库

《中国中医药期刊文献数据库》（http：//www.cintcm.com），系由中国中医研究院中医药信息研究所研制的，运行在 Internet 上的大型专业中医药文献数据库，是中医药在线多库融合检索平台的主要数据库之一。中医药在线多库融合检索平台目前收录了中国中医药期刊文献数据库、中国藏药药品标准数据库、中药非处方药数据库、国家基本药物数据库、中国医药产品数据库、中国中药化学成分数据库、疾病诊疗数据库、中医临床诊疗术语国家标准数据库、中国 GMP 认证企业数据库、中国中药数据库、中国医药企业数据库、中国藏药数据库、中国中医药新闻数据库、中国方剂数据库、福建中医学院台湾系列数据库、中国中药药对数据库、中药新药品种数据库等 50 余个专门数据库。其中，《中国中医药期刊文献数据库》数据库涵盖了中国国内出版的生物医学及其它相关期刊千余种，包含中医药学、针灸、气功、按摩、保健等方面的内容，收录了 1984 年以来生物医学期刊中涉及中医药学内容的文献题录 53 万余篇，其中 50%～70% 附有文摘。该数据库每季度维护和更新一次，每年新增加文献约 4 万篇。目前，该数据库包括有：中药文献数据库、中医老年病文献数据库、中药化学文献数据库、针灸文献数据库、中医名医经验数据库、中药药理学文献数据库、中医临床诊疗文献数据库、中药不良反应和毒理学文献数据库、中医临床试验文献数据库以及艾滋病中药数据库等 15 个专题数据库。该数据库采用美国国立医学图书馆的《医学主题词注释表》（MeSH）及中国中医研究院的《中国中医药学主题词表》进行规范的主题词标引，用户可实现多途径、多方面的精确检索和扩展检索。该系统除了通过文题、作者、单位、期刊等字段检索及全文检索的方式进行检索外，还可通过主题词及分类号进行扩展检索。用户可通过多库融合检索平台、一般检索、限定检索、主题词查询、MeSH 主题词扩展、期刊查询等检索方法进行检索。

6. 中医药期刊文献数据库

《中医药期刊文献数据库》是由北京中研信中医药信息网络有限公司和中国中医研究院中医药

信息研究所联合开发的。该数据库主要收录 2003 年以来的中医药相关文献，其收录的 2003～2004 年的文献达 100 000 余篇，包含分类号、中文题名、个人著者、团体著者、著者单位、著者地址、刊名、年份、卷、期、页码、摘要、语种、文献类型、特征词、医学史、资助类别、主题姓名、主题词、剂型、关键词、参考文献数、专题名、病例数、实验动物、中药药理、西药药理等 28 项内容。提供有专题、文献类型、药理作用、剂型、病例数、年份 6 个导航系统，用户可通过各个导航系统检索相应的文献。该数据库中部分文献的摘要做得比较详细、具体。系统除了有全文检索、字段检索和再次检索 3 种检索途径外，用户还可以自定义检索表达式进行检索。

7. 中国中药数据库

《中国中药数据库》是由北京中研信中医药信息网络有限公司和中国中医研究院中医药信息研究所联合开发的全面介绍中药信息的参考工具型数据库。该数据库综合参考《中华人民共和国药典》、《中药大辞典》、《中华药海》、《中国药材学》、《常用中药成分与药理手册》、《中华本草》等权威工具书及专著，共收录了 11 100 余味中药，包含了各中药的正名、异名、汉语拼音、拉丁学名、药材拉丁名、英文译名、科属分类、中药材基原、动植物形态、资源分布、采收与储藏、生药材鉴定、中药化学成分、中药化学鉴定、炮制方法、药物作用与药理效应、毒理学、药物配伍、药性、归经、功效、功效分类、主治、用法用量、用药忌宜、选方、各家论述、考证、药物应用鉴别等共 36 个方面的内容。该数据库使用与中医药期刊文献数据库相同的操作界面，提供有功效分类、科属分类、药典收录 3 个导航系统，通过各导航系统可以快速检索相应类别的所有中药。

8. 中医药文献数据库

《中医药文献数据库》是国家中医管理局中医药文献检索中心开发研制的我国第一个大型中医药文献检索系统。该系统收录了 1949 年以来国内公开发表 800 余种生物医学期刊中有关中医、中药、中西医结合、针灸、针麻、气功、按摩、养生、保健等内容的资料。文献量以每年平均 2 万余条的速度增长，50%附有文摘，针灸、针麻、中药数据具有中、英文两种版本。该系统的文献资料全部依据美国国立图书馆的《医学主题词表》（即 MeSH 词表）、中国中医研究院中医药信息所主编《中国中医药学主题词表》及《中国图书资料分类法》（第三版）进行标引和分类，具有文献检出率高、全、准等特点。

9. 中国中医药报刊数据库

《中国中医药报刊数据库》是由中国中医研究院中医药信息研究所研制的有关中医药报刊新闻信息的文献型数据库。该库收录了 1989 年以来的有关中医药报刊新闻信息 3 万余条。包含了题名、作者、出处、日期、关键词、内容、栏目分类、地区等字段内容。用户可通过中医药在线多库融合检索平台和单表中医药报刊数据库检索平台进行检索。

10. 中医药基础数据库系统

《中医药基础数据库系统》是由北京中大安信科技发展有限公司（北京中医药大学与香港安信集团合资）研制的，于 2001 年 8 月在北京通过国家教育部组织的鉴定会鉴定。该数据库包括：中医理论数据库系统、中药数据库系统、中医方剂数据库系统、中医医案数据库系统、针灸穴位数据库系统、针灸处方数据库系统、中医书籍数据库系统、中医药学位论文数据库系统等多个子系统，涵盖了中医药文献领域的方方面面。

当前中医药相关的各种数据库比较多，除了上面介绍的数据库之外，还有许多其他专业的数据库，如中医药相关专利成果数据库、中药有效成分数据库、中药基本信息数据库、中药不良反应文献数据库、中国英文中药数据库等。各个数据库的侧重点各不相同，各有特色，我们在使用时应充分发挥它们各自的优势并综合利用，取长补短，相辅相成，只有这样才能获得较好的检索效果。

小　　结

21 世纪是生命科学和信息科学技术的时代。随着生物信息学、系统生物学等研究的兴起，中医药学作为生命科学的重要组成部分，如何利用现代信息技术来发展中医药事业，已经引起了行业内外的广泛关注和重视。然而，随着研究手段和方法的日益丰富，所获取的各类信息数量也惊人地剧增。如何从这些错综复杂、内涵丰富的海量数据中提取出有用的信息；如何处理和解析这些海量数据并将其转化为知识，发现和认识隐含在数据海洋中的客观规律；如何运用信息处理技术，解释中医药相关的数据，并指导中医临床实践。所有这些都成为摆在每一位科技工作者面前的难题。为此，实现中医药信息化就成为目前广泛关注和深入研究的课题。本章较为全面地介绍了中医药信息化处理的内容、存在的问题及取得的成果，为读者进一步学习计算机技术并将其应用到中医药领域中提供了一个向导。

习　题　9

1. 试述数字中医药的含义及其意义如何。
2. 中医四诊客观化研究的内容及各自的研究现状如何？你认为该怎样进行四诊客观化研究？
3. 中医电子病历的含义、特点及意义何在？
4. 中医药文献数字化、规范化的目的是什么？你认为该如何实现中医药文献的数字化和规范化？
5. 中医智能信息系统包括哪些方面？
6. 中医专家系统的含义是什么？其开发的一般步骤有哪些？
7. 什么是数据挖掘？其在中医药学中的应用有哪些方面？
8. 常用的中医药文献数据库有哪些？试举出 5 种以上你熟悉的数据库。
9. 请你谈谈在当前该如何加强中医药信息化建设。

本章参考文献

[1] 刘保延. 数字中医药与中医药的跨越式发展. 北京：中国中医药信息杂志，2002，9（8）：1-2

[2] 王琦. 中医四诊客观化研究的现状与思考. 北京：中医杂志，2000，41（4）：242-245

[3] 潘礼庆，王海舜，刘俊. 中医电子病历的应用. 北京：医学信息，2000，13（4）：177-179

[4] 刘保延，张红，倪皖东. 试论中医电子病历系统及其特殊性. 北京：医学信息，2004，17（1）：9-11

[5] 焦振廉. 试论中医药文献的数字化研究. 北京：中医文献杂志，2004，（4）：30-32

[6] 林丹红. 信息资源数字化建设的设想与探索——谈中医药文献资源建设. 北京：情报探索，2001，（4）：1-4. 北京快威科技有限公司 http：//www.quick-way.com.cn/1-1szts.htm

[7] 李文林，赵国平. 数据挖掘技术及其在中医药领域的应用. 北京：中华医学图书情报杂志，2004，13（6）：4-6

[8] 中医药信息化建设“十一五”规划纲要